APLICAÇÕES CLÍNICAS DO *LASER* NA ODONTOLOGIA

APLICAÇÕES CLÍNICAS DO *LASER* NA ODONTOLOGIA

ORGANIZADORES

Silvia Cristina Nunez
Aguinaldo Silva Garcez
Martha Simões Ribeiro

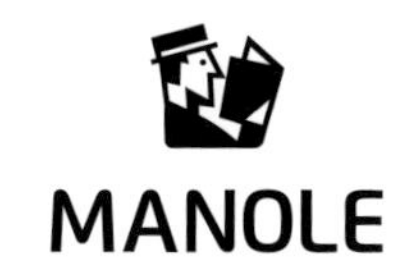

Editora: Cristiana Gonzaga S. Corrêa
Projeto gráfico: Departamento Editorial da Editora Manole
Diagramação: R G Passo e Rafael Zemantauskas
Ilustrações: Luargraf Serviços Gráficos Ltda.
Imagens do miolo: gentilmente cedidas pelos autores
Capa: Ricardo Yoshiaki Nitta Rodrigues
Imagem da capa: istockphoto.com

CIP-BRASIL. CATALOGAÇÃO NA PUBLICAÇÃO
SINDICATO NACIONAL DOS EDITORES DE LIVROS, RJ

Aplicação clínica do *laser* na odontologia / [Aguinaldo Silva Garcez ... [et al.]] ; organização Silvia Cristina Nunez, Aguinaldo Silva Garcez, Martha Simões Ribeiro. - 1. ed. - Barueri [SP] : Manole, 2021.

Inclui bibliografia
ISBN 9786555761054

1. Lasers em odontologia. I. Garcez, Aguinaldo Silva. II. Nunez, Silvia Cristina. III. Ribeiro, Martha Simões.

20-67599 CDD: 617.6028
CDU: 616.314:621.375.826

Camila Donis Hartmann - Bibliotecária - CRB-7/6472

Edição – 2021

Editora Manole Ltda.
Av. Ceci, 672 – Tamboré
06460-120 – Barueri – SP – Brasil
Tel.: (11) 4196-6000
www.manole.com.br
https://atendimento.manole.com.br/

Impresso no Brasil
Printed in Brazil

Organizadores

Silvia Cristina Nunez

Doutora em Ciências pela Universidade de São Paulo (USP). Professora do Curso de Mestrado em Bioengenharia e Doutorado em Engenharia Biomédica da Universidade Brasil. Coordenadora do Mestrado Profissional em Bioengenharia da Universidade Brasil.

Aguinaldo Silva Garcez

Professor Doutor do Departamento de Microbiologia Oral da Faculdade São Leopoldo Mandic (SLMandic). Professor Assistente do Mestrado em Ortodontia do Centro de Pesquisa e Pós-graduação em Odontologia da SLMandic. Pesquisador do Instituto de Pesquisa Energéticas e Nucleares (IPEN)/Comissão Nacional de Energia Nuclear (CNEN). Doutor em Ciências na área de Tecnologia Nuclear pelo IPEN-CNEN-SP.

Martha Simões Ribeiro

Doutora em Ciências pelo IPEN-USP. Pesquisadora do IPEN-CNEN/SP.

Autores

Aguinaldo Silva Garcez

Professor Doutor do Departamento de Microbiologia Oral da Faculdade São Leopoldo Mandic (SLMandic). Professor Assistente do Mestrado em Ortodontia do Centro de Pesquisa e Pós-graduação em Odontologia da SLMandic. Pesquisador do Instituto de Pesquisa Energéticas e Nucleares (IPEN)/Comissão Nacional de Energia Nuclear (CNEN). Doutor em Ciências na área de Tecnologia Nuclear pelo IPEN-CNEN-SP.

Alessandra Baptista

Mestre em *Lasers* em Odontologia pelo IPEN/Faculdade de Odontologia da Universidade de São Paulo (FOUSP) e Doutora em Ciências pelo IPEN.

Amanda Frade-Barros

Farmacêutica-Bioquímica. Mestre em Análises Clínicas pela Faculdade de Ciências Farmacêuticas (FCF) da USP. Doutora em Ciências pela Faculdade de Medicina (FM) da USP. Pós-doutora em Ciências pela FMUSP. Especialista em Medicina Tradicional Chinesa.

Ana Carolina Costa da Mota

Doutora em Biofotônica aplicada às Ciências da Saúde pela Universidade Nove de Julho (Uninove).

André Carvalho Rodriguez

Mestre em Ciências da Saúde pela Uninove. Especialista em Radiologia Odontológica pela Universidade Camilo Castelo Branco. Residência em Cirurgia e Traumatologia Bucomaxilofacial pelo Hospital Santa Marcelina. Especialista em Estomatologia pela Associação Brasileira de Cirurgiões-Dentistas (ABCD). Habilitação em *Laser* pela Associação Paulista de Cirurgiões-Dentistas (APCD).

André Luis Santana de Freitas

Professor das Disciplinas de Estomatologia, Clínica Odontológica Integrada e Patologia na Universidade Santa Cecília (Unisanta). Mestre em Endodontia pela SLMandic. Especialista em Estomatologia pelo Hospital Heliópolis.

Andrea N. Lago

Especialização em Dentística pela Associação Brasileira de Odontologia (ABO-MG). Mestre e Doutora em Dentística pela FOUSP. Habilitação em *Laser* pelo Laboratório Especial de *Laser* em Odontologia (LELO)/FOUSP. Professora Adjunta da Universidade Federal do Maranhão (UFMA). Diretora Científica e Representante do Nordeste da Associação Brasileira de *Laser* em Odontologia e Saúde (ABLOS). Presidente da Câmara Técnica de *Laser* do Conselho Regional de Odontologia (CRO-MA).

Anna Carolina Ratto Tempestini Horliana

Doutora em Ciências Odontológicas pela FOUSP.

Bruna Regina Rodrigues

Especialista em Ortodontia e Medicina Tradicional Chinesa.

Camilla Juliana Storto

Especialista em Ortodontia pela SLMandic – Unidade São Paulo. Mestre em Ortodontia pela SLMandic – Unidade Campinas.

Daniele Meira Conde Marques

Especialista em Dentística pela ABO-DF. Doutora em Odontologia pela UFMA.

Denise Nami Fujii

Doutora pelo Centro de Pós-graduação SLMandic.

Eduardo Mori de Oliveira

Professor do Curso de Mestrado em Ortodontia da SLMandic. Especialista em Ortodontia pela Associação de Cirurgiões-Dentistas de Campinas (ACDC) e Mestre em Ortodontia pela SLMandic.

Iáshcara G. Leal de Sousa

Especialista em Implantodontia pelo Centro Universitário Uninovafapi e em Periodontia pela ABO-PI. Habilitação em *Lasers* em Odontologia pela SLMandic.

João Paulo Tanganeli

Pós-doutorado em Biofotônica pela Uninove. Doutor em Odontologia – Área de Concentração em *Laser* – pela Universidade Cruzeiro do Sul. Mestre em Morfologia pela Universidade Federal de São Paulo (Unifesp). Coordenador de Especialização em DTM Dor Orofacial da Uninove. Especialista em DTM Dor Orofacial e em Ortopedia Funcional dos Maxilares.

Juliana Pedreira Silva

Especialista em Harmonização Orofacial e em Endodontia.

Kristianne Porta Santos Fernandes

Doutora em Imunologia pelo Instituto de Ciências Biomédicas (ICB) da USP. Pós-doutora em Estomatologia pela FOUSP.

Lara Jansiski Motta

Doutora em Ciências da Saúde pela Unifesp.

Larissa Agatti

Habilitação em *Lasers* em Odontologia pelo Hospital Israelita Albert Einstein (HIAE). Pós-graduanda em Odontologia Hospitalar pelo HIAE.

Laysa da Cunha Barros

Professora de Ortodontia e Clínica Integrada da Faculdade Edufor. Especialista em Ortodontia pela Uningá e Mestre em Ortodontia pela SLMandic.

Letícia Lang Bicudo

Pós-graduação em Odonto-oncologia pela Sociedade Brasileira de Cancerologia. Mestrado em *Lasers* em Odontologia pela USP/IPEN.

Letícia Machado Gonçalves

Doutora em Clínicas Odontológicas com Área de Concentração em Prótese Dental pela Universidade Estadual de Campinas (Unicamp). Professora Adjunta da Faculdade de Odontologia da UFMA.

Luana Maria Ferreira Nunes

Cirurgiã-dentista Pós-graduada em Odontologia Hospitalar pela Faculdade de Odontologia do HIAE. Habilitada em Laserterapia pelo LELO-FOUSP.

Luciana Estevam Simonato

Doutora em Engenharia Biomédica pela Universidade Brasil Habilitada em Laserterapia pelo CFO e CROSP. Responsável pelo Serviço de Estomatologia do Centro de Especialidades Odontológicas (CEO) de Fernandópolis. Professora dos Cursos de Odontologia e Medicina da Universidade Brasil

Luciane Hiramatsu Azevedo

Doutora em Diagnóstico Bucal pela FOUSP. Mestre em Ciências na área de Tecnologia Nuclear pelo IPEN. Especialista em Odontopediatria e Estomatologia e Cirurgiã-dentista do LELO-FOUSP.

Marcela Leticia Leal Gonçalves

Doutora em Biofotônica aplicada às Ciências da Saúde pela Uninove.

Marcella Rodrigues Ueda Fernandes

Cirurgiã-dentista. Especialista e Mestre em Ortodontia pela SLMandic. Doutoranda em *Laser* em Odontologia pela FOUSP. Professora Assistente dos Cursos de Especialização e Mestrado em Ortodontia da SLMandic.

Maria Cristina Chavantes

Doutora em Medicina pela Universidade Livre de Berlim, Alemanha. Pós-doutora pelo Henry Ford Hospital, EUA.

Martha Simões Ribeiro

Doutora em Ciências pelo IPEN-USP. Pesquisadora do IPEN-CNEN/SP.

Nina Pereira Aguiar

Especialização em Implantodontia pelo Centro Universitário Newton Paiva. Mestranda pela Uninove.

Otávio Madi

Mestre em Medicina pela Uninove.

Paulo de Camargo Moraes

Professor Doutor do Departamento de Estomatologia da SLMandic. Professor Assistente de Cirurgia e Estomatologia do Curso de Graduação em Odontologia da SLMandic/Campinas. Mestre em Diagnóstico Bucal pela FOUSP. Especialista em CTBMF pela EAP/APCD e em Estomatologia pela Unicid.

Raquel Agnelli Mesquita-Ferrari

Doutora em Ciências Fisiológicas pela Universidade Federal de São Carlos (UFSCar).

Renata Aparecida Belotto
Doutora em Medicina pela Uninove.

Ricardo Scarparo Navarro
Mestre em Dentística e Doutor em Odontopediatria pela FOUSP.

Rodrigo Ramos Vieira
Especialista em Ortodontia e Ortopedia Funcional do Maxilares pelo CEAO/Unicsul. Mestre em *Laser* em Odontologia pela FOUSP/IPEN. Especialista em Dentística, com ênfase em Odontologia Estética Adesiva e Tratamentos Reabilitadores Integrados pela Sociedade Paulista de Ortodontia.

Sandra Kalil Bussadori
Doutora em Odontopediatria pela FOUSP e Pós-doutora em Pediatria pela Unifesp.

Selly Sayuri Suzuki
Especialista e Mestre em Ortodontia pela SLMandic. Doutora em Tecnologia Nuclear pelo IPEN-USP. Professora Assistente dos Cursos de Especialização e Mestrado da SLMandic.

Sheila Cynthia Gouw-Soares
Professora Doutora do LELO-USP. Especialista em Endodontia. Mestre e Doutora em Dentífrica Restauradora pela USP.

Silvia Cristina Nunez
Doutora em Ciências pela USP. Professora do Curso de Mestrado em Bioengenharia e Doutorado em Engenharia Biomédica da Universidade Brasil. Coordenadora do Mestrado Profissional em Bioengenharia da Universidade Brasil.

Simone Saldanha Ignacio de Oliveira
Doutora em Prótese pela USP. Professora Associada da Disciplina de Oclusão e Coordenadora da Disciplina da Clínica de DTM e Dor Orofacial da Universidade Federal Fluminense (UFF).

Victor Montalli
Professor Doutor das Disciplinas de Microbiologia Oral e Estomatologia e do Programa de Pós-graduação em Odontologia da SLMandic. Patologista Bucal do Serviço de Patologia da SLMandic. Doutor em Ciências Médicas pela Faculdade de Ciências Médicas da Unicamp.

Agradecimentos

À nossa família, por todo o suporte e apoio. Sem vocês, esta obra não seria realizada;

A todos os cirurgiões-dentistas e seus pacientes, pela contribuição com o cuidado à saúde e que certamente enriqueceram este livro;

Às agências de fomento CNEN, CNPq, FAPESP e *IPEN, pelo financiamento das pesquisas que possibilitam a aquisição de conhecimento e a transferência dessa tecnologia para a sociedade.*

Sumário

Prefácio

No século I d.C., Plínio, o Velho, em sua obra *História Natural*, composta por 37 volumes, descreve no volume 22, parágrafo 101: "*Laser e silphio profluens quo diximus modo inter eximia naturae dona numeratum...*" (O *laser* obtido do silfio está entre os maravilhosos dons da natureza...).

Diferente do *laser* atual, desenvolvido por Maiman em 1960, o *laser* antigo era uma resina retirada de uma planta (o sílfio) que crescia em Cirene, uma região da atual Líbia, e que se encontra extinta. Naquela época, o *laser* era tão valioso quanto o ouro, sendo usado na Medicina para o tratamento de diversas doenças. Plínio afirmou que a lista de aplicações terapêuticas do *laser* era infinita.

Não menos maravilhoso é o *laser* atual. A radiação *laser* de alta potência é capaz de realizar cortes precisos em cirurgia, com menos sangramento, promovendo melhor recuperação do paciente no pós-operatório. Por outro lado, o *laser* de baixa potência auxilia a modular o processo inflamatório, acelerar a cicatrização tecidual e aliviar a dor. Quando associado a um fármaco fotoativo, combate infecções localizadas.

Depois de mais de 20 anos de experiência dos autores na clínica, realizando aplicações de *lasers* em pacientes e trabalhando em ensino, pesquisa e disseminação dessa tecnologia, temos o orgulho de apresentar esta obra.

Realizada com a colaboração de renomados pesquisadores da área e de cirurgiões-dentistas clínicos que aplicam a tecnologia no dia a dia de seu consultório, nosso principal objetivo é aproximar os cirurgiões-dentistas da tecnologia de forma aplicada, com protocolos e acompanhamento de casos clínicos.

Devemos agradecer a todos os pacientes que colaboraram com o desenvolvimento desta obra, que tem por objetivo ser uma coletânea das aplicações de *laser* na Odontologia, englobando *lasers* de alta potência, baixa potência e terapia fotodinâmica. São abordados também a aplicação sistêmica do *laser* (ILIB), a laserpuntura e o diagnóstico por luz.

Juntos, professores, pesquisadores e clínicos procuram demonstrar as possibilidades e resultados das aplicações dos *lasers* na clínica odontológica e esperamos com isso difundir a tecnologia para aplicação e benefício de todos os pacientes.

O desenvolvimento desta obra ocorreu em um momento em que o mundo se encontra frente à primeira pandemia de um planeta globalizado, onde a rapidez de disseminação de doenças ocorre em velocidade nunca vista. Não ignorando este fato, adicionamos um capítulo dedicado ao emprego de fontes de luz para descontaminação. Logo, o leitor pode esperar uma obra atualizada e que procura apresentar casos do cotidiano do cirurgião-dentista, juntamente com casos de difícil resolução, o que amplia o escopo deste projeto.

As tecnologias baseadas em luz podem se apresentar como alternativas que não só apresentam alta eficiência terapêutica, como também podem ser consideradas sustentáveis. Esses fatores associados devem pautar o desenvolvimento futuro das aplicações médico-odontológicas.

Esperamos que este livro possa fornecer evidências do potencial das diversas aplicações dos *lasers* na clínica odontológica e inspirar seu emprego pelo cirurgião-dentista baseado em estudos, pesquisas e experiência clínica.

Os editores

1

Princípios do uso de *lasers* na odontologia

Martha Simões Ribeiro

A evolução do conhecimento científico permitiu que tecnologias baseadas em luz sejam, atualmente, uma realidade na prática clínica. A utilização da luz nas áreas da saúde baseia-se em suas características e na sua interação com o sistema biológico, podendo auxiliar em duas situações distintas: quando a luz afeta o tecido, ela é uma estratégia terapêutica, que pode atuar sozinha ou junto com a terapia convencional. Quando o tecido afeta a luz, ela é usada como ferramenta diagnóstica, muitas vezes menos invasiva que a técnica tradicional.

A luz possui um comportamento dual, pois consiste de pequenos pacotes de energia chamados fótons, que se propagam no espaço na forma de ondas (dualidade onda-partícula). O fóton não tem massa, por isso sua característica mais importante é a quantidade de energia que ele carrega, geralmente expressa em unidades de elétron-volts (eV). É a energia dos fótons individuais que determina o tipo de radiação eletromagnética, tão presente no dia a dia, seja ao ouvir uma música no rádio, aquecer comida no micro-ondas ou conversar ao celular. Apesar de parecerem formas de energia diferentes, todas têm uma propriedade em comum: são fótons que se propagam através do espaço como ondas.

A energia associada à radiação varia bastante em todo o espectro eletromagnético (Figura 1). A onda de menor energia é a de rádio, seguida pelas micro-ondas, radiação infravermelha, visível (vermelho, laranja, amarelo, verde, azul e violeta), ultravioleta, raios X e raios gama, que são as de maior energia. A energia do fóton é inversamente proporcional ao comprimento da onda e diretamente proporcional à sua frequência de oscilação, ou seja, quanto maior o comprimento de onda, menos energia a onda carrega e maior o seu número de oscilações por segundo. Convencionou-se utilizar a unidade de frequência para as ondas de rádio (megahertz, MHz, 10^6 Hz); para a radiação ultravioleta, visível e infravermelha, utiliza-se a unidade do comprimento de onda (micrometro – nanometro, μm – nm, 10^{-6} – 10^{-9} m). Para fontes de raios X e raios gama, a unidade de energia (quiloelétron-volt, KeV, 10^3 eV) é a mais usada.

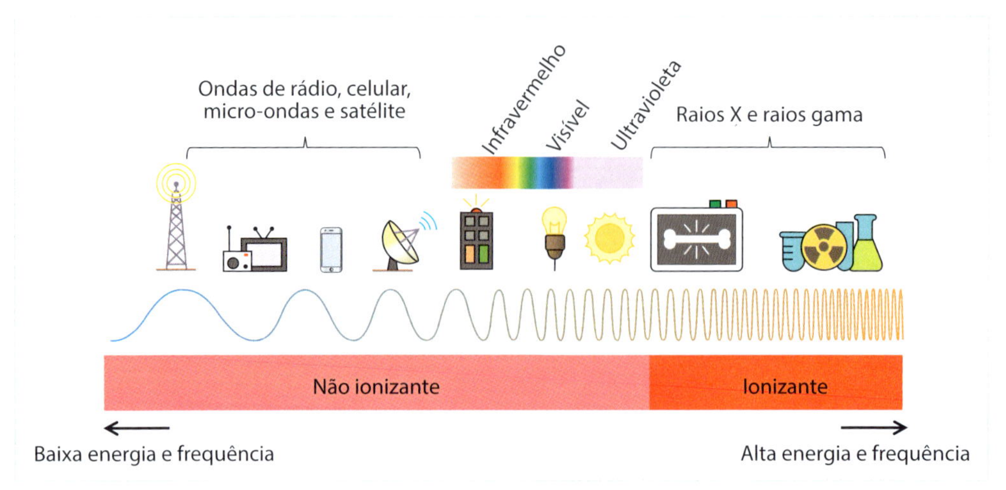

FIGURA 1 Representação do espectro eletromagnético. Quanto maior o comprimento de onda, menor a energia e a frequência da onda.

O fenômeno físico que ocorre na matéria, associado a emissão ou absorção de um fóton, está diretamente relacionado à sua energia. Os fótons menos energéticos de rádio e micro-ondas induzem a rotação de moléculas e átomos para aumentar sua energia cinética; a radiação infravermelha aumenta a energia cinética das moléculas por meio de vibração. A absorção desse tipo de radiação pelo sistema biológico está relacionada principalmente à indução de calor, e, muitas vezes, leva a efeitos térmicos inespecíficos em sistemas biológicos; os raios X e raios gama, com fótons de alta energia (> 10 eV), removem os elétrons de camadas eletrônicas de átomos ou moléculas, gerando radicais e íons livres, e são caracterizados como radiação ionizante. Este tipo de radiação pode levar a efeitos deletérios em organismos vivos porque promove ionização direta e indiscriminada de biomoléculas, aliada à formação simultânea de radicais livres provenientes da quebra de ligações químicas.

Apenas uma pequena faixa do espectro eletromagnético pode ser usada para excitar elétrons em moléculas específicas. Este intervalo abrange a radiação do ultravioleta, visível e infravermelho próximo, isto é, comprimentos de onda aproximadamente entre 300 e 1.000 nm. Todas as cores que se pode enxergar estão dentro da região conhecida como radiação visível: laranja/vermelha (600 a 700 nm), verde/amarela (500 a 600 nm) e violeta/azul (400 a 500 nm).

Embora a luz seja definida como o intervalo do espectro magnético que é visível aos olhos humanos, é comum a palavra luz se referir a todas as faixas do espectro. Neste livro, a palavra luz será usada para a região óptica do espectro, que vai do ultravioleta ao infravermelho.

Para aplicação da luz como ferramenta terapêutica e diagnóstica, é preciso entender como a luz interage com a matéria. O Quadro 1 mostra os diferentes tipos de interação da luz com o tecido biológico. Vale notar que alguns deles são explicados considerando a luz como onda, enquanto outros consideram a luz como partícula para sua explicação.

QUADRO 1 Tipos de interação que ocorrem quando a luz interage com a matéria. Em vermelho, fenômenos explicados considerando a luz uma onda e/ou partícula

Fenômeno	Onda	Partícula
Reflexão	∿	●
Refração	∿	●
Interferência	∿	
Polarização	∿	
Difração	∿	
Absorção		●
Espalhamento		●

Quando a luz interage com a matéria, predomina sua natureza corpuscular. Assim, a luz pode ser refletida, espalhada e absorvida. Quando ela não interage, ela é transmitida pelo tecido biológico (Figura 2). A reflexão ocorre na superfície do tecido e, na maioria das vezes, é difusa, pois provém do retroespalhamento da luz de dentro do tecido. A absorção acontece quando um fóton interage com um átomo, uma ligação ou uma molécula, e toda energia luminosa é transferida para o átomo ou molécula. Nesse caso, tem-se uma transformação da energia da luz em outra forma de energia (p. ex., química, térmica, mecânica). Dependendo da substância fotoabsorvedora, pode também haver fluorescência.

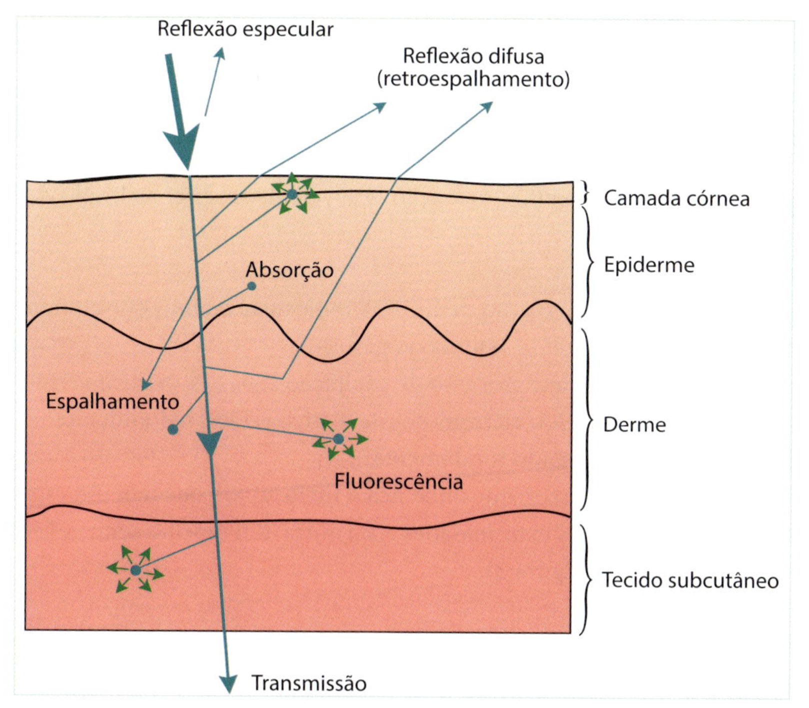

FIGURA 2 Interação da luz com o tecido biológico. A luz pode ser refletida e/ou retroespalhada, espalhada, absorvida ou transmitida (se ela não interage).

O espalhamento pode mudar a direção e a energia dos fótons (inelástico) ou apenas a direção (espalhamento elástico). O espalhamento depende do tamanho, da forma e do índice de refração do centro espalhador, além do comprimento de onda da luz incidente. O entendimento completo da penetração e da distribuição da luz dentro dos tecidos biológicos é difícil de ser obtido, porque a absorção e o espalhamento dependem do comprimento de onda, da bioquímica e da anatomia do tecido.

LUZ COMO FERRAMENTA TERAPÊUTICA

Terapia óptica, terapia com luz ou fototerapia é um dos métodos terapêuticos mais antigos usado pelo homem. Historiadores reportam que civilizações antigas, como a egípcia, a grega e a asteca, conheciam os benefícios da exposição corporal à luz solar. Os egípcios usavam luz e extratos de plantas para tratar distúrbios da pele; na Grécia, Heródoto observou que a exposição à luz solar poderia fortalecer os ossos. No entanto, a ação da luz nos tecidos animais e humanos foi pouco explorada até 1903, ano em que Niels Finsen ganhou o prêmio Nobel em Fisiologia e Medicina pelo tratamento de lúpus *vulgaris* (tuberculose cutânea) com luz ultravioleta próximo ao azul.

Apesar do prêmio Nobel em 1903 e da exposição ao sol trazer benefícios à saúde até hoje (p. ex., síntese de vitamina D), foi com o desenvolvimento do *laser* em 1960, por Theodore Maiman, que o uso da luz começou a ser efetivamente investigado como ferramenta terapêutica e diagnóstica para diferentes patologias. *Laser* é um acrônimo para *light amplification by stimulated emission of radiation*, isto é, amplificação da luz por emissão estimulada de radiação, cujos princípios teóricos foram descritos por Albert Einstein em 1917.

Para que um equipamento emita radiação *laser*, ele deve ser constituído de três componentes principais:

- O meio ativo, ou seja, uma coleção de átomos, moléculas ou íons que emitam radiação, que pode estar na forma sólida, líquida ou gasosa.
- O bombeamento, ou seja, um processo de excitação capaz de gerar inversão de população (quando os átomos e/ou elétrons do meio ativo estão predominantemente no estado excitado em vez do estado fundamental).
- O ressonador (cavidade ressonante onde fica o meio ativo), que tem um espelho de reflexão total em uma de suas extremidades e, na outra, um espelho semirrefletor, que reflete a luz parcialmente (Figura 3).

Os *lasers* se distinguem de outras fontes de luz por suas propriedades especiais como a monocromaticidade (emite um único comprimento de onda, ou seja, uma única cor – Figura 4), a variabilidade de potência (alta ou baixa, para um mesmo comprimento de onda), a coerência (as ondas se propagam em fase no espaço e no tempo, possibilitando a focalização do feixe em uma área específica da superfície do tecido) e a colimação (o feixe de luz se propaga por grandes distâncias sem divergir – Figura 5).

A utilização do *laser* se baseia em uma grande variedade de fenômenos associados à interação da luz com células e/ou tecidos biológicos. De acordo com as características do equipamento e do tipo de interação com o tecido biológico, pode-se dividir as aplicações clínicas da fototerapia em duas grandes áreas: a terapia com *lasers* de alta potência, que emitem alta irradiância e promovem efeitos biológicos pela interação térmica com o tecido alvo, e a terapia com luz de baixa potência, que emite baixa irradiância e é caracterizada pela transformação da energia luminosa em energia física e/ou química, desencadeando uma cascata de eventos biológicos em nível molecular, até a resposta clínica macroscópica.

Na odontologia, as aplicações do *laser* podem ser determinadas pelos efeitos térmicos (quando a energia luminosa é absorvida e transformada em calor), dada a possibilidade de

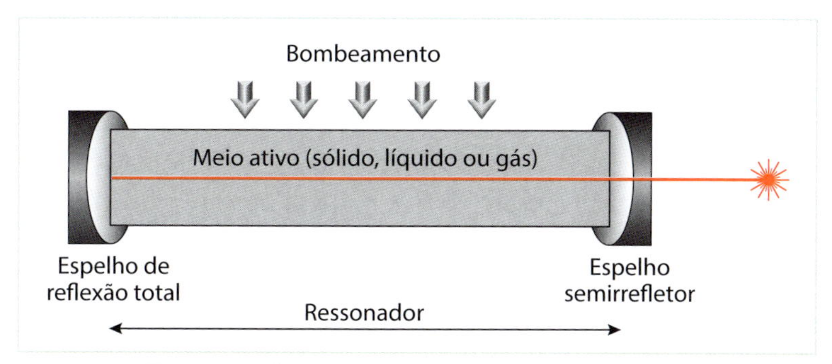

FIGURA 3 Esquema básico de um *laser* com seus elementos principais: bombeamento, meio ativo e ressonador (cavidade ressonante).

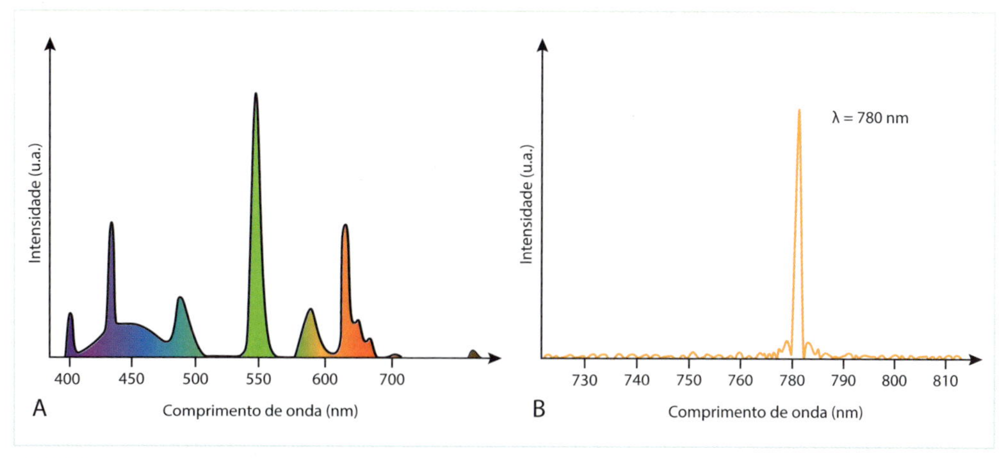

FIGURA 4 Emissão espectral de uma lâmpada comum (A) e de um *laser* (B). Nota-se que o *laser* tem intensidade máxima (em unidades arbitrárias, u.a.) em λ = 780 nm, enquanto a luz fluorescente tem picos em vários comprimentos de onda.

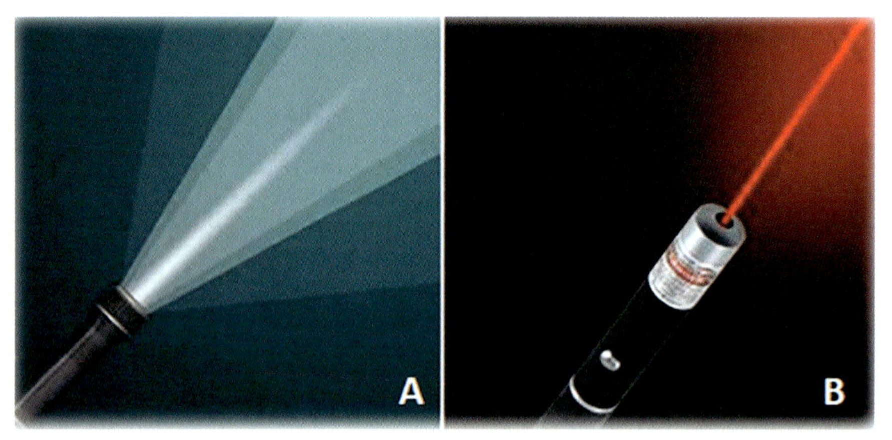

FIGURA 5 Emissão de luz de uma lanterna (A) e de um *laser* (B). Nota-se que o feixe emitido pelo *laser* é unidirecional, sem divergência.

emissão de altas irradiâncias para coagular, vaporizar ou ablacionar tecidos biológicos. Em cirurgia, por exemplo, o *laser* é um "bisturi a luz", permitindo operações seguras, com menor risco de sangramento e boas condições de esterilização. A intensa ação térmica dada pela radiação *laser* ajuda a realizar frenectomias, gengivoplastias, prevenir e tratar cáries etc. Os *lasers* mais utilizados para estas finalidades são os de érbio, CO_2, neodímio e diodos semicondutores.

Por outro lado, a exposição de um corpo ou tecido à radiação *laser* de baixa irradiância é responsável pelos efeitos não térmicos (efeitos fotofísicos, fotoquímicos e/ou fotobiológicos). Nesse caso, a irradiância utilizada é baixa o bastante para que a variação de temperatura do tecido tratado seja da ordem de 1°C. De fato, terapias não térmicas baseadas em luz estão evoluindo como tecnologias odontológicas promissoras, pois são consideradas eficazes, não invasivas e econômicas. Estas plataformas terapêuticas abrangem principalmente a fotobiomodulação (FBM) e a terapia fotodinâmica (TFD), que usam luz visível ou no infravermelho próximo (IVP) para induzir respostas biológicas sem efeitos significativos de aquecimento.

Os *lasers* de alta potência usados na odontologia geralmente têm comprimentos de onda que são fortemente absorvidos pela água ou pela hidroxiapatita, principal componente do esmalte dental. De fato, o corpo humano é constituído sobretudo por água, mas outros componentes do tecido também exibem um alto coeficiente de absorção para determinado comprimento de onda, como a melanina, a hemoglobina e, no caso de tecidos duros, a hidroxiapatita. A escolha do comprimento de onda da fonte de luz depende do tratamento a ser realizado. A Figura 6 mostra os principais absorvedores do tecido biológico, destacando os *lasers* mais comumente usados na odontologia.

Os tecidos moles são majoritariamente compostos por água, o que torna os *lasers* emitindo no infravermelho (com comprimentos de onda entre 2 e 10,6 μm) os mais indicados

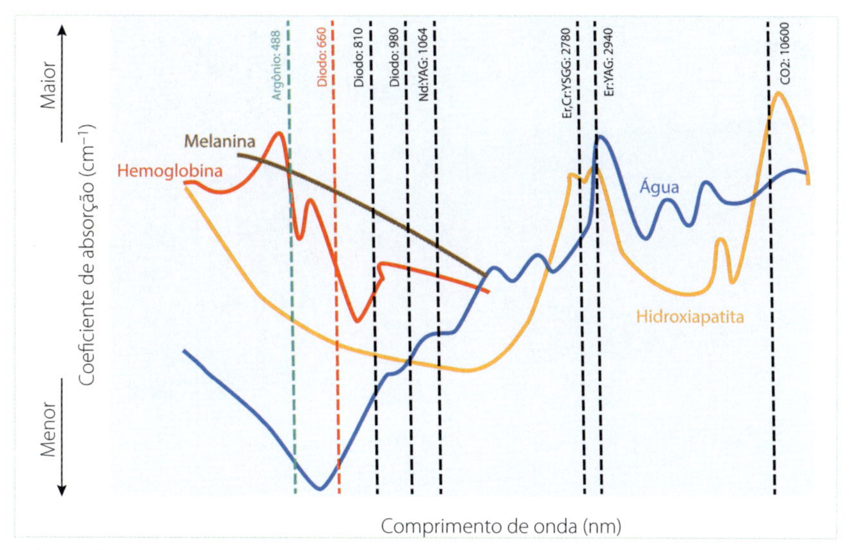

FIGURA 6 Espectro de absorção dos principais cromóforos do tecido biológico com interesse na odontologia. As linhas pontilhadas destacam os comprimentos de onda de alguns *lasers* usados na prática clínica.

para corte, vaporização e hemostasia (p. ex., Er:YAG, 2,94 μm, e CO_2, 10,6 μm). A luz emitida pelo *laser* de argônio (488 e 514,5 nm, azul e verde, respectivamente) é bastante absorvida pela melanina e pela hemoglobina, permitindo que este *laser* seja utilizado com sucesso para coagulação do sangue e hemostasia. Na região de emissão do infravermelho próximo (*laser* de Nd:YAG, 1.064 nm e *lasers* de diodo semicondutores, 800 a 1.000 nm), a penetração da luz é mais profunda, porque a água e o sangue absorvem pouco este comprimento de onda (Figura 7).

A utilização de *lasers* de alta potência, de emissão contínua ou pulsada, para um dado tratamento deve considerar o fluxo de calor gerado pela radiação luminosa. O tecido vizinho ao tecido-alvo estará mais frio, e o fluxo de calor ocorrerá da região irradiada para a circunvizinha, podendo causar danos térmicos (Figura 8). Para minimizar tal dano, é preciso minimizar o fluxo de calor, depositando energia suficiente no alvo para vaporizá-lo em um tempo menor que aquele que o calor levará para se difundir. Assim, a água será vaporizada e levará o tecido remanescente junto com a pluma de ablação, que poderá ser removida por um sistema de sucção ou por fluxo de água. No caso de *lasers* de diodo cirúrgicos, é possível ver uma área de necrose ao redor do sítio cirúrgico. Mesmo assim, é um dano pequeno comparado ao bisturi elétrico.

Por outro lado, para a FBM, é comumente usada a luz vermelha (600 a 700 nm) ou no IVP (700 a 1.000 nm) para otimizar a penetração da luz nos tecidos biológicos. Entre 600 e 1.000 nm, a absorção da luz pelos principais absorvedores do tecido biológico (água e sangue) é pequena, permitindo, assim, que a luz penetre mais profundamente no tecido.

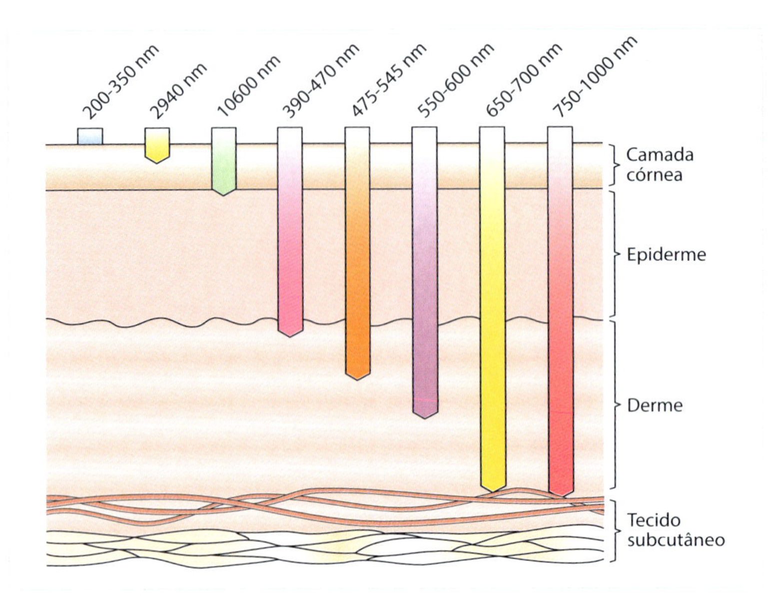

FIGURA 7 Profundidade de penetração na pele para diferentes comprimentos de onda utilizados na odontologia. A luz UV (200 a 350 nm) não penetra por ser fortemente absorvida por proteínas. Observa-se que, na região do visível, maiores comprimentos de onda penetram mais profundamente. Por causa da absorção pela água, comprimentos de onda no IV médio e distante (2.940 e 10.600 nm) têm baixa penetração.

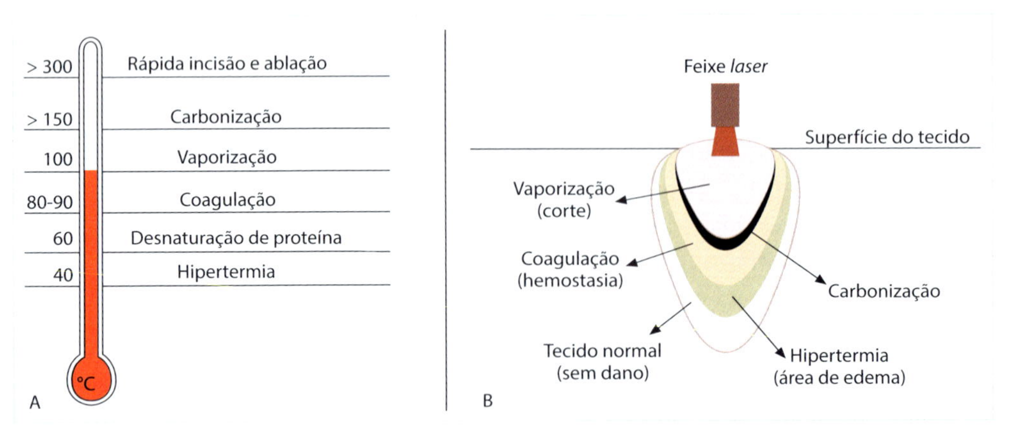

FIGURA 8 Escala de temperatura (A) e efeitos fototérmicos no tecido biológico (B).

Nesse caso, a absorção dos fótons por componentes da cadeia respiratória celular (p. ex., citocromo C oxidase) causa reações fotofísicas e fotoquímicas no interior das células, que desencadeiam vários efeitos biológicos, como aceleração da cicatrização de feridas, modulação do processo inflamatório e alívio de dor, dependendo dos parâmetros da fonte de luz, do tecido-alvo e do tipo de afecção.

A TFD utiliza fármacos fotoativados, também chamados de fotossensibilizadores (FS), que absorvem a luz para induzir reações químicas que matam células microbianas ou cancerígenas por estresse oxidativo. Nesse caso, como é o FS que deve absorver a luz, os comprimentos de onda mais utilizados são o azul (400 a 470 nm) e o vermelho (600 a 700 nm), com FS como a curcumina e o azul de metileno, respectivamente. A TFD vem sendo bastante utilizada na odontologia para tratamento de herpes, líquen plano e como coadjuvante no tratamento endodôntico e periodontal.

Diodos emissores de luz (LED, do inglês *light-emitting diodes*) vêm sendo mais recentemente comercializados como fontes de luz alternativas para uso na FBM e na TFD. O primeiro LED desenvolvido, em 1962, emitia luz vermelha. Foi só em 1994 que cientistas japoneses desenvolveram um LED de emissão azul, que lhes rendeu o prêmio Nobel de Física em 2014.

Lasers e LEDs possuem características distintas, apesar de ambos promoverem bons resultados na prática clínica (Figura 9). Ambos emitem luz monocromática, porém a banda de emissão de LED (~ 20 nm) é maior que a do *laser* (< 5 nm). Além disso, LEDs têm baixa coerência, o que dificulta seu acoplamento a fibras ópticas. É importante ressaltar que fontes de luz branca com filtros apropriados, ou sem filtros, também podem ser utilizadas para a FBM e a TFD. No entanto, é importante ter em mente que só os *lasers* são capazes de promover efeitos térmicos quando a luz interage com o sistema biológico.

Além disso, *lasers* podem ser eficientemente acoplados a fibras ópticas para melhor entrega da luz no alvo, sem perdas significativas da energia depositada (Figura 10).

Equipamentos *laser* de grande porte para uso clínico, como os de CO_2 e Er:YAG, possuem um sistema de braços articulados para entrega da luz no alvo. Nesse caso, o braço consiste de um tubo oco revestido por espelhos ao longo do caminho do feixe para direcioná-lo à ponteira do equipamento (Figura 11).

A dosimetria da luz para procedimentos terapêuticos deve ser bem estabelecida. Não só os parâmetros da luz, mas também as características do paciente e a etiologia da afecção, devem ser consideradas. Em primeiro lugar, deve-se conhecer a potência óptica da fonte

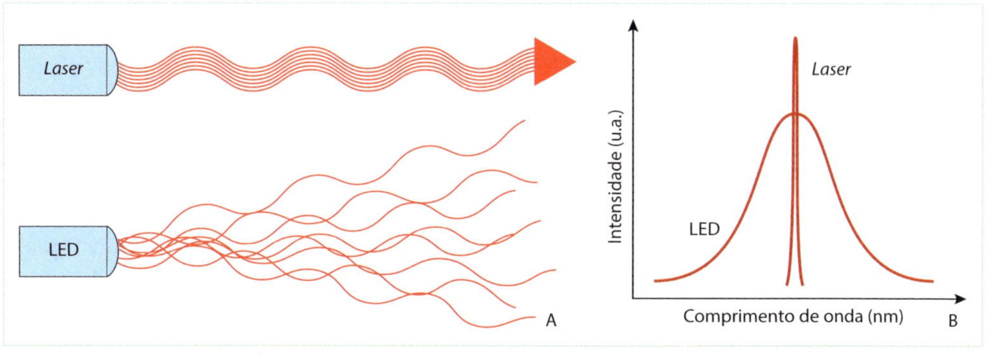

FIGURA 9 Diferenças entre *laser* e LED. *Laser* emite luz coerente, enquanto LED são fontes de luz incoerente (A). LED tem banda de emissão espectral maior que *laser* (B).

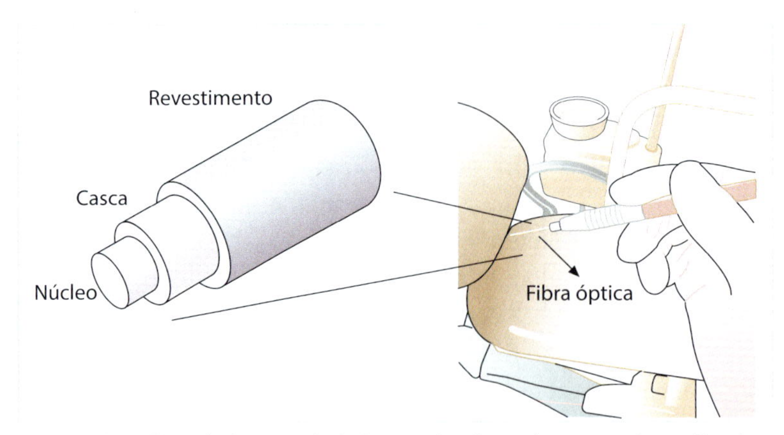

FIGURA 10 Fibra óptica acoplada à ponteira do equipamento *laser*. Em destaque, observam-se os três principais componentes de uma fibra óptica: o revestimento, a casca e o núcleo, por onde a luz é emitida.

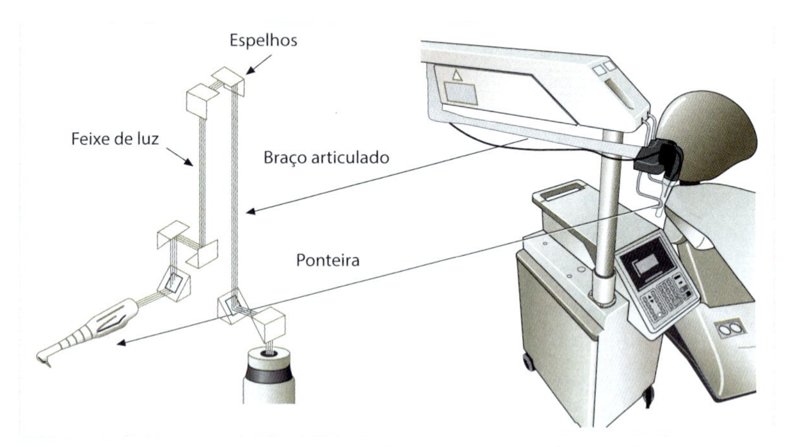

FIGURA 11 Braço articulado acoplado a um *laser* de érbio. O braço articulado consistem de um tubo oco com espelhos posicionados no caminho do feixe de luz.

de luz. Geralmente esta informação está no manual e é medida em watts (W). Entretanto, *lasers* de diodos semicondutores degradam com o uso, e a potência pode ser consideravelmente menor depois de 1 ano. É recomendável o uso de um *power meter* antes da utilização do *laser* para fazer aferição do equipamento e garantir que ele está em bom funcionamento.

Conhecendo a potência do equipamento *laser*, pode-se calcular a energia a ser utilizada (em joules, J) multiplicando-se a potência (em W) pelo tempo (em segundos) que o paciente é exposto à irradiação. Assim, um *laser* de 1,5 W usado por 1 minuto (60 s) entregará ao tecido uma energia de 90 J.

A densidade de potência (irradiância) é outro parâmetro a ser observado. Densidade de potência, dada em W/cm^2, é a grandeza que expressa o número de fótons que chega na área do alvo a cada segundo. Assim, aumentando-se a potência da fonte de luz, aumenta-se a concentração de fótons focalizados por área, podendo aumentar a temperatura do tecido (Figura 12). A densidade de potência é constante e depende do equipamento. Para FBM e TFD, é recomendado que a irradiância não ultrapasse 1 W/cm^2, para que não ocorra aumento de temperatura do tecido.

A densidade de energia (exposição radiante) é a quantidade de energia transferida ao tecido-alvo por unidade de área. Geralmente é medida em J/cm^2. Para FBM e TFD, é chamada de dose. Essa grandeza é considerada o parâmetro mais importante. A ablação, corte ou fusão não serão obtidos com o *laser* de alta potência se a densidade de energia de limiar não for alcançada. O tempo de exposição mais longo só levará ao acúmulo de calor.

É importante destacar que há uma grande diferença entre os *lasers* e sempre se deve considerar a área de aplicação. Algumas vezes, utiliza-se a área do feixe *laser* no cálculo (p. ex., 0,04 cm^2), principalmente quando a aplicação é pontual. Nesse caso, a área de tratamento é igual à área de aplicação. O diâmetro do feixe geralmente é fornecido no manual.

No entanto, se a aplicação for feita por varredura – o que normalmente acontece na FBM quando grandes áreas são irradiadas –, usa-se a área da lesão. Conhecendo-se a dose adequada para um tipo de tratamento, por exemplo, 6 J/cm^2, e a potência do *laser* (p. ex.,

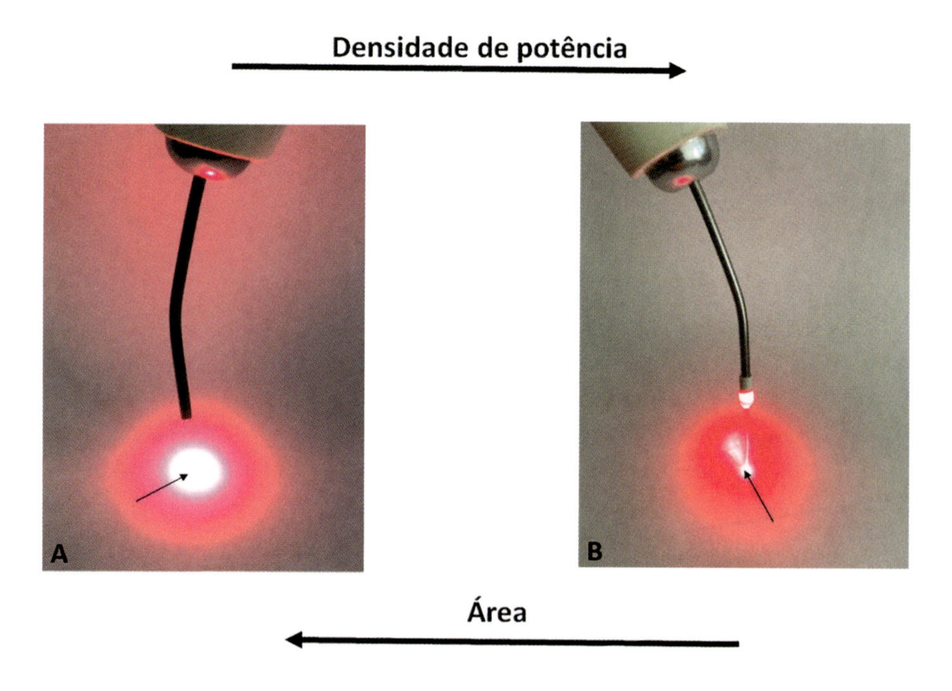

FIGURA 12 Imagens de luz retroespalhada por equipamentos *lasers* sem (A) e com fibra óptica (B), resultando em diferentes áreas de feixe (setas). Observa-se que, quando uma fibra óptica é acoplada, a área diminui e aumenta a concentração de fótons no alvo por segundo, sendo maior a densidade de potência (irradiância).

100 mW), o tempo em uma área de 0,04 cm^2 (aplicação pontual) será de 2,4 s. Se a área for de 1 cm^2, o tempo de varredura será de 60 s [(0,24 J/0,1 W) × 1 cm^2/0,04 cm^2]. Vale notar que a dose permanece a mesma (6 J/cm^2).

Embora a dose seja considerada a grandeza física mais importante para a FBM, vale lembrar que uma dose de 1 J/cm^2, mantendo a área constante, pode ser obtida com um *laser* de 100 mW por 10 s ou por um *laser* de 10 mW por 100 s. Não necessariamente os efeitos biológicos serão iguais.

As grandezas irradiância e exposição radiante, mencionadas previamente, referem-se à incidência da luz na superfície do tecido. Como a potência é facilmente quantificada com detectores calibrados e a energia é calculada dependendo do tempo de exposição, dividindo-se pela área-alvo, temos os valores que são mais comumente descritos em artigos científicos e manuais de equipamentos.

É importante lembrar que a radiação *laser* pode se comportar de forma diferente em função do tempo no qual o equipamento permanece ligado. Os *lasers* de emissão contínua têm potência óptica constante durante todo o tempo que o *laser* fica ligado. Por outro lado, *lasers* de emissão pulsada têm potência óptica oscilante, que varia entre um valor máximo (potência pico) e zero durante a duração do pulso, denominada largura temporal (Figura 13). A largura temporal de um feixe *laser* utilizado na odontologia pode ser da ordem de milissegundos (ms, 10^{-3} s) até femtossegundos (fs, 10^{-12} s). O *laser* de emissão pulsada também é caracterizado por sua taxa de repetição (ou frequência) dada em Hz (número de pulsos/s), que é o inverso do período. Por exemplo, um *laser* com taxa de repetição de

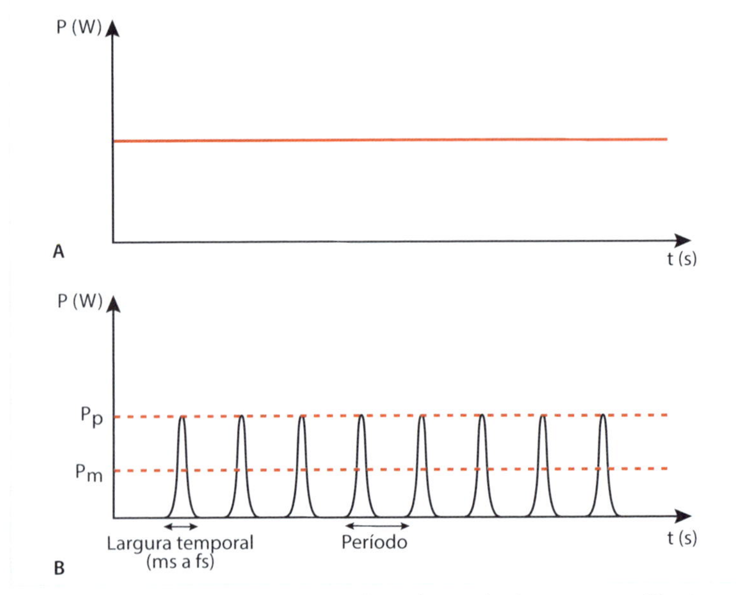

FIGURA 13 *Lasers* de emissão contínua têm potência constante (A) e *lasers* de emissão pulsada têm uma potência pico (P_p) e uma potência média (P_m) (B) enquanto estiverem ligados.

250 Hz emite 250 pulsos por segundo. Para *lasers* de alta potência de emissão pulsada, a densidade de energia de limiar é definida como a energia do pulso/área necessária para promover um efeito fototérmico no tecido.

LUZ COMO FERRAMENTA DIAGNÓSTICA

As aplicações da luz para diagnóstico requerem potências ópticas muito baixas, e as fontes de luz comumente usadas são *lasers*, LED e luz branca. Imagens ópticas permitem a visualização em tempo real de tecidos e células com alta resolução espacial e com instrumentação relativamente barata e portátil. Uma variedade de tecnologias de imagem macroscópica e microscópica já é utilizada na prática clínica. A imagem óptica intraoperatória, por exemplo, fornece contraste tecidual além daquele que pode ser percebido pelo olho humano, resultando em melhores resultados cirúrgicos. Na odontologia, as técnicas de diagnóstico mais comuns são a tomografia por coerência óptica (OCT, do inglês *optical coherence tomography*), a fluxometria *laser* Doppler (LDF, do inglês *laser Doppler flowmetry*) e a fluorescência.

A OCT é uma ferramenta de diagnóstico óptico não invasiva, que usa uma fonte de luz infravermelha de banda larga com potência muito baixa (~ 2 mW) (Figura 14). O feixe emitido pela fonte é dividido em duas partes iguais após atravessar um divisor de feixe. Um dos feixes vai para o espelho do braço de referência e o outro é direcionado para a amostra. A luz refletida do espelho no braço de referência e a luz retroespalhada da amostra encontram-se no divisor, ocorrendo interferência entre elas. A intensidade do feixe resultante desta interferência nas diferentes profundidades da amostra é mensurada por um fotodetector, dando origem a interferogramas. O fotodetector é ligado a um computador, onde a informação é armazenada e posteriormente processada.

Com esta técnica, é possível obter imagens em tempo real da seção transversal de tecidos, possibilitando a visualização de microestruturas *in situ*, com uma excelente resolução espacial (~ 20 μm). Assim, a OCT pode ter grande potencial para a prática clínica odontológica, pois consegue detectar alterações morfológicas qualitativas e quantitativas dos tecidos dentais duros e moles. Além disso, a OCT também pode ser utilizada para o diagnóstico precoce de afecções dentárias, incluindo cárie, doença periodontal e câncer de boca. A possibilidade de se obter imagens tridimensionais por meio de *softwares* dedicados é outra vantagem da OCT.

A LDF também é uma ferramenta óptica não invasiva, que possibilita a medição de parâmetros hemodinâmicos da microvascularização (vasos entre 4 e 100 μm), em tempo real, como o fluxo sanguíneo, a velocidade de fluxo e a concentração média das hemácias contidas num volume que o fluxômetro consiga detectar. Esta técnica usa um *laser* de baixa potência (~ 3 mW) com comprimento de onda na região do vermelho ao infravermelho próximo (630 a 850 nm). O feixe *laser* é guiado por uma fibra óptica que entrega a luz na superfície do tecido. Ao interagir com o tecido biológico, a luz é espalhada pelas

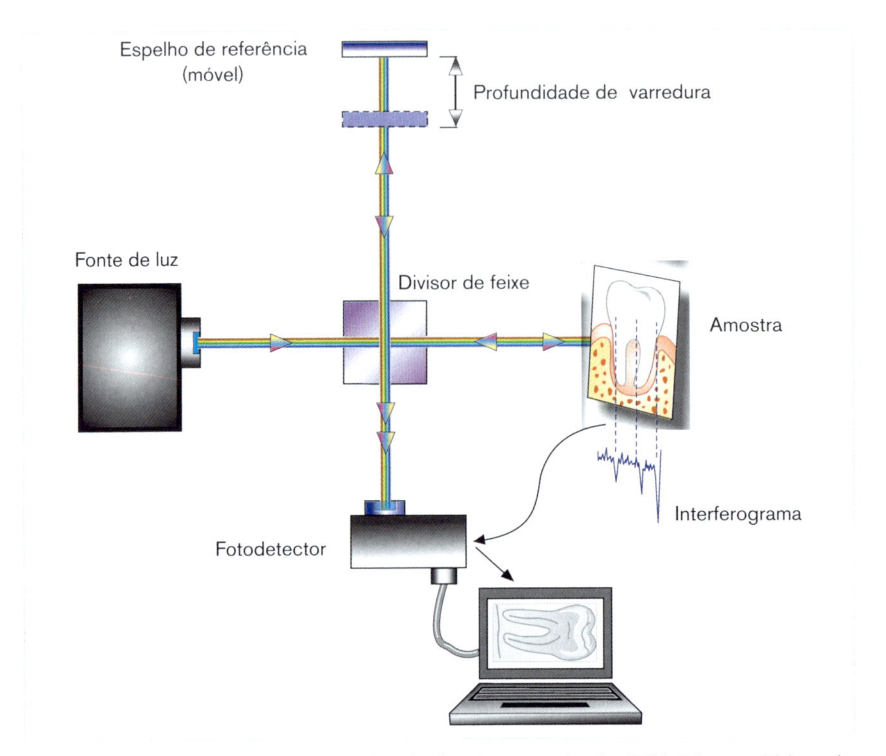

FIGURA 14 Esquema representativo de funcionamento da OCT. A luz emitida pela fonte é dividida em dois feixes, que são direcionados ao espelho do braço de referência e à amostra. Quando os feixes retornam ao divisor, eles sofrem interferência. A intensidade resultante é mensurada no fotodetector e registrada no computador.

hemácias em movimento e sofre um desvio em sua frequência proporcional à velocidade das hemácias (efeito Doppler). A radiação retroespalhada é captada por outra fibra óptica e conduzida a um fotodetector, que converte a radiação luminosa em sinais elétricos. O sinal elétrico é então processado por um *software* dedicado para a extração de informações sobre o fluxo sanguíneo (Figura 15). A LDF pode ser usada na odontologia em adultos e crianças para diagnóstico da vitalidade pulpar, podendo monitorar a resposta pulpar a procedimentos ortodônticos e lesões traumáticas.

Embora trabalhos científicos indiquem que a OCT e a LDF têm grande potencial para uso clínico, no Brasil ainda não há equipamentos disponíveis no mercado. A fluorescência, por outro lado, já é oferecida como opção diagnóstica para a prática clínica em mercado nacional. Fluorescência é a propriedade de alguns átomos e moléculas de absorver a luz em um determinado comprimento de onda e, subsequentemente, emitir luz de maior comprimento de onda (menor energia, Figura 16) após um breve intervalo, denominado tempo de vida de fluorescência. Tempos de vida de um fluoróforo (substância que emite luz) são da ordem de nanossegundos (10^{-9} s). Sabendo-se que a velocidade da luz é aproximadamente 300.000 m/s, em 1 ns, ela percorre 30 cm.

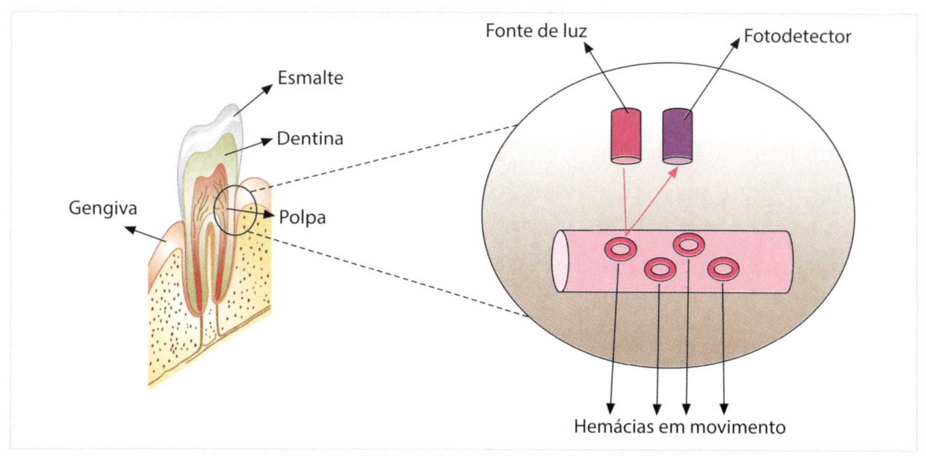

FIGURA 15 Esquema representativo de funcionamento da LDF. A sonda é posicionada sobre o elemento dental para verificar a vitalidade pulpar. O feixe *laser* é transmitido por uma fibra óptica que entrega a luz ao tecido. Ao interagir com hemácias em movimento, a luz sofre um desvio em sua frequência e a radiação retroespalhada é captada por outra fibra óptica e conduzida a um fotodetector.

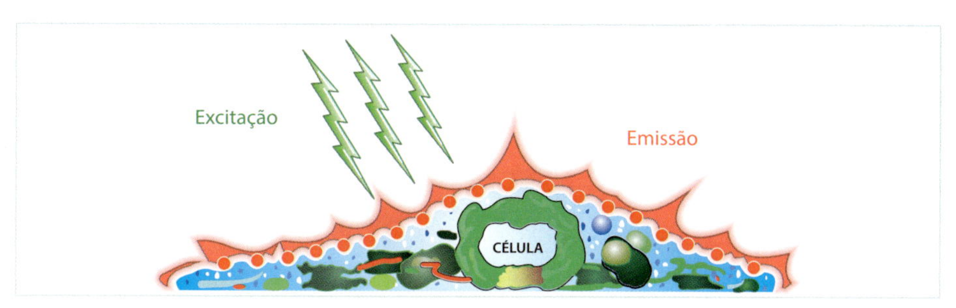

FIGURA 16 Imagem representativa da emissão fluorescente de uma célula. A fonte emite luz que excita a célula (menor comprimento de onda). O fluoróforo dentro da célula absorve a luz e emite com maior comprimento de onda.

Os fluoróforos podem ser intrínsecos (os que emitem luz espontaneamente sob excitação luminosa) ou extrínsecos (os que são adicionados a amostras funcionando como sondas), e, geralmente, emitem luz na faixa visível do espectro eletromagnético. Deve-se ressaltar que o diagnóstico por fluorescência é um método complementar ao exame anatomopatológico para detectar alterações morfológicas nos tecidos biológicos. Nesse caso, a fluorescência provém de substâncias normalmente existentes nos tecidos (autofluorescência), quando excitadas por um comprimento de onda específico.

A fluorescência do tecido biológico depende da sua composição química e de suas características histomorfológicas. No tecido humano, o colágeno e as fibras elásticas, bem como flavinas e proteínas, são fortemente autofluorescentes quando excitados por luz ultravioleta (380 a 410 nm). Sua fluorescência ocorre na região de 450 a 500 nm (azul esverdeado). Assim, qualquer alteração do tecido ocasionará a modificação da sua autofluorescência. Por outro lado, tecidos infectados e/ou tumorais apresentam fluorescência a partir de 630 nm (vermelho), que está intimamente relacionada ao aumento da concentração de porfirinas endógenas das células tumorais e/ou microbianas.

Na odontologia, a fluorescência pode ser utilizada como um coadjuvante ao exame clínico, uma vez que permite a detecção, não invasiva e em tempo real, de diferentes alterações na cavidade oral, como a presença de placa e cálculo dental, lesões incipientes de cárie, lesões pré-malignas e malignas.

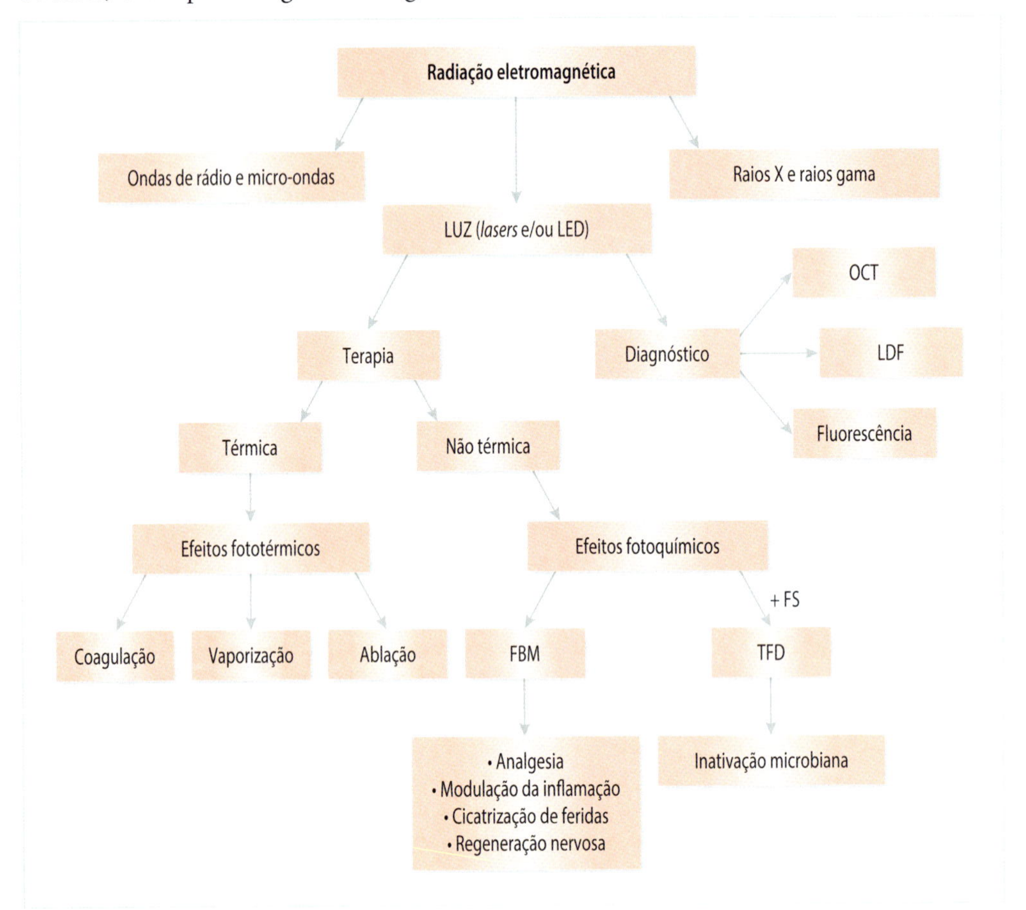

FIGURA 17 Diagrama resumindo os tópicos abordados neste capítulo. A radiação eletromagnética abrange fótons de baixa frequência (ondas de rádio e micro-ondas), luz (infravermelho, vermelho e ultravioleta) e fótons de alta energia (raios X e raios gama). A luz proveniente de um *laser* (ou LED) pode ser utilizada como tecnologia terapêutica e diagnóstica. Para o efeito terapêutico, a luz deve ser absorvida e transformada em calor (efeito fototérmico) para coagular, vaporizar ou ablacionar o tecido biológico. Na fotobiomodulação (FBM), a transformação é em energia química, que desencadeia reações fotoquímicas promovendo melhora de afecções. Na presença de um fotossensibilizador (FS), há geração de estresse oxidativo, que resulta em morte microbiana pela terapia fotodinâmica (TFD). A tomografia por coerência óptica (OCT), a fluxometria *laser* Doppler (LDF) e a fluorescência são poderosas ferramentas não invasivas de diagnóstico óptico, obtido em tempo real.

A Figura 17 sumariza os tópicos principais abordados neste capítulo. É importante ressaltar que, para uma aplicação bem sucedida da luz na prática clínica, é essencial fazer o correto diagnóstico da afecção e conhecer o histórico do paciente para uma escolha acertada do protocolo a ser usado.

BIBLIOGRAFIA

1. Freitas PM, Simões A. Lasers in dentistry. Guide for clinical practice. Iowa: Wiley Blackwell; 2015. 376p.
2. Garcez AS, Ribeiro MS, Núñez SC. Laser de baixa potência. Princípios básicos e aplicações clínicas na odontologia. Rio de Janeiro: Elsevier; 2012. 284p.
3. Núñez SC, Ribeiro MS, Garcez AS. Terapia fotodinâmica antimicrobiana na odontologia. 2. ed. Rio de Janeiro: Elsevier; 2019. 259p.

2

Cirurgia

Rodrigo Ramos Vieira
Iáshcara G. Leal de Sousa
Eduardo Mori de Oliveira
Aguinaldo Silva Garcez

LASERS DE ALTA POTÊNCIA

Os *lasers* de alta potência vêm sendo empregados em procedimentos operatórios na região oral com o objetivo de aumentar os benefícios cirúrgicos, melhorando o prognóstico clínico destes procedimentos. Quando comparados aos métodos convencionais, os *lasers* apresentam algumas vantagens, como ausência de vibração, vaporização das lesões, conforto para o paciente, efeito hemostático decorrente da cauterização de vasos sanguíneos menores resultando em menos sangramento, campo cirúrgico limpo, desinfecção do campo operatório, precisão na remoção tecidual, mínimo dano aos tecidos adjacentes e redução da dor.

De maneira didática, os *lasers* podem ser divididos em diversas categorias e de forma diversa:

- Quanto ao tipo de material do meio ativo do *laser* – *Lasers* de estado sólido, como os de érbio e neodímio, ou *lasers* a gás, como o CO_2 e o hélio-neônio.
- Quanto à potência – *Lasers* de alta e baixa potência.
- Quanto ao tipo de tecido que atuam – *Lasers* de tecido mole, com alta absorção por cromóforos como a melanina e a hemoglobina, e *lasers* de tecido duro com absorção pela hidroxiapatita[1]. Esta será classificação dos *lasers* a utilizada neste capítulo para facilitar o entendimento.

Lasers de alta potência em tecidos moles

Os *lasers* cirúrgicos para tecido moles devem apresentar absorção por cromóforos teciduais como melanina, hemoglobina, proteínas ou água, sendo, portanto, a energia do *laser* retida pelo tecido e transformada em efeito térmico, que pode gerar, então, o efeito de corte tecidual, seja por fotorruptura, fototermólise ou ablação. Por estas características de absorção, estes *lasers* geralmente apresentam comprimento de onda no infravermelho próximo, entre 700 e 1.064 nm. Alguns equipamentos podem apresentar comprimento de onda no visível, como os *lasers* KTP, e os diodos com emissão no azul, mas seu uso em odontologia não é muito comum.

O *laser* cirúrgico mais encontrado na literatura, tanto em relato de casos clínicos quanto para pesquisas científicas em cirurgias de tecido mole, é o *laser* de neodímio[2-4], com emissão em 1.064 nm. Estes *lasers* são de estado sólido, ou seja, com *laser* meio ativo de cristal, estrutura clássica de cavidade por espelhos e sistema de bombeamento por lâmpadas. Entretanto, após o desenvolvimento dos *lasers* de diodo de alta potência, em seus diferentes comprimentos de onda no infravermelho próximo, estes têm se tornado o equipamento de escolha para uso em consultórios odontológicos por sua versatilidade, pois, em comparação com os *laser* de neodímio, estes equipamentos são compactos, alguns do tamanho de uma caneta, possuem sistema de bombeamento por corrente elétrica, podendo ser ativados por baterias, e não possuem cavidade óptica clássica por espelhos, pois estes são substituídos pela superfície reflexiva do próprio diodo[5-7]. O custo destes equipamentos também é um fator relevante para a escolha, assim como a menor necessidade de manutenção.

A Figura 1 mostra a diferença de tamanho entre um *laser* de neodímio e um *laser* de diodo.

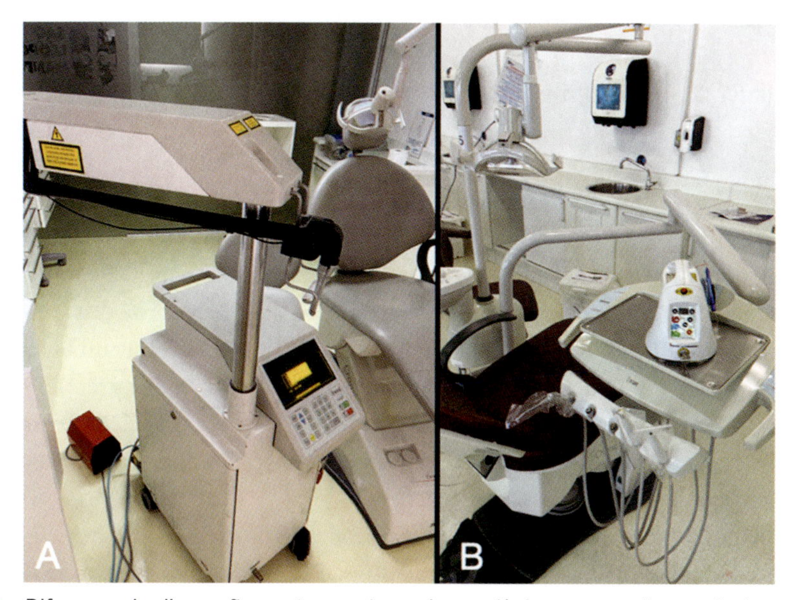

FIGURA 1 Diferença de dimensões entre um *laser* de neodímio e um equipamento *laser* de diodo.

Lasers de alta potência para tecidos duros

Os *lasers* cirúrgicos para tecido duro apresentam alta absorção pela hidroxiapatita e pela água, os principais componentes do tecido mineralizado, como osso, dentina e esmalte dentário. Geralmente, estes *lasers* apresentam comprimento de onda no infravermelho distante, como os *lasers* de holmio:YAG com emissão em 2.100 nm, os *lasers* de érbio:YAG (Er:YAG) 2.940 nm e érbio-cromo:YSGG (Er-Cr:YSGG) emitindo em 2.780 nm ou mesmo CO_2 com emissão em 10.600 nm[1].

Dentre os comprimentos de onda mais utilizados para cirurgias em tecido duro, os *lasers* de érbio são os mais descritos na literatura e mais encontrados nos diferentes mercados odontológicos. Tanto os *lasers* de Er:YAG como o Er-Cr:YSGG possuem comprimento de onda que coincide com os picos de absorção da água e da hidroxiapatita, são equipamentos *lasers* de meio sólido, por cristal de ítrio-alumínio-granada (YAG, do inglês *yttrium aluminium garnet*) ou ítrio-escândio-gálio-granada (YSGG, do inglês *yttrium, scandium, gallium and garnet*), cavidade óptica por espelhos e sistema de bombeamento por lâmpadas, sendo, desta forma, *lasers* de dimensões não tão compactas como os *lasers* de diodo. Seu sistema de feixe pode ser por braço articulado ou por fibra ótica de safira.

Geralmente, estes *lasers* são associados a cirurgias de tecidos duros ou preparo cavitário, por suas características já descritas, entretanto, como possuem alta absorção pela água, também podem ser utilizados em cirurgias de tecidos moles, pois tais tecidos possuem grande quantidade de água em sua composição.

Neste capítulo, serão apresentados alguns casos clínicos com ambos os tipos de *lasers*, demonstrando a indicação de cada tipo e as características de cada comprimento de onda.

▷ Caso clínico 1 – Ulectomia

Paciente de 25 anos, sexo masculino, procurou atendimento por apresentar casos recorrentes de pericoronarite, ou seja, inflamação e edema na região dos dentes inferiores posteriores decorrente do posicionamento da gengiva sobre a oclusal do terceiro molar.

Aos exames clínico e radiográfico, foi constatado que, no momento da consulta, a região apresentava tecido gengival fibroso recobrindo parcialmente a coroa dos dentes 38 e 48 semierupcionados por causa da falta de espaço no arco. Os dentes estavam assintomáticos, no entanto, o paciente se queixava da dificuldade de higienização (Figura 2).

Foram apresentados os seguintes planos de tratamento para o paciente: exodontia dos 3º molares ou cirurgia de ulectomia para a remoção do tecido com *laser* de diodo de alta potência, tendo o paciente optado pela ulectomia.

Previamente ao procedimento cirúrgico, foi realizado bochecho com clorexidina a 0,2% (Periogard, Colgate) e profilaxia da região com pasta profilática e escova de Robson. Foi aplicada infiltração anestésica com lidocaína na região do trígono retromolar, evitando a isquemia dos tecidos que pudesse atrapalhar a absorção do *laser*.

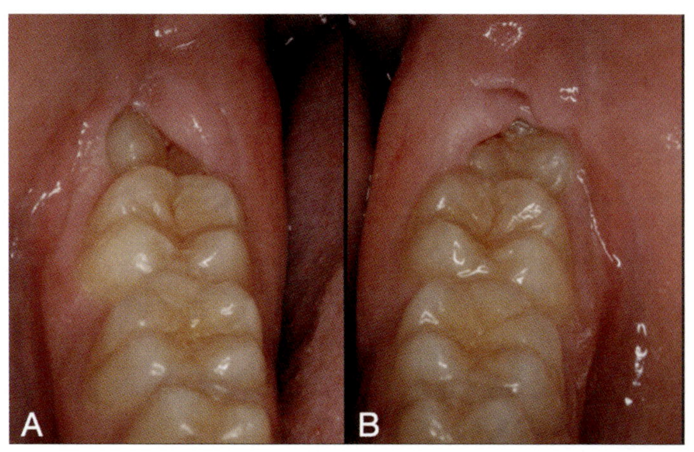

FIGURA 2 Aspecto clínico inicial, com presença de tecido gengival recobrindo os dentes 48 (A) e 38 (B), dificultando o acesso para a higienização da área.

O equipamento utilizado para o procedimento cirúrgico foi um *laser* de diodo de alta potência emitindo em 980 nm, com potência ajustada para 1,5 W. O equipamento opera com uma fibra óptica de 400 mcm acoplada e foi utilizado no modo contínuo de emissão do feixe *laser* (Thera lase Surgery, DMC – São Carlos Brasil) (Tabela 1).

Todo o procedimento cirúrgico foi realizado com a fibra em modo de quase contato com o tecido, realizando movimento de pincelada, tocando a fibra levemente e de maneira rápida para que a mesma não ficasse parada por tempo demasiado em uma mesma posição, evitando, assim, a carbonização do tecido ou sobreaquecimento do elemento dentário adjacente. A Figura 3 mostra o aspecto clínico da região dos dentes 38 e 48 ime-

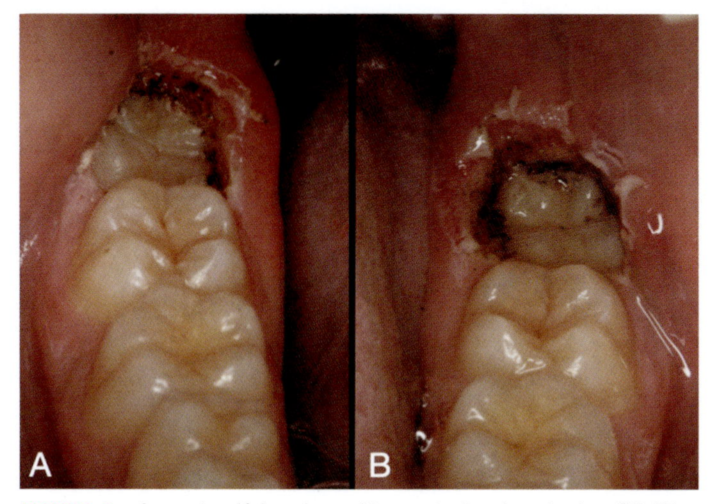

FIGURA 3 Aspecto clínico da região posterior dos dentes 38 (B) e 48 (A) imediatamente após a irradiação com o *laser* e a realização da ulectomia.

diatamente após a ulectomia, onde se nota ausência de sangramento, campo cirúrgico limpo com amplo campo de visão e ausência da necessidade de sutura após o procedimento cirúrgico.

Ao final do procedimento, foram reforçadas ao paciente as medidas necessárias de correta higienização do sítio cirúrgico. Ele também foi orientado a evitar bochechos com antisséptico bucal, e foi receitado analgésico em caso de dor ou desconforto na região. A Figura 4 mostra o aspecto da região que passou pelo procedimento de ulectomia, 7 dias após a irradiação com o *laser*, durante o retorno do paciente para o controle operatório.

TABELA 1 Parâmetros da utilização do *laser* na ulectomia descrita no Caso clínico 1

Laser	**Diodo**
Comprimento de onda	810 nm
Modo de emissão	Contínuo
Potência	1,5 W
Fibra óptica	400 mcm

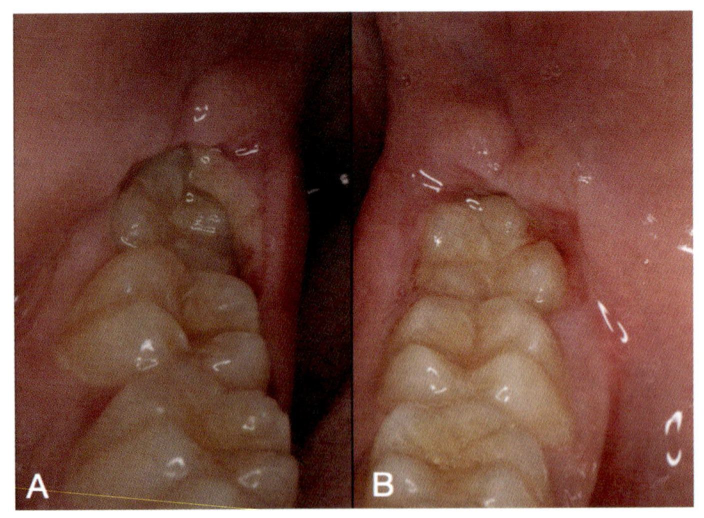

FIGURA 4 Cicatrização das áreas cirúrgicas 7 dias após o procedimento de ulectomia.

▷ Caso clínico 2 – Gengivectomia

Paciente de 15 anos, sexo feminino, em tratamento ortodôntico, foi indicada pelo seu ortodontista para aumento de coroa em um canino superior durante os procedimentos de movimentação ortodôntica para alinhamento e nivelamento dental.

O uso do *laser* de diodo de alta potência para a remoção da gengiva foi indicado por facilitar o procedimento, já que, com mínimo sangramento gengival no transcirúrgico, possibilitava a manutenção da aparatologia fixa durante o procedimento.

A Figura 5 mostra a posição em que se encontrava o dente canino no arco superior e o recobrimento deste elemento pela gengiva, após a abertura de espaço com o uso de molas.

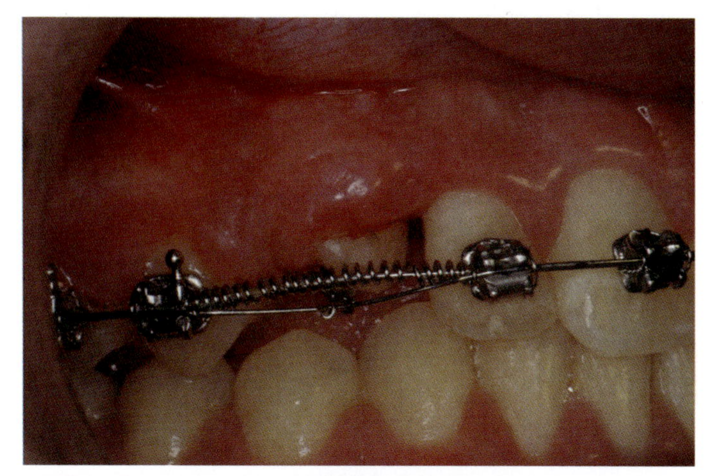

FIGURA 5 Imagem clínica do posicionamento dentário após a abertura de espaço e a presença de gengiva recobrindo o canino.

Após profilaxia da região e bochecho com antisséptico, foi realizada a anestesia da região por infiltração anestésica de lidocaína associada a vasoconstritor, evitando-se a isquemia da gengiva na região.

Para determinar a profundidade de sondagem da falsa bolsa periodontal e a quantidade de gengiva a ser removida durante o aumento de coroa, uma sonda periodontal foi inserida no sulco gengival durante a avaliação clínica do caso (Figura 6).

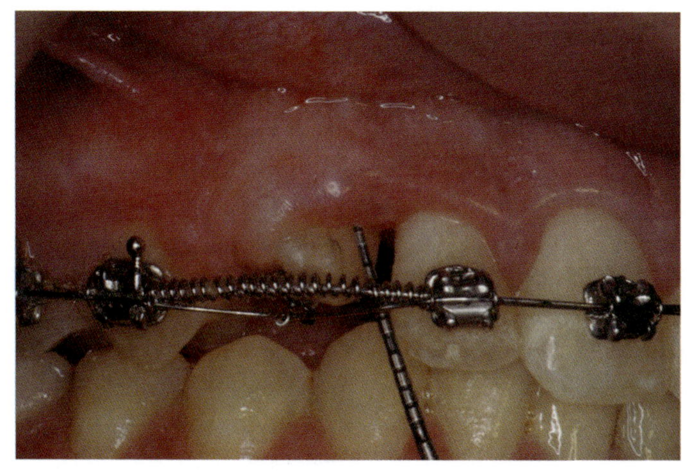

FIGURA 6 Avaliação da profundidade da falsa bolsa periodontal para se determinar a quantidade de gengiva a ser removida.

O equipamento utilizado foi um *laser* de diodo de alta potência emitindo em 810 nm, com potência ajustada para 1,8 W, acoplado a uma fibra ótica de 400 mcm, em modo interrompido, com pulso de 30 ms e intervalo de 30 ms (Picasso lite, AMD *Lasers* – EUA) (Tabela 2). A Figura 7 mostra a remoção da faixa de gengiva com a utilização da fibra ótica de 400 mcm. Como este comprimento de onda possui forte absorção por hemoglobina, ao cortar o tecido, o aquecimento localizado produzido pelo *laser* infravermelho em 810 nm promove uma cauterização de pequenos vasos sanguíneos, proporcionando uma cirurgia quase sem sangramento.

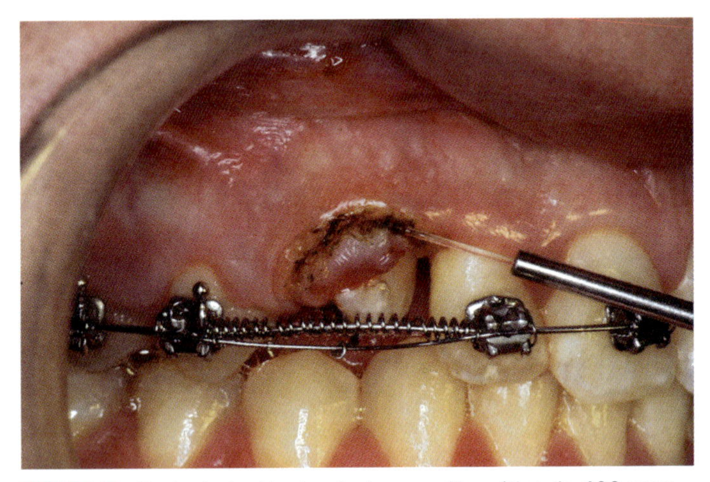

FIGURA 7 Corte do tecido gengival com a fibra ótica de 400 mcm.

O aspecto clínico da área cirúrgica pode ser observado na Figura 8, onde se nota um campo operatório sem sangramento e nenhum dano à aparatologia ortodôntica.

Ao final do procedimento, a paciente foi orientada sobre a correta higienização da área operada com escova extramacia e recomendado o não uso de enxaguatório bucal durante o período de cicatrização. Foi receitado à paciente o uso de analgésico em caso de sensibilidade ou dor pós-operatória.

TABELA 2 Parâmetros da utilização do *laser* na gengivectomia descrita no Caso clínico 2

Laser	**Diodo**
Comprimento de onda	810 nm
Modo de emissão	Interrompido – 30 ms
Potência	1,8 W
Fibra óptica	400 mcm

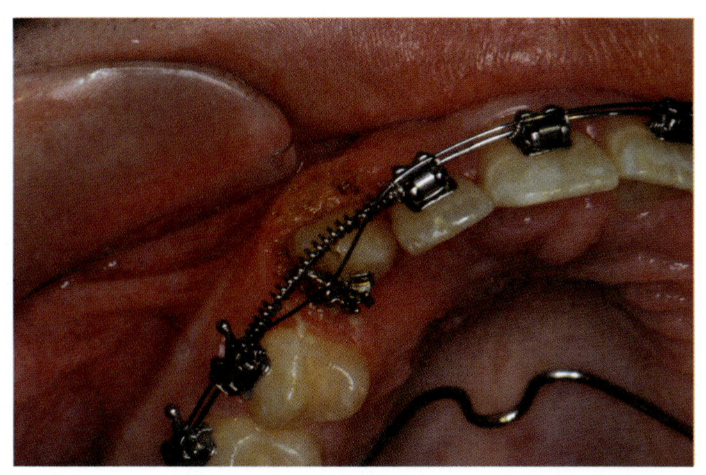

FIGURA 8 Aspecto clínico da área cirúrgica imediatamente após o procedimento de aumento de coroa com o *laser* de diodo de alta potência.

▷ Caso clínico 3 - Aumento de coroa clínica

Paciente de 47 anos, sexo feminino, procurou a clínica de *lasers* da Faculdade São Leopoldo Mandic, indicada pela Disciplina de Prótese Dentária, pois apresentava lesão de cárie na distal do primeiro molar inferior (dente 46), necessitando de remoção da prótese fixa antiga, remoção do tecido cariado, aumento de coroa clínica na região distal do dente 46 e confecção de provisório.

Após a remoção do elemento protético e da cárie distal com o uso de ponta diamantada e caneta de alta rotação, o aumento de coroa foi realizado com um *laser* de diodo de alta potência, emitindo em 810 nm, com potência ajustada para 1,6 W no modo contínuo (Picasso Lite, AMD Lasers - EUA) (Tabela 3). A Figura 9 mostra o corte e a cauterização do tecido gengival. Em caso de pequeno sangramento durante o corte do tecido, afasta-se a ponta da fibra do tecido, aproximadamente 2 a 3 mm, para que ocorra desfoque do feixe *laser* e um ligeiro aquecimento do tecido, promovendo, assim, a cauterização de vasos sanguíneos de maior calibre que estejam promovendo o sangramento.

TABELA 3 Parâmetros da utilização do *laser* no aumento de coroa clínica descrito no Caso clínico 3

Laser	Diodo
Comprimento de onda	Contínuo
Potência	1,6 W
Fibra óptica	400 mcm

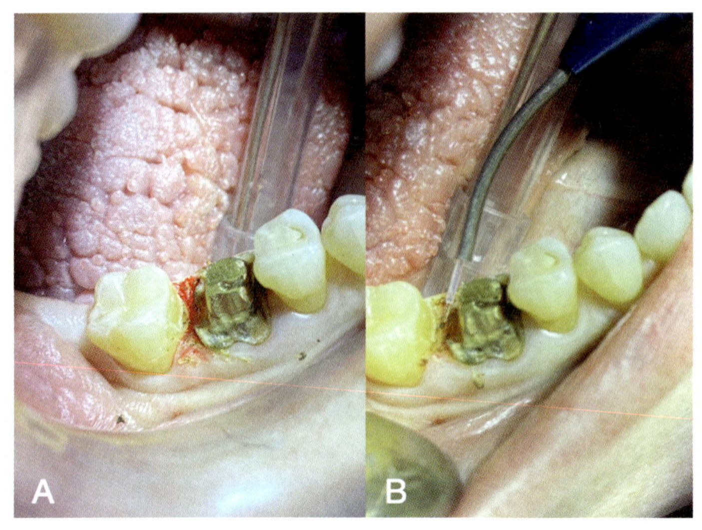

FIGURA 9 Remoção do tecido gengival com o *laser* de diodo de alta potência. A. Presença de pequeno sangramento gengival durante o corte do tecido. B. Leve afastamento da fibra para aquecimento do tecido e cauterização de vasos sanguíneos de maior calibre.

Após o procedimento de aumento de coroa clínica, um elemento provisório foi confeccionado e cimentado com cimento à base de óxido de zinco e eugenol, para auxiliar na cicatrização da área cirúrgica. Como o *laser* de diodo de alta potência corta e cauteriza o tecido, a ausência de sangramento facilita o procedimento de confecção e o ajuste do provisório com resina acrílica autopolimerizável (Figura 10). Foi receitado à paciente o uso de analgésico em caso de sensibilidade ou dor pós-operatória e recomendados os corretos cuidados de higienização da área com escova e fio dental.

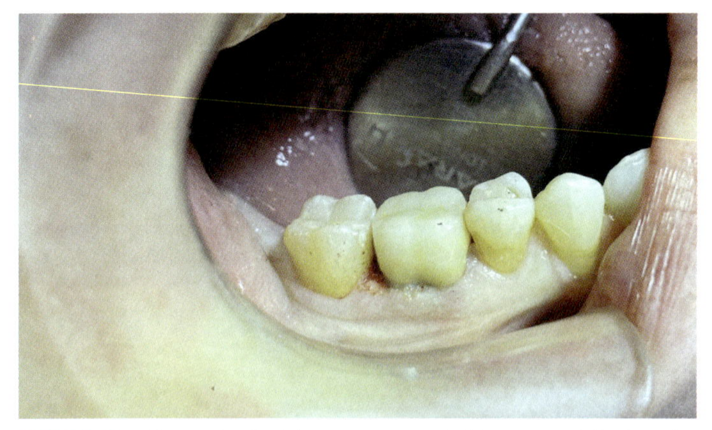

FIGURA 10 Elemento dentário com o provisório em posição imediatamente após o procedimento de aumento de coroa com o *laser* de diodo de alta potência.

Quinze dias após o procedimento, a paciente retornou para a consulta de controle, e o elemento provisório foi removido para o controle da gengiva na região distal (Figura 11). Como a gengiva já apresentava sinal de reepitelização e saúde gengival, o elemento provisório foi reembasado com resina acrílica autopolimerizável para a melhor adaptação marginal, cimentado com cimento de ionômero de vidro e encaminhado de volta à Disciplina de Prótese Fixa para a confecção do elemento definitivo (Figura 12).

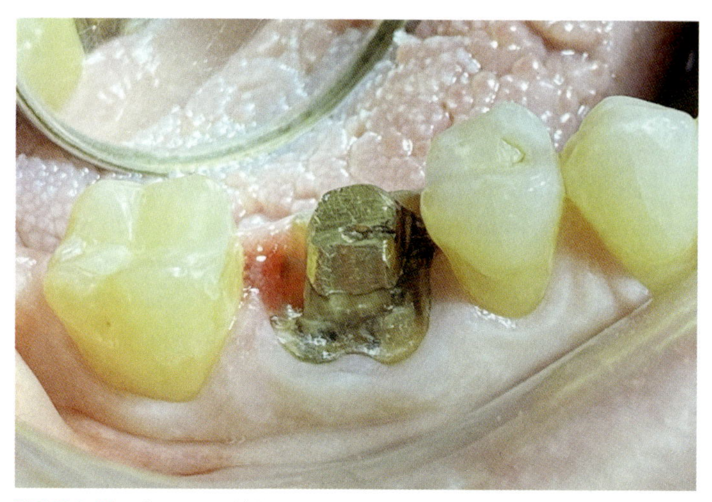

FIGURA 11 Aspecto clínico da gengiva interproximal, 2 semanas após o procedimento cirúrgico.

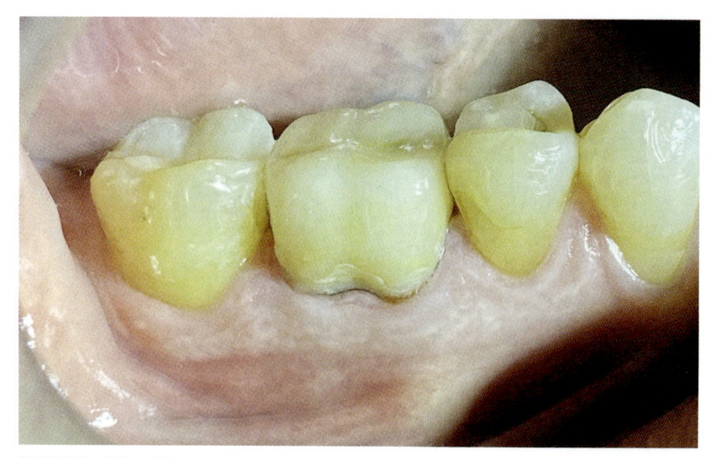

FIGURA 12 Elemento provisório reembasado com resina acrílica autopolimerizável para melhor ajuste marginal da peça provisória. Paciente encaminhada para a sequência do tratamento protético.

▷ Caso clínico 4 – Frenectomia labial superior

O freio labial superior é uma estrutura anatômica que se inicia na linha mediana da face interna labial e se estende na linha de junção dos maxilares até a face externa do periósteo. Histologicamente, este tecido é formado por epitélio pavimentoso estratificado queratinizado na área de gengiva inserida e não queratinizado na face vestibular, além de tecido conjuntivo frouxo altamente vascularizado[8].

Neste caso clínico, uma paciente de 14 anos foi indicada pelo ortodontista para remoção do freio labial superior por interposição deste entre os incisivos superiores, atrapalhando a movimentação dentária e a estética do sorriso da paciente.

A indicação da cirurgia de frenectomia relacionada ao tratamento ortodôntico na presença dos diastemas interincisivos consiste na instabilidade do posicionamento dentário pós-tratamento quando a frenectomia não é realizada. Isso se deve ao fato de que, quando os incisivos são submetidos à movimentação ortodôntica, o tecido que estava entre eles fica acumulado. De forma diferente do tecido ósseo, o tecido gengival não sofre reabsorção em curto período e as fibras colágenas e fibras elásticas são, então, comprimidas, ocorrendo uma força de reação que pode resultar em recidiva do diastema.

Ao exame clínico, verificou-se a baixa inserção do freio labial, com inserção óssea na vestibular e no palato da paciente (Figura 13). Ao ser tracionada, a inserção do freio labial produzia isquemia na papila interdentária e na papila palatina.

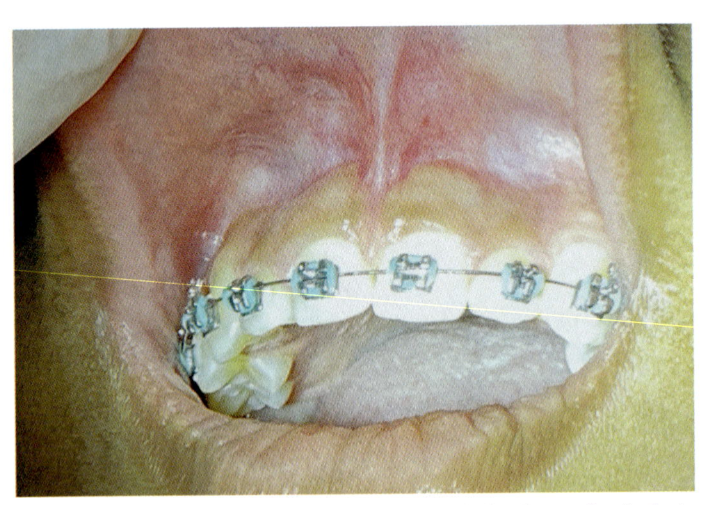

FIGURA 13 Imagem inicial evidenciando a baixa inserção do freio labial entre os incisivos centrais e se prolongando até o palato da paciente.

Foi proposto à paciente o procedimento de frenectomia labial utilizando um *laser* de diodo de alta potência com emissão azul em 450 nm, potência do equipamento ajustada em 2 W, no modo de emissão contínuo e utilização da fibra ótica de 400 mcm (LX16 Woodpecker, China) (Tabela 4).

TABELA 4 Parâmetros da utilização do *laser* na frenectomia labial superior descrita no Caso clínico 4

Laser	**Diodo**
Comprimento de onda	450 nm
Modo de emissão	Contínuo
Potência	2 W
Fibra óptica	400 mcm

Após a profilaxia dos dentes e bochecho com solução de clorexidina a 0,12% (Periogard, Colgate), foi realizada a anestesia da região com infiltração anestésica na vestibular, em fundo do sulco, bilateralmente ao freio labial e no palato da paciente (Figura 14).

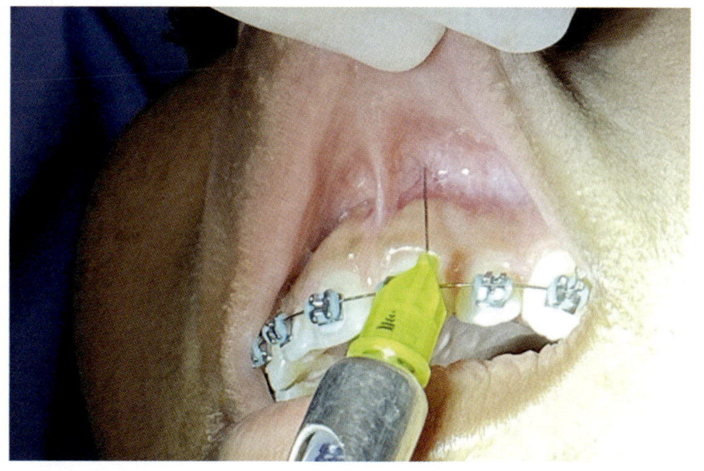

FIGURA 14 Anestesia da região do freio labial por infiltração anestésica. Deve-se sempre evitar a isquemia da região para não interferir na absorção do *laser* pelo tecido.

Os *lasers* de emissão azul possuem maior absorção pela hemoglobina presente nos tecidos gengivais, quando comparados aos *lasers* de emissão infravermelha, possibilitando um corte com menor potência, menor risco de dano térmico e maior poder de cauterização, reduzindo, assim, o sangramento durante a cirurgia e o desconforto do paciente no pós-cirúrgico (Figura 15).

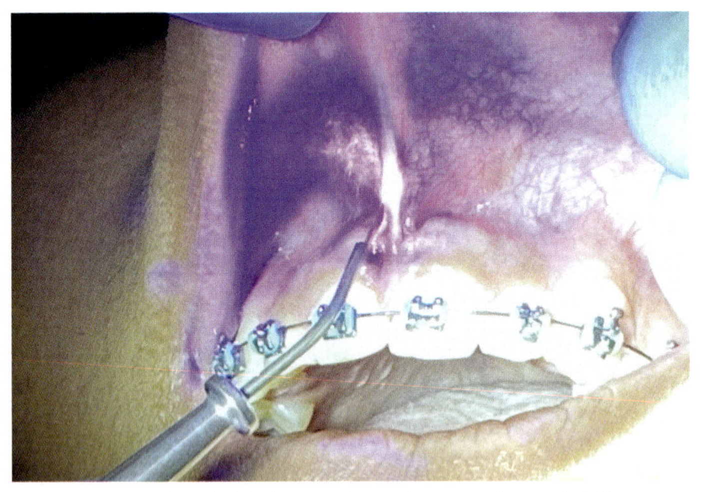

FIGURA 15 Incisão inicial com o *laser* de emissão azul 450 nm.

A incisão é realizada tracionando-se o lábio da paciente para que se evidencie a extensão do freio labial. O corte inicial é realizado transversalmente ao freio, separando-se a mucosa do lábio da gengiva inserida (Figura 15). Após o corte do freio, realiza-se o corte das fibras inseridas na gengiva e no osso (Figura 16).

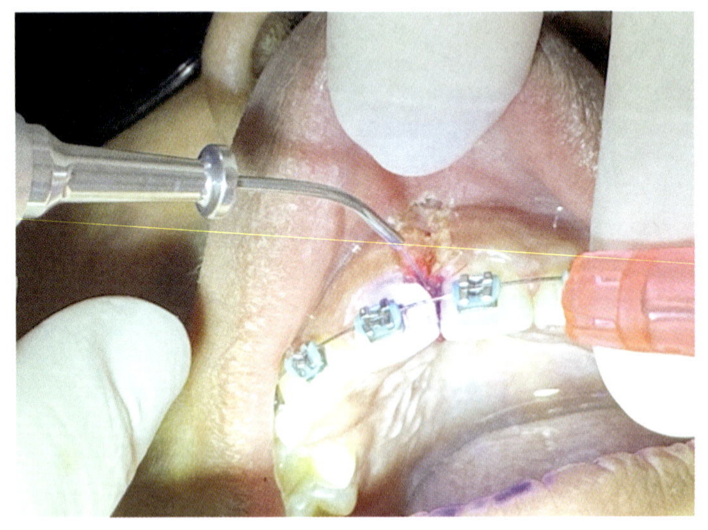

FIGURA 16 Incisão das fibras inseridas na gengiva e no osso da paciente.

Como a cirurgia foi realizada com um *laser* de alta potência para tecido mole, a desinserção das fibras aderidas ao osso da paciente foi realizada com uma cureta periodontal, curetando-se o osso para a remoção das fibras. Da mesma forma, o corte e a desinserção das fibras pela face palatina foi realizada primeiramente com o *laser*, seguido pelo uso das curetas. Ao usar curetas, um pequeno sangramento pode ser iniciado; nesses casos, o *laser* é utilizado no modo desfocado (afastando-se a fibra do tecido na distância de 3 a 4 mm) para promover um aquecimento localizado e cauterização do vaso sanguíneo rompido (Figura 17).

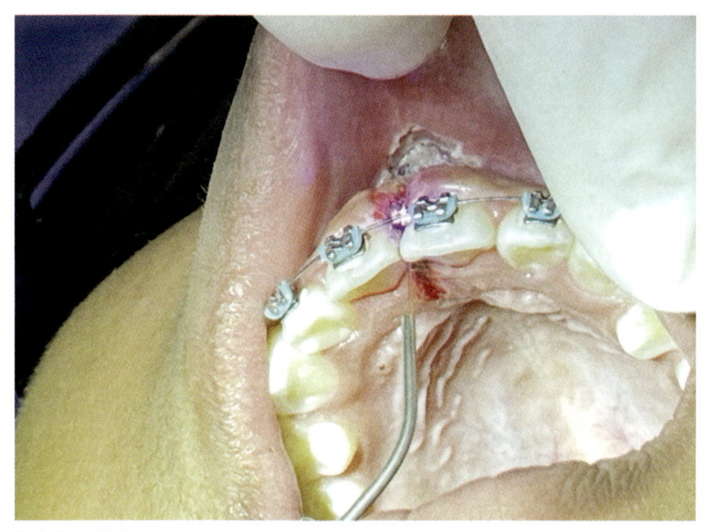

FIGURA 17 Cauterização do sangramento gengival com o *laser* desfocado, após o procedimento de curetagem das fibras inseridas no osso.

A Figura 18 mostra o aspecto clínico do sítio cirúrgico imediatamente após os procedimentos de frenectomia. A profundidade do corte vestibular se deve à inserção profunda de fibra no osso da paciente. Entretanto, mesmo esta região sendo ricamente vascularizada, o sítio cirúrgico não apresenta sangramento aparente e não há necessidade de sutura das bordas da ferida cirúrgica após o procedimento, pois o *laser* já promoveu a cauterização tecidual.

As Figuras 19 e 20 mostram, respectivamente, a cicatrização tecidual da região após 1 semana do procedimento e a completa cicatrização após 30 dias.

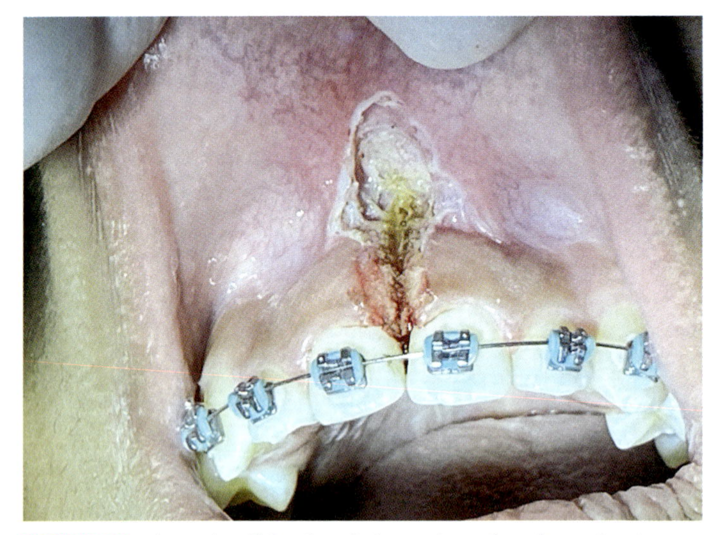

FIGURA 18 Aspecto clínico imediatamente após a frenectomia.

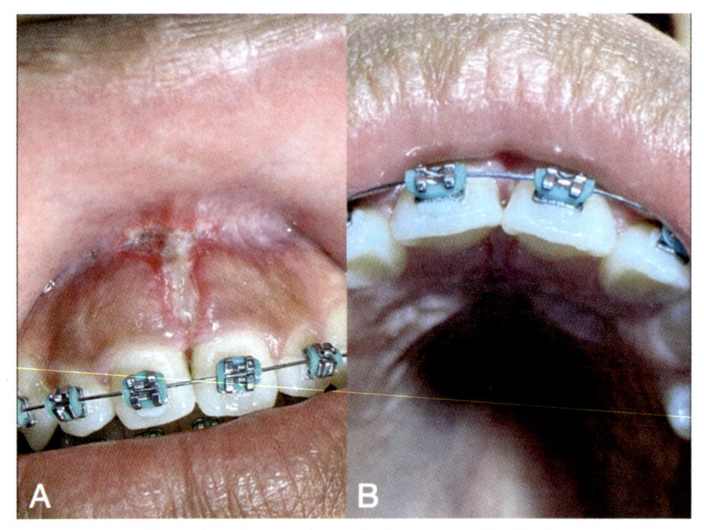

FIGURA 19 Cicatrização da área da frenectomia 7 dias após o procedimento cirúrgico. Vista vestibular (A) e palatina (B).

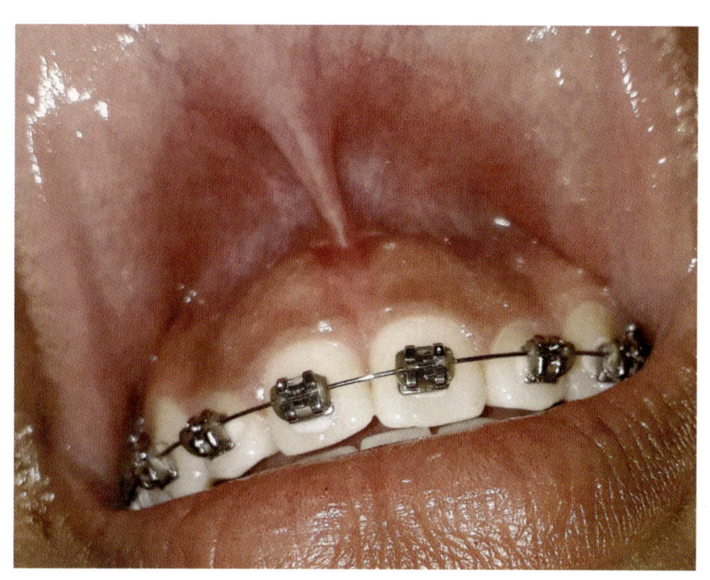

FIGURA 20 Completa cicatrização gengival 30 dias após a irradiação com *laser*. Nota-se a inserção do freio labial, acima da região da papila interincisiva.

▷ Caso clínico 5 – Frenectomia labial inferior

O freio labial consiste em uma prega ou dobra de tecido fibroso de localização intraoral, na linha média da face. Esta estrutura de base triangular voltada para apical é inserida na superfície interna do lábio até a porção profunda do rebordo alveolar. Por ser constituída por fibras colágenas e fibras elásticas, têm capacidade de adaptação aos movimentos dos lábios, promovendo, assim, uma estabilização da linha mediana e impedindo a exposição excessiva da gengiva durante a fala ou o sorriso. Quando a inserção do freio labial inferior se encontra posicionada adjacente à gengiva marginal, pode levar a transtornos gengivais ou periodontais, pois o tracionamento desta estrutura durante os movimentos do lábio pode promover retração gengival e exposição de dentina radicular, sendo necessária a realização de cirurgia de frenectomia para excisão e reinserção do freio labial.

Esta paciente de 40 anos veio ao consultório por indicação periodontal, pois a inserção do freio labial inferior estava causando retração gengival no dente 41, com comprometimento periodontal e estético do sorriso (Figuras 21 e 22).

À paciente, foi proposta a frenectomia labial utilizando um *laser* de diodo de alta potência, com emissão em 980 nm, potência ajustada para 1,5 W em modo de emissão contínuo e utilizando uma fibra óptica de 400 mcm (Thera Lase Surgery, DMC, Brasil) (Tabela 5).

Após o preparo pré-cirúrgico, que consistiu na antissepsia da área com bochecho à base de clorexidina e profilaxia dos dentes anteriores com taça de borracha e pasta de pedra-pomes, a região foi anestesiada com pomada tópica e por injeção anestésica em fundo de sulco.

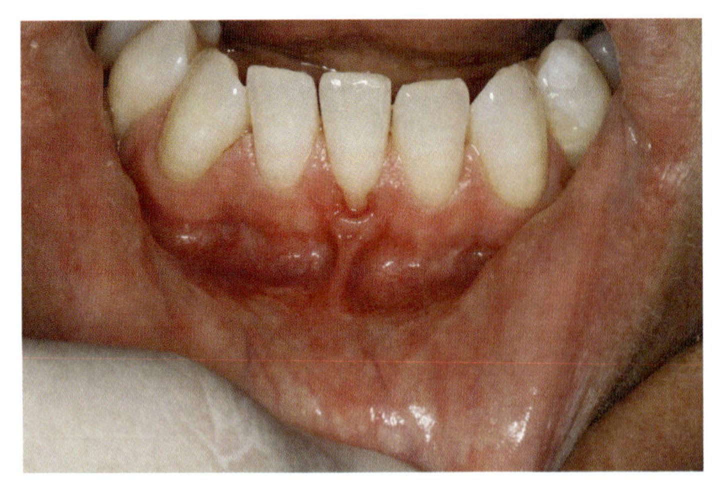

FIGURA 21 Vista frontal do freio labial inferior destacando a inserção deste junto à região cervical do dente 41. A ausência do elemento 31 levou ao mau posicionamento do freio labial, comprometendo a saúde periodontal da região.

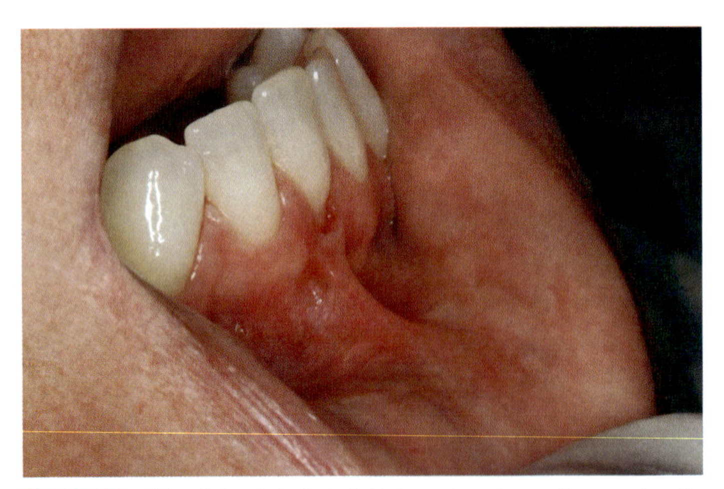

FIGURA 22 Vista lateral do freio labial mostrando a extensa retração gengival e a exposição radicular.

TABELA 5 Parâmetros da utilização do *laser* na frenectomia labial inferior descrita no Caso clínico 5

Laser	**Diodo**
Comprimento de onda	980 nm
Modo de emissão	Contínuo
Potência	1,5 W
Fibra óptica	400 mcm

Da mesma forma que na frenectomia do lábio superior, a cirurgia é realizada tracionando-se o lábio para evidenciar o freio labial e realizando o corte e a secção do freio de forma perpendicular ao longo eixo das fibras. Foi realizado também um corte longitudinal na base do fundo de sulco para a reinserção do freio em posição apical. Na Figura 23, nota-se que, mesmo em uma área ricamente vascularizada, não há sinal de sangramento extenso após o corte tecidual com o *laser* de diodo de alta potência, pois este comprimento de onda é absorvido por hemoglobina e melanina presente no tecido gengival, promovendo simultaneamente o corte por fotorruptura e a cauterização de vasos sanguíneos de calibres pequeno e médio.

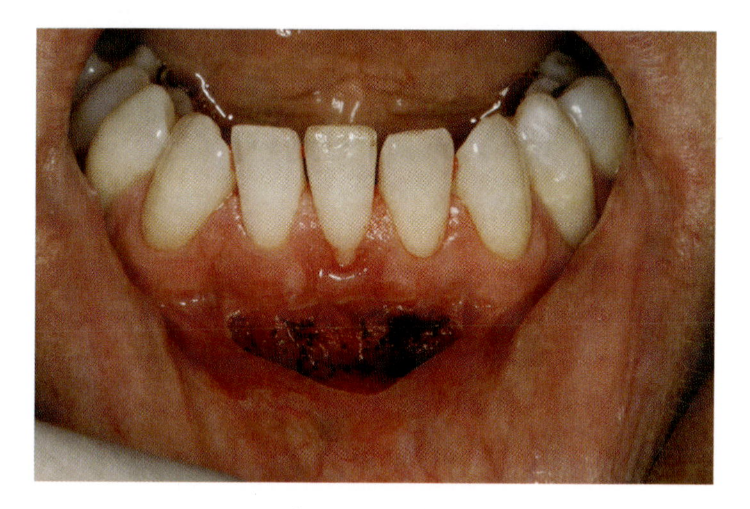

FIGURA 23 Aspecto clínico imediatamente após a incisão cirúrgica com o *laser* de diodo infravermelho.

As Figuras 24 e 25 mostram o aspecto da lesão pós-cirúrgica após 7 dias da frenectomia, evidenciando boa cicatrização do local. É importante frisar ao paciente que a cicatrização da área do corte é similar à de uma queimadura no tecido e, portanto, ocorre a formação de um tecido de fibrina de aspecto esbranquiçado, o qual não deve ser removido ou traumatizado pelo paciente, principalmente durante a escovação.

Na consulta de reavaliação, 30 dias após o procedimento, nota-se a reepitelização do corte cirúrgico e a reinserção do freio labial em posição mais favorável, evidenciando o sucesso clínico do procedimento (Figuras 26 e 27).

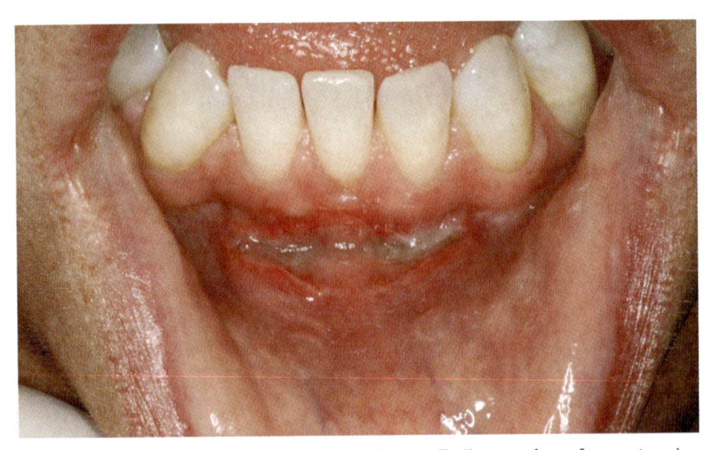

FIGURA 24 Vista frontal da área cirúrgica 7 dias após a frenectomia.

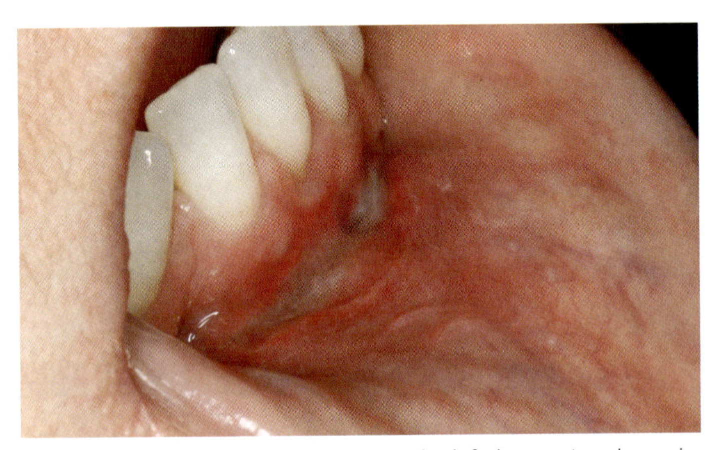

FIGURA 25 Vista lateral da região anterior inferior mostrando a reinserção do freio labial inferior em posição mais apical, preservando a saúde da papila gengival.

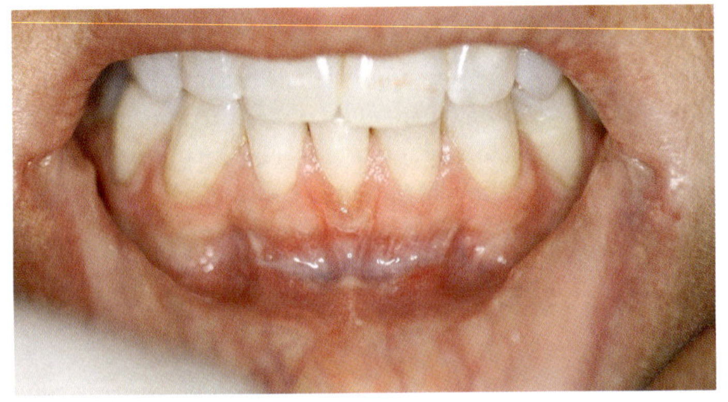

FIGURA 26 Vista frontal mostrando a cicatrização após 30 dias da irradiação com o *laser*, já sendo possível notar a cicatrização da gengiva cervical do dente 41.

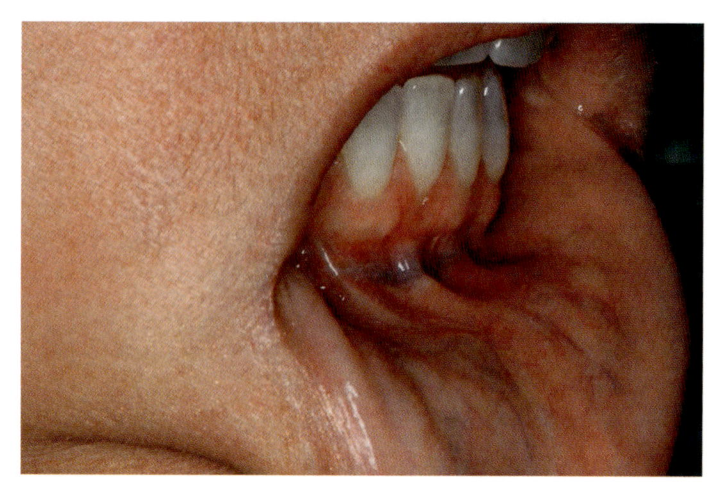

FIGURA 27 Vista lateral mostrando a reinserção do freio em posição mais apical, favorecendo, assim, a saúde gengival dos dentes anteriores.

▷ Caso clínico 6 – Hiperplasia gengival associada a má higienização

Paciente de 30 anos, sexo feminino, em tratamento ortodôntico, foi encaminhada à clínica de *laser* para gengivectomia por causa de hiperplasia gengival causada pelo uso do aparelho ortodôntico associado a má higienização (Figura 28). Sabe-se que a instalação do aparelho ortodôntico promove alterações no meio bucal, gerando o aumento de áreas retentivas para o biofilme oral e, concomitantemente, dificultando a correta higienização dos dentes[9].

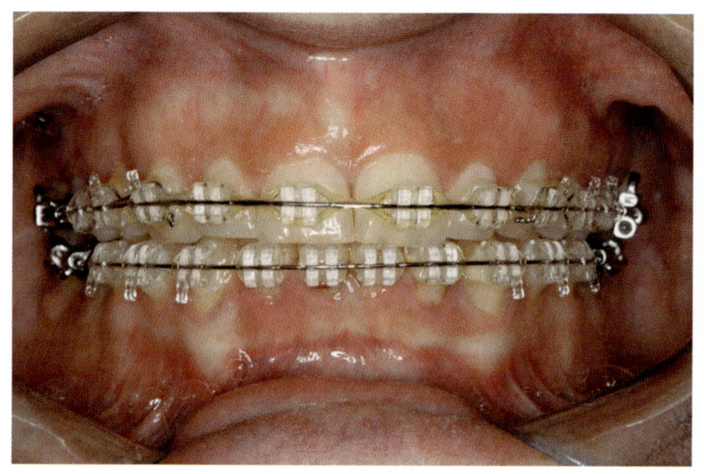

FIGURA 28 Hiperplasia gengival nos dentes inferiores anteriores decorrente de má higienização associada à presença de bráquetes ortodônticos.

A presença de bráquetes nas faces dos dentes pode promover o aumento de bactérias periodonto-patogênicas, aumentando o risco de doença periodontal. Geralmente, o acúmulo de biofilme leva à formação de cálculo dentário e este pode promover o início da inflamação gengival e periodontal, comprometendo a saúde do paciente e o prognóstico do tratamento ortodôntico (Figura 29).

A inflamação gengival crônica pode levar à alteração no volume da gengiva e à formação da hiperplasia gengival fibrosa, o que dificulta ainda mais a correta higienização da região ao redor do braquete e contribui para o prolongamento do quadro inflamatório.

As características clínicas desta patologia costumam ter início na papila interdental, difundindo-se posteriormente para a gengiva marginal e tornando-se difusa. As superfícies vestibulares dos dentes anteriores são mais afetadas e, em alguns casos, a hiperplasia gengival pode cobrir toda ou parcialmente a coroa dos dentes envolvidos[10].

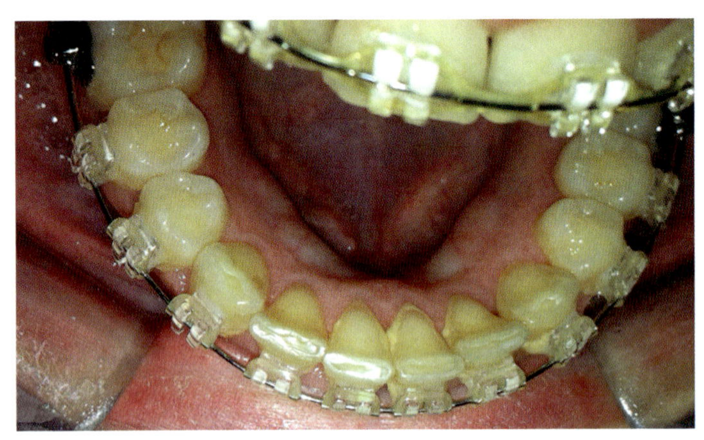

FIGURA 29 Formação de tártaro na face lingual dos incisivos inferiores.

Para o tratamento deste caso, foi proposto o tratamento periodontal para remoção do tártaro, orientação e controle da higiene oral e remoção da gengiva hiperplásica com o *laser* de diodo de alta potência.

O uso do *laser* de alta potência para tecidos moles, neste caso, além de todos os benefícios na cirurgia gengival, como ausência de sangramento, campo operatório limpo, menor edema e menores níveis de desconforto no pós-operatório, tem ainda a vantagem de promover descontaminação da área irradiada, favorecendo o controle da doença periodontal.

Após anestesia da região por bloqueio regional do nervo alveolar inferior bilateralmente, o tratamento periodontal foi realizado por raspagem e alisamento radicular, utilizando-se curetas periodontais manuais (Figura 30).

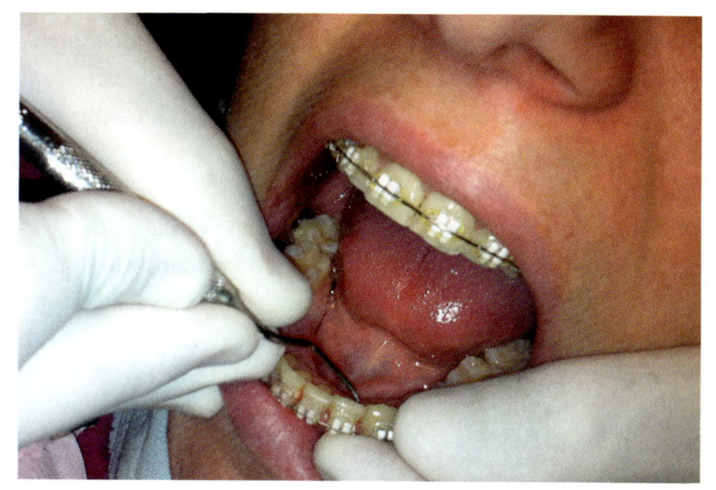

FIGURA 30 Tratamento periodontal e remoção do tártaro com o uso de curetas periodontais.

Para a gengivectomia, foi utilizado o *laser* de diodo de alta potência emitindo em 980 nm, com potência ajustada em 2,5 W, no modo contínuo e acoplado a fibra ótica de 400 mcm (Thera Lase Surgery, DMC – Brasil) (Tabela 6).

A fibra do *laser* foi posicionada a 90° na altura gengival previamente definida por sondagem periodontal. O corte foi realizado por movimentos de pincelamento rápido com a fibra e leve contato com o tecido gengival (Figura 31). O movimento rápido evita que o *laser* fique muito tempo em contato com a mesma região do tecido, evitando, assim, o sobreaquecimento local. Como o *laser* de diodo possui um comprimento de onda que não é absorvido pela hidroxiapatita, não há problema se a ponta da fibra encostar na superfície do esmalte.

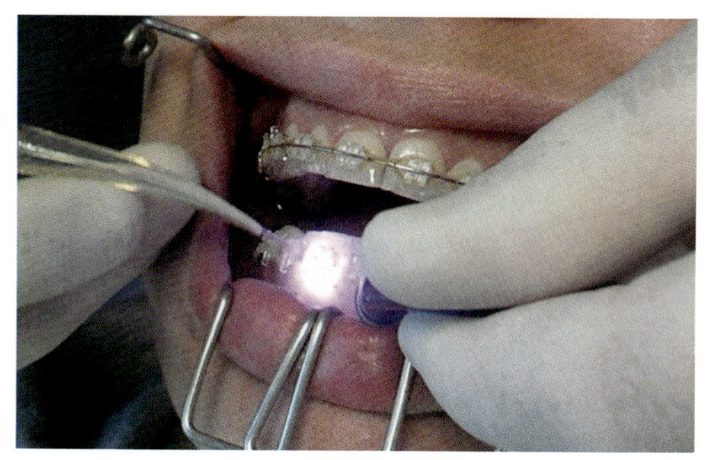

FIGURA 31 Irradiação do tecido com o *laser* de diodo.

Posteriormente ao corte da gengiva hiperplásica, a potência do *laser* foi reduzida para 1 W e a região do sulco gengival nas faces vestibular, lingual e interproximais foram irradiadas, com a fibra posicionada a 45° de forma cervicoapical, para redução bacteriana local e descontaminação do sítio cirúrgico (Figura 32).

A Figura 33 mostra o aspecto clínico da área da gengivectomia imediatamente ao término do procedimento. Mesmo com a gengiva apresentando inflamação periodontal e após a raspagem e corte com o *laser* de diodo, a gengiva apresenta mínimo sangramento.

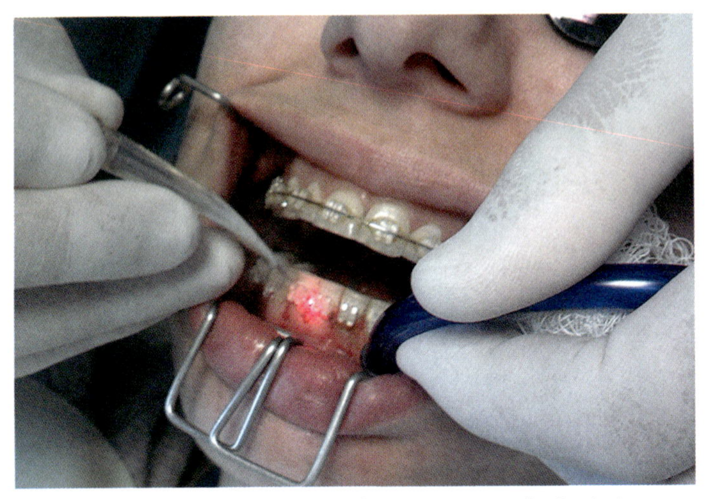

FIGURA 32 Irradiação da área cirúrgica com a potência do *laser* reduzida para descontaminação gengival.

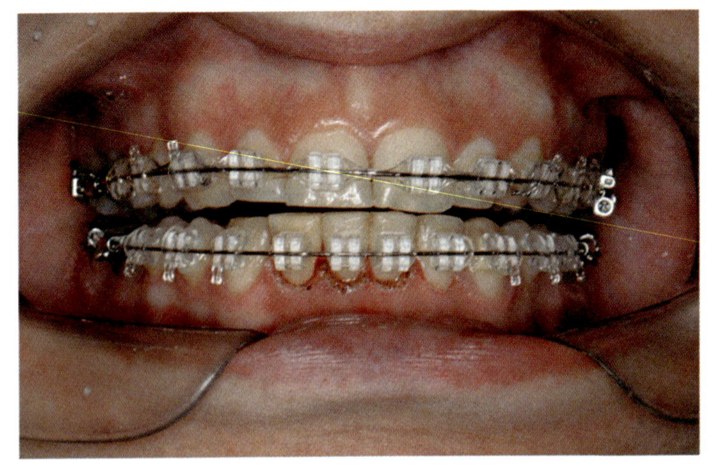

FIGURA 33 Aspecto da gengiva imediatamente após o procedimento de gengivectomia.

A paciente foi orientada a seguir todas as recomendações de higiene oral, como uso de escova extramacia e fio dental para controle da retenção de biofilme ao redor dos braquetes. Também foi receitado à paciente o uso de analgésico em caso de dor ou desconforto pós-cirúrgico.

Na consulta de controle, 15 dias após o tratamento, a gengiva apresentava sinais clínicos de cicatrização tecidual e de saúde periodontal (Figura 34).

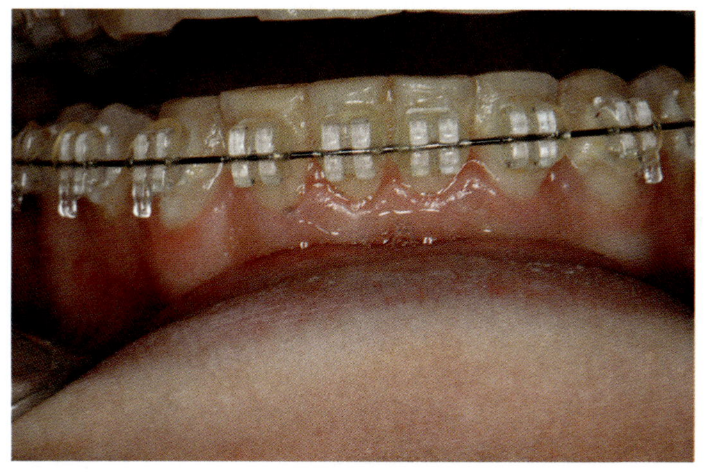

FIGURA 34 Aspecto clínico após 15 dias do procedimento de gengivectomia.

TABELA 6 Parâmetros da utilização do *laser* na gengivectomia descrita no Caso clínico 6

Laser	**Diodo**
Comprimento de onda	980 nm
Modo de emissão	Contínuo
Potência	2,5 W
Fibra óptica	400 mcm

Como já mencionado, tecidos duros ou tecidos mineralizados, como esmalte, dentina e osso, apresentam em sua composição a hidroxiapatita, um composto cristalino formado por fosfato de cálcio. A hidroxiapatita possui absorção nos comprimentos de onda na região do ultravioleta, emitidos, por exemplo, pelos *Excimer lasers* e na região do infravermelho distante, principalmente em 3 mcm e na banda de 8 a 10 mcm, possuindo muito pouca absorção na região do visível ou infravermelho próximo (ver Capítulo 1). Em razão desta característica, os *lasers* de tecido duro mais utilizados atualmente na odontologia são os *lasers* de érbio (Er:YAG e ErCr:YSGG), pois estes comprimentos de onda, além de serem altamente absorvidos pela hidroxiapatita, também possuem alta absorção na água.

Por terem um sistema de bombeamento por *flash* gerado por lâmpadas, os *lasers* de érbio têm como característica serem *lasers* pulsados e, de forma diferente dos *lasers* de diodo ou CO_2, cortam o tecido pelo mecanismo de ablação, isto é, microexplosões.

O mecanismo de ablação acontece quando a energia do *laser* é absorvida pela água. Ocorre, então, a conversão da energia em calor e a formação de vapor d'agua de forma repentina. Como, sob a forma de vapor, o volume de água sofre uma expansão rápida, a pressão promovida pela expansão do vapor nos cristais de hidroxiapatita pode facilmente alcançar valores próximos a 300 atmosferas (ATM), o que provoca a ruptura da estrutura cristalina da hidroxiapatita, gerando, assim, as microexplosões. Como este processo todo acontece em microssegundos, a explosão leva consigo o calor e evita a propagação do mesmo pelo tecido mineralizado, promovendo um corte preciso e com mínimos danos térmicos ao tecido irradiado[1].

▷ Caso clínico 7 – Exodontia de 3º molar com osteotomia

Apesar de não ser o tratamento de escolha para cirurgias orais maiores, o *laser* pode ser utilizado em alguns casos, como a exodontia de 3º molar com necessidade de osteotomia.

Paciente de 18 anos, sexo masculino foi encaminhado ao Laboratório Especial de *Laser* da Universidade de São Paulo (LELO) para a exodontia do 3º molar, por indicação do seu periodontista. Do ponto de vista clínico e radiográfico, o elemento 38 se apresentava parcialmente irrompido, mas sem sinal de inflamação ou presença de pericoronarite (Figura 35).

O equipamento *laser* selecionado foi um *laser* de érbio (Er:YAG), emitindo em 2.940 nm e operando no modo pulsado (Keylaser II, Kavo – Alemanha).

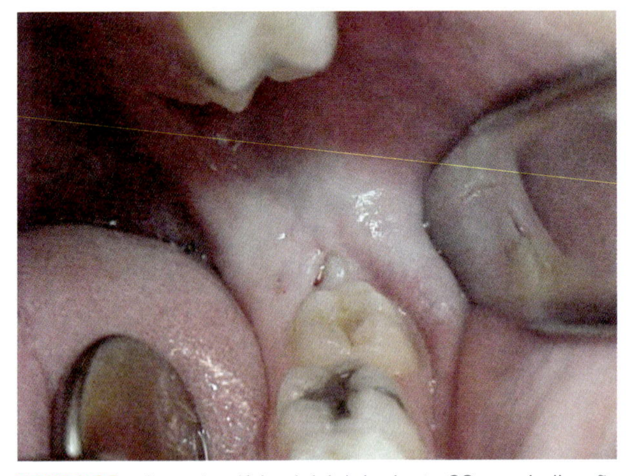

FIGURA 35 Aspecto clínico inicial do dente 38 com indicação de exodontia por motivos periodontais.

Apesar de ser um equipamento de *lasers* para cirurgia de tecidos duros, o comprimento de onda de 2.940 nm coincide com um dos picos de absorção da água e por isso também pode ser utilizado em tecidos moles. Por isso, a ponta cirúrgica foi acoplada à ponteira do *laser* para a abertura do retalho gengival (Figura 36). A ponta cirúrgica utilizada foi a ponta 5010, que compreende uma fibra óptica de safira de 10 mm acoplada à ponteira do equipamento. Os parâmetros utilizados para o corte gengival foram: energia de pulso de 150 mJ, taxa de repetição de 15 Hz; a refrigeração com água e ar foi desligada (Tabela 7).

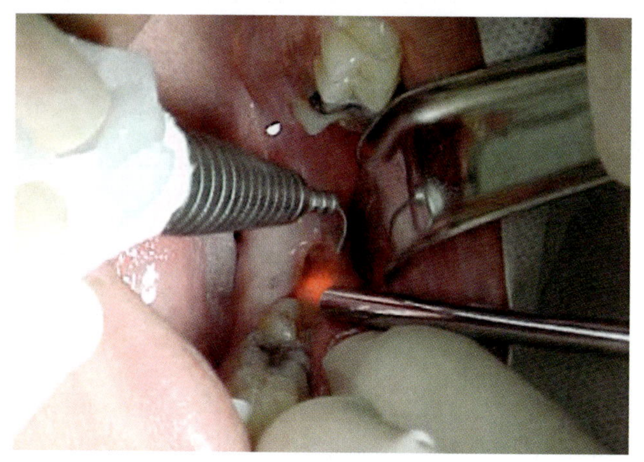

FIGURA 36 Fibra óptica 5010 utilizada para a abertura do retalho gengival.

TABELA 7 Parâmetros da utilização do *laser* na exodontia de 3° molar com osteotomia, descrita no Caso clínico 7

Laser	**Er:YAG**
Comprimento de onda	2.940 nm
Modo de emissão	Pulsado
Energia de pulso	150 mJ
Taxa de repetição	15 Hz

A Figura 37 mostra a abertura gengival após a irradiação com a fibra cirúrgica. Mesmo este *laser* promovendo o corte por ablação do tecido (microexplosões) e estes mecanismos produzindo efeito térmico superficial e, portanto, baixo aquecimento tecidual e pouco efeito de cauterização quando comparado aos *lasers* de diodo, pode-se notar que o sangramento local é reduzido e as bordas do corte não apresentam sinais clínicos de danos térmicos ou carbonização.

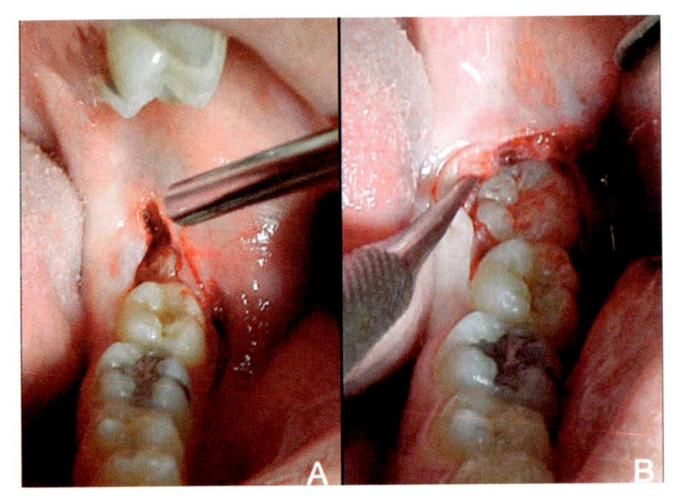

FIGURA 37 A. Corte gengival possibilitando acesso à coroa do dente 38. B. Presença de pouco sangramento e bordas do corte sem presença de carbonização.

Em virtude da inclinação e do posicionamento do dente no alvéolo e da presença de tecido ósseo sobre a área cervical, dificultando o posicionamento da alavanca, foi realizada a osteossecção. Para este procedimento, a ponteira de cirurgia (ponta 5010) foi trocada pela ponta 2060, que possui em sua extremidade uma janela óptica que mantém o feixe *laser* focado e operando no modo não contato. Os parâmetros utilizados para o corte do tecido ósseo foram: energia de pulso de 250 mJ, taxa de repetição de 20 Hz e com o uso de refrigeração água/ar (Figura 38 e Tabela 8).

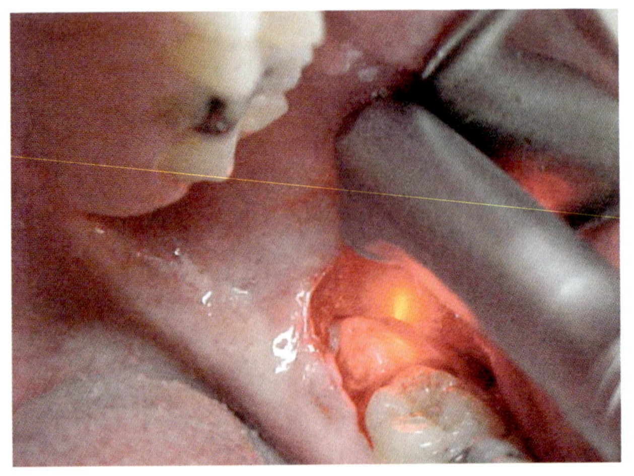

FIGURA 38 Remoção da crista óssea com a ponta 2060 em modo não contato. Neste modo de operação, é importante manter a distância correta da ponteira ao tecido, para que seja mantida a distância focal correta de aproximadamente 1 cm.

TABELA 8 Parâmetros da utilização do *laser* na osteossecção, descrita no Caso clínico 7	
Laser	**Er:YAG**
Comprimento de onda	2.940 nm
Modo de emissão	Pulsado
Energia de pulso	250 mJ
Taxa de repetição	20 Hz

Após a osteotomia, a sequência do procedimento de exodontia foi realizada com uma alavanca cirúrgica, seguido pela sutura do tecido gengival para oclusão do alvéolo (Figura 39).

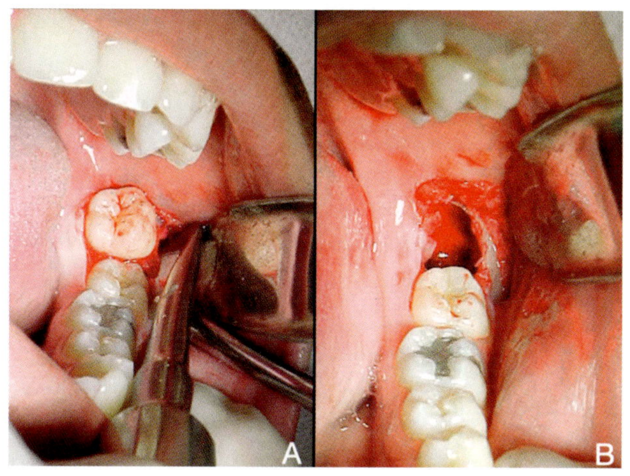

FIGURA 39 A. Uso da alavanca cirúrgica para a remoção do elemento dentário. B. Aspecto clínico do alvéolo após a exodontia.

Concluída a exodontia do elemento 38, a gengiva foi suturada de forma convencional e foram aplicados os procedimentos de fotobiomodulação para efeito analgésico, anti-inflamatório e aceleração da cicatrização, evitando, assim, a formação de edema e diminuindo o risco de dor ou desconforto após a cirurgia. Para isso, a área foi irradiada com um *laser* de diodo em baixa potência (Theralase, DMC – Brasil), com comprimento de onda de 808 nm, potência de 100 mW e energia de 2 J por ponto, de forma pontual por toda a área (Figura 40 e Tabela 9).

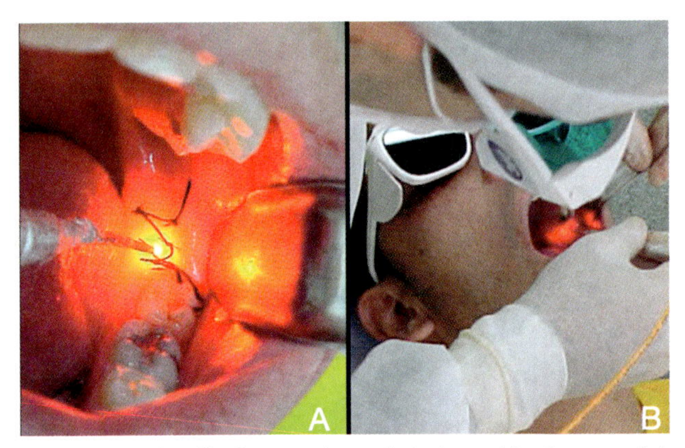

FIGURA 40 Irradiação com *laser* de baixa potência para efeito analgésico, anti-inflamatório e aceleração da cicatrização, melhorando o prognóstico do pós-operatório.

TABELA 9 Parâmetros da utilização do *laser* na fotobiomodulação, descrita no Caso clínico 7

Laser	**Diodo**
Comprimento de onda	808 nm
Energia	3 J
Potência	100 mW
Ponto de irradiação	4 pontos ao longo da área clínica

▷ Caso clínico 8 – Rizectomia

Paciente de 57 anos de idade, do sexo feminino, procurou o consultório dentário com queixa de fratura no dente 26 (Figura 41). Aos exames clínico e radiográfico, foi constatada a fratura da parede vestibular do dente 16 na sua porção subgengival, com comprometimento da raiz distovestibular (Figura 42).

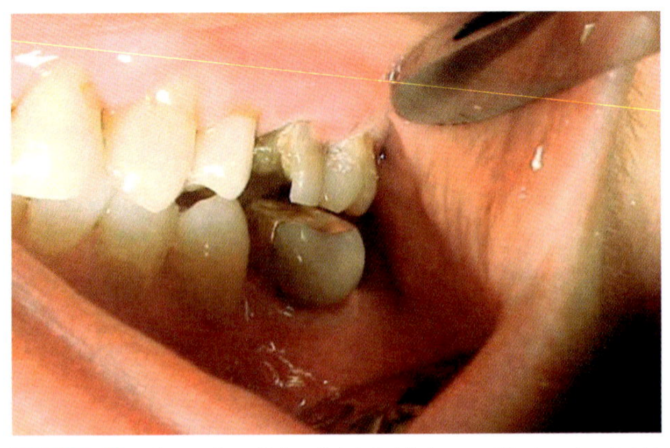

FIGURA 41 Aspecto clínico inicial. Vista vestibular do dente 26 com suspeita de fratura.

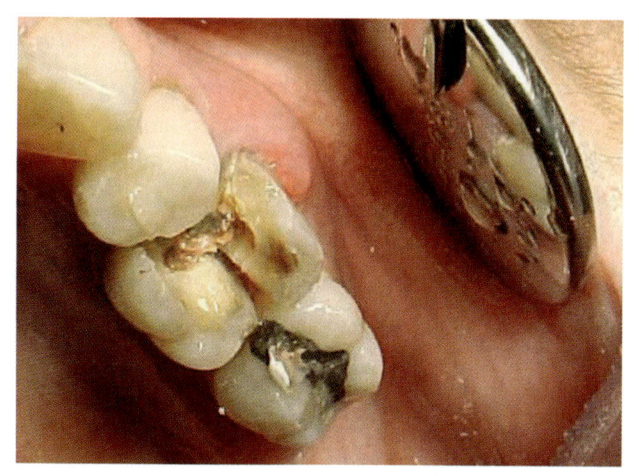

FIGURA 42 Vista oclusal mostrando a fratura da face vestibular com envolvimento de raiz no dente 26.

O planejamento do caso envolveu a rizectomia da raiz distovestibular com o *laser* de Er:YAG, exodontia da raiz, recontorno gengival com o *laser* de diodo de alta potência, instalação de núcleo com pino pré-fabricado e resina fotopolimerizável e instalação de provisório de resina acrílica.

Após a remoção da parede vestibular fraturada, com pinça cirúrgica, o tecido de granulação ao redor da área subgengival da face vestibular foi retirado utilizando-se o *laser* de érbio:YAG acoplado a ponta de cirurgia 5010, ajustando os parâmetros do *laser* para 150 mJ de energia por pulso, 10 Hz, sem refrigeração ar/água (Figura 43).

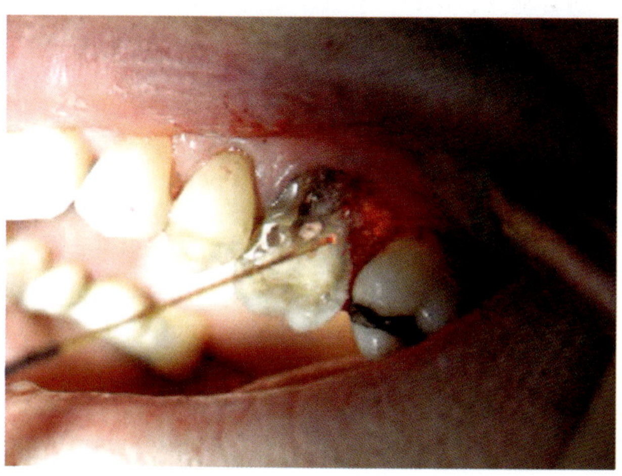

FIGURA 43 Ponta cirúrgica para a remoção do tecido de granulação ao redor da área de fratura.

Para o procedimento de separação da raiz distovestibular, foi utilizado o *laser* de érbio: YAG usando inicialmente a ponta de não contato (2060) para o corte da dentina, nos parâmetros de 250 mJ de energia por pulso e 15 Hz, com o sistema de refrigeração água/ar acionado (Tabela 10). Com o procedimento de rizectomia finalizado, foi realizada a extração da raiz distovestibular com fórceps cirúrgico (Figura 44).

TABELA 10 Parâmetros da utilização do *laser* na rizectomia descrita no Caso clínico 8

Laser	Er:YAG
Comprimento de onda	2.940 nm
Modo de emissão	Pulsado
Energia de pulso	250 mJ
Taxa de repetição	15 Hz

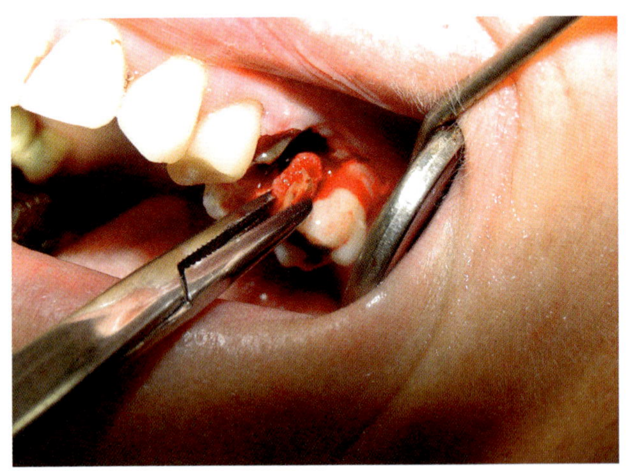

FIGURA 44 Exodontia da raiz distovestibular fraturada, após rizectomia com *laser* de érbio.

O planejamento inicial era continuar utilizando a ponta cirúrgica de *laser* de érbio:YAG para o recontorno gengival na raiz mesiovestibular, entretanto, com o aumento do sangramento gengival decorrente da remoção da raiz, optou-se por continuar o procedimento cirúrgico utilizando um *laser* de diodo de alta potência, com comprimento de onda de 810 nm (Zap Laser – EUA). Esse *laser* de diodo possui alta absorção pela hemoglobina, quando comparado ao *laser* de érbio e, portanto, promove o corte e a cauterização do tecido, promovendo, desta forma, um melhor controle do sangramento do que o obtido pelo *laser* de érbio. Os parâmetros utilizados foram: como já citado, comprimento de onda de 810 nm, potência ajustada para 2 W, modo de emissão contínuo e uso da fibra de 400 mcm (Tabela 11 e Figura 45).

TABELA 11 Parâmetros da utilização do *laser* no recontorno gengival após a rizectomia descrita no Caso clínico 8

Laser	Diodo
Comprimento de onda	810 nm
Modo de emissão	Contínuo
Potência	2 W
Fibra óptica	400 mcm

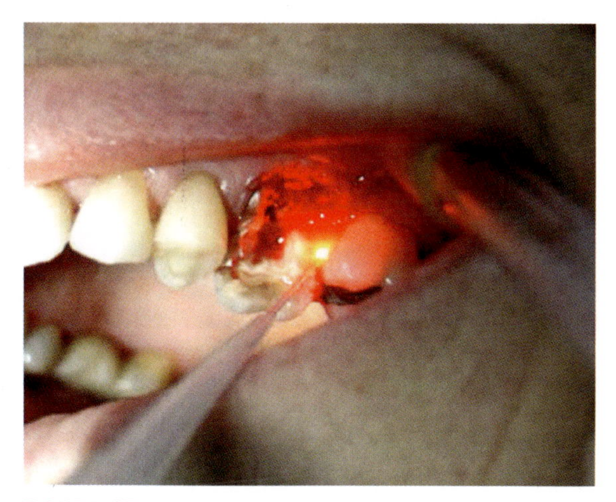

FIGURA 45 Irradiação com o *laser* de diodo para controle do sangramento e recontorno gengival.

O alvéolo distovestibular foi suturado, e a estrutura dental remanescente foi preenchida com cimento provisório à base de óxido de zinco e eugenol.

Na consulta de controle após 15 dias, as suturas foram removidas e foram instalados o pino intrarradicular pré-fabricado e o núcleo de resina compostas. Sobre a estrutura dental, foi confeccionado um provisório de resina acrílica autopolimerizável até a confecção da peça protética definitiva (Figura 46).

A Figura 47 mostra o dente em posição após 14 anos da cirurgia de rizectomia. A paciente retornou para uma consulta por causa de fratura em outro elemento dentário. Pode-se notar uma desadaptação marginal da coroa, entretanto, a saúde gengival está preservada.

Biópsia excisional com *laser* de alta potência

O estudo das prevalências de patologias, incluindo as que acometem a região maxilofacial, é de fundamental importância para os clínicos. Na clínica médico-odontológica, o cirurgião dentista deve verificar a presença de distúrbios orais ou lesões. Em alguns casos, o diagnóstico pode ser estabelecido a partir do histórico, da aparência clínica e das obser-

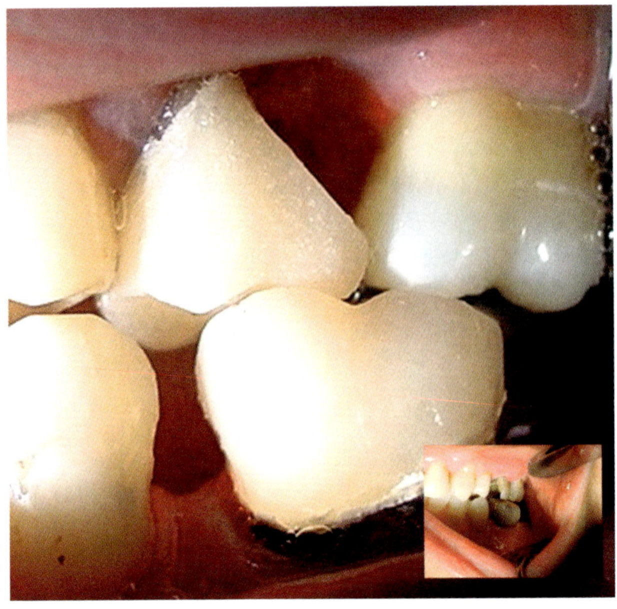

FIGURA 46 Aspecto clínico da gengiva após 3 semanas do procedimento cirúrgico com os *lasers* de Er:YAG e diodo de alta potência. No detalhe, a situação clínica inicial com a face vestibular da coroa do dente 26 fraturada.

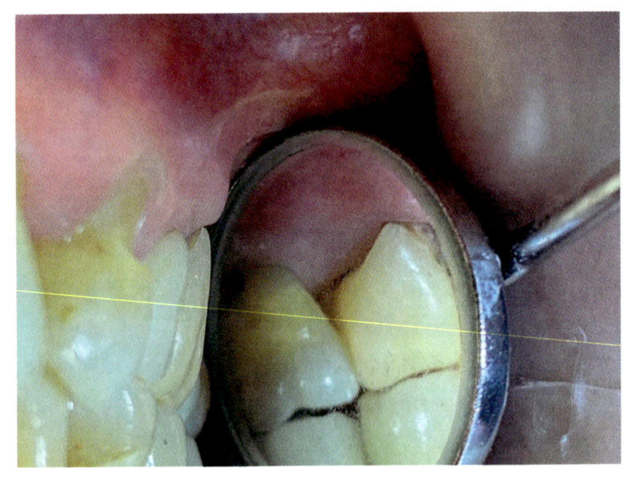

FIGURA 47 Aspecto gengival da área da rizectomia 14 anos após o procedimento. Nota-se que, mesmo com a desadaptação da peça protética em razão do desgaste e do bruxismo da paciente, a saúde gengival está preservada e o elemento dental foi mantido.

vações radiográficas, sem a necessidade de procedimentos complementares mais invasivos. Entretanto, em outros casos, é necessário confirmar o diagnóstico clínico ou estabelecer o diagnóstico propriamente dito, a partir de um exame complementar, neste caso, a análise anatomopatológica de um fragmento do tecido oral obtido por meio de biópsia[11].

Os exames complementares auxiliam os profissionais da área de saúde a estabelecer um diagnóstico correto e planejar o tratamento do paciente. Junto com a avaliação clínica dos sinais e sintomas do paciente e das informações coletadas pela anamnese, estes exames, como radiografias, exames laboratoriais e biópsias, complementam as informações sobre a patologia apresentada pelo paciente. Dentre os exames complementares, as biópsias são fundamentais para o diagnóstico de lesões orais[12].

A biópsia pode ser definida como uma intervenção cirúrgica em que se remove parte da lesão ou toda a lesão, examinando-se suas características histológicas. Na cavidade oral, há quatro tipos principais de biópsia: citologia, por aspiração, incisional e excisional[13].

Em uma biópsia por excisão, a lesão é removida na sua totalidade e com uma margem de segurança formada por tecido sadio; representa, ao mesmo tempo, um método de diagnóstico e de tratamento, devendo ser empregada em lesões menores – com menos de 1 cm de diâmetro – que, tenham aspecto de lesão benigna ao exame clínico.

A biópsia é indicada nos seguintes casos:

- Qualquer lesão que persiste por mais de 2 semanas sem nenhuma base etiológica.
- Qualquer lesão inflamatória que não responde ao tratamento local depois de 10 a 14 dias, isto é depois da retirada do irritante local.
- Quando há alterações hiperceratóticas persistentes na superfície dos tecidos, com qualquer tumefação persistente, visível ou palpável sob tecido relativamente normal.
- Quando há alterações inflamatórias de causa desconhecida que persistem por períodos prolongados.
- Quando há lesões que interferem com a função do local (p. ex., fibroma).
- Quando há lesões ósseas não identificadas especificamente por meio dos achados clínicos e radiográficos.
- Quando há lesão que apresente características de malignidade.

Existem diversos métodos para realizar a biópsia excisional, todavia, qualquer que seja o método adotado, o cirurgião dentista deve garantir que removeu uma amostra representativa do tecido patológico para a interpretação do patologista. Uma falha neste procedimento leva a um diagnóstico inexato, implicando, muitas vezes, na repetição desnecessária do procedimento cirúrgico ou em um diagnóstico errado[14].

A excisão com *lasers* cirúrgicos de alta potência apresenta vantagens sobre a técnica convencional, como menor tempo e trauma cirúrgico, efeito hemostático no campo operatório, menor lesão em tecidos adjacentes, menos dor ou desconforto pós-operatório, menor contração da ferida, redução microbiana local, ausência da necessidade de sutura e menor índice de recidiva[15].

Por outro lado, existe uma grande controvérsia na literatura sobre a confiabilidade das biópsias realizadas com *laser* de alta potência, pois há uma possível geração de artefatos decorrente do dano térmico promovido por este tipo de *laser* nos tecidos adjacentes[16].

As amostras obtidas em biópsias com *laser* de alta potência podem ter boa legibilidade histológica dependendo das características e configurações do *laser*, como potência, comprimento de onda, modalidades de emissão, tipo de fibra óptica utilizada e afinidade com os tecidos-alvo. Esses parâmetros podem condicionar a largura e a gravidade do dano térmico causado ao tecido, podendo, portanto, inviabilizar ou possibilitar o exame anatomopatológico realizado em amostras obtidas com o *laser*.

A seguir, serão apresentados dois casos clínicos com aplicações dos *lasers* de alta potência para cirurgias de biópsia, utilizando comprimentos de onda atualmente disponíveis no mercado, *laser* de neodímio:YAG e *laser* de diodo 808 nm e os parâmetros seguros para o corte tecidual, assim como os resultados dos exames anatomopatológicos.

▷ Caso clínico 9

Paciente do sexo feminino, 60 anos de idade, procurou atendimento em consultório apresentando queixa de lesão no lábio inferior, do lado esquerdo.

Ao exame clínico, foi evidenciada uma lesão nodular de base séssil, apresentando coloração rósea e de caráter não ulcerado (Figuras 48).

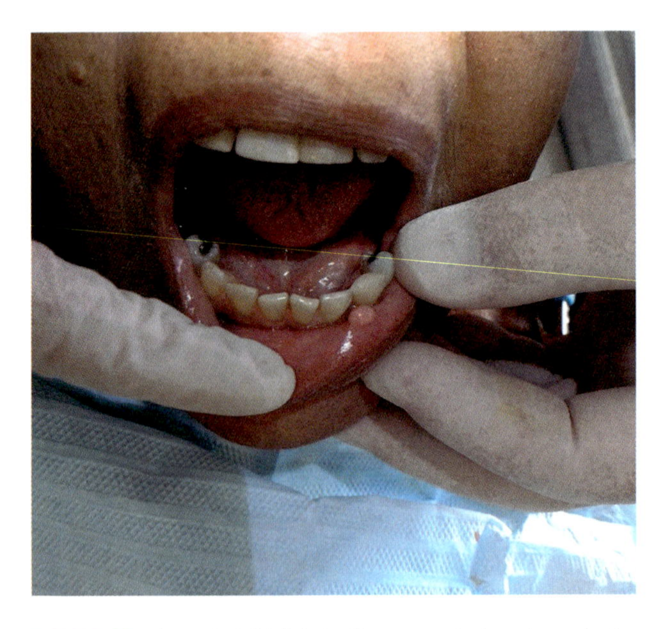

FIGURA 48 Aspecto inicial da lesão apresentada pela paciente.

A lesão foi associada à existência de um diastema entre os elementos dentários 32 e 33 (Figuras 49).

Durante o exame de anamnese, a paciente negou hábito nocivo de sucção ou mordedura na região da lesão, entretanto, como mostra a Figura 50, a lesão é compatível com o diastema e sugere lesão por trauma.

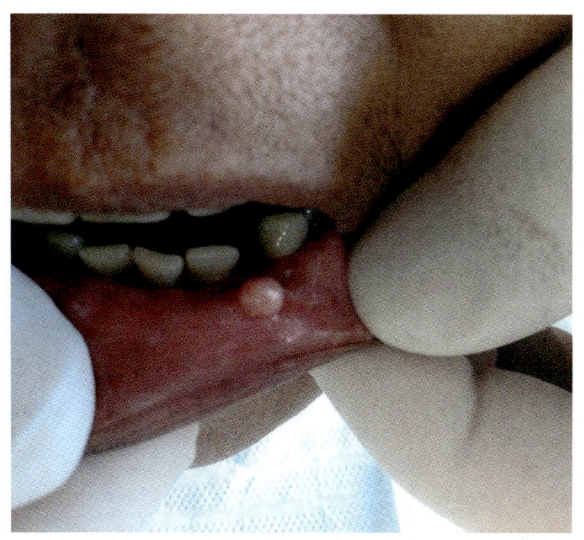

FIGURA 49 Presença de diastema na região do lábio que apresenta a lesão.

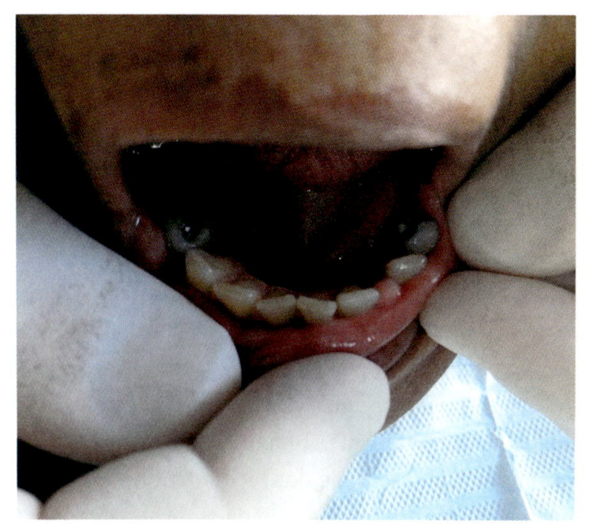

FIGURA 50 A presença do diastema na região da lesão sugere uma lesão por trauma repetitivo, que se assemelha a fibroma.

Ao final da anamnese e do exame clínico, a hipótese diagnóstica foi de fibroma traumático por repetição. O tratamento proposto foi remoção da lesão utilizando *laser* de alta potência, fechamento do diastema com resina composta fotopolimerizável e encaminhamento da lesão para exame anatomopatológico.

Para a fase cirúrgica do tratamento, foi utilizado o *laser* de Nd:YAG (TwinLight Fotona, Eslovênia), com comprimento de onda 1.064 nm, potência 1,5 W, taxa de repetição de 20 Hz. Esse equipamento possui uma ponteira de fibra óptica com diâmetro de 320 mcm e foi utilizado em modo contato (Figura 51).

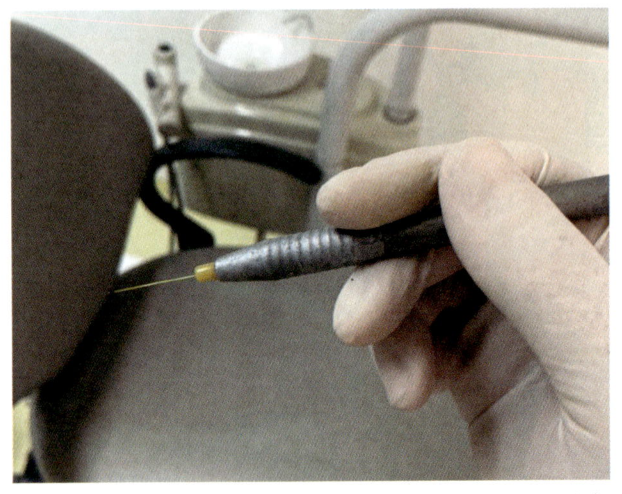

FIGURA 51 Fibra óptica do *laser* de Nd:YAG e ponteira cirúrgica.

Previamente à realização da remoção cirúrgica da lesão com o *laser*, foi realizado o fechamento do diastema entre os elementos 32 e 33 com resina composta fotopolimerizável (Z250, 3M, Brasil), pela técnica restauradora direta, para que não houvesse continuidade do agente irritante (Figura 52 e 53).

Conforme o planejamento inicial, foi realizada a profilaxia do meio bucal por meio bochecho com colutório à base de clorexidina a 0,12% (Periogard, Colgate) e profilaxia dos dentes com escova de Robson e pasta profilática. Em seguida, a região labial foi anestesiada com injeção infiltrativa com mepivacaína a 2% e adrenalina na concentração de 1:100.000 (Mepíadre, DFL Indústria e Comércio S.A., Brasil), no fundo de vestíbulo entre os elementos 32 e 33 visando a manter a integridade dos tecidos moles e evitando áreas isquêmicas ao redor da lesão, que pudessem reduzir a capacidade de absorção do *laser* nos tecidos.

A lesão foi imobilizada com auxílio de uma pinça clínica, delimitando, assim, o tecido biopsiado, conforme demonstrado na Figura 54.

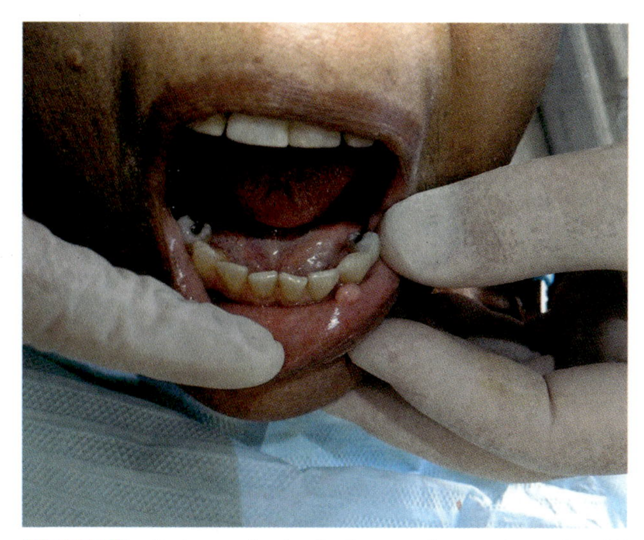

FIGURA 52 Fechamento do diastema entre os elementos 32 e 33 com resina fotopolimerizável em técnica restauradora direta.

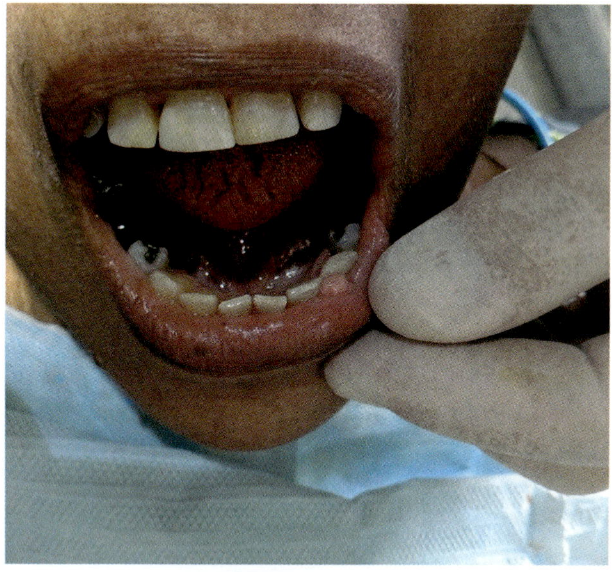

FIGURA 53 O fechamento do diastema impede o trauma repetitivo na região da lesão.

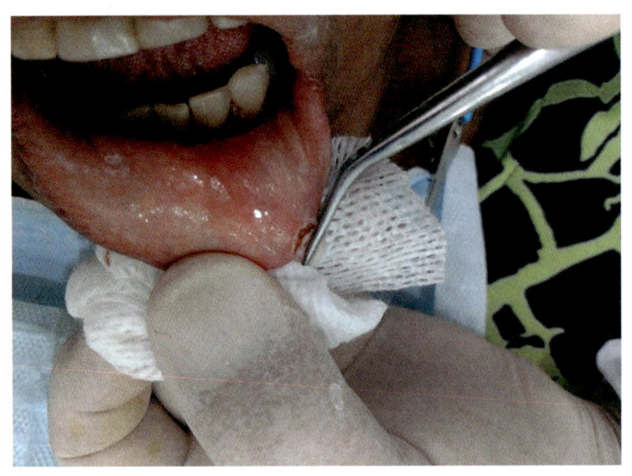

FIGURA 54 Preensão da lesão com a pinça clínica para delimitar a área da base da lesão a ser removida com o *laser*.

A lesão foi então foi removida com o uso do *laser* Nd:YAG nos parâmetros já descritos, com movimento de pincelamento da fibra óptica nos tecidos da base da lesão (Figura 55).

A Figura 56 mostra o aspecto da peça imediatamente após a sua remoção, demonstrando que o dano térmico ao tecido é localizado, preservando, assim, a peça anatômica para posterior análise anatomopatológica.

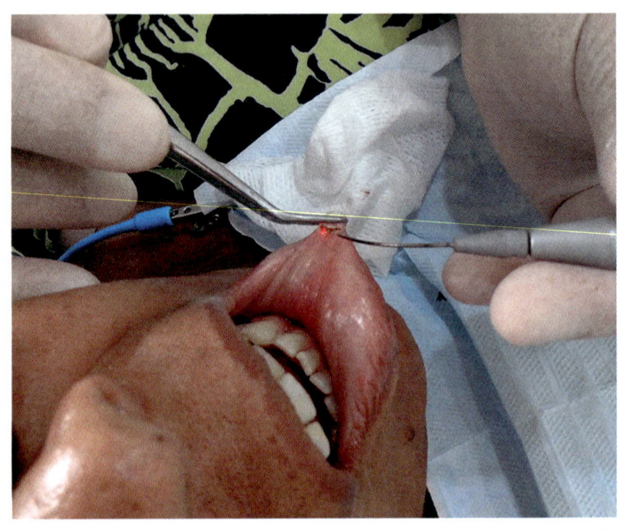

FIGURA 55 Irradiação para remoção da lesão com o *laser* de Nd:YAG.

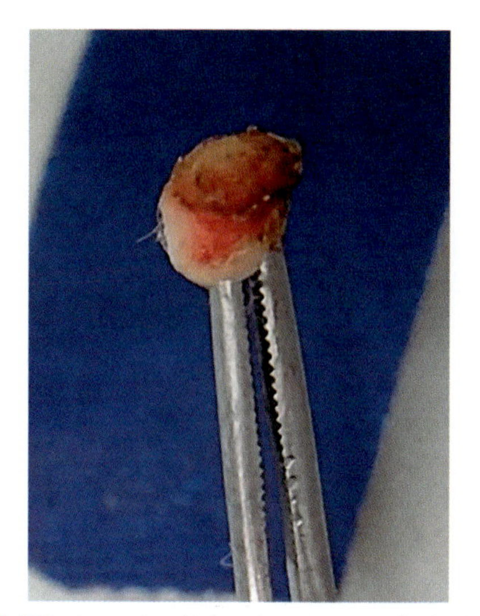
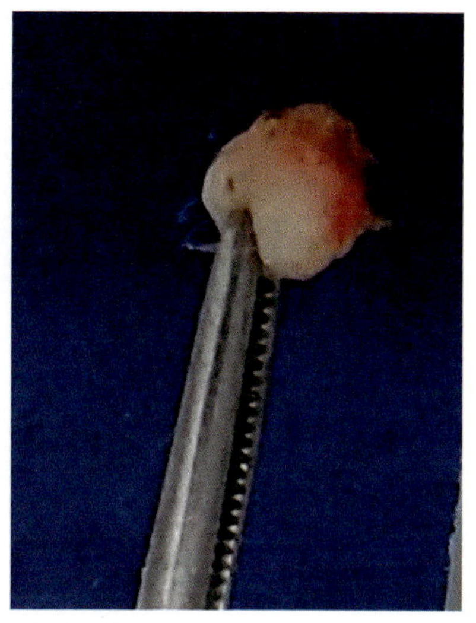

FIGURA 56 Aspecto clínico da peça anatômica biopsiada. Nota-se que o dano térmico é localizado e restrito aos tecidos da base da lesão, preservando a peça removida.

O aspecto do pós-operatório imediato da área cirúrgica pode ser visto na Figura 57, assim como o acompanhamento após 72 horas (Figura 58) e de 1 semana do caso finalizado (Figura 59).

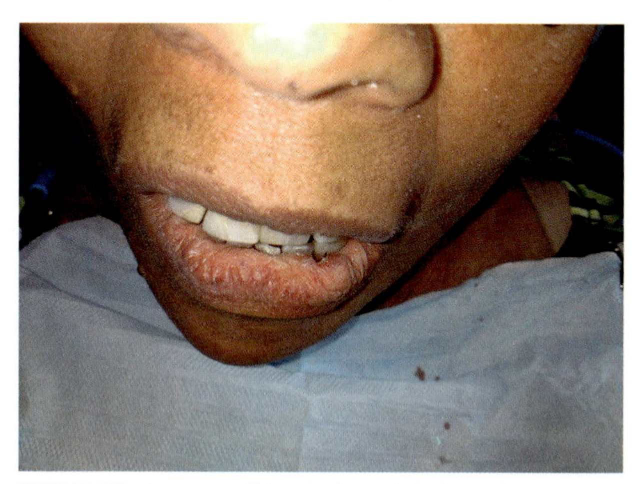

FIGURA 57 Aspecto clínico da área cirúrgica após o procedimento de biópsia.

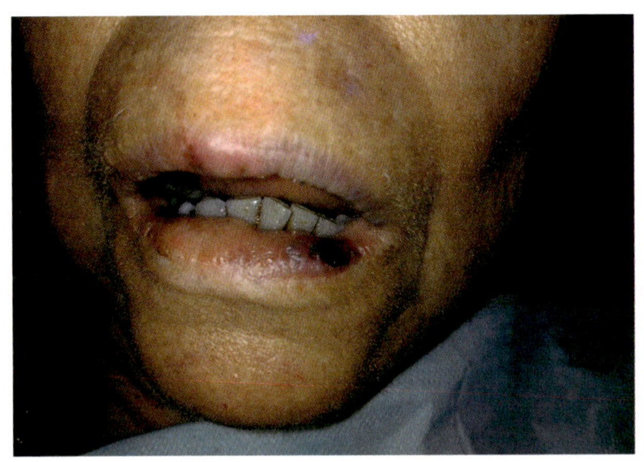

FIGURA 58 Aspecto clínico da área cirúrgica no controle do caso após 72 horas.

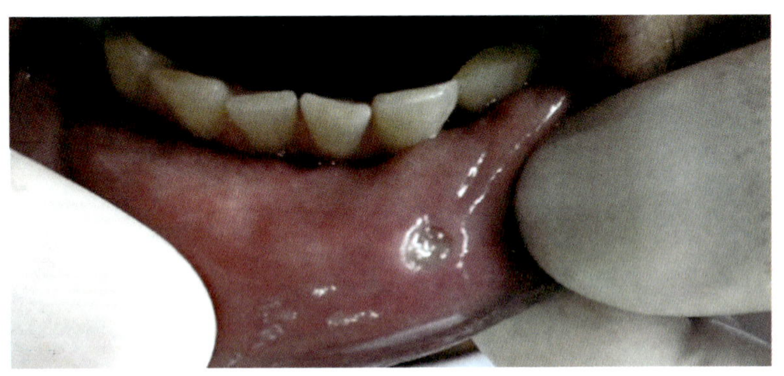

FIGURA 59 Evolução clínica da área biopsiada após 7 dias da remoção cirúrgica com o *laser* de Nd:YAG da lesão

A remoção cirúrgica da lesão com o *laser* de Nd:YAG nos parâmetros apresentados neste caso clínico permitiu a realização de exame histopatológico, que apontou a compatibilidade da lesão com fibroma traumático.

▷ Caso clínico 10

Paciente de 68 anos, sexo feminino, foi encaminhada à clínica de atendimento do curso de Habilitação em *Laser* da Faculdade São Leopoldo Mandic, com indicação de remoção cirúrgica de lesão fibrosa na ponta da língua.

Após anamnese e exame clínico, foi indicada a hipótese diagnóstica de fibroma e proposto à paciente o procedimento de remoção da lesão e encaminhamento da peça anatômica para exame anatomopatológico (Figura 60).

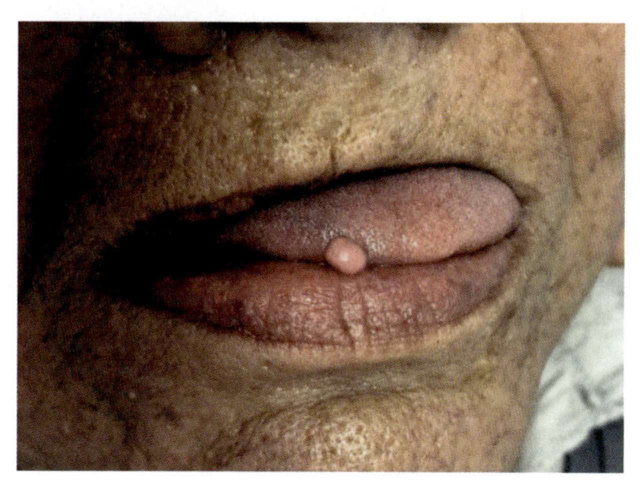

FIGURA 60 Aspecto clínico inicial da lesão.

A remoção cirúrgica da lesão foi realizada com um *laser* de diodo emitindo em 808 nm, com a potência ajustada em 3 W, no modo contínuo (TW Surgical, MMOptics - São Carlos, Brasil).

O equipamento possui uma ponteira cirúrgica com uma fibra óptica de 600 mcm, permitindo um acesso fácil e ergonômico para o uso intraoral.

Previamente ao ato cirúrgico, foi realizada a antissepsia do meio bucal, com colutório à base de clorexidina a 0,12% (Periogard, Colgate). Em seguida, a lingual foi anestesiada com injeção infiltrativa ao redor da lesão com mepivacaína a 2% e adrenalina na concentração de 1:100.000 (Mepíadre, DFL Indústria e Comércio S.A., Brasil), com uma quantidade reduzida de anestésico, evitando a formação de áreas isquêmicas ao redor da lesão, pois, desta forma, a capacidade de absorção do *laser* nos tecidos seria afetada.

Assim como no caso anterior, a imobilização da lesão foi realizada com uma pinça clínica para delimitação da base da lesão e da área a ser irradiada (Figura 61).

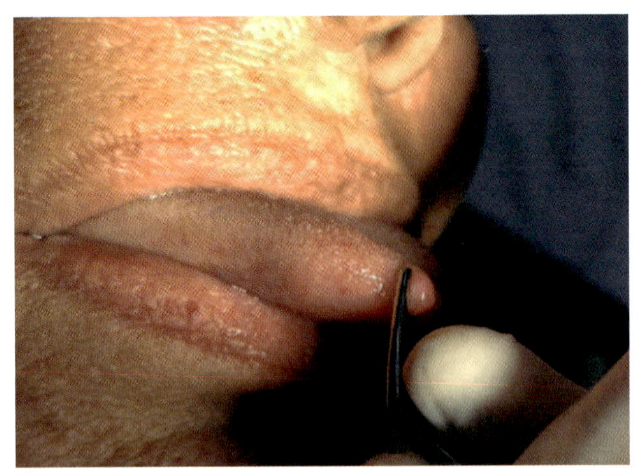

FIGURA 61 Preensão da lesão com a pinça clínica delimitando a área a ser removida para biópsia.

Durante a remoção da lesão com o *laser* de diodo, ocorre a produção de fumaça, dada a vaporização do tecido que está sendo cortado pelo *laser*. Por isso, recomenda-se o uso de sugador cirúrgico acoplado a bomba a vácuo (suctor de alta potência) para evitar a dispersão da pluma de vaporização pelo ambiente, contribuindo, assim, para a diminuição do bioaerossol e da contaminação do ar com restos celulares do tecido irradiado (Figura 62).

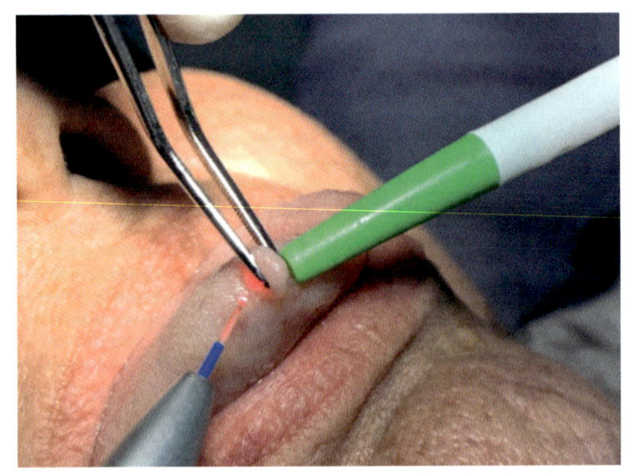

FIGURA 62 Fibra óptica do *laser* e ponteira cirúrgica. Nota-se a presença de sugador cirúrgico de alta potência para evitar a dispersão da pluma de vaporização resultante da irradiação com o *laser*.

No caso de remoção de lesões pedunculares, é recomendado o uso do *laser* em movimentos de pincelamento do tecido com leve contato, evitando que a fibra óptica fique parada em uma mesma posição por um tempo maior, o que poderia levar a carbonização do tecido excisado e atrapalhar no posterior exame histológico da peça anatômica (Figura 63).

A Figura 64 mostra o aspecto da lesão imediatamente após a remoção da lesão, evidenciando uma área de corte e cauterização do tecido, sem a presença de sangramento, mesmo a região da língua sendo bastante vascularizada. A imagem mostra uma área sem a presença de carbonização, com mínimo dano ao tecido lingual.

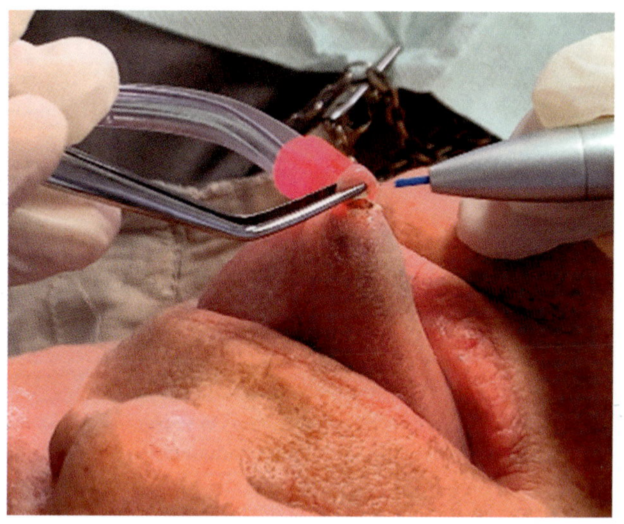

FIGURA 63 Irradiação da lesão em movimentos rápidos de pincelamento, evitando a formação de áreas de carbonização no tecido excisado.

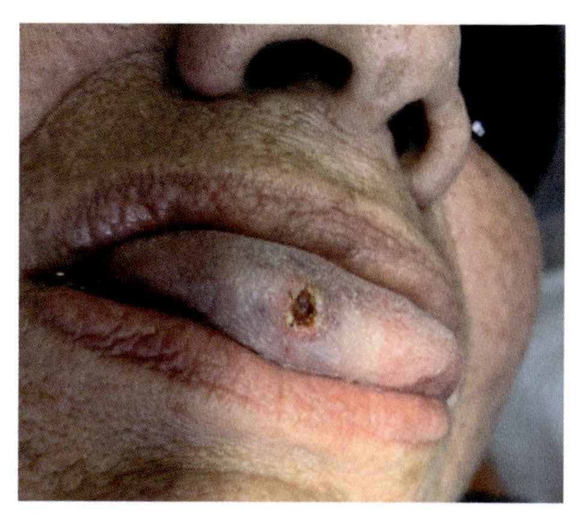

FIGURA 64 Aspecto da área cirúrgica imediatamente após a remoção da lesão.

A lesão foi então foi removida com o uso do *laser* de diodo nos parâmetros apresentados e encaminhada para exame anatomopatológico para o diagnóstico histológico da lesão.

Conforme visto na Figura 65, os cortes histológicos da lesão revelaram fragmento de mucosa oral revestida por epitélio estratificado pavimentoso paraqueratinizado exibindo área de queratinócitos com degeneração hidrópica. Na lâmina própria, constituída por tecido conjuntivo denso, notam-se vasos sanguíneos de diferentes calibres, e alguns se apresentam congestos. Feixes nervosos e tecido muscular completam o quadro histológico.

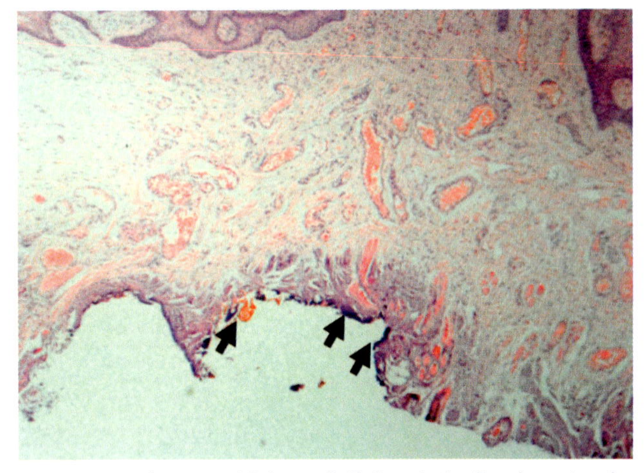

FIGURA 65 Imagem histomorfológica da lesão. As setas indicam área de carbonização e dano tecidual pelo uso do *laser*.

De acordo com o laudo anatomopatológico, o diagnóstico da lesão foi hiperplasia fibrosa (Figura 66).

Como demonstrado neste capítulo, o uso dos *lasers* de alta potência para remoção cirúrgica de lesões orais que serão encaminhadas para diagnóstico anatomopatológico é uma técnica rápida e de fácil utilização que proporciona um corte limpo, sem a presença de sangramento e com mínimo dano térmico ao tecido da biópsia, possibilitando, assim, a realização do exame histomorfológico.

O uso de *lasers* de diodo em modo contínuo ou *laser* de neodímio em modo pulsado, nos parâmetros de potência usados nesta série de casos, mostra diversas vantagens destes equipamentos para uso em biópsia de tecidos moles orais. Uma delas é, por exemplo, a boa absorção destes comprimentos de onda (respectivamente 808 nm e 1.064 nm) por cromóforos celulares, como hemoglobina e melanina, o que resulta em corte tecidual e cauterização de vasos sanguíneos de pequeno e médio calibre nos tecidos. Isso possibilita uma cirurgia limpa e um pós-operatório mais confortável ao paciente, em razão de menor sangramento e ausência da necessidade de sutura após a remoção da lesão.

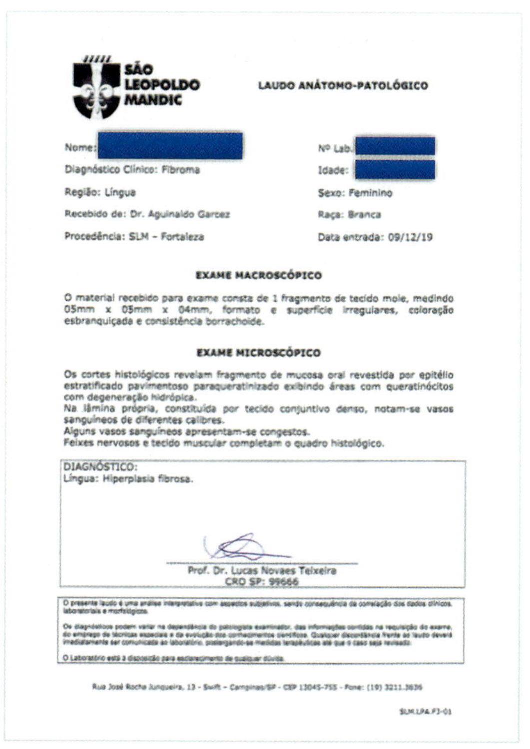

SÃO LEOPOLDO MANDIC

LAUDO ANÁTOMO-PATOLÓGICO

Nome:

Nº Lab.

Diagnóstico Clínico: Fibroma

Idade:

Região: Língua

Sexo: Feminino

Recebido de: Dr. Aguinaldo Garcez

Raça: Branca

Procedência: SLM - Fortaleza

Data entrada: 09/12/19

EXAME MACROSCÓPICO

O material recebido para exame consta de 1 fragmento de tecido mole, medindo 05mm x 05mm x 04mm, formato e superfície irregulares, coloração esbranquiçada e consistência borrachoide.

EXAME MICROSCÓPICO

Os cortes histológicos revelam fragmento de mucosa oral revestida por epitélio estratificado pavimentoso paraqueratinizado exibindo áreas com queratinócitos com degeneração hidrópica.
Na lâmina própria, constituída por tecido conjuntivo denso, notam-se vasos sanguíneos de diferentes calibres.
Alguns vasos sanguíneos apresentam-se congestos.
Feixes nervosos e tecido muscular completam o quadro histológico.

DIAGNÓSTICO:
Língua: Hiperplasia fibrosa.

Prof. Dr. Lucas Novaes Teixeira
CRO SP: 99666

O presente laudo é uma análise interpretativa com aspectos subjetivos, sendo consequência da correlação dos dados clínicos, laboratoriais e morfológicos.

Os diagnósticos podem variar na dependência do patologista examinador, das informações contidas na requisição do exame, do emprego de técnicas especiais e da evolução dos conhecimentos científicos. Qualquer discordância frente ao laudo deverá imediatamente ser comunicada ao laboratório, postergando-se medidas terapêuticas até que o caso seja revisado.

O Laboratório está à disposição para esclarecimento de qualquer dúvida.

Rua José Rocha Junqueira, 13 - Swift - Campinas/SP - CEP 13045-755 - Fone: (19) 3211.3636

SLM.LPA.F3-01

FIGURA 66 Laudo anatomopatológico da lesão, com o diagnóstico.

O uso dos *lasers* não promove significativa alteração por dano térmico aos tecidos da peça anatômica, sendo tais alterações irrelevantes para o correto diagnóstico anatomopatológico. Entretanto, os parâmetros corretos devem ser utilizados com cautela para evitar a formação de tecido carbonizado.

LASERS DE BAIXA POTÊNCIA EM COMPLICAÇÕES PÓS-OPERATÓRIAS

Independentemente do uso do *laser* de alta potência para realização de cirurgias, o *laser* de baixa potência pode ser utilizado para auxiliar no manejo de complicações pós-cirúrgicas. Dependendo da complicação, pode ser indicada a terapia de fotobiomodulação (geralmente usada para acelerar a cicatrização e promover analgesia) ou a terapia fotodinâmica antimicrobiana (TFDa), quando se constata que há infecção. A seguir, são relatados alguns casos nos quais o uso do *laser* de baixa potência mostrou bons resultados.

▷ Caso clínico 11 – Alveolite (caso cedido pela Dra. Angela Alexandre Meira Dias da Universidade Veiga de Almeida)

Paciente de 23 anos, sexo feminino, leucoderma, procurou atendimento odontológico queixando-se de dor no local da exodontia do dente 48 e hálito desagradável, apresentando quadro de alveolite (Figura 67). Ao exame clínico, observou-se limitação de abertura de boca. Para fins de descontaminação, planejou-se a TFDa.

A região foi cuidadosamente limpa com solução com clorexidina 1% e secagem com gaze estéril (Figura 68). Posteriormente, foi realizado o preenchimento do alvéolo com solução de azul de metileno 0,01% (Chimiolux 10) e aguardou-se o tempo de pré-irradiação de 5 minutos (Figura 69).

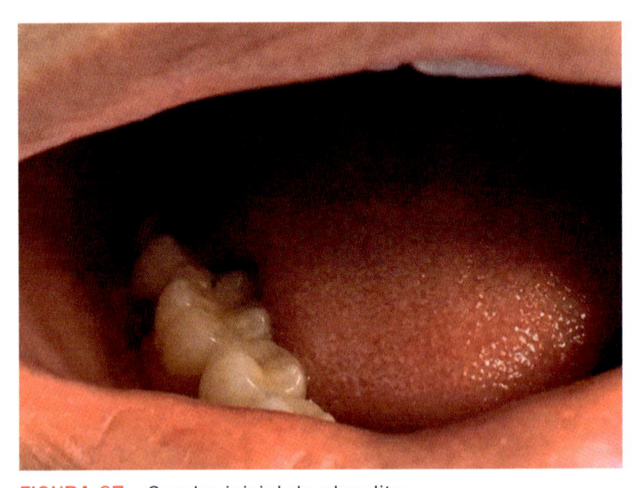

FIGURA 67 Quadro inicial de alveolite.

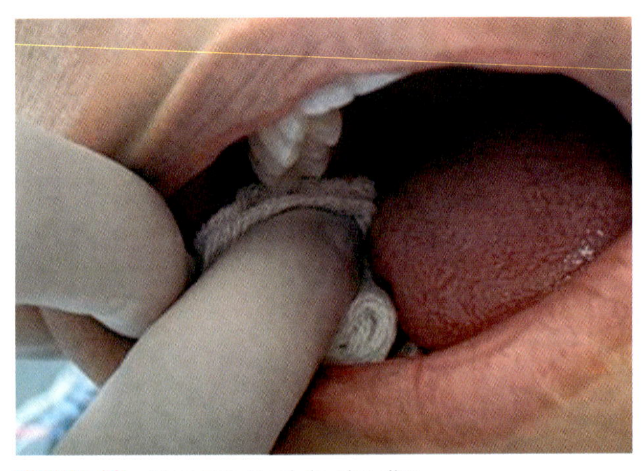

FIGURA 68 Secagem local da alveolite.

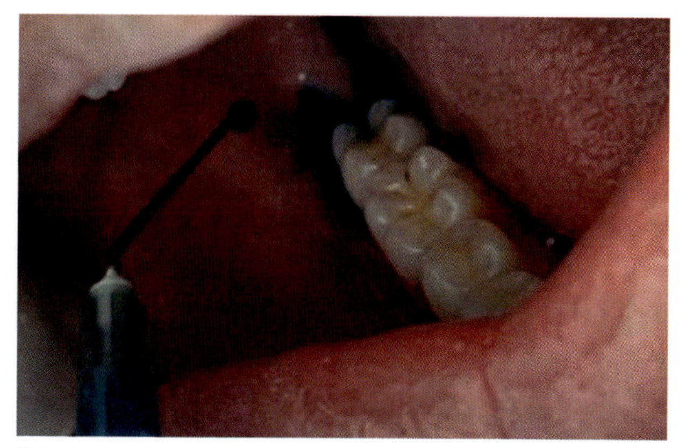

FIGURA 69 Aplicação do fotossensibilizador azul de metileno.

Após o tempo de pré-irradiação, realizou-se a irradiação com *laser* de baixa potência de emissão vermelha, com os parâmetros da Tabela 12, em dois pontos na face vestibular (Figura 70) e dois pontos na face lingual (Figura 71).

TABELA 12 Parâmetros da utilização do *laser* no tratamento de alveolite, descrito no Caso clínico 11

Laser	**Therapy XT, DMC**
Comprimento de onda	660 nm
Potência	100 mW
Energia	1 J/ponto
Tempo de irradiação	10 s
Número de pontos	2 (face vestibular) 2 (face lingual)
Número de sessões	1

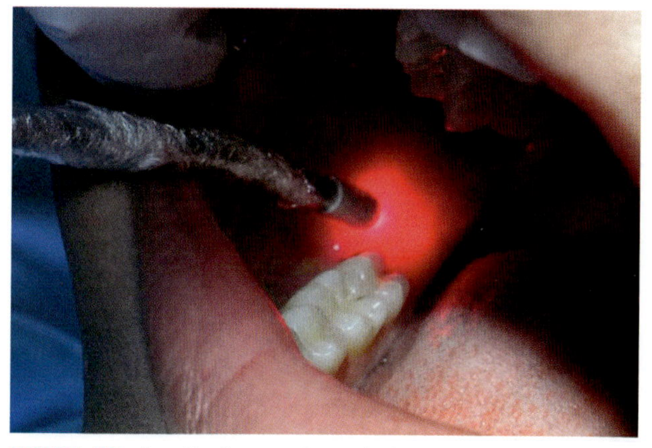

FIGURA 70 Irradiação com *laser* de baixa potência por vestibular.

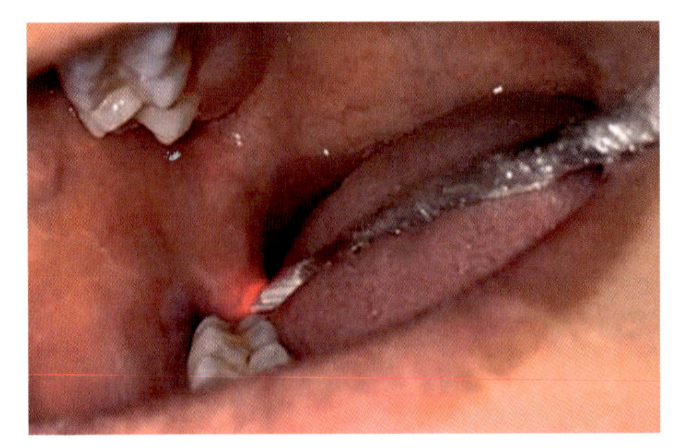

FIGURA 71 Irradiação com *laser* de baixa potência por lingual.

Após aplicação da TFDa, a paciente foi orientada a retornar em 48 horas. Aplicou-se, então, o *laser* de emissão infravermelha, nos mesmos pontos, com 1 J/ponto (λ= 808 nm, 100 mW, 10 s/ponto). Após 48 horas, na terceira consulta, foi novamente aplicado o *laser* de emissão infravermelha, nas mesmas condições já reportadas.

Após 4 dias, observou-se que a paciente apresentava maior amplitude de abertura de boca e controle do quadro álgico.

▷ Caso clínico 12 – Pós-exodontia (caso cedido pela Dra. Raphaela Amaral)

Paciente de 26 anos, sexo, masculino, apresentava sintomas de dor tanto no elemento dentário quanto na região ao redor e relatou bastante incômodo durante a mastigação. Foi, então, submetido à cirurgia de exodontia do 3º molar superior direito (dente 18).

Logo após a cirurgia, observou-se lesão em comissura labial pelo uso do fórceps (Figura 72). Então, foi realizada a fotobiomodulação com *laser* de baixa potência na região de extração do 3º molar e na comissura labial (Tabela 13).

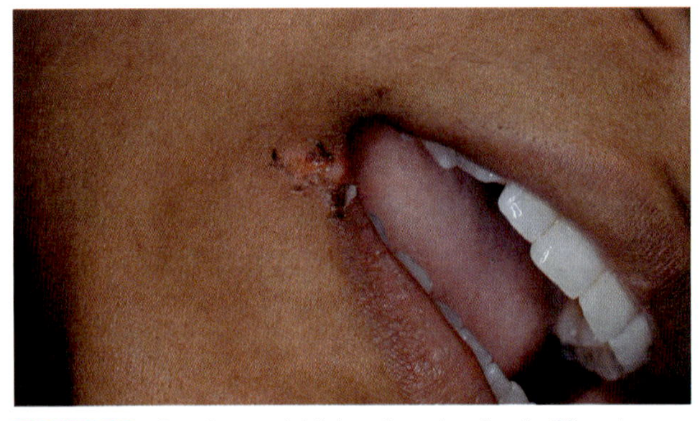

FIGURA 72 Comissura labial após extração de 3º molar.

TABELA 13 Parâmetros da utilização do *laser* após exodontia, conforme descrito no Caso clínico 12

Laser	**Therapy XT, DMC**
Comprimento de onda	808 nm
Potência	100 mW
Energia	3 J/ponto
Tempo de irradiação	30 s
Número de pontos	1 (local da exodontia) 1 (comissura labial)
Número de sessões	3

Após 48 horas, foi feita uma segunda aplicação e o paciente não relatou dor nem apresentou edema, com cicatrização bastante avançada (Figuras 73 e 74). Após 72 horas, foi feita uma nova avaliação e nova aplicação, mantendo-se o mesmo protocolo. Três dias após a última aplicação, foi feita uma nova avaliação, e o paciente apresentou cicatrização total da lesão em comissura labial (Figura 75) e cicatrização bastante avançada na região do 3º molar (Figura 76).

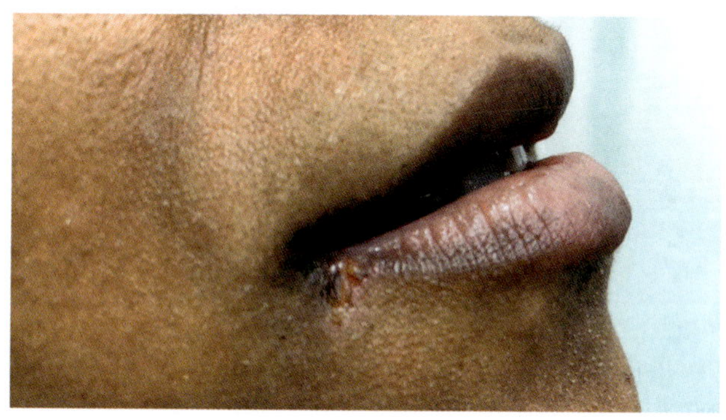

FIGURA 73 Comissura labial após 2 sessões de fotobiomodulação.

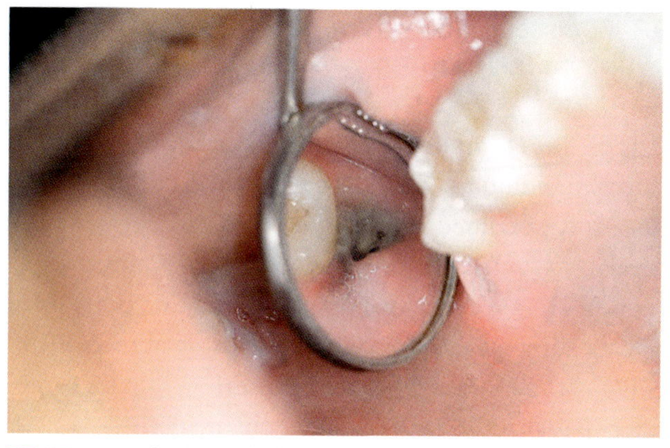

FIGURA 74 Aspecto do local da exodontia após 2 sessões de fotobiomodulação.

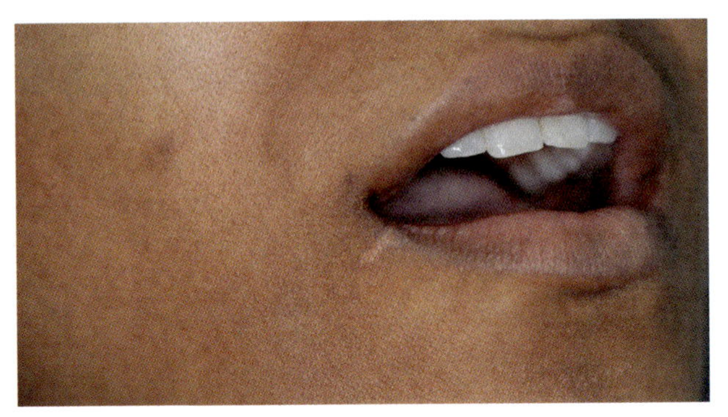

FIGURA 75 Comissura labial após 1 semana da realização da exodontia.

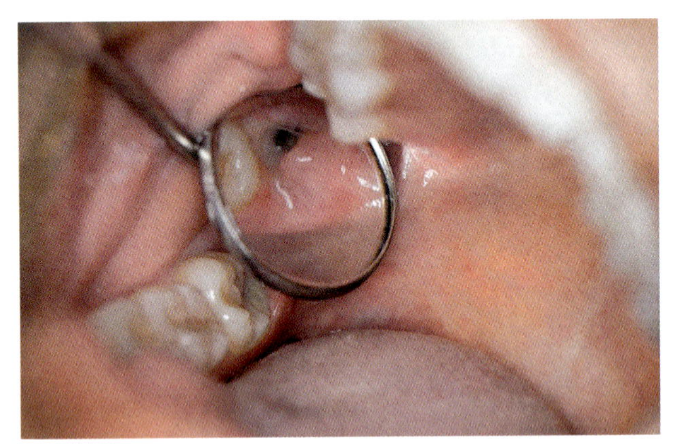

FIGURA 76 Aspecto do local da exodontia após 1 semana da cirurgia.

▷ Caso clínico 13 – Deiscência de sutura pós-cirurgia de tórus mandibular

(caso cedido pela Dra. Diva Claudia de Almeida)

Paciente de 29 anos, sexo feminino, leucoderma, relata ter sido submetida à cirurgia para remoção de tórus mandibular há 10 dias. De acordo com a paciente, em torno do 3º dia após a cirurgia, a sutura começou a romper, com exposição óssea e dor. A paciente procurou o profissional e ele refez a sutura. Após alguns dias, novamente houve deiscência da sutura, apresentando grande exposição óssea e muita dor, ocasionando dificuldade de fala, impossibilidade de alimentação sólida, dificuldade de alimentação líquida, incluindo ingestão de água (Figura 77). A paciente foi encaminhada para terapia com *laser* pelo próprio profissional que realizou a cirurgia.

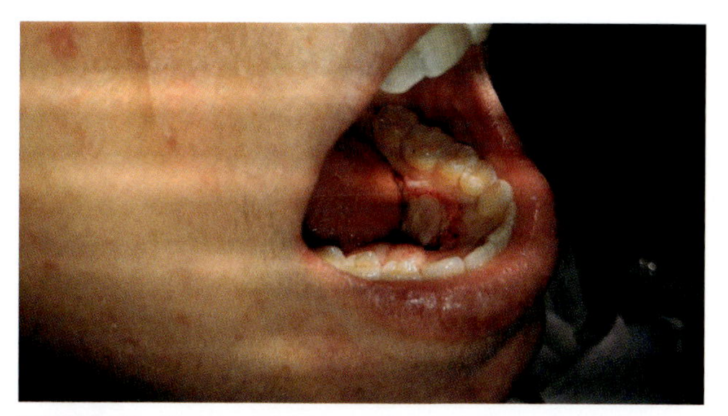

FIGURA 77 Quadro inicial em que se observa grande exposição do corpo da mandíbula, estendendo-se desde a região distal do dente 36 até a distal do dente 33. Na região de 36 e 35, estende-se verticalmente também até próximo de bordo inferior da mandíbula. Nota-se a gengiva eritematosa ao redor.

Em virtude da exposição óssea no meio bucal, optou-se primeiramente pela TFDa para redução microbiana e prevenção de infecção. Para tal, foi utilizado o fotossensibilizador azul de metileno 0,01% (Chimiolux) no interior da deiscência da sutura e exposição óssea, e posterior irradiação com *laser* de baixa potência (Tabela 14).

TABELA 14 Parâmetros da utilização do *laser* na deiscência de sutura pós-cirurgia de tórus mandibular, descrita no Caso clínico 13

	TFDa	Fotobiomodulação (analgesia)	Fotobiomodulação (reparação)
Laser	Therapy EC, DMC	Therapy EC, DMC	Therapy EC, DMC
Comprimento de onda	660 nm	808 nm	660 nm
Potência	100 mW	100 mW	100 mW
Energia	9 J/ponto	4 J/ponto	3 J/ponto
Tempo de irradiação	90 s	40 s	30 s
Número de pontos	Toda a extensão da deiscência	Toda a extensão óssea	Todos os bordos gengivais
Número de sessões	1	12	12

Após a TFDa, usou-se a fotobiomodulação para ação analgésica e reparação do tecido gengival (ver Tabela 14). As aplicações foram realizadas diariamente, com exceção dos finais de semana, com um total de 12 aplicações (Figuras 78 a 80). Após a 12ª sessão, não havia mais exposição óssea nem eritema, sendo o tratamento finalizado.

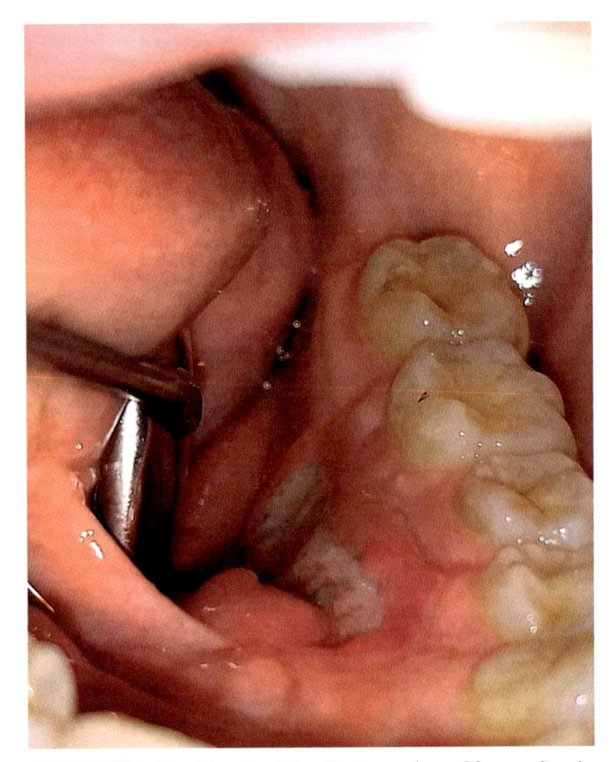

FIGURA 78 Região da deiscência após a 3ª sessão de fotobiomodulação. Observa-se epitelização gengival e redução da extensão de exposição óssea.

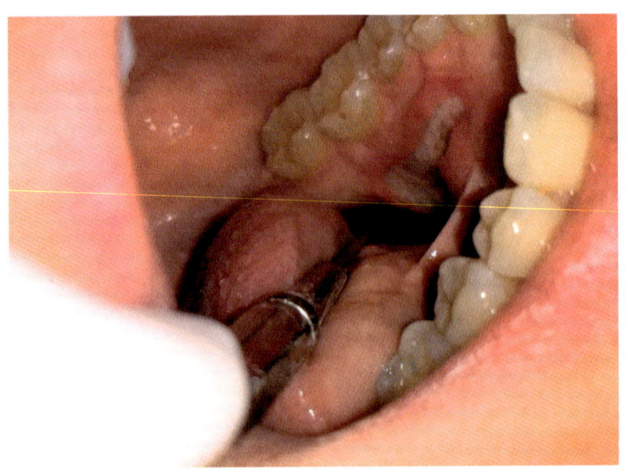

FIGURA 79 Região da deiscência após a 6ª sessão de fotobiomodulação. Observa-se redução bastante significativa da exposição óssea.

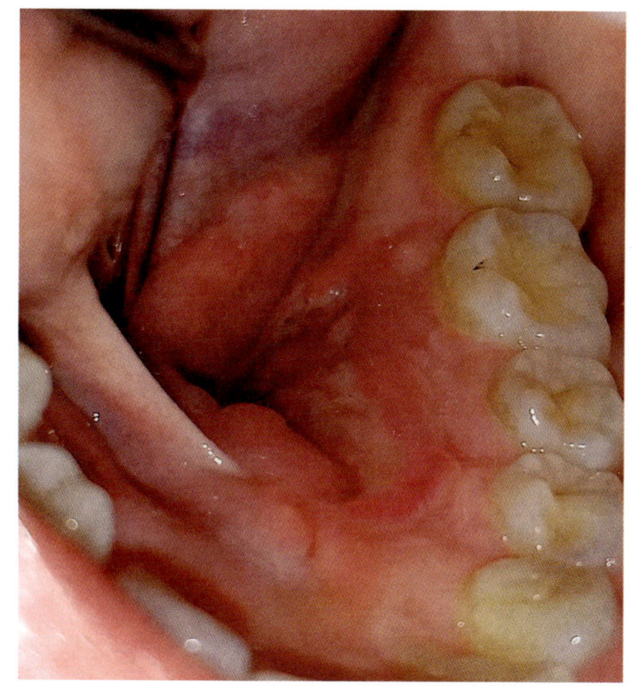

FIGURA 80 Caso finalizado após 12 sessões. Nota-se a região cicatrizada.

▷ Caso clínico 14 – Paralisia facial periférica

(caso cedido pela Dra. Silvia Faethe Berbert de Andrade)

Paciente de 9 anos foi encaminhada por cirurgiã bucomaxilofacial, já que a paciente foi atendida em hospital para remoção dos quatro primeiros molares, pois não abria a boca para a intervenção em consultório odontológico.

Após as exodontias, a paciente saiu com uma paralisia da hemiface do lado esquerdo. Perdeu a expressão do lado esquerdo e não conseguia sorrir totalmente. O olho do lado esquerdo ardia e não fechava totalmente, e a paciente reportou dor na face, na região do osso zigomático do lado esquerdo. O quadro era compatível com a paralisia facial periférica (Figura 81).

A paciente tomou uma ampola de vitamina C, ainda no hospital, para que pudesse retornar à normalidade. Saiu com uma prescrição de prednisolona 5 mL a cada 8 horas, 2 frascos, e ambroxol 1 tampa a cada 8 horas (em caso de tosse), 1 frasco.

O caso havia ocorrido há 18 dias. Iniciou-se complexo B, 1 comprimido/dia após o almoço, durante 60 dias. Também foi solicitada fisioterapia da face e iniciado um protocolo de uso do *laser* de baixa potência em parte da extensão do nervo facial, com os parâmetros descritos na Tabela 15.

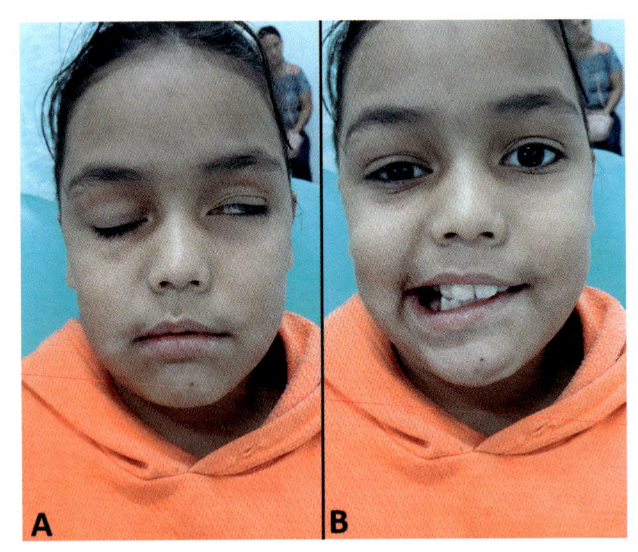

FIGURA 81 Paciente diagnosticada com paralisia facial periférica com dificuldade para fechar o olho esquerdo (A) e sem conseguir sorrir totalmente (B).

TABELA 15 Parâmetros da utilização do *laser* no tratamento da paralisia facial periférica, descrita no Caso clínico 14

Laser	***Laser* DUO (MMOptics)**
Comprimento de onda	808 nm
Potência	100 mW
Energia	5 J/ponto
Tempo de irradiação	50 s
Número de pontos	Parte da extensão do nervo facial
Número de sessões	5

Na 1ª semana, as duas primeiras sessões foram realizadas com intervalo de 4 dias; entre a 2ª e a 3ª sessão, o intervalo foi de 2 dias; entre a 3ª e a 4ª sessão, o intervalo foi de 5 dias; e entre a 4ª e a 5ª sessão, houve um intervalo de 3 dias. No total, foram 5 sessões durante 2 semanas.

Foi aplicado o *laser* 1 cm à frente do conduto auditivo externo, percorrendo o osso zigomático até a saída do nervo infraorbitário, sem tocar na pele da paciente, com uma distância aproximada de 7 mm. Saindo do mesmo ponto, aplicou-se no músculo temporal indo até 1 cm acima da metade da sobrancelha da paciente, na região do osso frontal. Na região inferior, saiu-se do ponto inicial 1 cm à frente do conduto auditivo externo, descendo o ramo da mandíbula passando pelo músculo masseter, corpo da mandíbula até a região do mento, subindo até o músculo orbicular dos lábios. Sempre iniciando do ponto inicial (1 cm antes do conduto auditivo externo na face) com distância de 1 em 1 cm, passou-se pela região da parótida até 1 cm antes da comissura labial. Assim, percorreram-se os ramos principais do nervo facial: zigomático, temporal, marginal da mandíbula e bucal.

Observou-se melhora gradual ao longo das aplicações. A paciente inicialmente sentia dor, mas, na 3ª sessão, já não sentia mais dor no trajeto do nervo nem ardência no olho esquerdo (Figura 82). O planejamento era realizar 10 sessões, porém, em 5 sessões, houve considerável melhora (Figura 83). Embora a paciente estivesse com considerável melhora, ela sempre foi motivada a massagear a face, estimulando-a com as mãos, forçando a abertura e o fechamento dos olhos e estimulando o movimento dos músculos da mímica. A paciente também iniciou tratamento de fisioterapia na face. Depois de 90 dias, a paciente estava totalmente recuperada (Figura 84).

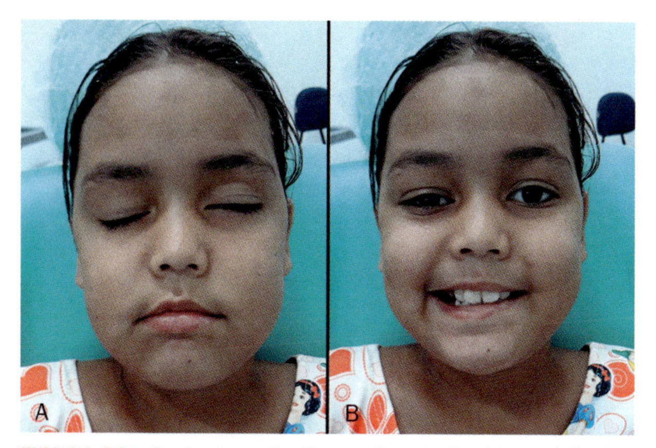

FIGURA 82 Paciente após 3 sessões de fotobiomodulação. Nota-se melhora para fechar o olho esquerdo (A) e melhora no sorriso (B).

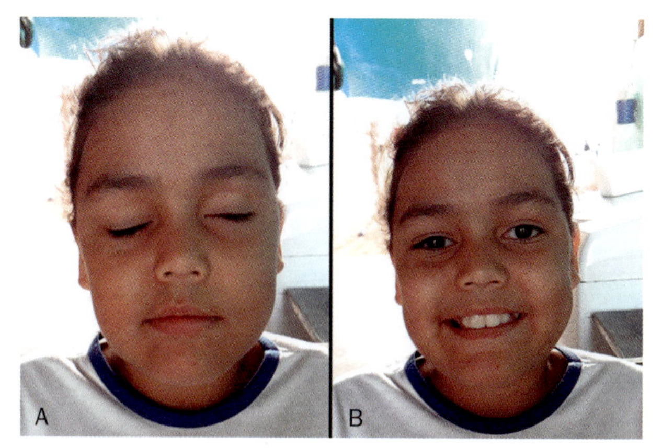

FIGURA 83 Paciente após as 5 sessões de fotobiomodulação, conseguindo fechar o olho esquerdo (A) e sorrir (B).

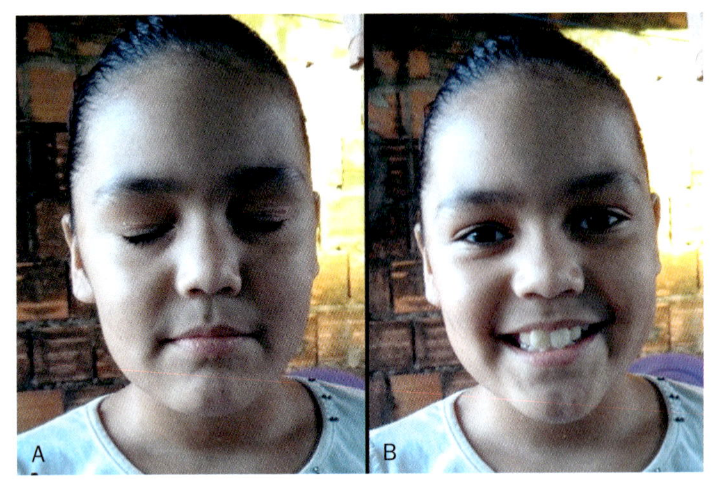

FIGURA 84 Paciente após 90 dias do tratamento. Observa-se que o olho esquerdo fecha totalmente (A) e a paciente sorri normalmente (B).

▷ Caso Clínico 15 – Fotobiomodulação pós-trauma na face

Paciente de 29 anos de idade, sexo masculino, chegou ao serviço de emergência do posto de saúde com trauma na face após acidente automobilístico. Após atendimento médico de urgência, foi constatada fratura do zigomático, lesões na face e lábios e avulsão do dente 21 (Figura 85).

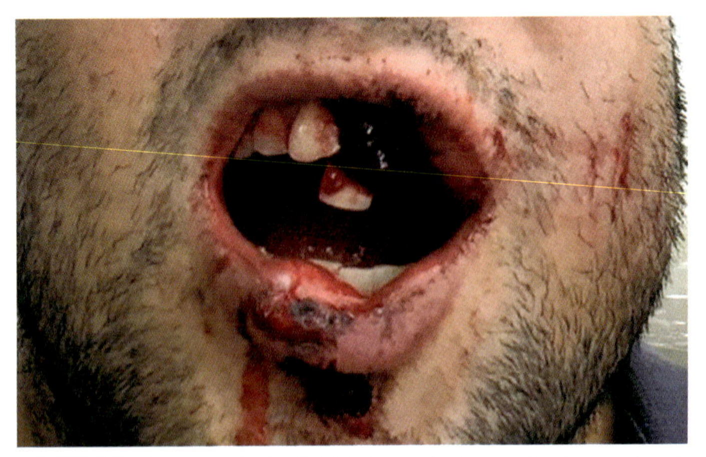

FIGURA 85 Aspecto clínico inicial do paciente ao chegar ao atendimento de urgência.

O paciente, após atendimento médico, foi medicado com Clavulim@, Decadron@ e Profenid@ Protect, e encaminhado para atendimento odontológico. Foi realizado o reimplante dentário do dente 21, sutura nas lesões de mucosa e indicado continuar com a medicação antibiótica e anti-inflamatória, fazendo uso de bochecho com gluconato de clorexidina para controle da higiene oral (Figuras 86 e 87).

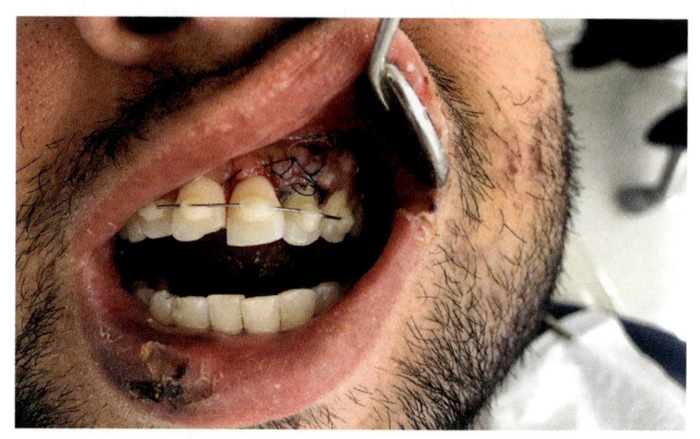

FIGURA 86 Reimplante e contenção fixa do dente 21.

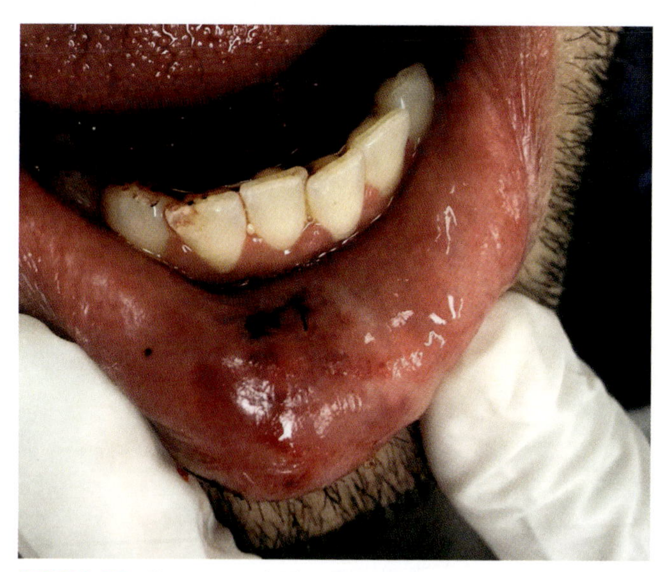

FIGURA 87 Sutura nas lesões intraorais.

Foram planejadas ainda 10 sessões de fotobiomodulação para efeito analgésico e anti-inflamatório, utilizando o *laser* Therapy EC (DMC, Brasil); este equipamento possui 2 comprimentos de onda 660 nm (vermelho) e 808 nm (infravermelho), ambos com 100 mW, que podem ser acionados de forma simultânea. O protocolo de irradiação foi aplicação de 4 J ao redor das lesões, sobre a raiz do dente reimplantado e 2 pontos extraorais a cada 24 horas, utilizando os dois comprimentos de onda de forma simultânea. Com o acionamento das duas fontes *laser* de 100 mW, a potência do equipamento é de 200 mW (100 mW do 660 nm + 100 mW do 808 nm), portanto o tempo de irradiação foi de 20 segundos por ponto.

Após as sessões de fotobiomodulação, o paciente apresentava sensível melhora no quadro de edema e ausência de sintomatologia dolorosa nas lesões do lábio (Figuras 88 e 89).

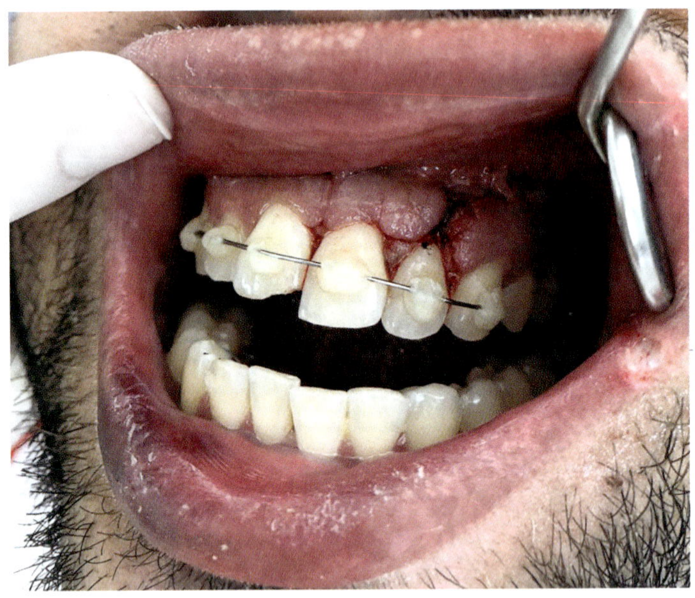

FIGURA 88 Aspecto clínico do dente reimplantado após as sessões de fotobiomodulação.

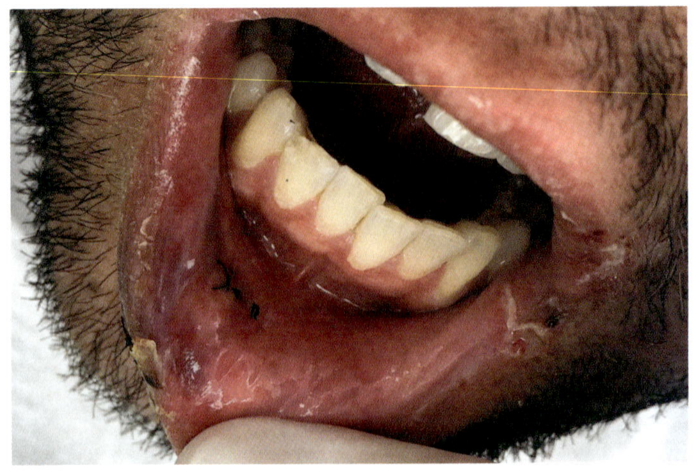

FIGURA 89 Aspecto clínico intraoral da lesão no lábio.

As Figuras 90 e 91 mostram o aspecto clínico do paciente 2 meses após o início das sessões de fotobiomodulação evidenciando boa recuperação tecidual, aspecto clínico e funcional de saúde e satisfação do paciente com o resultado do tratamento.

O paciente, após a recuperação do trauma, foi encaminhado para tratamento ortodôntico e acompanhamento.

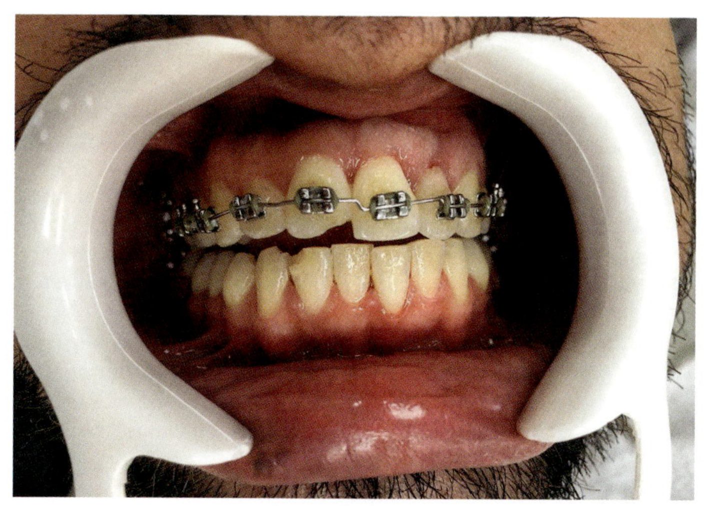

FIGURA 90 Controle clínico do dente reimplantado após 2 meses do trauma e das sessões de fotobiomodulação.

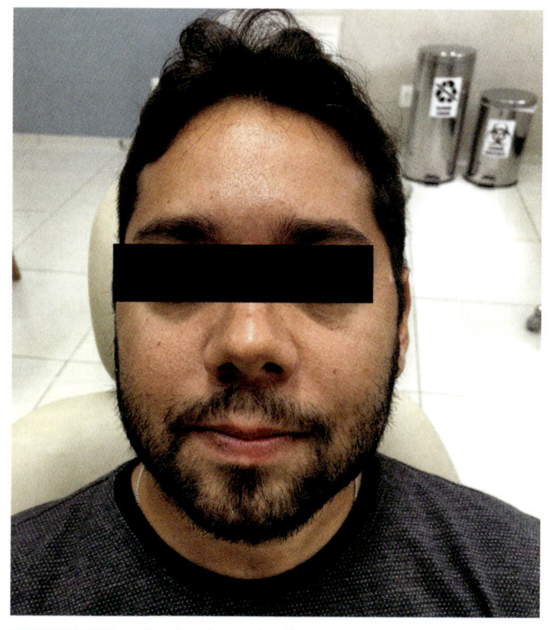

FIGURA 91 Paciente após 2 meses do trauma.

TABELA 16	
Laser	**Therapy EC (DMC)**
Comprimento de onda	660 e 808 nm
Potência	200 mW quando acionados os 2 comprimentos de onda
Energia	4 J/ponto
Tempo de irradiação	20 s
Número de pontos	Nas lesões, sobre a raiz do dente reimplantado e 2 pontos no osso zigomático
Número de sessões	10 sessões

REFERÊNCIAS BIBLIOGRÁFICAS

1. Gutknecht N, Eduardo C de P. A odontologia e o laser. São Paulo: Quintessence; 2004.
2. Monteiro L, Delgado M, Garces F, Machado M, Ferreira F, Martins M, et al. A histological evaluation of the surgical margins from human oral fibrous-epithelial lesions excised with CO_2 laser, diode laser, Er:YAG laser, Nd:YAG laser, electrosurgical scalpel and cold scalpel. Med Oral Patol Oral y Cir Bucal. 2019;24(2):e271-e280.
3. Natto ZS, Aladmawy M, Levi PA, Wang H-L. Comparison of the efficacy of different types of lasers for the treatment of peri-implantitis: a systematic review. Int J Oral Maxillofac Implants. 2015;30(2):338-45.
4. Saydjari Y, Kuypers T, Gutknecht N. Laser application in dentistry: irradiation effects of Nd:YAG 1064 nm and Diode 810 nm and 980 nm in infected root canals – A literature overview. Biomed Res Int. 2016;2016:8421656.
5. Borzabadi-Farahani A. The adjunctive soft-tissue diode laser in orthodontics. Compend Contin Educ Dent. 2017;38(eBook 5):e18-e31.
6. Gracco A, Tracey S, Lombardo L, Siciliani G. Soft tissue laser in orthodontics. Prog Orthod. 2011;12(1):66-72.
7. Ize-Iyamu IN, Saheeb BD, Edetanlen BE. Comparing the 810 nm diode laser with conventional surgery in orthodontic soft tissue procedures. Ghana Med J. 2013;47(3):107-11.
8. Macedo MDP, Castro BS de, Penido SMM de O, Penido CV de SR. Frenectomia labial superior em paciente portador de aparelho ortodôntico: relato de caso clínico. RFO. 2012;17(3):332-5.
9. Garcez AS, Suzuki SS, Ribeiro MS, Mada EY, Freitas AZ, Suzuki H. Biofilm retention by 3 methods of ligation on orthodontic brackets: a microbiologic and optical coherence tomography analysis. Am J Orthod Dentofac Orthop. 2011;140(4):e193-8.
10. Karring T, Lindhe J, Lang NP. Tratado de periodontia clínica e implantologia oral. Rio de Janeiro: Guanabara Koogan; 2010.
11. Sonis ST. Pathobiology of oral mucositis: novel insights and opportunities. J Support Oncol. 2007;5(9 Suppl 4):3-11.
12. Kumaraswamy K, Rao P, Vidhya M, Mukunda A. Oral biopsy: oral pathologist's perspective. J Cancer Res Ther. 2012;8(2):192-8.
13. Genovese FS. Semiologia clínica. 2. ed. Rio de Janeiro: Guanabara Koogan; 1994.
14. Carvalho De Melo AU, Ferreira Ribeiro C, De Santana Santos T, Oliveira Neto A, Nascimento Araújo FE, Cavalcanti Albuquerque Júnior RL. A utilização de técnicas incorrectas de biopsia pode aumentar a complexidade do diagnóstico diferencial de lesões orais. Rev Port Estomatol Med Dentária e Cir Maxilofac. 2011;52(4):212-6.
15. Angiero F, Parma L, Crippa R, Benedicenti S. Diode laser (808 nm) applied to oral soft tissue lesions: a retrospective study to assess histopathological diagnosis and evaluate physical damage. Lasers Med Sci. 2012;27(2):383-8.
16. Eversole LR. Laser artifacts and diagnostic biopsy. Oral Surg Oral Med Oral Pathol Oral Radiol Endod. 1997;83(6):639-40.

3

Lasers de diodo de alta potência para cirurgia de tecidos moles – gengivoplastia

Andréa N. Lago
Daniele Meira Conde Marques
Letícia Machado Gonçalves
Marcella Rodrigues Ueda Fernandes
Aguinaldo Silva Garcez

Um sorriso agradável é parte importante na composição do aspecto geral do indivíduo e não está relacionado apenas a tamanho, forma, cor e posição dos dentes, mas também com as características do tecido gengival e conformação dos lábios, que devem ser tão harmoniosos quanto os dentes[1].

O equilíbrio da relação dentogengival é, dessa forma, fator de elevada importância na constituição de um sorriso harmonioso. Assim, para que seja alcançado o sucesso, a estética gengival deve fazer parte do planejamento odontológico do tratamento de cada paciente.

Quando há um desequilíbrio estético do tecido gengival, como excesso de gengiva ao redor dos dentes ou desnivelamento do arco gengival, é possível realizar o aumento do comprimento da coroa clínica, por meio de um procedimento cirúrgico que consiste no remodelamento da gengiva e/ou do tecido ósseo a fim de estabelecer a forma anatômica e o contorno fisiológico adequados, conhecido como gengivoplastia ou plástica gengival[2].

As gengivoplastias tem sido realizadas por meio de técnicas cirúrgicas com o uso de bisturi convencional ou de bisturi eletrocautério[3]. Entretanto, nas últimas décadas, com o desenvolvimento e a redução de custos dos *laser* de alta potência, principalmente dos *lasers* de diodo, cada vez mais o dentista tem optado por utilizar essas ferramentas em cirurgias gengivais, pois os *lasers* de diodo promovem cirurgias menos invasivas, com pouco ou nenhum sangramento, menos dolorosas, com pós-operatório mais confortável para os pacientes e mais seguras do ponto de vista biológico, pois promovem redução microbiana local[4]. O mecanismo de ação que possibilita o corte tecidual com o *laser* é o efeito térmico localizado gerado, por isso o uso do *laser* possibilita simultaneamente o corte e a cauterização de vasos sanguíneos, diminuindo ou eliminando o sangramento tecidual[5].

Diferentes *lasers* podem ser utilizados para cirurgias gengivais, como os de érbio, CO_2, e neodímio[6-8], entretanto, os *lasers* de diodo de alta potência apresentam inúmeras vantagens em relação aos *laser* citados, como: são compactos, sem a presença de espelhos adicionais que possam demandar revisões técnicas para alinhamento/manutenção, geralmente são acoplados a fibras ópticas e, principalmente, apresentam um custo significativamente menor do que os demais *lasers*.

Diferentemente dos *lasers* convencionais, que apresentam um meio *laser* ativo, como os de estado sólido – *lasers* de cristal de érbio ou neodímio, ou os *lasers* a gás, como o CO_2 e argônio, que possuem espelhos e uma fonte de excitação por luz ou energia elétrica, os *lasers* de diodo, em vez de ter como meio *laser* ativo cristais sólidos ou gás, utilizam um *chip* semicondutor formando uma junção p-n, originada por sucessivas camadas de materiais, como arseneto de gálio-alumínio, arseneto de gálio-índio-fósforo.

O uso de diferentes materiais semicondutores permite a emissão de variados comprimentos de onda, por isso é possível encontrar no mercado *lasers* de diodo de alta potência emitindo desde luz visível, como 450 nm (luz azul), assim como *lasers* emitindo no infravermelho próximo, sendo os mais encontrados os comprimentos de onda de 808 e 980 nm.

A fonte de bombeamento dos *lasers* de diodo é sempre a corrente elétrica, o que possibilita a modulação da potência emitida pelo *laser*. Dessa forma, pode-se ter no mesmo equipamento emissão de *laser* em baixa ou alta potência e emissão contínua ou interrompida. A modulação da potência ou a interrupção do feixe (simulando um *laser* pulsado) permite melhor controle da temperatura do tecido alvo, permitindo um corte seguro do tecido, sem a presença de carbonização ou dano à gengiva e aos tecidos dentários. Por isso, os equipamentos atualmente existentes podem apresentar potências que vão desde alguns miliWatts (geralmente 100 mW) até potência máxima de 10 watts.

Também as fibras ópticas disponíveis para essa classe de *lasers* de alta potência podem variar de acordo com o fabricante, sendo possível encontrar fibras ópticas com diâmetro entre 800 e 300 micra, possibilitando seu uso em diversas áreas, como as cirurgias gengivais apresentadas neste capítulo, cirurgias maiores como frenectomias e aplicações em endodontia para irradiação intracanal, e em periodontia para o acesso a bolsas periodontais e áreas de furca.

Neste capítulo, serão apresentados casos clínicos com aplicações dos *lasers* de diodos de alta potência para cirurgias gengivais menores, utilizando os principais comprimentos de onda atualmente disponíveis no mercado e os parâmetros seguros para o corte tecidual.

▷ Caso clínico 1

Paciente do sexo masculino, 25 anos, melanodermo, buscou atendimento odontológico com queixa estética sobre os incisivos laterais muito pequenos em relação aos centrais; relatou não se incomodar com a cor da gengiva, uma vez que se trata de uma característica familiar.

Clinicamente, observou-se necessidade de tratamento ortodôntico devido à mordida cruzada anterior; quanto aos aspectos periodontais em área de gengiva inserida, exibiu um perfil gengival espesso, com pigmentação melânica e inserção de freio labial alta. Em região de gengiva marginal, constatou-se profundidade de sondagem de 5 mm, ausência de inflamação ou índice gengival de sangramento e bom controle de placa, caracterizando-se um quadro de erupção passiva alterada (Figura 1).

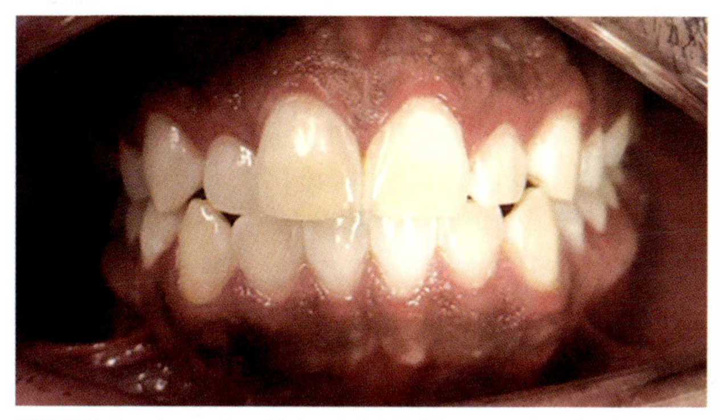

FIGURA 1 Aspecto clínico inicial. Nota-se desnivelamento gengival, arco do sorriso em desarmonia e desproporção entre a altura da coroa dos incisivos laterais e centrais.

O tratamento proposto foi de gengivoplastia utilizando Laser TW SURGICAL (MMOptics, São Carlos, Brasil), comprimento de onda infravermelho de 808 nm, acoplado a uma fibra ótica de diâmetro de 400 µm com exposição contínua na potência de 1 W.

Inicialmente foi realizada a profilaxia do meio bucal por bochecho com colutório à base de clorexidina a 0,12% (Periogard®, Colgate) e profilaxia dos dentes com escova de Robson e pasta profilática, visando reduzir o biofilme presente na superfície do esmalte dental. Em seguida, o tecido gengival foi anestesiado com injeção infiltrativa com mepivacaína a 2% e adrenalina na concentração de 1:100.000 (Mepíadre®, DFL Indústria e Comércio S.A.), no fundo de vestíbulo dos elementos visando manter a integridade dos tecidos moles e ósseos remanescentes e evitando áreas isquêmicas que reduzem significativamente a capacidade de absorção do *laser* aos tecidos.

Utilizando uma sonda periodontal foi realizada a sondagem para verificar a extensão de gengiva a ser removida, que foi demarcada com pontos utilizando a própria ponta da sonda, os limites das incisões tendo como parâmetro a junção amelocemetária presente em cada elemento, projetando o zênite gengival correspondente (Figura 2).

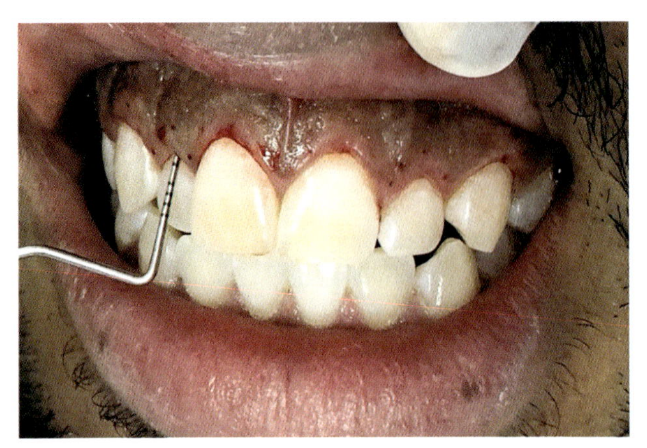

FIGURA 2 Sondagem e demarcação com pontos sangrantes da altura gengival e espessura do tecido a ser removido.

Após respeitar todas as medidas de proteção para utilização de *lasers*, como uso de óculos de proteção e sugador de alto vácuo para evitar dispersão do aerossol, as incisões foram realizadas utilizando uma fibra ótica de 400 μm em região de incisivos centrais com movimentos de pincelagem rápidas, visando remover os tecidos e evitar áreas carbonizadas; os movimentos foram repetidos nos dentes adjacentes. A potência utilizada foi de 1 watt no modo contínuo do *laser*.

Para a finalização estética, após o corte do tecido gengival, foi utilizada a técnica de "ponta quente" para fazer o bisel gengival, removendo apenas o epitélio de revestimento externo da gengival aderida. Esta técnica consiste em queimar a ponta da fibra utilizando um papel carbono para aferição dos contatos oclusais. Dessa forma, a ponta irá absorver a energia do *laser* e aquecer, facilitando a finalização estética do procedimento. A Figura 3 mostra a cirurgia finalizada e o aspecto clínico após o procedimento.

TABELA 1 Parâmetros utilizados para o *laser* de diodo de alta potência

Parâmetros	
Laser	**Diodo**
Comprimento de onda	808 nm
Modo de irradiação	Contínuo
Potência	1 W
Fibra óptica	400 μm

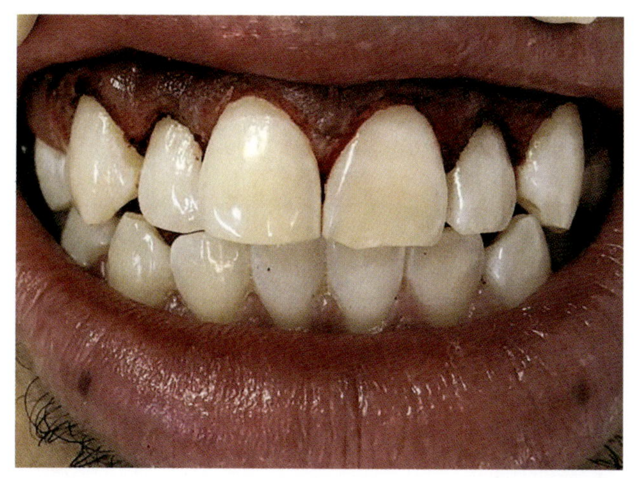

FIGURA 3 Aspecto final do procedimento de gengivoplastia. Nota-se a ausência de sangramento resultado do corte e cauterização promovido pelo *laser* de diodo.

O tratamento foi finalizado com uma aplicação do *laser* de baixa potência LaserDuo (MMOptics), com o comprimento de onda de 660 nm, potência de 100 mW, 20 segundos de aplicação, resultando em uma energia de 2 J por dente (Figura 4).

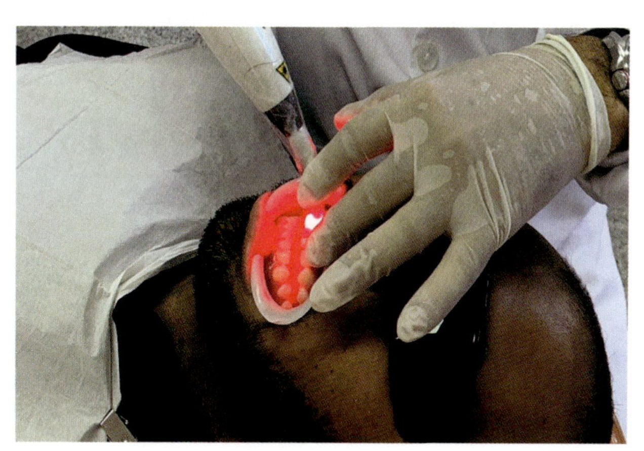

FIGURA 4 Irradiação com o *laser* de baixa potência emitindo em 660 nm, 100 mW e energia de 2 J, para efeito analgésico e aceleração da cicatrização gengival.

O paciente foi devidamente orientado sobre os cuidados pós-operatórios referentes aos cuidados com higienização, dieta e medicações analgésicas somente se necessário, em caso de dor.

Foi feito o acompanhamento do paciente durante os 10 primeiros dias de pós-operatório com a finalidade de registrar o processo de reparação dos tecidos e avaliar a presença de dor.

A Figura 5 mostra o caso finalizado após 20 dias do procedimento cirúrgico.

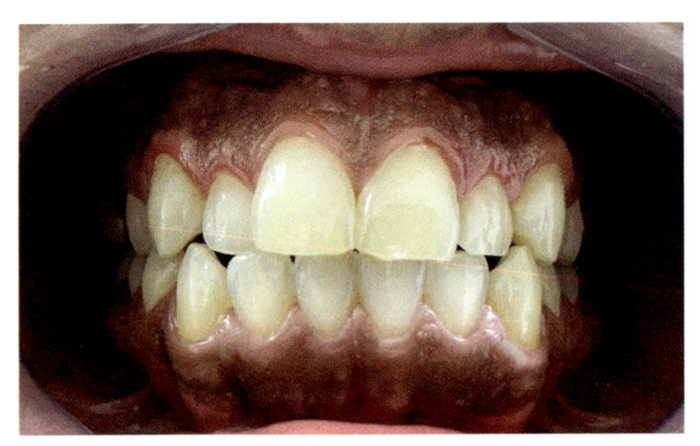

FIGURA 5 Aspecto final do caso clínico após 20 dias. Nota-se a saúde gengival obtida e o resultado estético do sorriso do paciente, apresentando um aspecto proporcional entre as coroas dos caninos, incisivos laterais e centrais.

TABELA 2 Parâmetros utilizados para o *laser* de diodo de baixa potência para acelerar a cicatrização

Parâmetros	
Laser	**Diodo**
Comprimento de onda	660 nm
Ponto de irradiação	Gengiva vestibular
Energia	2 J
Aplicações	1 sessão

▷ Caso clínico 2

Paciente de 23 anos, gênero masculino, foi encaminhado para correção de sorriso gengival após tratamento ortodôntico (Figura 6 e 7). O diagnóstico foi elaborado por meio de anamnese, exame físico, radiográfico e clínico.

A avaliação periodontal consistiu na análise da forma e consistência da gengiva (características do fenótipo gengival), índice de sangramento gengival, nível de inserção clínica, presença de mobilidade dental e o índice de placa, para que assim o diagnóstico periodontal fosse possível. Além disso, foram analisados aspectos como padrão de higiene do indivíduo ou necessidade de tratamento periodontal prévio, a fim de verificar aspectos importantes que poderiam influenciar na cicatrização pós-operatória.

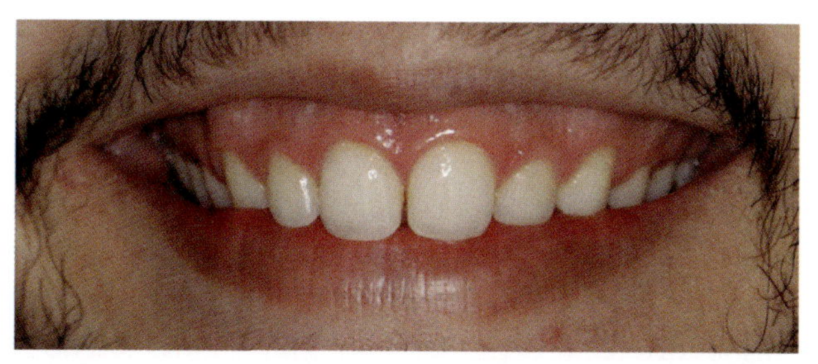

FIGURA 6 Aspecto clínico inicial. Sorriso natural do paciente.

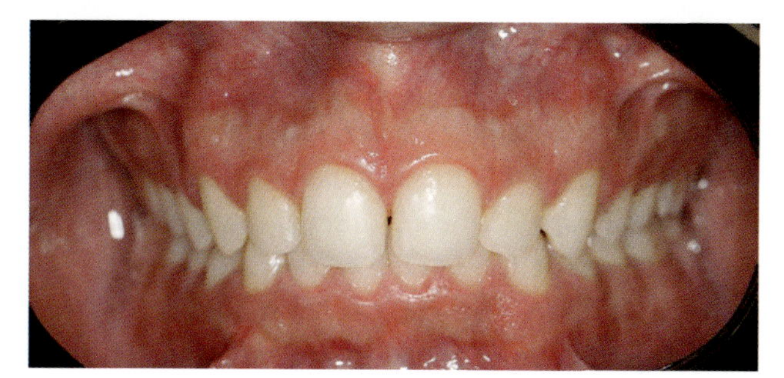

FIGURA 7 Aspecto clínico inicial do contorno gengival.

Deve-se ressaltar que, na sondagem periodontal, a sonda milimetrada foi mantida paralela ao longo eixo do dente para que não se cometesse equívoco no planejamento cirúrgico e invadisse o espaço biológico (Figura 8).

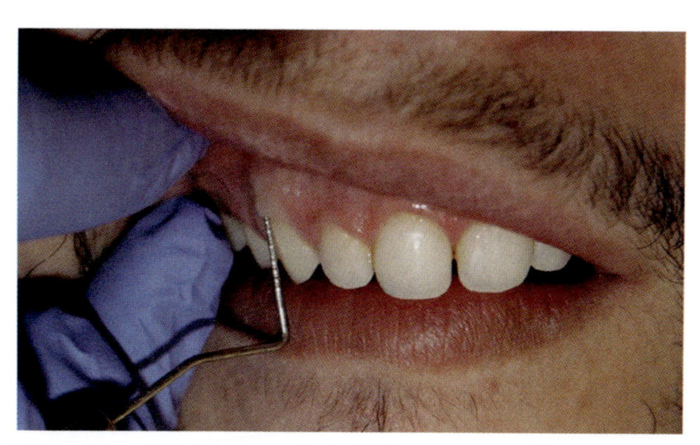

FIGURA 8 Sondagem periodontal.

Depois da criteriosa anamnese, avaliações clínicas e exames complementares, foi planejado para o paciente a gengivoplastia para melhorar o contorno gengival. A cirurgia só foi executada depois que o paciente passou pela terapia periodontal básica e estava com os índices em conformidade com saúde periodontal.

A gengivoplastia convencional consiste em um procedimento cirúrgico periodontal em que a gengiva marginal é removida com o uso de instrumentos de corte com o objetivo de expor a coroa clínica e, ao mesmo tempo, não alterar a largura biológica, para promover um sorriso com dentes mais expostos e que seja mais agradável esteticamente. Na técnica, a gengiva a ser removida é medida com sonda periodontal milimetrada, verificando-se se há profundidade de sondagem e nível de inserção adequados para que o excesso seja removido.

Graças às dimensões dos tecidos que seriam remodelados, não houve necessidade de remoção óssea e, ainda levando em consideração os benefícios já descritos na literatura, optou-se pelo uso do *laser* de diodo de alta potência (Thera Lase Surgery, DMC, São Carlos, SP, Brasil) para o procedimento cirúrgico como método de corte, em vez de se utilizar instrumentais como os gengivótomos.

Após assepsia inicial, o procedimento cirúrgico se iniciou pela anestesia local com Alphacaine 2% 1:100.000 (Nova DFL, Rio de Janeiro, RJ, Brasil), na região de fundo de vestíbulo, utilizando-se apenas meio tubete. Em seguida, com uma sonda milimetrada foi realizada a medição e marcação do tecido gengival, formando pontos sangrantes na região vestibular para referência do corte e demarcando a forma e a extensão do tecido que seria removido durante a cirurgia. Esses pontos são utilizados como guia tanto no método convencional quanto na técnica com *laser* de diodo de alta potência.

O *laser* foi utilizado de forma interrompida e em contato com o tecido gengival com movimentos intermitentes bem definidos, no comprimento de onda de 980 nm, 2 W de potência, 120 J de energia, por 60 segundos em cada dente. Ao entrar em contato com o tecido gengival, a ação do *laser* de diodo de alta potência se dá pelo aumento de temperatura, e a literatura reporta que a pluma formada pode conter diversos produtos de combustão, inclusive microrganismos, daí a importância de se utilizar sugadores de alta potência para conter essa contaminação (Figura 9).

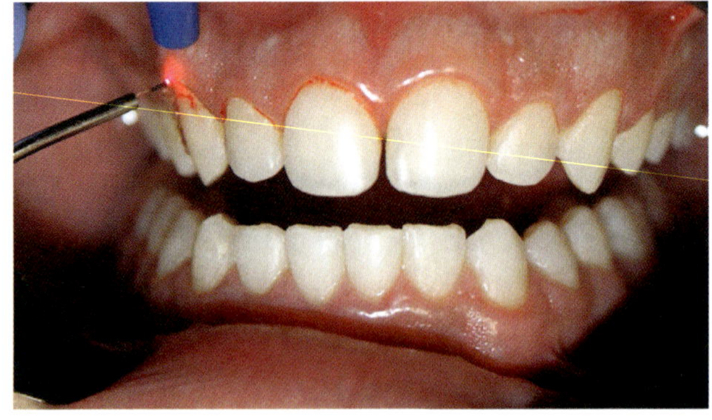

FIGURA 9 *Laser* de diodo de alta potência realizando a cirurgia de gengivoplastia. Observa-se que a fibra óptica do *laser* entra em contato com o tecido gengival e o sugador fica próximo para não deixar que os vapores sejam espalhados pelo ambiente.

O tecido gengival foi retirado conforme o planejamento sem comprometer as papilas interdentais. A ação do *laser* de diodo de alta potência é precisa, sendo possível realizar contornos simétricos e que o zênite gengival ficasse ligeiramente à distal da linha média do dente. Além disso, é possível também, com o *laser* de diodo de alta potência, remover o colar gengival (Figura 10) sem trazer prejuízos à estrutura dental.

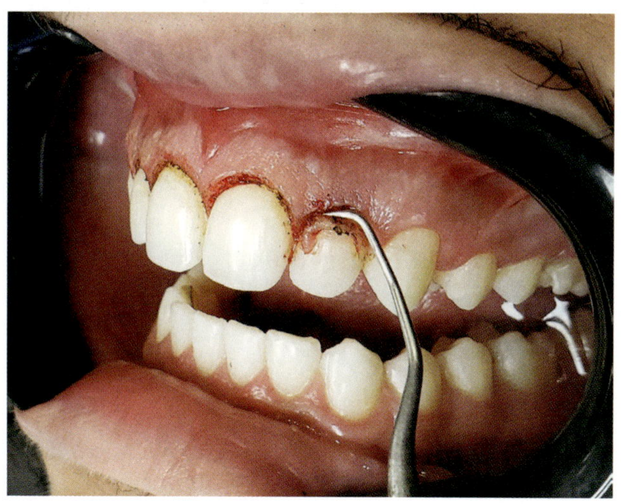

FIGURA 10 Remoção do colar de gengiva. Observa-se que o tecido sai de forma inteira e saudável, com mínimo sangramento.

Durante a cirurgia é possível ter previsibilidade e uma ideia de como será o resultado (Figura 11).

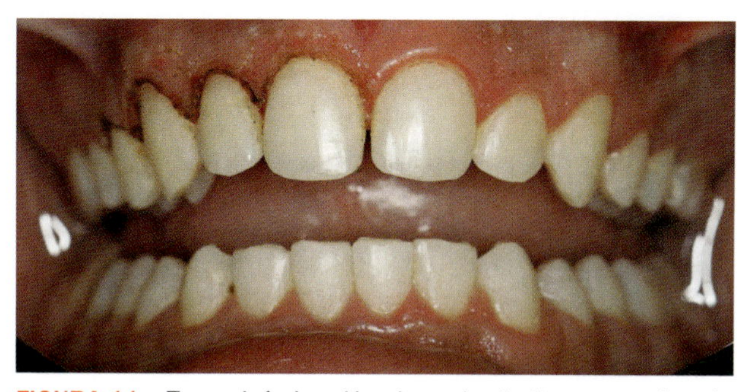

FIGURA 11 Transcirúrgico. Hemiarcada direita com a cirurgia finalizada e a hemiarcada esquerda antes de iniciá-la.

Apesar desse aquecimento localizado, ocorre apenas necrose superficial, sem danos significativos, pois os efeitos secundários do *laser* de diodo de alta potência sobrepõem, facilitando a cicatrização, uma vez que a técnica é considerada menos invasiva, menos dolorosa e com menos efeitos colaterais como dor, edema e eritema.

Imediatamente após a cirurgia foi possível notar o aspecto do tecido (Figura 12). O paciente foi orientado quanto a higiene oral e não necessitou fazer o uso de nenhuma medicação.

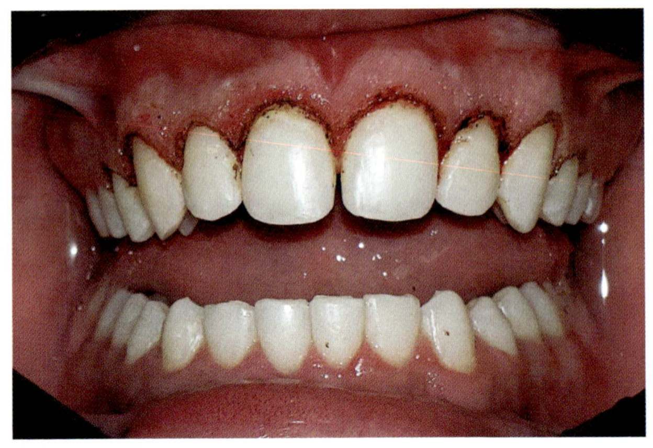

FIGURA 12 Aspecto imediatamente depois da gengivoplastia.

Após 5 dias do procedimento cirúrgico a área encontrava-se parcialmente cicatrizada e o paciente relatou um pós-operatório confortável e sem dor, mostrando-se extremamente satisfeito com o resultado (Figura 13).

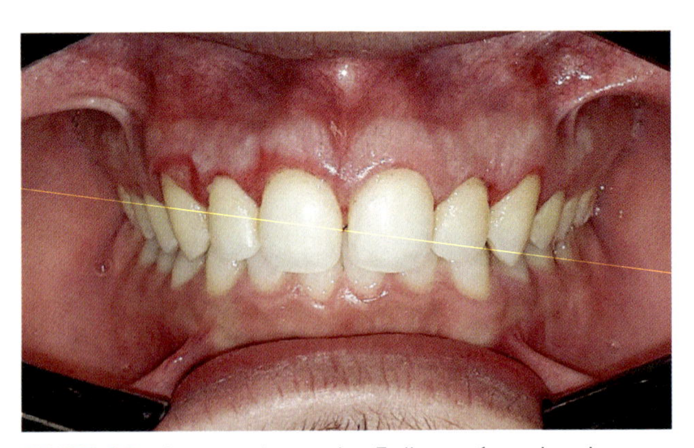

FIGURA 13 Aspecto da gengiva 5 dias após a cirurgia.

O paciente foi encaminhado para confecção de facetas em resina composta para fechamento dos diastemas e melhor estética, trazendo harmonia e proporção ao sorriso (Figura 14).

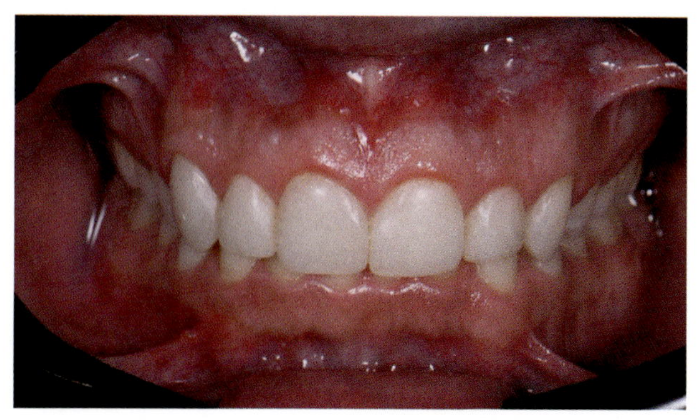

FIGURA 14 Aspecto clínico do caso finalizado após a complementação estética com resinas compostas

TABELA 3 Parâmetros utilizados para o *laser* de diodo de alta potência no caso clínico 2

Parâmetros	
Laser	**Diodo**
Comprimento de onda	980 nm
Modo de irradiação	Contínuo
Potência	2 W
Fibra óptica	400 μm

▷ Caso clínico 3

Paciente de 28 anos de idade, do sexo feminino, dentista, com queixa estética de desarmonia do arco gengival. Clinicamente, nota-se uma diferença na altura gengival entre os hemiarcos superiores, mais evidente nos incisivos laterais. A gengiva inserida exibiu um perfil gengival normal, com ligeira inserção alta de freio labial, entretanto sem apresentar a presença de diastemas (Figura 15).

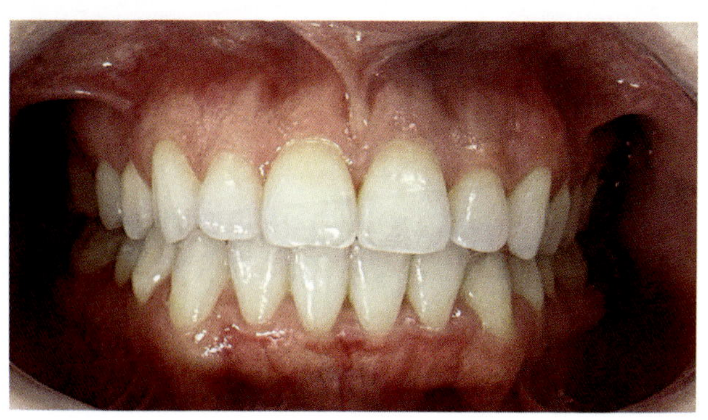

FIGURA 15 Aspecto clínico inicial. Nota-se a diferença na altura gengival entre as hemiarcadas.

Foi proposta à paciente a gengivoplastia utilizando *laser* de diodo com emissão azul (450 nm). Trata-se de um *laser* semicondutor de alta potência, comprimento de onda 450 nm e fibras óticas de diâmetro de 400 µm. Por ter emissão azul, este *laser* tem maior absorção pela hemoglobina presente nos tecidos gengivais, possibilitando um corte com menor potência, menor risco de dano térmico e maior poder de cauterização

Como reportado nos casos anteriores, foi realizada a profilaxia da área e anestesia dos tecidos do paciente, evitando a isquemia da área gengival a ser irradiada.

Foram demarcados os limites das incisões com a ponta da sonda periodontal e remoção do tecido gengival (Figura 16).

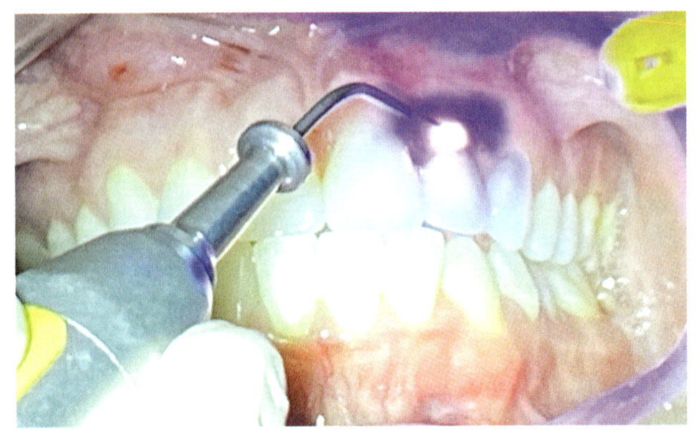

FIGURA 16 Incisão gengival com o *laser* de diodo de emissão azul (450 nm).

A finalização estética também foi realizada neste caso utilizando a técnica de ponta quente, possibilitando a confecção do bisel gengival e perfil de emergência (Figura 17).

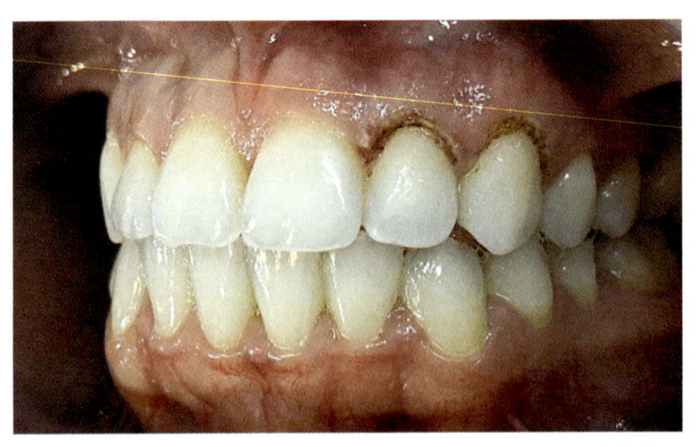

FIGURA 17 Contorno gengival após o procedimento cirúrgico.

TABELA 4 Parâmetros utilizados para o *laser* de diodo de alta potência com emissão azul (450 nm)

Parâmetros	
Laser	**Diodo**
Comprimento de onda	450 nm
Modo de irradiação	Contínuo
Potência	1,5 W
Fibra óptica	400 µm

Esse equipamento em particular possui, além do comprimento de onda 450 nm, a possibilidade de emissão em 976 nm, ambos em alta potência e comprimento de onda de 650 nm com emissão em baixa potência (máximo de 200 mW). Por isso, neste caso de gengivoplastia, após o corte gengival utilizando o *laser* de 450 nm, a fibra óptica foi trocada e foi acoplada a ponteira para o *laser* de baixa potência. A área cirúrgica foi então irradiada com o *laser* de baixa potência emitindo 650 nm, com a potência de 200 mW por 10 segundos, resultando em uma energia de 2 J, visando efeito de analgesia e aceleração da cicatrização do sítio cirúrgico (Figura 18).

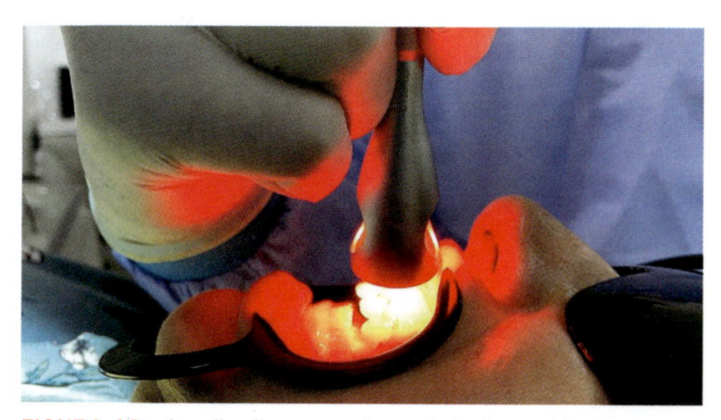

FIGURA 18 Irradiação com o *laser* de baixa potência.

Após o término dos procedimentos, a paciente foi orientada sobre os cuidados pós-operatórios e o acompanhamento do caso. A Figura 19 apresenta o aspecto final do tecido gengival após o procedimento cirúrgico.

Um comparativo entre as imagens iniciais e após o procedimento de gengivoplastia podem ser visto na Figura 20. A opção pela utilização de um *laser* de diodo de alta potência com emissão na região azul da luz visível possibilitou o uso de menor potência e por isso pode-se notar na imagem um dano térmico mínimo aos tecidos adjacentes ao corte da gengiva e a ausência de sangramento durante o procedimento.

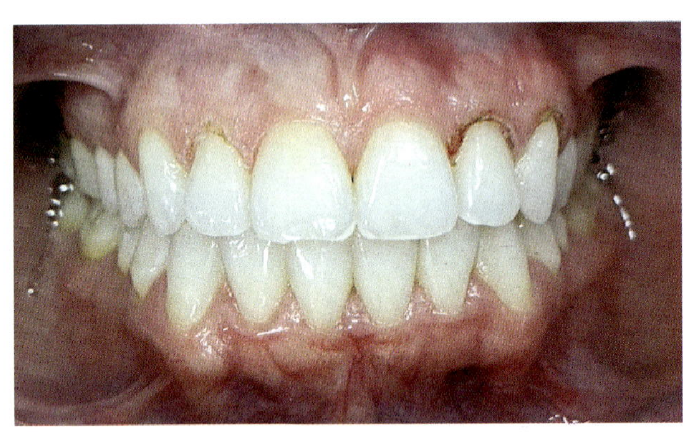

FIGURA 19 Aspecto clínico imediatamente após o procedimento cirúrgico

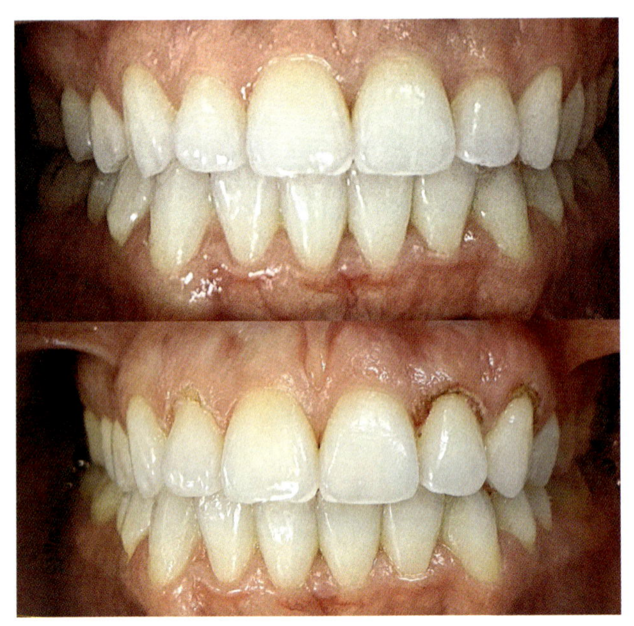

FIGURA 20 Imagens comparativas entre o aspecto clínico inicial e após a gengivoplastia. Nota-se a melhora na harmonia estética do arco gengival.

O retorno da paciente para o acompanhamento do caso foi realizado 30 dias após a cirurgia. A região em que foi realizada a gengivoplastia encontrava-se totalmente cicatrizada após esse período e a paciente relatou leve desconforto nos 3 primeiros dias após a cirurgia, mas disse não ter sido necessário o uso de medicação analgésica (Figuras 21 e 22).

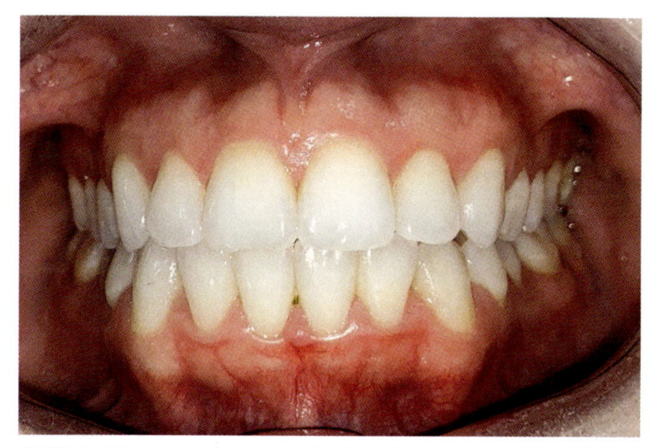

FIGURA 21 Aspecto clínico final do tratamento após 30 dias do procedimento de gengivoplastia.

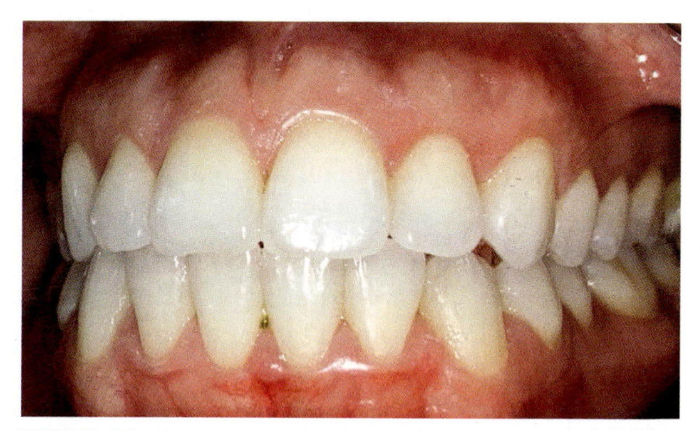

FIGURA 22 Imagem em detalhe da área após a cicatrização.

TABELA 5 Parâmetros utilizados para o *laser* de diodo de baixa potência para acelerar a cicatrização da área cirúrgica

Parâmetros fotobiomodulação	
Laser	**Diodo**
Comprimento de onda	650 nm
Pontos de irradiação	Sobre a gengiva vestibular
Potência	200 mW
Energia	2 J

▷ Caso clínico 4

Paciente do sexo feminino, 16 anos de idade e com queixa estética de presença de diastemas e gengiva "inchada". Clinicamente, nota-se hiperplasia gengival no hemiarco superior, devido ao uso prolongado e sem acompanhamento adequado de aparelho ortodôntico. Inicialmente a paciente foi encaminhada para tratamento periodontal (Figura 23).

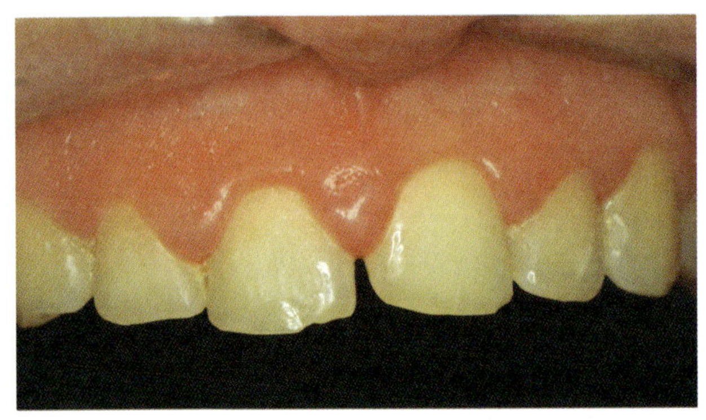

FIGURA 23 Aspecto inicial do caso. Nota-se a presença de gengiva hiperplásica, diastemas nos centrais e fraturas incisais.

O tratamento estético foi planejado da seguinte forma: gengivoplastiva com *laser* de diodo, restauração das fraturas incisais e fechamento dos diastemas.

Para a gengivoplastiva foi utilizado o *laser* Picasso (AMD Lasers, EUA), um *laser* de diodo emitindo em 810 nm, modo contínuo ou interrompido (30 μs), com potência ajustável entre 0,1 e 2,5 W, acoplado a uma fibra ótica de 400 μm. Para o procedimento foi utilizado o modo contínuo e a potência de 1,8 W.

Após anestesia infiltrativa na região de canino a canino e profilaxia dos dentes, foi realizada a mensuração das "falsas" bolsas periodontais com sonda periodontal milimetrada e realizada a marcação da faixa gengival a ser removida (Figuras 24 e 25).

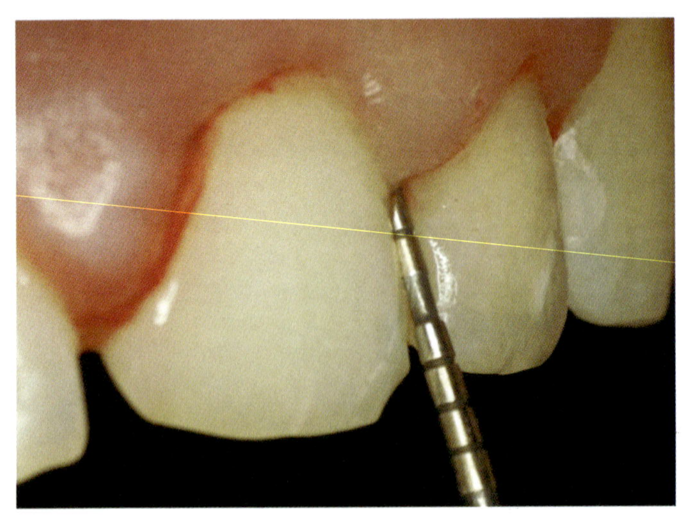

FIGURA 24 Medida da profundidade de sondagem com sonda periodontal milimetrada para determinar a faixa de gengiva a ser removida.

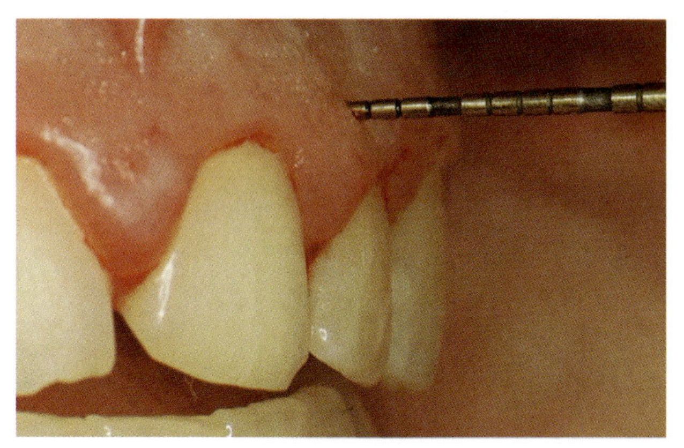

FIGURA 25 Marcação da altura gengival.

A Figura 26 mostra o corte e o recontorno gengival com a fibra ótica de 400 μm, inclinada a 45°. Por se tratar de uma área bastante vascularizada, alguns vasos sanguíneos de maior calibre podem não ser devidamente cauterizados, promovendo desta forma um sangramento gengival que pode atrapalhar a visualização do campo operatório.

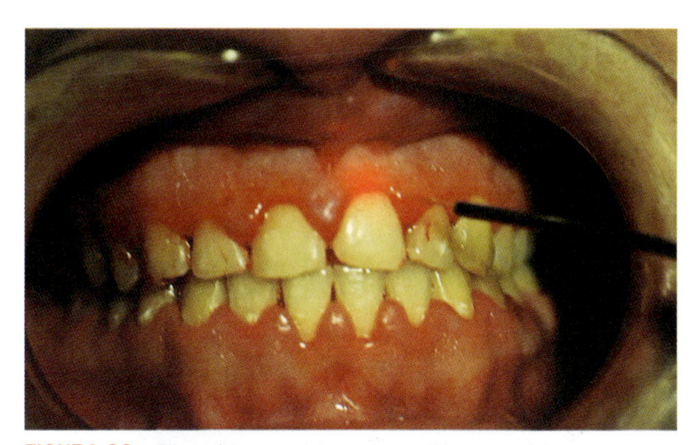

FIGURA 26 Fibra ótica posicionada a 45° para início do procedimento de gengivoplastia.

Nesses casos, utiliza-se uma técnica para cauterizar pontualmente o local do sangramento (Figura 27), que consiste em afastar levemente a ponta da fibra do tecido gengival, promovendo uma difusão do feixe *laser*, o que promove uma redução da intensidade (densidade de potência) do *laser* e um aquecimento local. Imediatamente o ponto sangrante estanca graças à cauterização promovida pelo aumento de temperatura e o procedimento cirúrgico pode ser retomado.

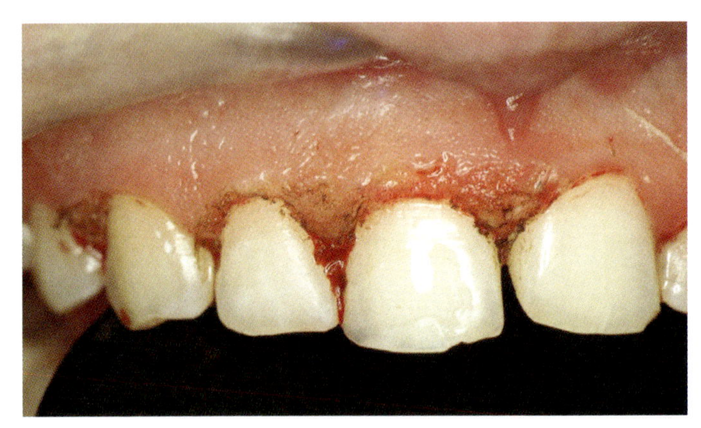

FIGURA 27 Ponto sangrante decorrente da presença de vaso sanguíneo de maior calibre. O uso da técnica de irradiação desfocada promove aquecimento local e imediata cauterização do local, permitindo a sequência do procedimento cirúrgico.

Outra técnica que foi utilizada neste caso é a técnica da "ponta quente", que consiste em deixar propositadamente a carbonização da ponta da fibra para que o feixe *laser* aqueça a ponta. Esta técnica facilita a obtenção do bizel gengival, contribuindo para a estética final da gengivoplastia (Figura 28).

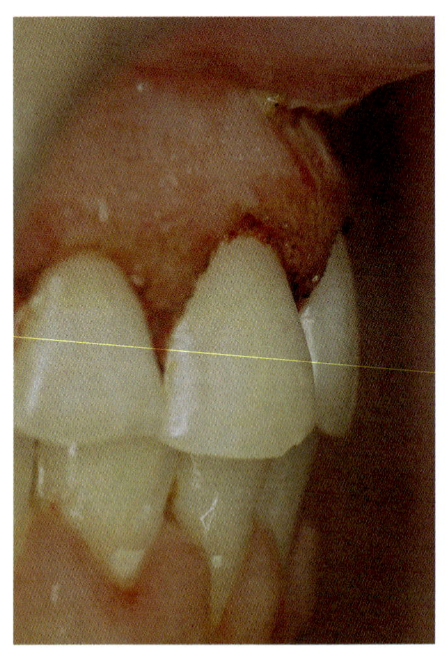

FIGURA 28 Bizel gengival obtido pela técnica da "ponta quente". Comparando esta imagem com a Figura 25, pode-se notar que o contorno gengival foi reestabelecido, devolvendo o aspecto saudável da gengiva.

A Figura 29 mostra o aspecto gengival imediatamente após o procedimento cirúrgico. A presença de maior sangramento após a gengivoplastica, comparado aos casos anteriores, se deve ao maior volume de gengiva removida e aspecto mais fibroso da gengiva em razão da hiperplasia.

Após 2 semanas, a paciente retornou com para a finalização estética do caso com as restaurações de resina composta e fechamento do diastema (Figura 29).

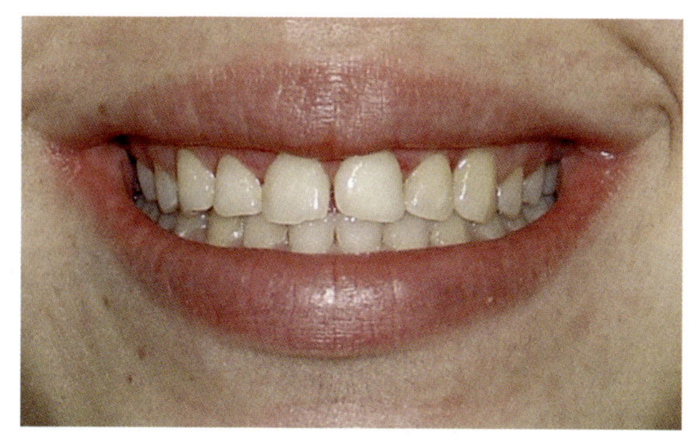

FIGURA 29 Sorriso da paciente após o procedimento de gengivoplastia.

O aspecto final do caso, após a plástica gengival e reconstrução estética do sorriso com resinas composta pode ser vista na Figura 30

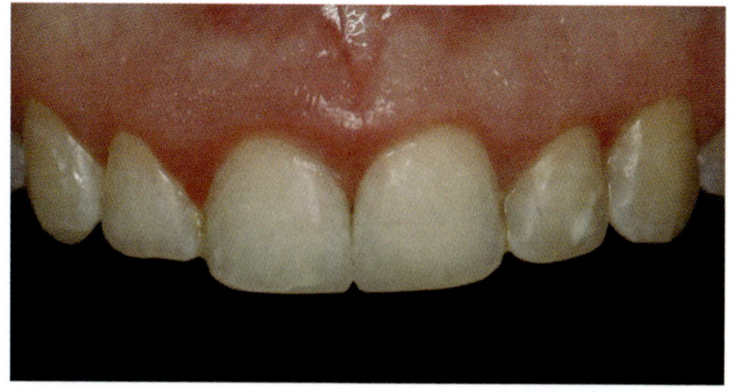

FIGURA 30 Sorriso da paciente após o procedimento cirúrgico e fechamento dos diastemas com resina composta.

TABELA 6 Parâmetros utilizados para o *laser* de diodo de alta potência

Parâmetros	
Laser	**Diodo**
Comprimento de onda	810 nm
Modo de irradiação	Contínuo
Potência	1,8 W
Fibra óptica	400 μm

AGRADECIMENTOS

Agradecimento especial aos alunos Guilherme Silva Furtado, Guilherme Guimarães Portela e Carlos Felipe Sousa Menezes pelo desenvolvimento e acompanhamento dos casos clínicos.

REFERÊNCIAS BIBLIOGRÁFICAS

1. Nomura S, Freitas KMS, da Silva PPC, Valarelli FP, Cançado RH, de Freitas MR, et al. Evaluation of the attractiveness of different gingival zeniths in smile esthetics. Dental Press J Orthod 2018. doi:10.1590/2177-6709.23.5.047-057.oar.
2. Verardi S, Ghassemian M, Bazzucchi A, Pavone AF. Gummy Smile and Short Tooth Syndrome – Part 2: Periodontal Surgical Approaches in Interdisciplinary Treatment. Compend Contin Educ Dent. 2016;37:247-51;quiz252.
3. Ize-Iyamu IN, Saheeb BD, Edetanlen BE. Comparing the 810 nm diode laser with conventional surgery in orthodontic soft tissue procedures. Ghana Med J. 2013;47:107-11.
4. Luke AM, Mathew S, Altawash MM, Madan BM. Lasers: A review with their applications in oral medicine. J Lasers Med Sci. 2019;10:324-9.
5. Gobbo M, Bussani R, Perinetti G, Rupel K, Bevilaqua L, Ottaviani G, et al. Blue diode laser versus traditional infrared diode laser and quantic molecular resonance scalpel: clinical and histological findings after excisional biopsy of benign oral lesions. J Biomed Opt. 2017;22:121602.
6. Derikvand N, Chinipardaz Z, Ghasemi S, Chiniforush N. The versatility of 980 nm diode laser in dentistry: A case series. J Lasers Med Sci. 2016. doi:10.15171/jlms.2016.36.
7. Romanos GE, Gutknecht N, Dieter S, Schwarz F, Crespi R, Sculean A. Laser wavelengths and oral implantology. Lasers Med Sci. 2009. doi:10.1007/s10103-009-0676-1.
8. Romeo U, Libotte F, Palaia G, Del Vecchio A, Tenore G, Visca P, et al. Histological in vitro evaluation of the effects of Er:YAG laser on oral soft tissues. Lasers Med Sci. 2012. doi:10.1007/s10103-011-0969-z.

4

Dentística e prótese

Silvia Cristina Nunez

INTRODUÇÃO

A dentística atua na restauração do elemento dental e na estética dental; por isso, foi uma das primeiras áreas a chamar atenção para o emprego dos *lasers* na odontologia. Esse fato se deve ao famoso medo da alta rotação com seu som característico e, sendo assim, os *lasers* foram associados a possibilidade de realizar restaurações sem os convencionais motores de alta e baixa rotação.

É importante salientar que os *lasers* de alta potência que promovem interação com tecidos duros mineralizados, como esmalte e dentina, de fato, diminuem a vibração e, consequentemente, promovem maior conforto para remoção de material restaurador e tecido cariado, porém, não eliminam o emprego da anestesia nem a sensibilidade para tratamento de cavidades de média a alta profundidade.

Ainda deve ser ressaltado que *lasers* de alta potência não devem ser empregados para remoção de restaurações metálicas nem de amálgama dental, dadas a pluma de ablação e a possível presença de vapor de mercúrio[1].

Uma das maiores vantagens do uso de *lasers* de alta potência em tecidos duros na dentística é a possibilidade de, por meio do controle de parâmetros (energia do pulso), realizar a remoção seletiva de tecido cariado, preservando ao máximo a estrutura dental sadia. Como os *lasers* de érbio, por exemplo, possuem alta afinidade pela água, a remoção de tecido cariado requer menor energia do que a remoção de tecidos sadios, uma vez que o tecido amolecido da cárie possui maior quantidade de água e menos minerais[2]. Outra aplicação que tem crescido é a possibilidade de remoção de restaurações cerâmicas, como facetas e laminados, sem desgaste do elemento dental[3]. Para o apropriado emprego dos *lasers* de alta potência em tecidos duros, é importante manter a temperatura abaixo do limiar de dano pulpar, que é de 5,5°C[4].

Os *lasers* de baixa potência são importantes para melhora da sensibilidade pós-restauração, para os casos de exposição pulpar e para todas as aplicações que requerem resposta biológica e analgesia. A terapia fotodinâmica (TFD) pode ser empregada para descontaminação de próteses, mucosa (no caso de estomatites protéticas) e dentina remanescentes após o preparo cavitário, por exemplo.

Uma grande confusão que ocorre na área de dentística é com o emprego de diodos emissores de luz (LED, do inglês *light-emiting diodes*) para clareamento dental que, muitas vezes, são chamados de *lasers* pelos profissionais e pacientes. Alguns *lasers* de alta potência podem ser utilizados para o clareamento dental e atuam aumentando a temperatura no material clareador, promovendo a aceleração do processo de clareamento. Já os LED em baixa intensidade não promovem o mesmo aumento de temperatura dos *lasers* de alta potência, logo, ao realizar clareamento dental com o emprego de LED, o mecanismo seria diferente.

Há muita controvérsia sobre o emprego de fontes de luz no clareamento dental, porém, de acordo com revisão sistemática realizada por Benetti et al., os efeitos do clareamento dental na polpa não são influenciados por diferentes tipos de luz, mas, sim, por diferentes parâmetros de luz que podem influenciar as respostas pulpares[5]. No momento, os dois procedimentos de clareamento mais comumente usados são métodos de clareamento caseiro que depende de géis de clareamento com baixas concentrações de peróxido de hidrogênio (tanto presente como peróxido de hidrogênio ou liberado de peróxido de carbamida) e clareamento em consultório usando altas concentrações de peróxido de hidrogênio. A fim de reduzir o tempo de clareamento em consultório, vários métodos para acelerar a decomposição de peróxido de hidrogênio são usados, incluindo técnicas químicas (p. ex., pH alcalino), físico-químicas (p. ex., foto-oxidação) e físicas (p. ex., calor). Fontes de radiação coerentes e incoerentes usadas para catalisar o processo de clareamento incluem lâmpadas halógenas de quartzo tungstênio, lâmpadas de arco de plasma, lâmpadas de vapor de mercúrio, LED e *lasers* de vários comprimentos de onda[6]. Neste capítulo, não será abordada a técnica de clareamento dental utilizando fontes de luz, mas será abordado o emprego do *laser* de baixa potência para a sensibilidade pós-clareamento, qualquer que seja a técnica de eleição do cirurgião dentista.

A seguir, serão feitas demonstrações de uso e casos clínicos em que diferentes *lasers* foram utilizados no contexto da dentística restauradora e prótese.

▷ Caso clínico 1

Emprego do *laser* de Er:YAG para remoção de tecido cariado (Figura 1). Nota-se que a ponteira do equipamento fica distante do elemento dental. Essa ponta demanda a forma de trabalho sem contato, o que pode gerar uma curva de aprendizado para o emprego correto da técnica por clínicos acostumados a trabalhar em contato direto com o tecido.

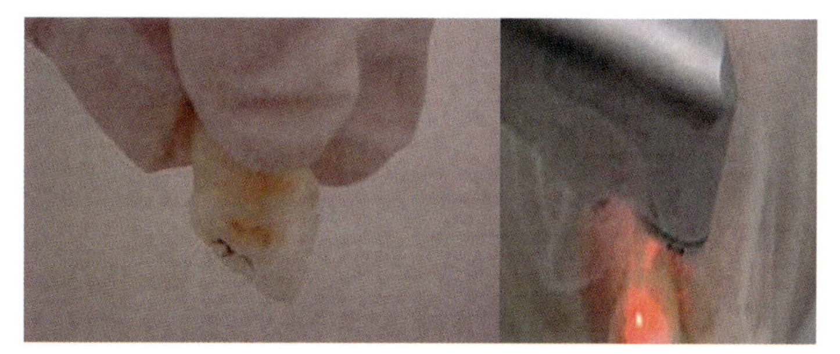

FIGURA 1 Remoção de tecido cariado com *laser* de Er:YAG em modo não contato. O feixe-guia de luz vermelha aponta a área de trabalho.

Após o tratamento da superfície de esmalte com *laser*, o aspecto clínico é muito semelhante ao aspecto pós-condicionamento ácido do esmalte (Figura 2). No entanto, ainda é preconizado que se realize o condicionamento dos tecidos dentais para manter a resistência à tração dos materiais restauradores adesivos.

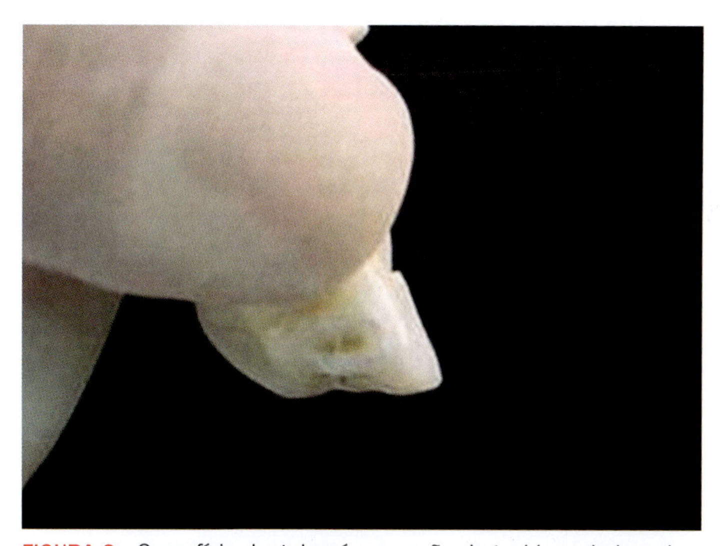

FIGURA 2 Superfície dental após remoção de tecido cariado e descontaminação com *laser* de Er:YAG. Nota-se o aspecto esbranquiçado ao redor do preparo mesmo antes da execução do condicionamento ácido do esmalte.

A Tabela 1 apresenta sugestão de parâmetros para a remoção de tecido cariado empregando *lasers* de alta potência.

TABELA 1 Parâmetros empregando *lasers* de alta potência para remoção de tecido cariado

Comprimento de onda e refrigeração	Parâmetros
Er:YAG e Er:CrYSGG Água	147 ± 59 mJ/pulso
Nd:YAG e *lasers* de diodo podem ser usados com fotoiniciador, porém cautela quanto ao aquecimento pulpar	1 a 1,3 W

Importante notar que a angulação deve sempre ser bem avaliada para minimizar aquecimento sem efetiva remoção de tecido. O correto é estar o mais próximo possível de 90° em relação à superfície de trabalho.

▷ Caso clínico 2

O aumento da resistência do esmalte à desmineralização é uma das formas de prevenção da cárie dental. Vários *lasers* de alta potência podem ser usados para esta finalidade, como os *lasers* de érbio, CO_2 e Nd:YAG. O caso a seguir apresenta o uso do *laser* de diodo de alta potência associado a um fotoiniciador que, neste caso, foi o carvão ativado em pó aplicado na superfície oclusal dos molares inferiores (Figura 3).

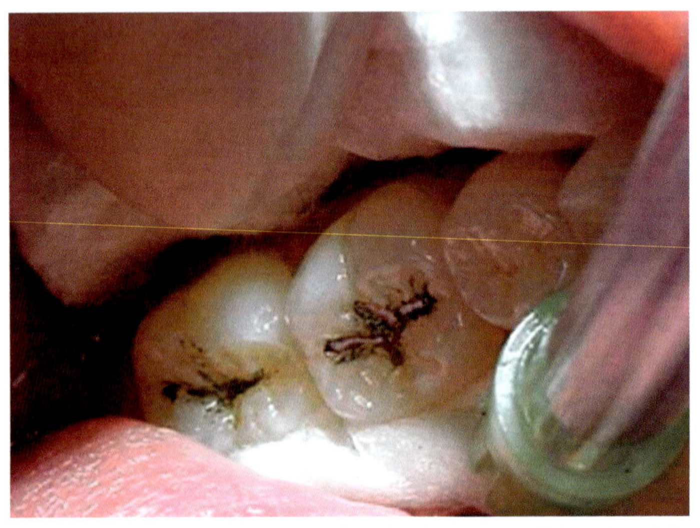

FIGURA 3 Carvão ativado em pó aplicado na superfície oclusal de molares inferiores para promover *melting* e recristalização da superfície, aumentando a resistência do esmalte à desmineralização.

As Figuras 4 e 5 apresentam a aplicação da fibra óptica da ponteira do *laser* de diodo. Neste passo clínico, é importante pedir ao paciente que relate qualquer sensibilidade, pois assim evita-se o aumento de temperatura pulpar e a fibra deve percorrer toda a parte corada, removendo o produto da superfície dental (Figura5).

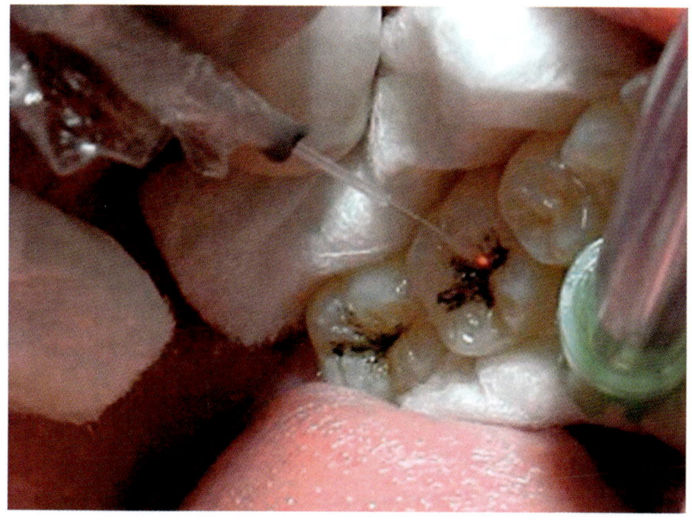

FIGURA 4 *Laser* de diodo sobre a superfície oclusal aplicado de forma a remover o carvão dos sulcos oclusais.

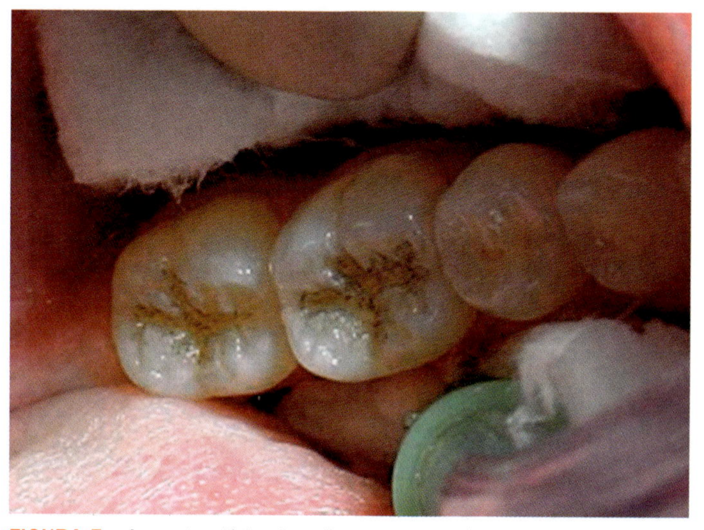

FIGURA 5 Aspecto clínico imediatamente após o procedimento.

A Tabela 2 apresenta parâmetros para o emprego de *lasers* de diodo de alta potência para prevenção de cárie.

TABELA 2 Parâmetros para aumento da resistência ácida do esmalte utilizando *laser* de diodo de alta potência

Comprimentos de onda	Potência	Modo de operação
810 a 910 nm	1,8 a 2 W	Interrompido

▷ Caso clínico 3

O caso a seguir apresenta a possibilidade de uso de *laser* de diodo de alta potência para descontaminação de canais radiculares antes da cimentação de retentores intrarradiculares. O emprego do *laser* de diodo associado a soluções irrigantes, como hipoclorito de sódio e peróxido de hidrogênio, aumentam o potencial de descontaminação, permitindo que a dentina seja descontaminada até 500 mcm de profundidade[7]. A Figura 6 apresenta o caso inicial, com o conduto desobturado para inserção de pino de fibra de vidro para reforçar o remanescente dental. A fibra óptica de 400 mcm, que equivale ao diâmetro de uma lima 40, foi utilizada e o comprimento de descontaminação medido. A fibra deve ficar 1 mm aquém do cone de guta-percha para evitar aquecimento excessivo. Os tecidos periodontais não devem ser expostos a aumentos de temperatura superiores a 12°C, para não haver risco de dano térmico.

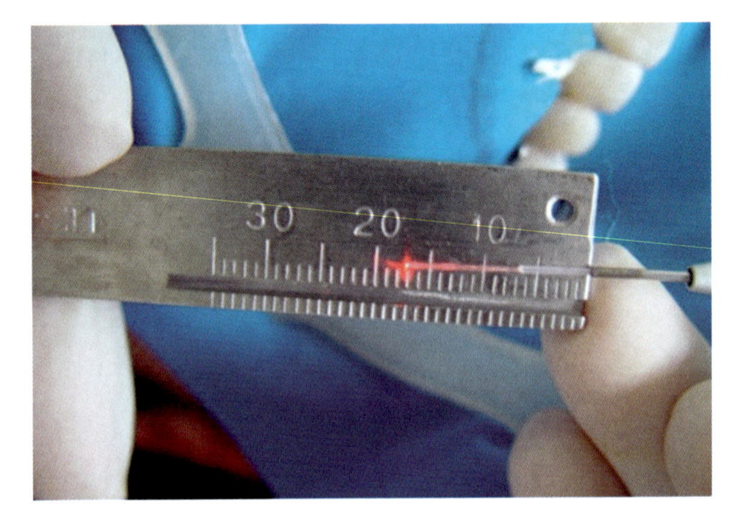

FIGURA 6 Fibra óptica de 400 mcm selecionada para a descontaminação. Medição do comprimento de trabalho.

A descontaminação deve ser realizada com movimentos helicoidais permitindo que a ponta da fibra óptica toque todas as paredes em movimentação constante de apical para incisal com velocidade média de 2 mm/s (Figura 7).

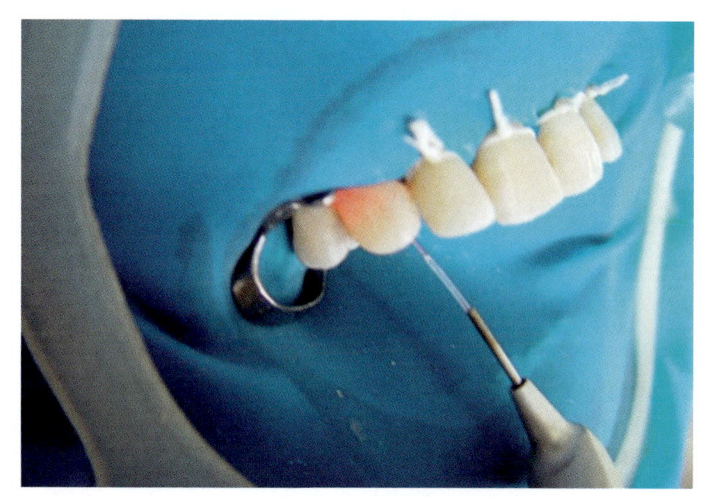

FIGURA 7 Transoperatório da descontaminação de condutos radiculares com *laser* de diodo de alta potência previamente à cimentação de pino de fibra de reforço.

A Figura 8 apresenta a sequência clínica de prova do pino e o preparo do conduto para a cimentação; já a Figura 9 apresenta o caso finalizado.

Importante notar que nenhum passo clínico deve ser eliminado, mesmo tendo sido efetuada a descontaminação com emprego de *laser* de alta potência. Todas as instruções dos fabricantes dos materiais utilizados para cimentação devem ser seguidas passo a passo.

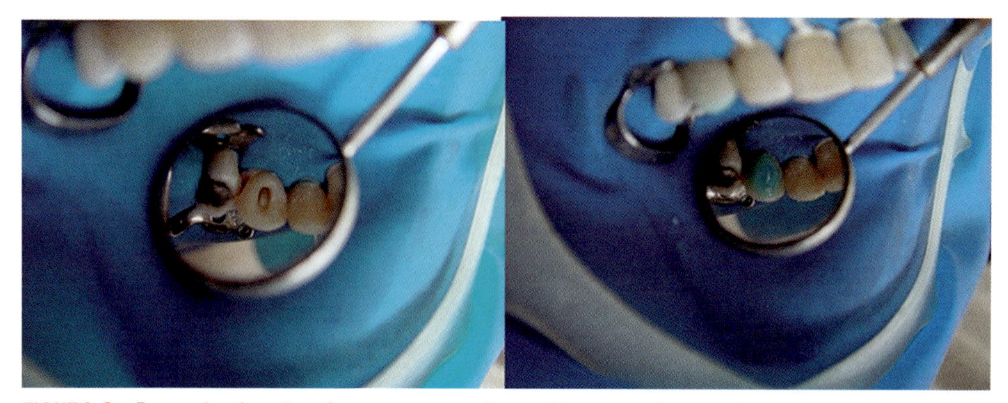

FIGURA 8 Prova do pino de reforço e preparo do conduto para cimentação.

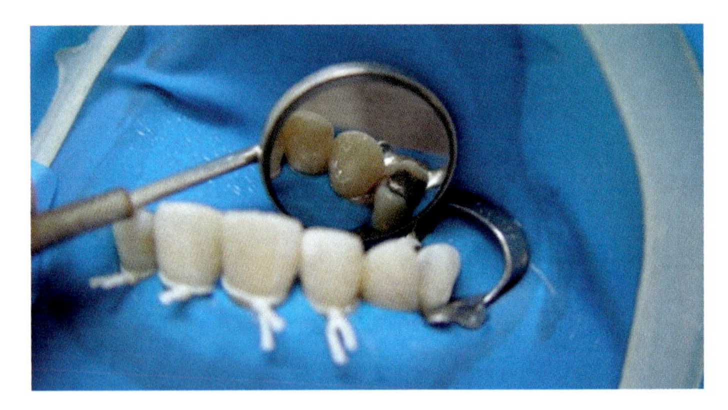

FIGURA 9 Aspecto clínico imediatamente após o selamento da cavidade.

A Tabela 3 apresenta parâmetros da descontaminação com *lasers* de alta potência.

TABELA 3 *Laser* para descontaminação do conduto previamente à cimentação de pino de reforço

Laser	**Parâmetros**	**Modo de aplicação**
Érbio	100 mJ 4 a 7 Hz 30 a 80 pulsos	Fibra de 400 a 500 mcm com refrigeração
Diodo de alta potência 810 a 910 nm	2 a 3 W 30 a 60 s	Contínuo em contato, resfriamento com solução de irrigação
Nd:YAG	1 a 2 W 15 a 30 Hz 1 a 5 s	Resfriamento com solução de irrigação
TFD 660 nm	100 mW 180 J 3 min Azul de metileno 0,01%	Após aplicação do corante no conduto, tempo de pré-irradiação de 1 min, seguido de irradiação com difusor óptico

▷ Caso clínico 4

A paciente seguir deste caso apresenta-se ao consultório com queixa sobre a estética do sorriso em virtude da condição das próteses instaladas nos elementos 11 e 21 (Figura 10).

Ao realizar a remoção das coroas, observou-se crescimento gengival na região do elemento 22 (Figura 11) e optou-se por fazer a remoção do excesso de gengiva e o afastamento gengival empregando *laser* de diodo de alta potência. Importante notar que, pela presença de pino metálico, recomenda-se que o feixe *laser* não seja direcionado para o metal (Figura 12), pois este é excelente condutor de calor e pode provocar aumento excessivo de temperatura.

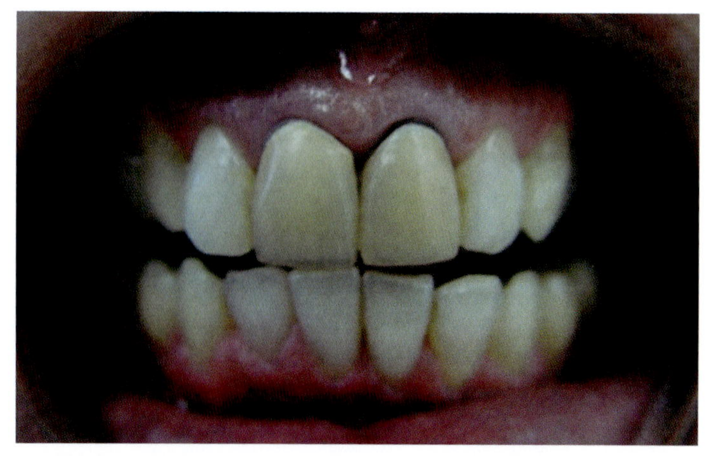

FIGURA 10 Paciente com queixa relacionada à estética das próteses instaladas nos elementos 11 e 21.

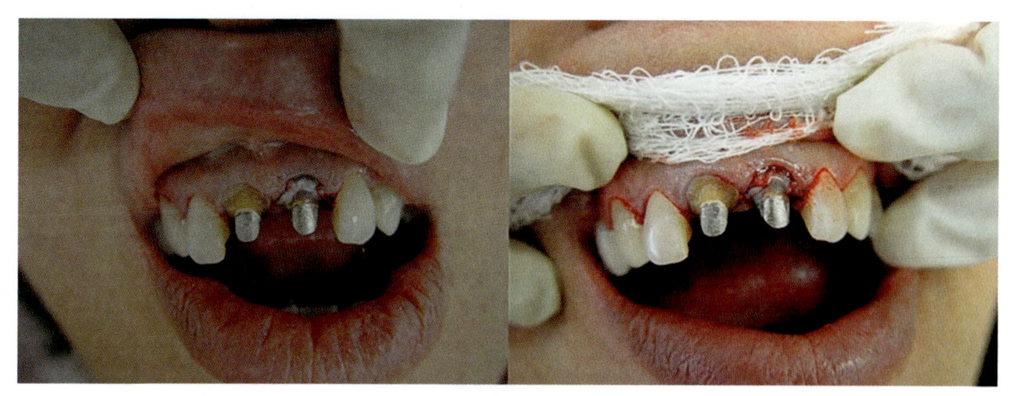

FIGURA 11 Aspecto clínico após a remoção das coroas dentais.

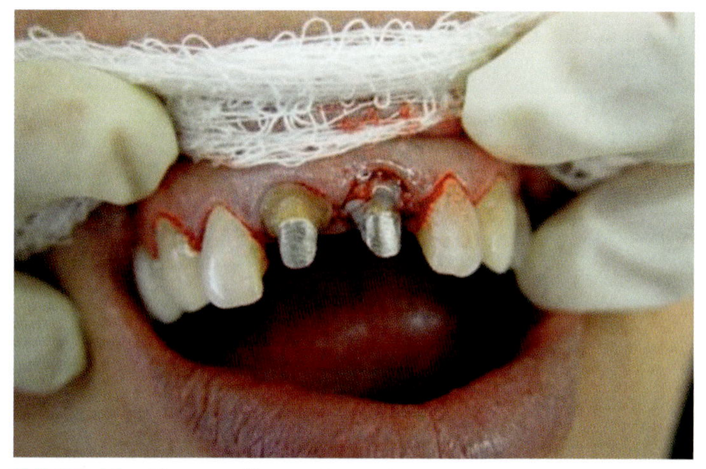

FIGURA 12 Pino metálico onde se deve evitar o contato direto do feixe *laser*, impedindo a condução de calor para o interior da raiz.

Foi realizada a remoção do tecido gengival em excesso e o afastamento gengival previamente à moldagem (Figura 13).

Após a moldagem, as coroas antigas foram reembasadas e cimentadas até a confecção do provisório; o *laser* de diodo de baixa potência foi aplicado ao final da sessão para cicatrização. Na Figura 14, observa-se o caso nos aspectos iniciais e após a colocação das coroas provisórias.

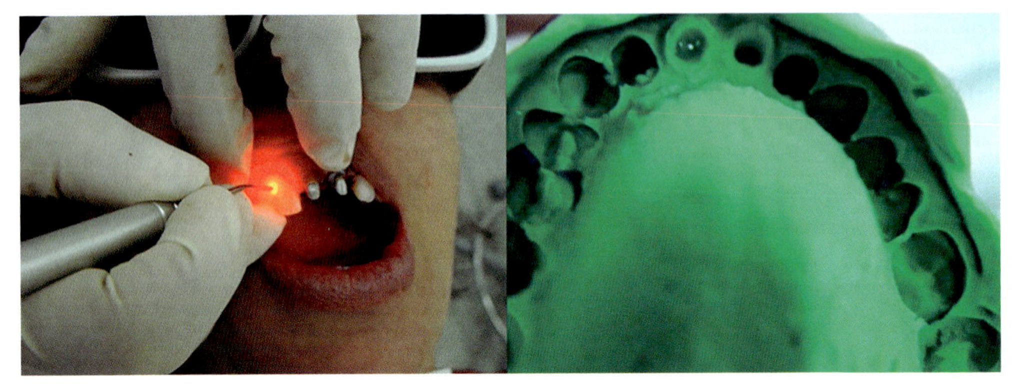

FIGURA 13 Afastamento gengival realizado com *laser* de diodo de alta potência e moldagem da região realizada imediatamente após o procedimento.

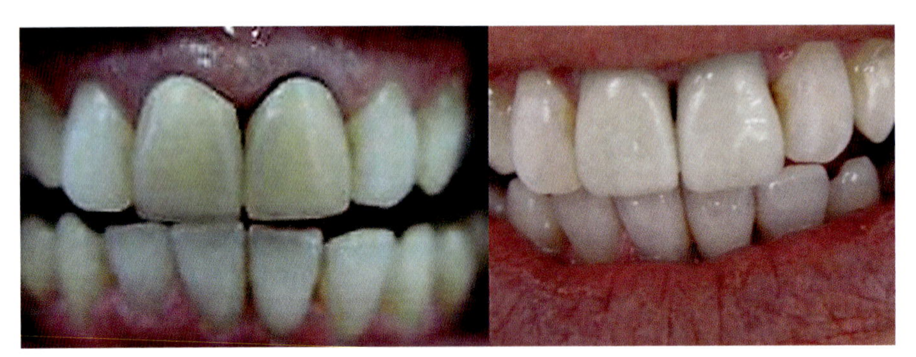

FIGURA 14 Aspecto clínico inicial e após a cimentação das coroas provisórias.

A Tabela 4 apresenta os parâmetros utilizados para afastamento gengival e remoção de tecido gengival em excesso.

TABELA 4 Parâmetros de afastamento gengival e plastia gengival pré-moldagem

Procedimento	*Laser*	Parâmetros
Gengivoplastia	Diodo 808 nm	1,4 W; gaze umedecida para resfriamento
Afastamento gengival	Diodo 808 nm	1,2 W; algodão umedecido para limpeza e resfriamento
Cicatrização	Diodo 660 nm	100 mW; 2 J; aplicação única

▷ Caso clínico 5

A plastia gengival muitas vezes significa complementar ao tratamento restaurador. Os *lasers* de alta potência são aliados importantes, permitindo o rápido recontorno gengival com imediata restauração do elemento dental, como demonstrado no caso a seguir, no qual o *laser* de Er:YAG foi utilizado para o recontorno gengival seguido da restauração do elemento 12 (Figura 15). É importante enfatizar que o espaço biológico deve sempre ser respeitado e, portanto, a sondagem e correta abordagem do procedimento são fundamentais para a segurança do procedimento.

Como pode ser observado na Figura 16, o *laser* de Er:YAG induz a maior sangramento quando comparado aos *lasers* de Nd:YAG e diodo de alta potência, porém, esse sangramento pode ser controlado empregando-se o *laser* em modo desfocado sobre a região, evitando o sangramento.

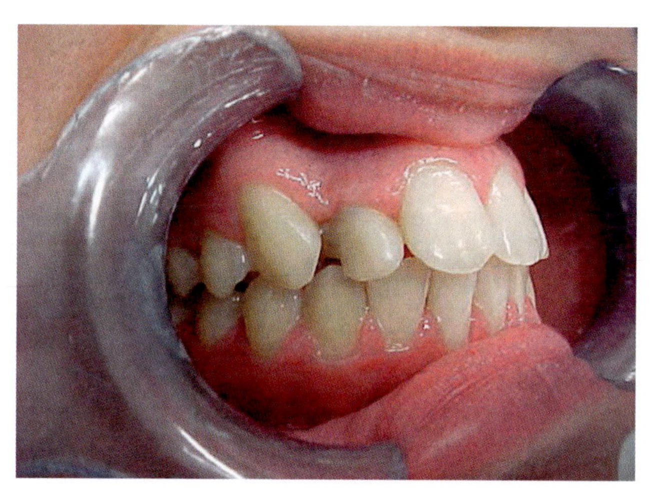

FIGURA 15 Paciente com queixa de diastema entre os elementos 12 e 13.

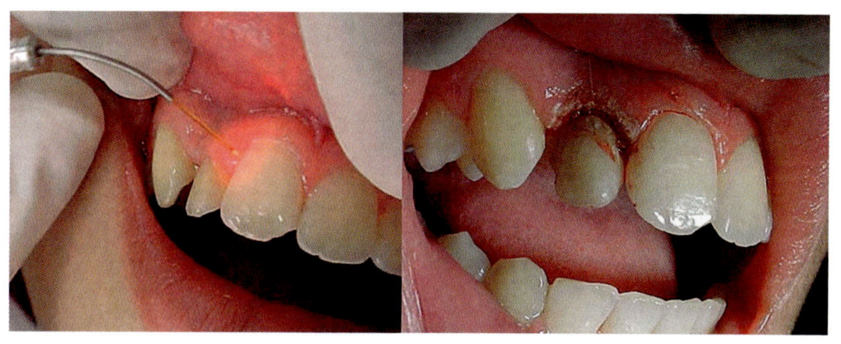

FIGURA 16 *Laser* de Er:YAG empregado em modo contato e desfocado durante plastia gengival do elemento 12.

A Figura 17 apresenta a finalização do caso após restauração e aplicação de *laser* de diodo de baixa potência para a cicatrização comparada ao caso inicial.

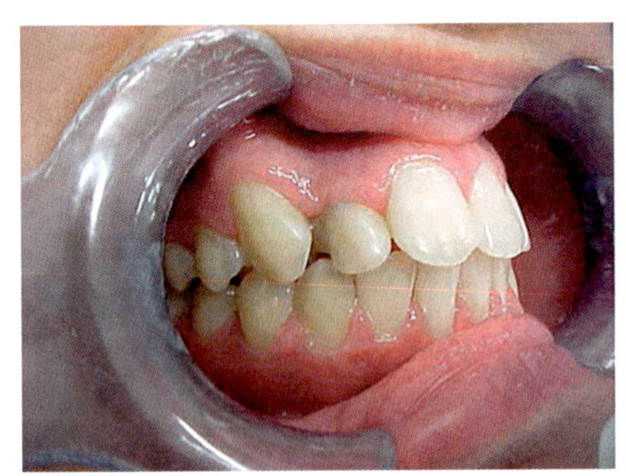
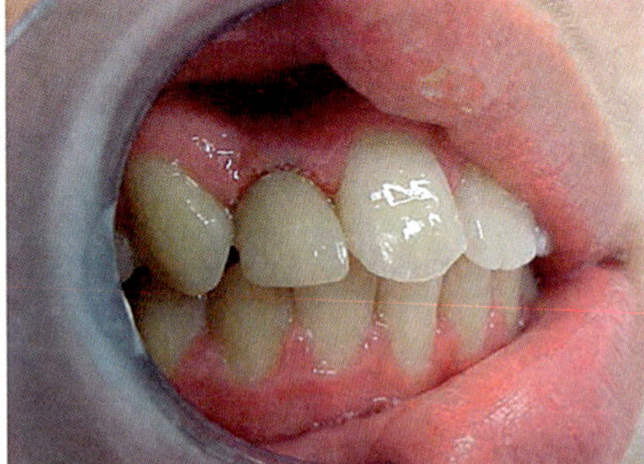

FIGURA 17 Caso inicial e final de fechamento de diastema entre os elementos 12 e 13. Além da restauração, foi feita a plastia do tecido gengival, para melhorar a forma do elemento 12.

A Tabela 5 apresenta os parâmetros empregados neste caso clínico.

TABELA 5 Parâmetros empregados para remodelação gengival

Laser	Parâmetro
Er:YAG	300 mJ 10 Hz
Diodo de baixa potência 660 nm	100 mW 2 J

▷ Caso clínico 6

Paciente apresenta sulcos oclusais profundos e com presença de tecido amolecido ao toque do explorador. Foi realizada a remoção de todo o tecido amolecido na região de molares inferiores de ambos os lados (Figura 18). Este caso representa um aspecto positivo do emprego do *laser* de érbio na dentística, uma vez que a energia empregada não remove tecido sadio, tornando o processo o mais conservador possível. Vale notar o aspecto esbranquiçado ao redor dos preparos, o que não dispensa o emprego do condicionamento ácido do esmalte, como pode ser apontado na Figura19.

Na Figura 20, é possível observar os dois hemiarcos restaurados. A Tabela 6 apresenta o protocolo empregado para resolução clínica do caso.

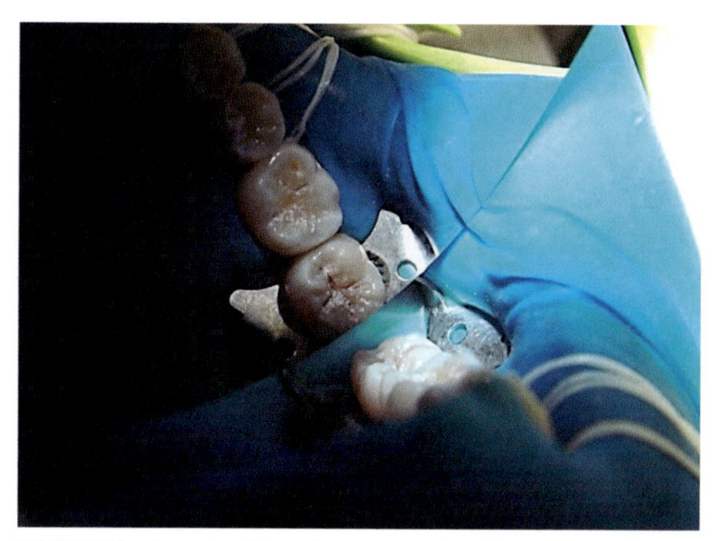

FIGURA 18 Aspecto clínico dos preparos imediatamente após a remoção seletiva do tecido cariado com *laser* de Er:YAG.

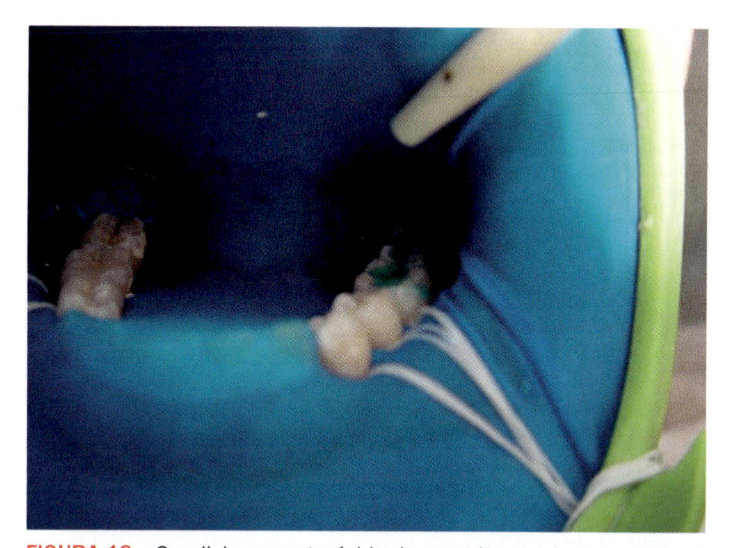

FIGURA 19 Condicionamento ácido do esmalte sendo executado. O aspecto esbranquiçado do esmalte após o preparo não dispensa o condicionamento.

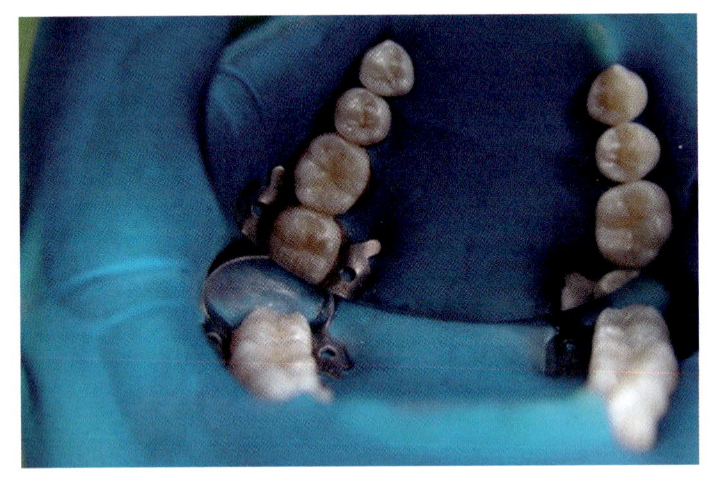

FIGURA 20 Paciente com restauração completa dos molares inferiores.

TABELA 6 Parâmetros empregados para remoção seletiva de tecido cariado

Laser	Parâmetro	Modo de aplicação
Er:YAG	120 mJ 6 Hz	Não contato

CASO CLÍNICO 7

Paciente com queixa estética em relação ao aspecto do sorriso, com a região anterossuperior apresentando inúmeras restaurações e com perda de formato e volume das coroas dentais (Figura 21). Foram realizados o estudo e o enceramento do caso (Figura 22) e realizados preparos para facetas cerâmicas do elemento 13 até o 23. Imediatamente após os preparos realizados com brocas diamantadas e alta rotação, todos os elementos dentais receberam irradiação com *laser* de diodo de baixa potência nos pontos demonstrados na Figura 23.

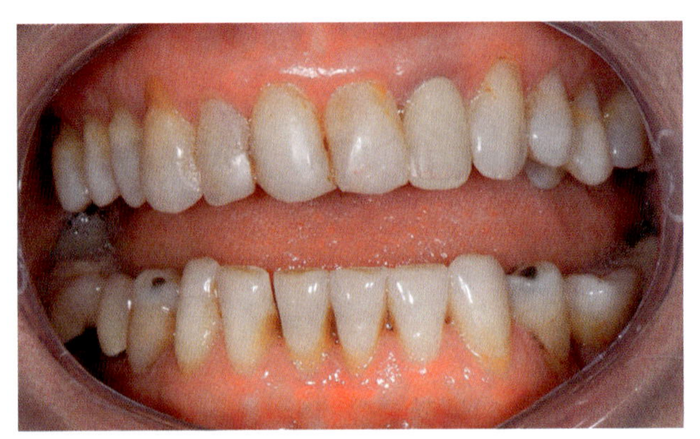

FIGURA 21 Paciente com queixa da estética do sorriso na região anterossuperior.

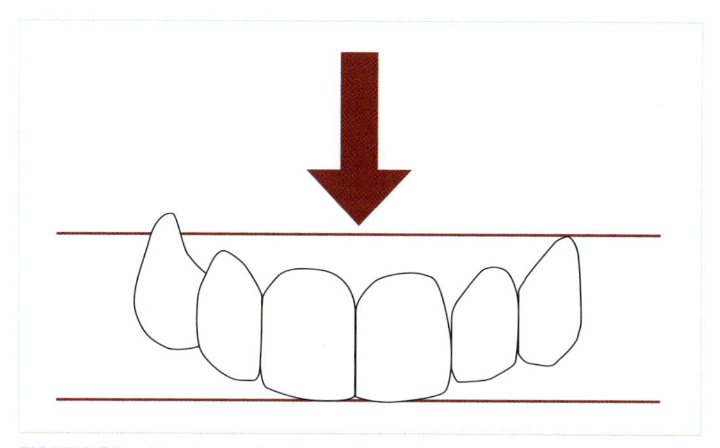

FIGURA 22 Estudo realizado previamente aos preparos para realização do planejamento do caso.

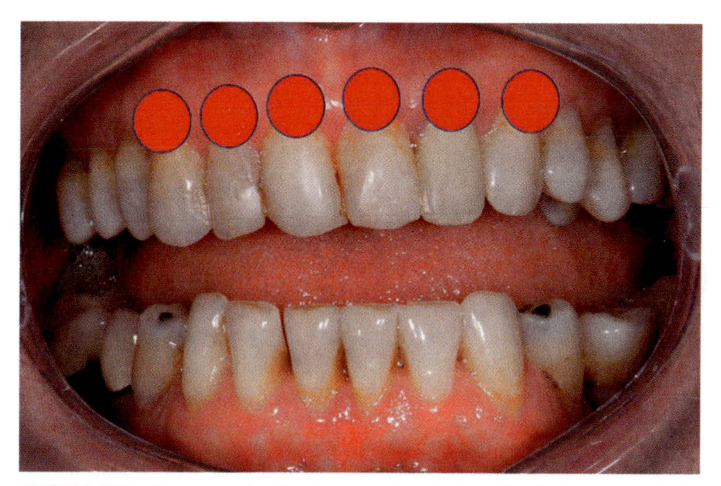

FIGURA 23 Representação dos pontos de irradiação para controle da sensibilidade após preparo para facetas. A aplicação deve ser realizada imediatamente após o preparo, com um ponto na cervical de cada elemento preparado.

A Figura 24 apresenta o caso finalizado sem haver nenhum relato de sensibilidade durante a confecção ou após a cimentação das facetas cerâmicas.

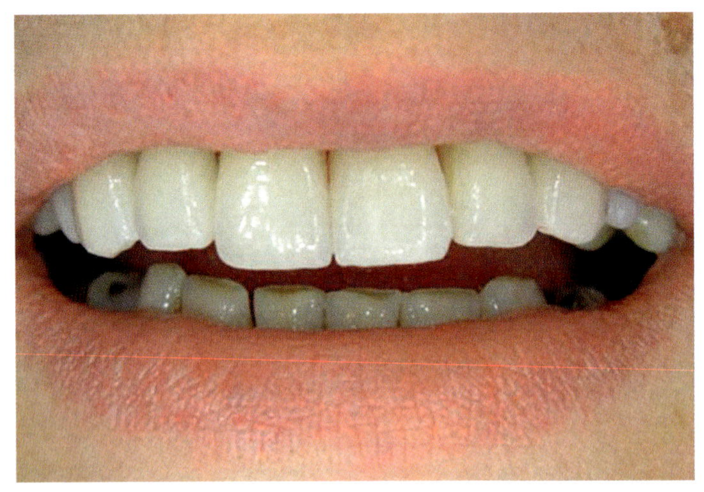

FIGURA 24 Aspecto final do caso, com a paciente relatando não ter experimentado sensibilidade alguma após o preparo ou após a cimentação das facetas definitivas.

TABELA 7 Parâmetros empregados para prevenção da sensibilidade após o preparo para facetas de cerâmica

Laser	Parâmetro	Modo de aplicação
Diodo 808 nm	100 mW 4 J	Um ponto na cervical de cada elemento preparado

▷ Caso clínico 8

Caso clínico enviado pelo cirurgião-dentista que reporta tratamento de estomatite protética empregando a técnica de TFD. Paciente do gênero feminino, usuária de prótese total em mau estado de conservação, foi encaminhada para confecção de novas próteses (Figura 25). Pela presença de estomatite protética grau 2 de Newton, foi recomendado o tratamento da estomatite antes da confecção de novas próteses (Figura 26). Antes no início do tratamento, foram feitas culturas de material oriundo do palato e da prótese total para confirmar a infecção, indicando a infecção por *Candida* sp.

Foi proposto o tratamento empregando a TFD com azul de metileno para descontaminação da prótese e do palato da paciente. Foram realizadas 6 sessões de descontaminação e nenhuma medicação tópica ou sistêmica foi receitada para a paciente, que recebeu as instruções de cuidado e higienização das próteses e da mucosa oral. Após 4 sessões, não eram mais observados sinais de inflamação, e a paciente não reportou nenhum grau de desconforto. Ao final da 6ª sessão, novas culturas microbiológicas foram realizadas e não foi detectada a presença de infecção fúngica. A Figura 27 apresenta o aspecto final do palato após o tratamento.

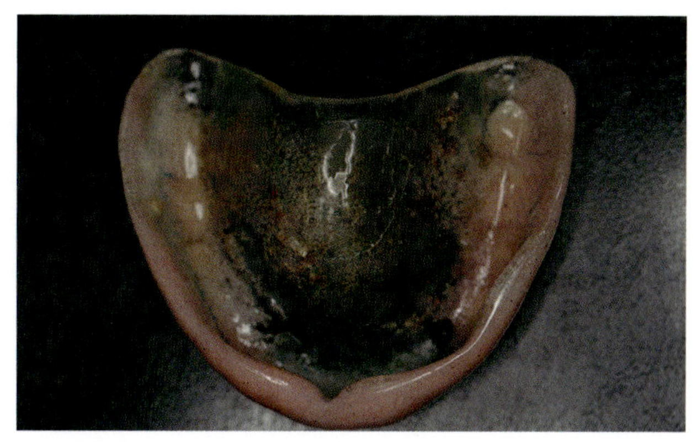

FIGURA 25 Prótese total da paciente em mau estado de conservação e com aspecto de contaminação.

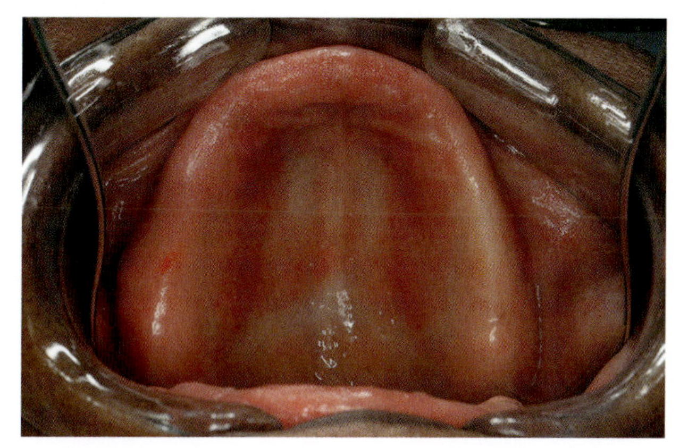

FIGURA 26 Palato apresentando sinais característicos de estomatite protética.

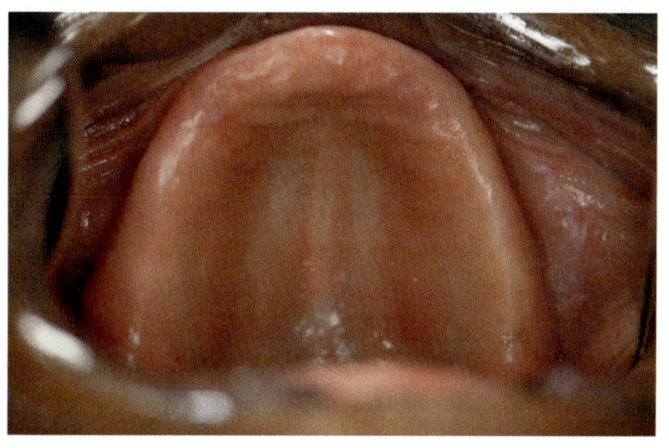

FIGURA 27 Aspecto final do palato após tratamento com TFD para estomatite protética.

A Tabela 8 apresenta o protocolo para o tratamento de estomatite protética.

TABELA 8 Parâmetros para tratamento da estomatite protética com TFD

Laser	Parâmetro	Modo de aplicação
Diodo 660 nm com difusor óptico	100 mW Azul de metileno a 450 mcg/mL	Irradiação contínua em todo o palato com densidade de energia de 28 J/cm² em 6 aplicações, 2 vezes/semana, realizadas também nas próteses

▷ Caso clínico 9

Os pacientes portadores de próteses totais e parciais estão sujeitos ao aparecimento de úlceras traumáticas. Paciente portador de prótese parcial removível com queixa de dor aguda na região inferior direita. Ao exame clínico, foi observada presença de úlcera traumática (Figura 28), que foi tratada com emprego do *laser* de baixa potência em sessão única (Figura 29). Ao contato com o paciente 24 horas após a aplicação e ajuste da prótese, ele não relatou nenhum desconforto relacionado ao uso da prótese, nem mesmo durante a mastigação.

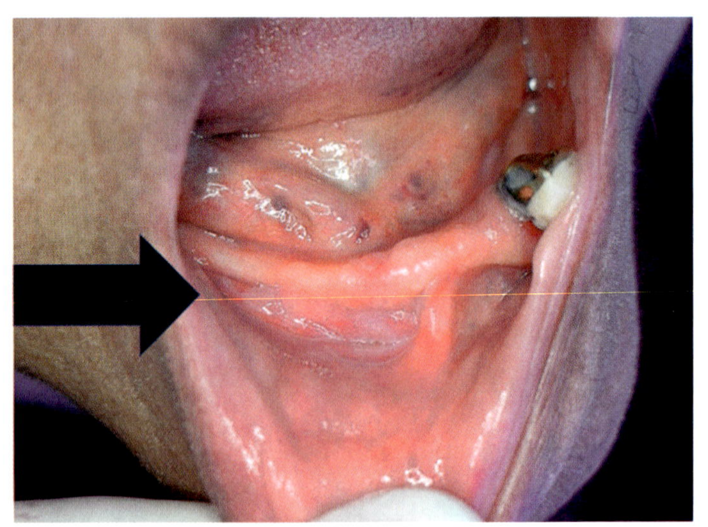

FIGURA 28 Aspecto clínico de úlcera traumática associada ao uso de prótese parcial removível.

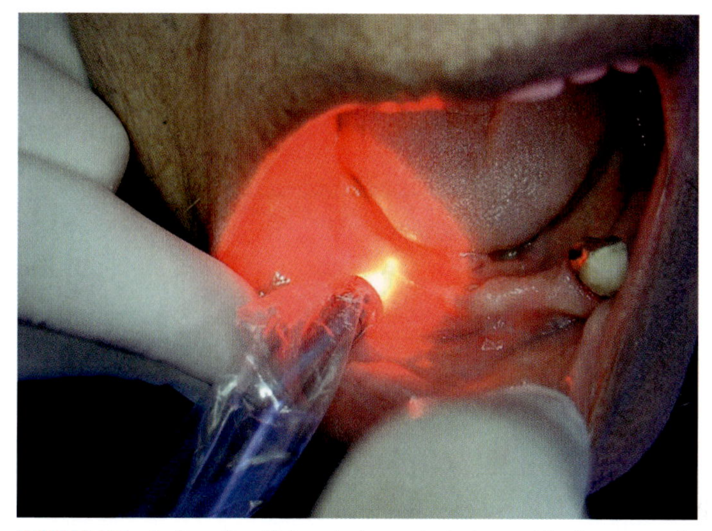

FIGURA 29 Aplicação clínica do *laser* de baixa potência em modo não contato pontual.

A Tabela 9 apresenta o protocolo clínico empregado para o tratamento de úlcera traumática.

TABELA 9 Protocolo clínico empregado no tratamento de úlcera traumática

Fonte de luz	Parâmetros	Tempo e modo de aplicação
Laser 660 nm	100 mW 4 J	40 s e dois pontos nas bordas da lesão

▷ Caso clínico 10

Paciente reporta queda de coroa do elemento 14. Ao exame clínico, observa-se que um provisório sem adaptação estava cimentado no elemento 14 e a paciente havia usado adesivo à base de cianocrilato para manter o elemento em posição. Restos do adesivo podem ser notados no elemento 15, e a raiz do elemento 14 encontra-se encoberta por tecido gengival, conforme demonstra a Figura 30.

O *laser* de diodo de alta potência foi utilizado para remover o tecido gengival após anestesia somente sobre a região, não sendo necessário o emprego de anestesia infiltrativa. Como pode ser notado na Figura 31, houve boa exposição da raiz dental, o que possibilitou a confecção imediata de uma coroa provisória. Após a cimentação, foi aplicado *laser* de baixa potência para a cicatrização tecidual e analgesia.

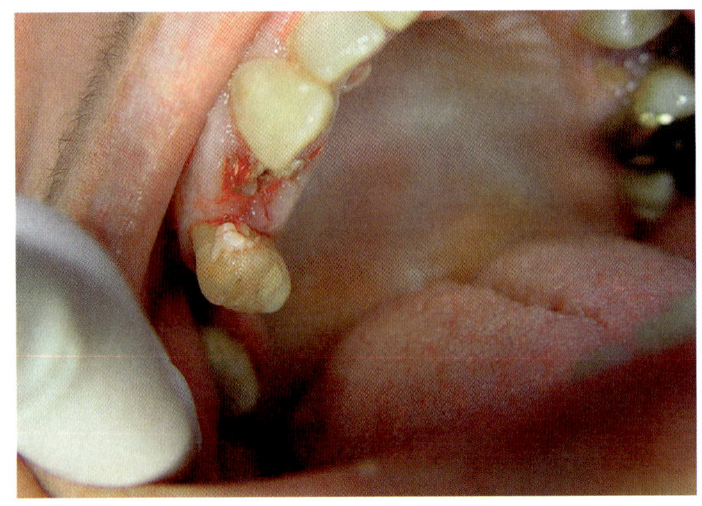

FIGURA 30 Raiz do elemento 14 encoberta por tecido gengival e restos de adesivo à base de cianocrilato no elemento 15.

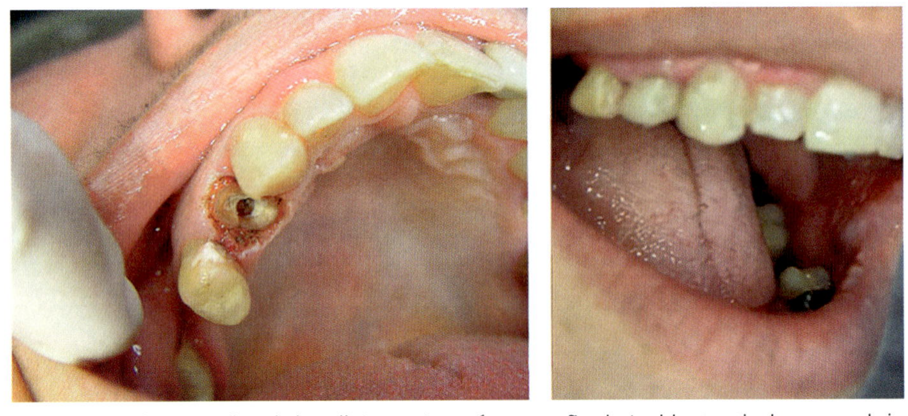

FIGURA 31 Aspecto da raiz imediatamente após remoção do tecido gengival que recobria a raiz dental e confecção imediata de provisório sem presença de sangramento local.

A Tabela 10 apresenta os parâmetros *laser* para esta aplicação.

TABELA 10 Parâmetros empregados na remoção de tecido de recobrimento da raiz e do *laser* de baixa potência promovendo a fotobiomodulação dos tecidos adjacentes

Laser	**Parâmetros**	**Aplicação**
Diodo de alta potência 810 nm	1,2 W Contínuo Modo contato	Única
Diodo de baixa potência 660 nm	100 mW 2 J	Aplicação única no pós-imediato, um ponto por vestibular e um por palatina

▷ Caso clínico 11

Tanto nas exposições pulpares como em casos nos quais a profundidade da restauração é de média para profunda, a aplicação de *laser* de baixa potência auxilia no controle de danos ao tecido pulpar promovido pelo processo restaurador. Na Figura 32, observa-se exposição pulpar acidental após a remoção do tecido cariado. Já na Figura 33, observa-se cavidade de cárie de média profundidade, como pode ser verificado na radiografia que apresenta o corno pulpar mesial amplo e próximo ao tecido cariado.

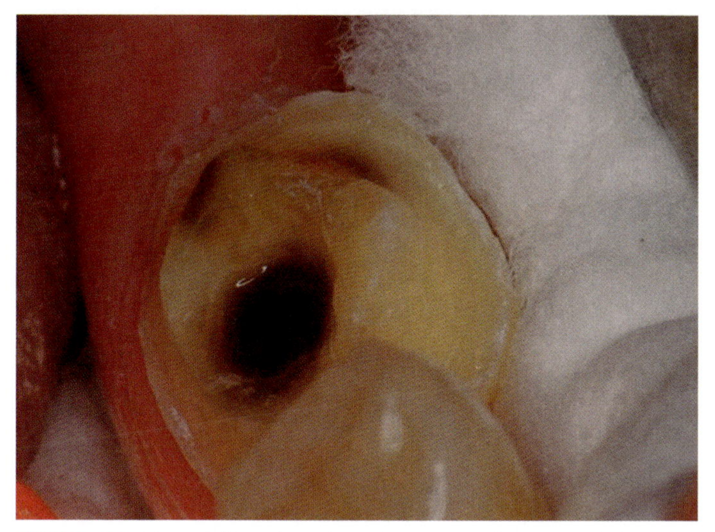

FIGURA 32 Exposição pulpar durante preparo de coroa total.

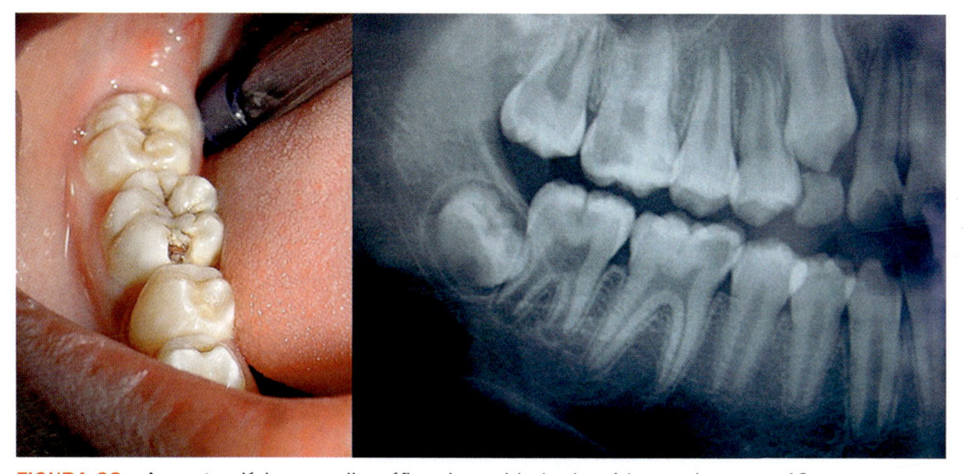

FIGURA 33 Aspecto clínico e radiográfico de cavidade de cárie no elemento 46.

Na Figura 34, observa-se o tecido pulpar após preparo cavitário de média profundidade sem irradiação e o tecido de dente tratado da mesma forma, porém, irradiado com *laser* de diodo de emissão vermelha com cerca de 2 J de energia. As imagens histológicas foram obtidas de voluntários que tiveram os dentes extraídos por finalidade ortodôntica 1 semana após preparos classe I de profundidade média.

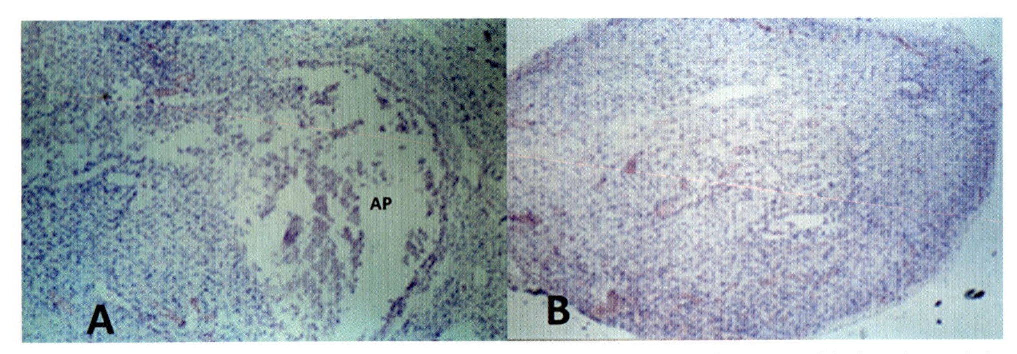

FIGURA 34 Imagem histológica do tecido pulpar de dentes que receberam cavidades classe I de profundidade média. A. Elemento não irradiado 1 semana após o preparo cavitário; as letras AP apontam a presença de abscesso pulpar. B. Tecido pulpar de dente irradiado após o preparo cavitário não apresentando sinais de abscesso pulpar. Gentilmente cedida pelo cirurgião dentista Claudio Bertella.

A Figura 35 apresenta irradiação sendo feita dentro de cavidade antes da restauração. A irradiação deve ser realizada na parede pulpar dos preparos antes do condicionamento ácido. Após a irradiação, a restauração pode ser executada com técnica convencional.

A Figura 36 apresenta o aspecto radiográfico do elemento dental apresentado na Figura 33 após 2 meses.

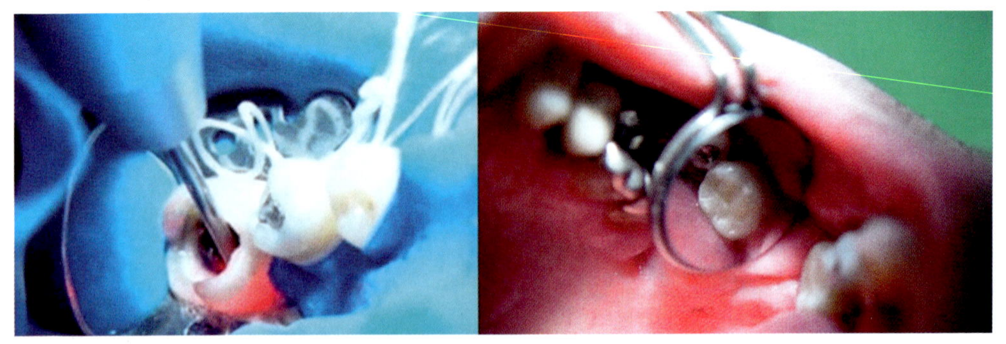

FIGURA 35 Irradiação após preparo cavitário voltada para a parede pulpar em direção à polpa dental seguida da restauração do elemento dental.

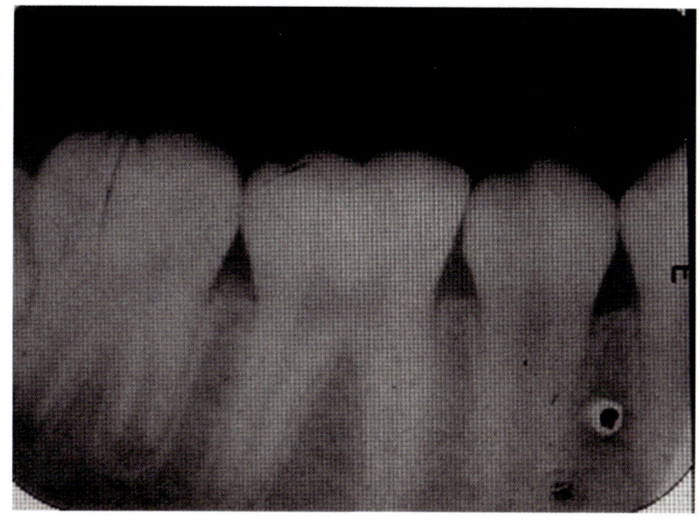

FIGURA 36 Acompanhamento radiográfico de 2 meses após a remoção de tecido cariado. Nota-se a presença de cornos pulpares sem retração radiograficamente aparente.

A Tabela 11 apresenta os parâmetros empregados neste caso.

TABELA 11 Parâmetros empregados na irradiação após preparo cavitário

Laser	Parâmetros	Aplicação
Diodo de baixa potência 660 nm	100 mW 2 J	1 aplicação

▷ Caso clínico 12

O emprego do *laser* na dentística pode ser complementar ao processo de restauração. Muitas vezes, durante o processo restaurador, ocorre interferência do tecido gengival, o que pode acarretar atraso no processo de restauração, por exemplo, realizar o manejo do tecido mole em uma sessão e o processo restaurador na sessão seguinte. Ou ainda resultar de processo restaurador inadequado por interferência dos tecidos moles na colocação de matrizes ou no término gengival do preparo, sem mencionar o sangramento gengival, que pode interferir de forma negativa no processo de preparo das superfícies para os procedimentos adesivos. A Figura 37 exemplifica e ilustra um caso.

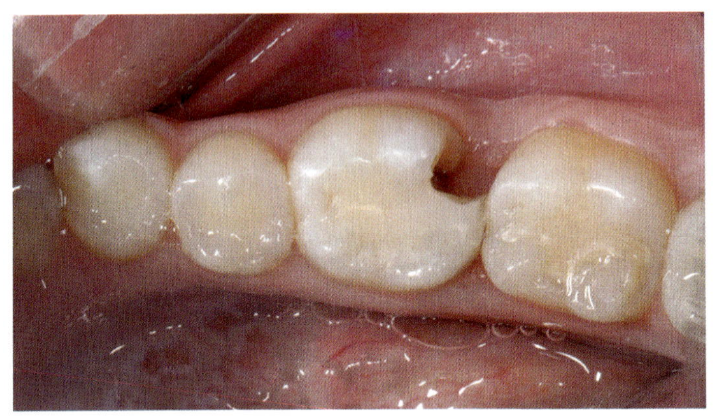

FIGURA 37 Aspecto clínico inicial de elemento 36 com lesão de cárie da superfície distal. Caso enviado pelos cirurgiões dentistas José Augusto Rodrigues, José Carlos Romanini Junior e Alessandra Cassoni.

Conforme o aspecto clínico apresentado na Figura 37, nota-se a presença de tecido gengival recobrindo parte da lesão de cárie. Neste caso, foi empregado o *laser* de ErCr:YSGG para realização do preparo cavitário e para manejo dos tecidos periodontais. A Tabela 12 apesenta os parâmetros empregados para resolução deste caso. Foi utilizada ponta de safira com diâmetro de 400 mcm, como demonstrado na Figura 38.

TABELA 12 Protocolo para emprego do *laser* de érbio para manejo de tecidos moles e duros durante procedimento restaurador

Laser	Parâmetros	Aplicação
ErCr:YSGG λ = 2780 nm	Ponteira de safira de 400 mcm Irrigação com água 39 mL/min Duração do pulso 60 mcs	3 W para remoção de dentina 2 W para manejo do tecido gengival

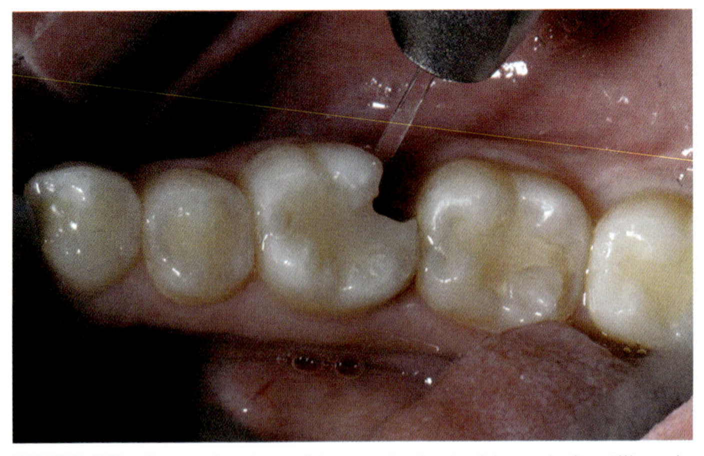

FIGURA 38 Remoção de tecido gengival e tecido cariado utilizando ponta de safira em contato com *laser* de ErCr:YSGG.

A Figura 39 apresenta o aspecto clínico imediatamente após o preparo e a remoção de tecido gengival. Note que não há presença de sangramento e o tecido não apresenta pontos de carbonização.

A Figura 40 apresenta o aspecto clínico imediatamente após o término do procedimento restaurador.

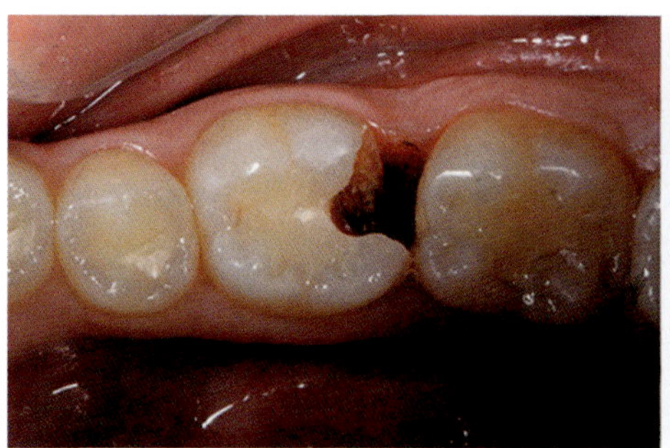
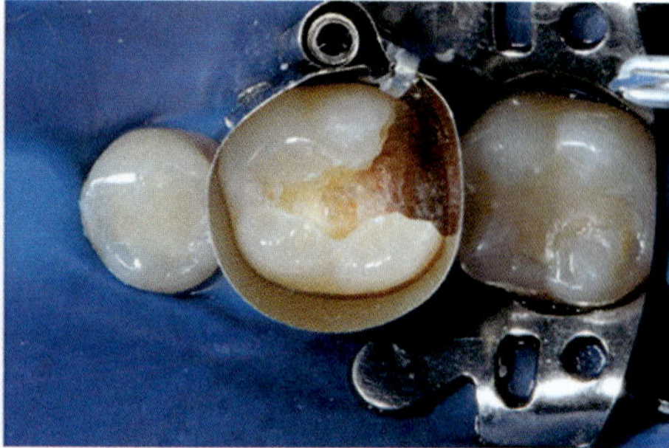

FIGURA 39 Aspecto clínico imediatamente após a remoção de tecido cariado e de tecido gengival da parte interna do preparo, expondo o término da restauração.

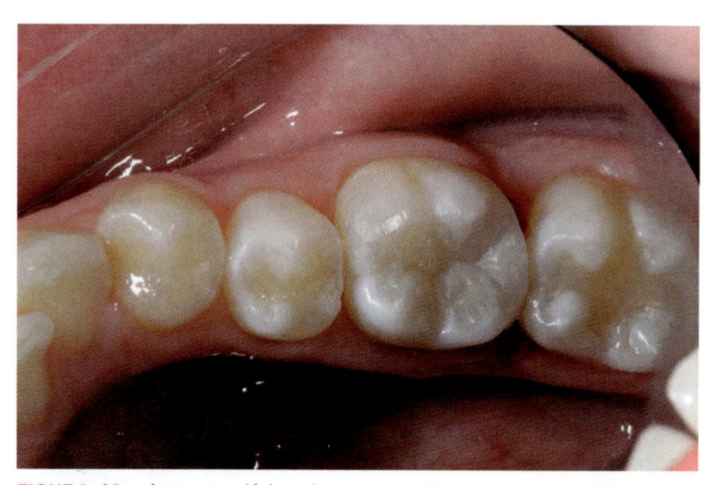

FIGURA 40 Aspecto clínico da restauração do elemento 36 imediatamente após o procedimento restaurador.

▷ Caso clínico 13

Conforme abordado no início deste capítulo, não serão abordadas as diferentes técnicas de clareamento dental empregando fontes de luz. Contudo, neste caso, será abordado o emprego do *laser* de baixa potência durante o clareamento dental para controle da sensibilidade, independentemente do método de eleição para realizar o procedimento. Seja no clareamento doméstico ou naquele feito em consultório, o emprego de peróxido de hidrogênio em suas diferentes formas pode gerar dor e desconforto durante o procedimento, e o emprego do *laser* de baixa potência parece ser capaz de reverter os efeitos nocivos do peróxido[8], bem como promover analgesia momentânea. O método de aplicação e os protocolos são descritos na Tabela 13, e as Figuras 41 e 42 apresentam a aplicação para proteção pulpar e para analgesia, respectivamente.

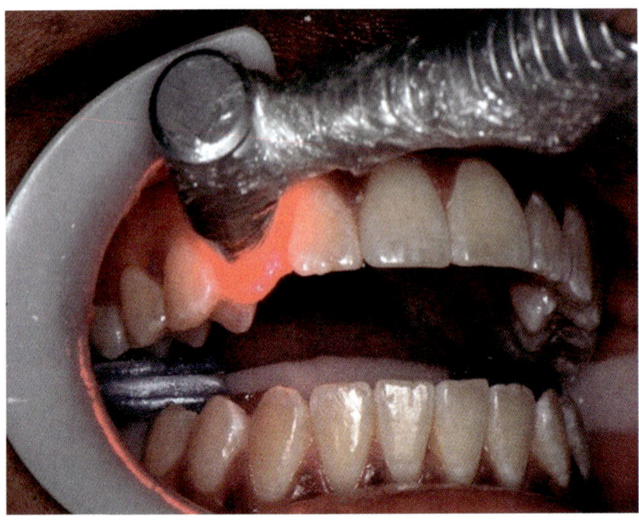

FIGURA 41 Aplicação da fotobiomodulação com *laser* de baixa potência após clareamento dental visando a proteger os tecidos pulpares.

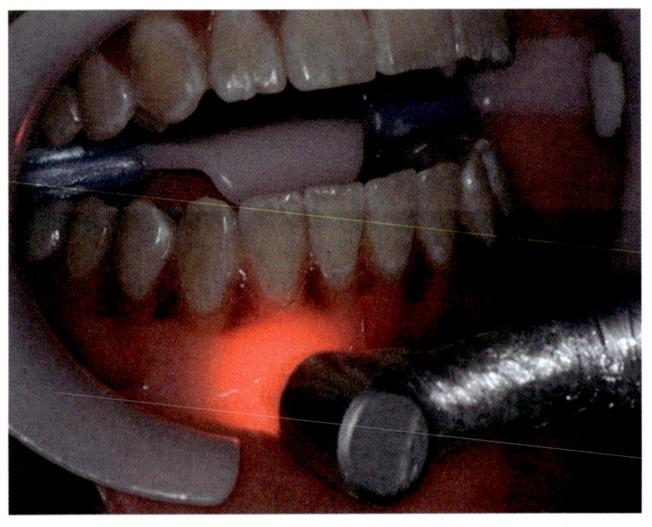

FIGURA 42 Aplicação da fotobiomodulação com *laser* de baixa potência após clareamento dental visando a diminuir a sensibilidade e promover analgesia local.

TABELA 13 Protocolo de aplicação do ***laser*** de baixa potência após o clareamento dental

Laser	**Protocolo**	**Aplicações**
Diodo de baixa potência infravermelho pós-clareamento para proteção de células da polpa	100 mW 2 J	1 ponto central na região cervical de todos os elementos clareados
Diodo de baixa potência infravermelho pós-clareamento para sensibilidade	100 mW 4 J	1 ponto no ápice de cada elemento dental apresentando sensibilidade

▷ Caso clínico 14

As facetas e os laminados cerâmicos são procedimentos que visam a harmonizar o sorriso e corrigir imperfeições que incomodam o paciente. Normalmente exige mínimo desgaste da superfície dental, porém, em alguns casos, por exemplo para remoção de antigas restaurações que serão englobadas no preparo, pode haver desgaste mais profundo da superfície dental.

Apesar do mínimo desgaste, alguns pacientes relatam sensibilidade após o preparo ou mesmo após a cimentação das peças cerâmicas. Nesses casos, o *laser* de baixa potência pode ser empregado imediatamente após o preparo, assim como também pode ser aplicado após a cimentação definitiva para minimizar a sensibilidade decorrente do procedimento. A Figura 43 apresenta uma sequência de aplicação do *laser* de baixa potência durante a confecção e após a cimentação de facetas cerâmicas. A Tabela 14 descreve o protocolo empregado.

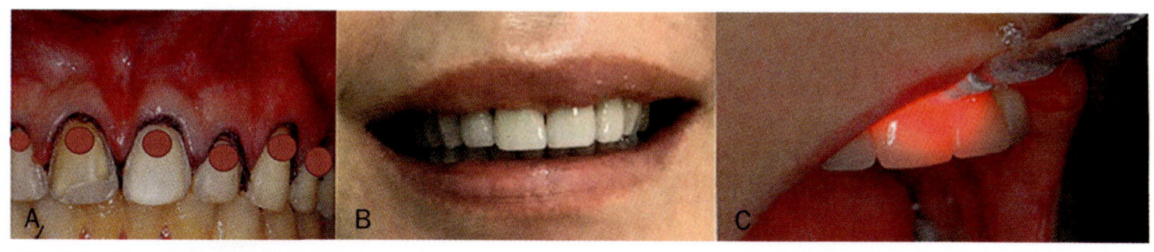

FIGURA 43 Aplicação do *laser* de baixa potência durante e após a cimentação de facetas e laminados cerâmicos. A. Representação esquemática dos pontos de irradiação. B. Peças cimentadas. C. Irradiação imediatamente após a cimentação.

TABELA 14 Aplicação da fotobiomodulação com ***laser*** de baixa potência durante e após cimentação de laminados cerâmicos

Fonte de luz	**Parâmetros**	**Tempo de aplicação**
Laser de diodo de baixa potência infravermelho	100 mW 2 J/ponto	20 s por elemento dental; caso necessário, complementar com um ponto apical

▷ Caso clínico 15

O caso a seguir apresenta uma remoção de facetas cerâmicas em virtude de fratura e trinca.

Paciente compareceu ao consultório com a queixa de fratura da faceta do elemento 21 na região distoincisal e trinca no elemento 11 (Figura 44). Inicialmente, foi realizado um reparo em resina composta fotopolimerizável de urgência no dente 21. O paciente relatou que estava satisfeito com a forma e o tamanho. Assim, os dentes foram escaneados para guardar a forma inicial para reproduzi-las nas novas facetas por meio do sistema CAD (*Computed Aided Design*). As facetas foram removidas com *laser* de Er:YAG e, por terem sido provavelmente confeccionadas em porcelana feldspática, elas trincaram e os fragmentos começaram a sair durante a irradiação (Figura 45). Realizou-se um polimento na superfície para remover cimento residual, o dente foi escaneado novamente (Figura 46) e uma nova faceta foi confeccionada com porcelana feldspatica reforçada com leucita (IPS Empress CAD, Ivoclar Vivadent®) (Figura 47). A Tabela 15 descreve o protocolo empregado.

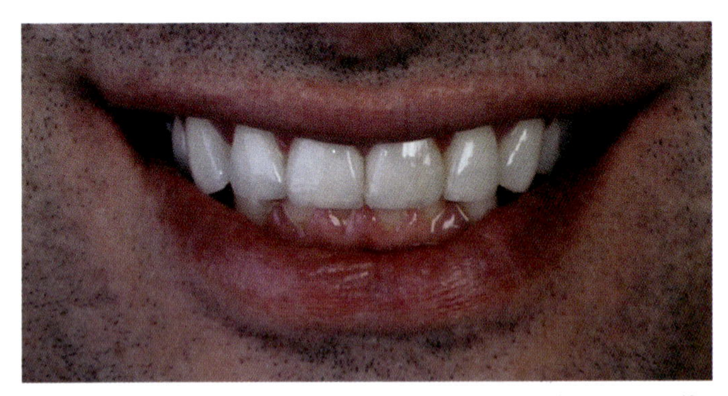

FIGURA 44 Avaliação clínica inicial. Observar trinca na região distoincisal do dente 21 e trinca visível no elemento 11.

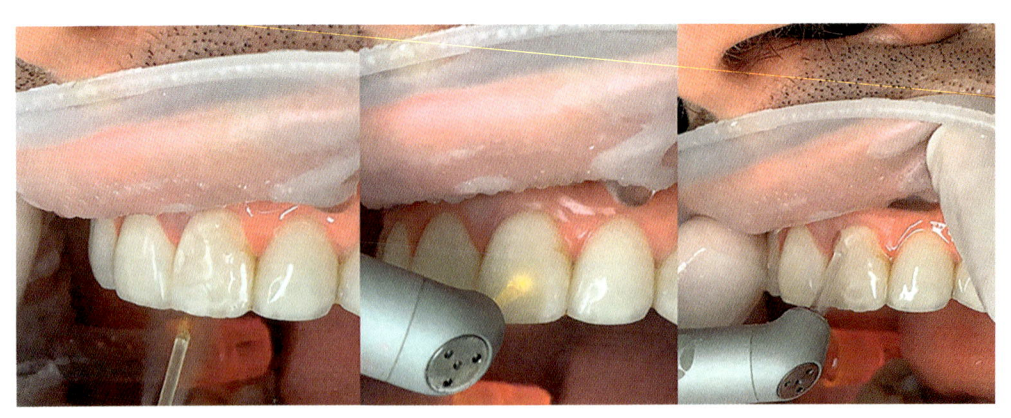

FIGURA 45 Sequência cirúrgica para remoção da faceta do elemento 21.

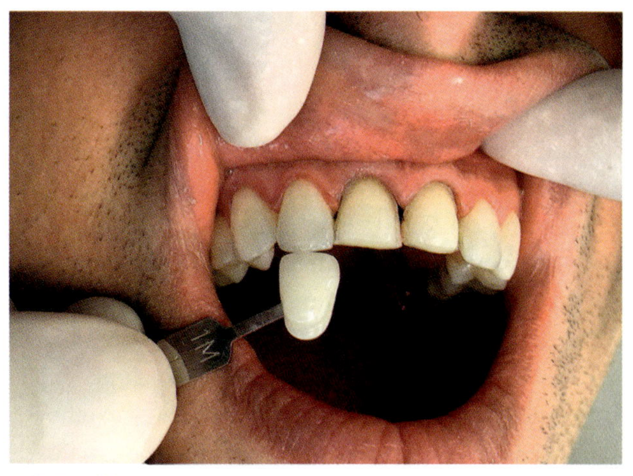

FIGURA 46 Dente após limpeza e escaneamento e tomada da cor para que o novo elemento tivesse as mesmas características do elemento fraturado.

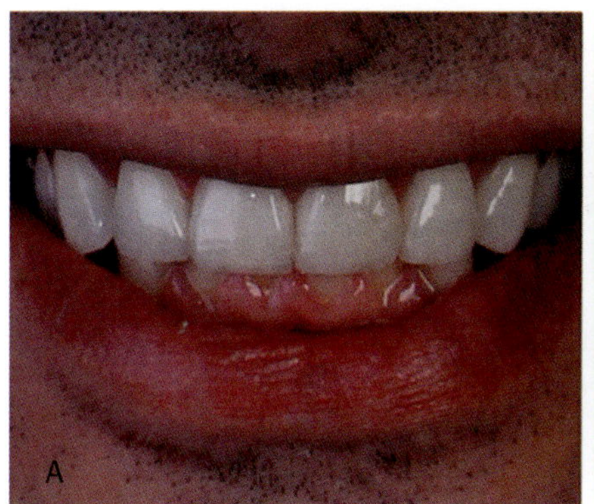

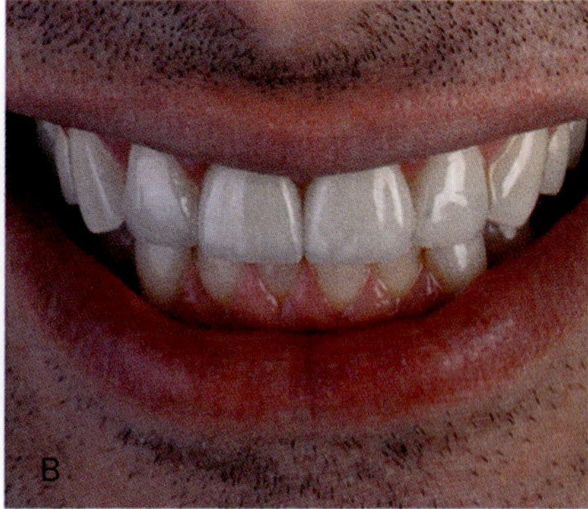

FIGURA 47 A. Aspecto inicial. B. Aspecto final. Nota-se que a substituição não acarretou desgaste da superfície dental e, com o auxílio de sistemas de captura de imagem, os novos laminados têm total harmonia com o sorriso do paciente.

TABELA 15 Protocolo para remoção de facetas empregando ***laser*** de Er:YAG

Fonte de luz	Parâmetros	Tempo de aplicação
Laser de Er:YAG λ = 2940 nm	Potência 2,25 W Energia por pulso 150 mJ Frequência 15 Hz	Aproximadamente 2 min por faceta

▷ Caso clínico 16

A terapia fotodinâmica antimicrobiana (TFDa) pode ser empregada no processo de descontaminação de dentina após preparo cavitário. Em casos de cavidade profunda sem presença de dentina amolecida, no qual o profissional acredita ser necessária a descontaminação da dentina remanescente, a TFDa pode ser uma técnica interessante, por não apresentar componente térmico que possa danificar a polpa dental e por não causar modificações estruturais que alterem os procedimentos adesivos.

O caso a seguir apresenta a aplicação da TFDa para descontaminação de preparo classe II em molar superior. Na Figura 48, observa-se o aspecto clínico inicial. Após o preparo e o isolamento do dente, foi realizada a TFDa utilizando algodão embebido em solução de azul de metileno a 0,01%. O algodão permaneceu por 1 minuto na cavidade; em seguida, foi removido e realizada a irradiação durante 3 minutos, como apresentado na Figura 49.

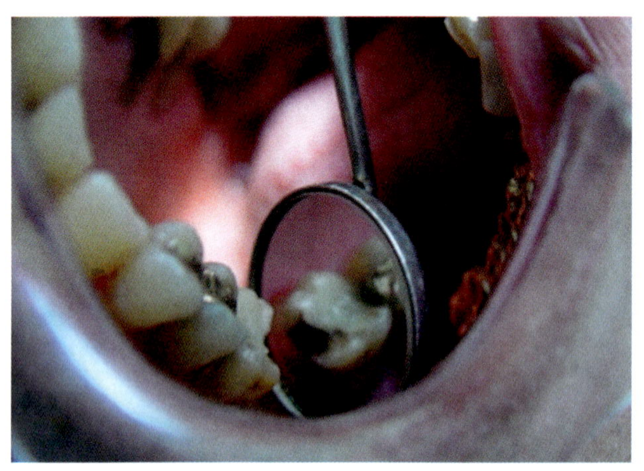

FIGURA 48 Aspecto inicial apresentando fratura na parede distal do elemento 16 com presença de tecido cariado.

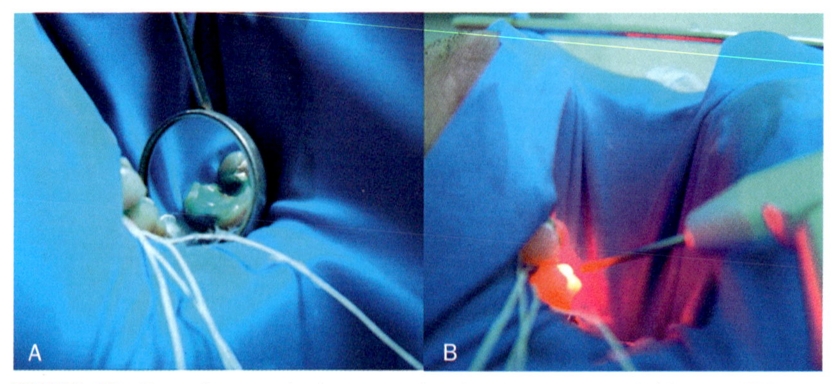

FIGURA 49 Procedimento de descontaminação do preparo cavitário com TFDa. A. Aplicação de azul de metileno. B. Irradiação com *laser* de diodo de emissão vermelha.

Como pode ser observado na Figura 50, não ocorre nenhum tipo de manchamento na superfície dental e o processo restaurador pode ser realizado de forma convencional. A Tabela 16 apresenta os parâmetros de irradiação empregados neste caso.

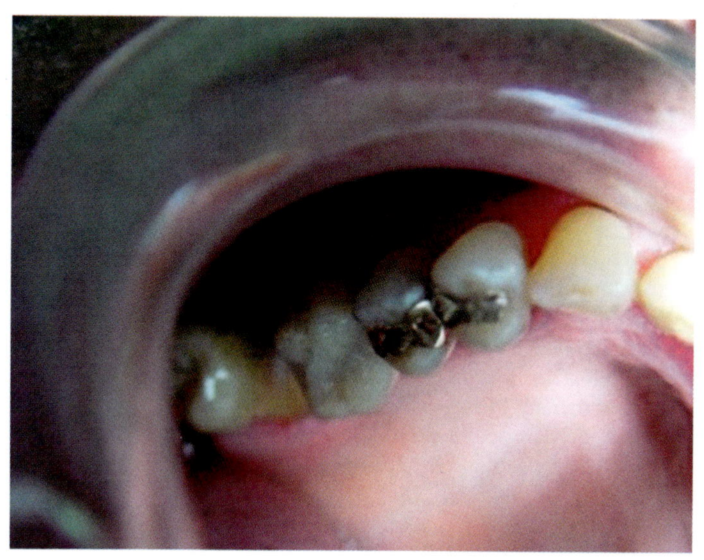

FIGURA 50 Aspecto final após restauração. Nenhum tipo de resíduo do fotossensibilizador pode ser observado na superfície dental.

TABELA 16 Protocolo para aplicação da TFD para descontaminação da dentina

Fonte de luz	Parâmetros	Tempo de aplicação
Laser de emissão vermelha λ = 660 nm	Potência 100 mW Energia 18 J Azul de metileno 0,01%	1 min com azul de metileno em posição e 3 min de irradiação

Os *lasers* de diferentes comprimentos de onda e formas de atuação têm vasto emprego na clínica odontológica diária. A dentística e a prótese fazem parte do dia a dia da maioria dos dentistas, e os *lasers* podem ser empregados em diferentes formas, desde o trabalho em laminados cerâmicos até as próteses totais, assim como facilitador do processo de restauração e manutenção da viabilidade dos tecidos pulpares.

Os *lasers* de alta potência, a TFD e a terapia de fotobiomodulação empregando *lasers* e LED de baixa potência são ferramentas úteis no cotidiano dos consultórios odontológicos, e o avanço das pesquisas e do conhecimento científico levaram à elaboração de protocolos seguros que, como apresentado neste capítulo, podem ser usados no dia a dia com praticidade e segurança.

REFERÊNCIAS BIBLIOGRÁFICAS

1. Pioch T, Matthias J. Mercury vapor release from dental amalgam after laser treatment. Eur J Oral Sci. 1998;106(1):600-2.
2. Valério RA, Galo R, Galafassi D, Corona SAM, Borsatto MC. Four-year clinical prospective follow-up of resin composite restoration after selective caries removal using Er:YAG *laser* Clin Oral Investig. 2020;24(7):2271-83.
3. Ghazanfari R, Azimi N, Nokhbatolfoghahaei H, Alikhasi M. Laser aided ceramic restoration removal: a comprehensive review. J Lasers Med Sci. 2019;10(2):86-91.
4. Zach L, Cohen G. Pulp response to externally applied heat. Oral Surg Oral Med Oral Pathol. 1965;19:515-30.
5. Benetti F, Lemos CAA, Gallinari MO, Terayama AM, Briso ALF, Jacinto RC, et al. Influence of different types of light on the response of the pulp tissue in dental bleaching: a systematic review. Clin Oral Investig. 2018;22(4):1825-37.
6. De Moor RJ, Verheyen J, Diachuk A, Verheyen P, Meire MA, De Coster PJ, et al. Insight in the chemistry of laser-activated dental bleaching. ScientificWorldJournal. 2015;2015:650492.
7. Asnaashari M, Safavi N. Disinfection of contaminated canals by different *laser* wavelengths, while performing root canal therapy. J Lasers Med Sci. 2013;4(1):8-16.
8. Dantas CM, Vivan CL, Ferreira LS, Freitas PM, Marques MM. In vitro effect of low intensity laser on the cytotoxicity produced by substances released by bleaching gel. Braz Oral Res. 2010;24(4):460-6.

5

Disfunção temporomandibular

Simone Saldanha Ignacio de Oliveira

INTRODUÇÃO

A disfunção temporomandibular (DTM) é um termo comum que descreve uma série de problemas clínicos envolvendo a musculatura mastigatória, a articulação temporomandibular ou ambos. Uma variedade de sintomas pode estar associada à DTM. A dor, sobretudo nos músculos da mastigação e/ou articulação da mandíbula, é o sintoma mais comum.

Prováveis sinais de DTM incluem movimento limitado ou travamento da mandíbula, dor irradiada nos músculos do rosto, pescoço ou ombros, estalos ou ruídos na articulação da mandíbula ocorrendo ao abrir ou fechar a boca, algumas vezes acompanhado de uma mudança repentina na condição oclusal. Sintomas como dores de cabeça, dores de ouvido, tonturas e problemas auditivos podem estar associados à desordem temporomandibular.

A DTM pode apresentar desordens musculares, articulares e inflamatórias. A mialgia é a forma mais comum de DTM e pode ser divida em mialgia local, dor miofascial por espalhamento e dor referida. É caracterizada por desconforto ou dor nos músculos mastigatórios e, às vezes, também irradiando para os músculos do pescoço e ombros. As dores articulares se subdividem em desarranjo interno da articulação, como deslocamento do disco com e sem redução, travamento intermitente e subluxação. A desordem degenerativa é a terceira categoria de desordens inflamatórias na ATM, incluindo as osteoartrites e osteoartroses. Algumas comorbidades, como a artrite reumatoide e a artrite psoriática, podem levar a um processo degenerativo da articulação.

O *laser* de baixa potência, assim como os diodos emissores de luz (LED, do inglês *light-emitting diodes*) de baixa potência, são empregados para a realização da fotobiomodulação (FBM), que se apresenta como alternativa não farmacológica para o manejo da DTM. No entanto, neste capítulo, será demonstrado o emprego da FBM como terapia coadjuvante para tratamento de um caso clínico de deslocamento de disco com redução e travamento intermitente, associando o uso de FBM, placa oclusal reposicionadora e viscossuplementação com ácido hialurônico.

▷ Caso clínico

Paciente de 21 anos, gênero feminino, estudante de Medicina, apresenta-se para consulta e procede-se a anamnese com perguntas relativas à saúde (paciente jovem saudável), histórico de saúde (não relatou doença preexistente) e uso de medicações. Ela relatou uso recente, desde o aparecimento do sinal e sintoma, de um composto com analgésico dipirona monoidratada, relaxante muscular 35 mg de orfenadrina e 50 mg de cafeína anidra, sem sucesso de melhora.

Quanto à queixa principal, a paciente relatou que, ao acordar, sentiu a mandíbula "travada", em uma posição que a impossibilitava de abrir a boca, apresentando pequena abertura, sendo a primeira vez que isso ocorreu. No momento da consulta, a paciente informou que apresentava uma abertura dentro da normalidade, apesar de apresentar estalo. A paciente se considerou portadora de bruxismo, pois, segundo relato próprio, já havia se observado apertando os dentes durante o dia e a noite; relatou ainda presença de ruídos articulares, porém, após o episódio recente de travamento, observou a presença de dor na articulação esquerda.

Ao exame clínico e durante a entrevista, foi solicitado à paciente que descrevesse o ocorrido, ou seja, se ela conseguiu "destravar" a boca mesmo de forma momentânea. De acordo com relato da paciente, ela ficou impossibilitada de abrir a boca a partir de uma posição limitante, descrevendo um quadro clínico de travamento fechado, sendo feita a medição da abertura máxima de boca com uma régua de Agerberg, registrando 20 mm.

O diagnóstico inicial após o exame clínico foi de travamento intermitente com limitação de abertura (20 mm) apresentando um quadro clínico de travamento fechado articular recente, artralgia e relato de bruxismo de vigília e sono.

A seguir, serão descritos todos os procedimentos clínicos executados para resolução clínica do caso apresentado.

1º procedimento: manobra assistida

1. Posição da paciente: vertical, sentada em cadeira com apoio da cabeça.
2. Método utilizado na manobra assistida: foi solicitado à paciente para fazer um movimento mandibular para a frente até a posição de topo a topo, observando-se alinhamento da linha média superior e inferior; ao colocar o dedo indicador entre a posição de topo a topo, solicitou-se à paciente que movimentasse a mandíbula para os lados direito e esquerdo, observando-se dificuldade no movimento contralateral.
3. Técnica utilizada: foi realizada a manobra assistida, possibilitando o encaixe da mandíbula e uma abertura máxima de boca de 30 mm com desvio lateral esquerdo corrigido durante o movimento (Figura 1).

Depois de realizada a manobra assistida de recaptura do disco, o resultado obtido foi bem-sucedido, ocorrendo a imediata resolução da limitação de abertura.

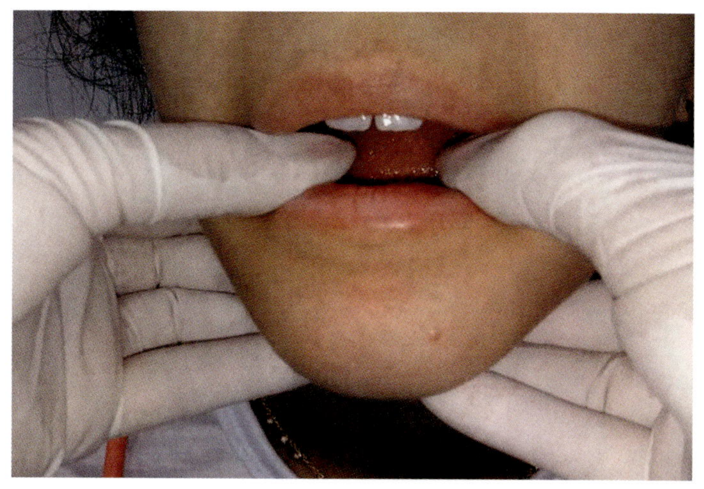

FIGURA 1 Execução da manobra articular assistida.

O emprego da FBM neste caso tem como desfecho primário promover a analgesia ou a diminuição da sintomatologia dolorosa e proporcionar um efeito anti-inflamatório.

O local de aplicação da FBM é na região de articulação temporomandibular (ATM) esquerda e direita em 5 pontos; 1 ponto no meato acústico externo; 2 pontos no músculo masseter esquerdo; 2 pontos no músculo temporal anterior esquerdo; 1 ponto intraoral incidindo para a região do músculo pterigóideo medial e 1 ponto externo na região de mastoide. Como resultado, houve diminuição da sintomatologia dolorosa. A Tabela 1 apresenta o protocolo empregado neste caso.

TABELA 1 Parâmetros de irradiação da região temporomandibular com a FBM

Fonte de luz	Parâmetro	Pontos de aplicação
Laser de diodo 808 nm	100 mW 4 J 40 s/ponto	Na ATM: ▪ 1º ponto central na região da ATM esquerda e direita ▪ 2º ponto acima do ponto central da ATM esquerda e direita ▪ 3º ponto à direita do ponto central da ATM esquerda e direita ▪ 4º ponto à esquerda do ponto central da ATM esquerda e direita ▪ 5º ponto abaixo do ponto central da ATM esquerda e direita 1 ponto no meato acústico externo 2 pontos no músculo masseter esquerdo e direito 2 pontos no músculo temporal anterior esquerdo e direito 1 ponto intraoral incidindo para região do músculo pterigóideo medial e 1 ponto na região de mastoide do lado esquerdo e direito

A paciente foi orientada a seguir algumas recomendações:

- Evitar alimentos fibrosos.
- Observar e evitar hábitos orais comportamentais e posturais.
- Tomar um anti-inflamatório não esteroide por 3 dias após a manobra.

- Desencostar os dentes em posição de repouso, mantendo a língua posicionada no céu da boca para auxiliar na conscientização de não encostar os dentes e manter a musculatura relaxada. Recomendação do uso de aplicativo para celular *Desencoste os Dentes* ou o *Bruxapp Advanced* versão em português.

Foram solicitados os seguintes exames de imagem para a continuidade do tratamento:

- Tomografia computadorizada (TC) de ATM de boca aberta e em máxima intercuspidação mensurada e estabilizada. Hipótese diagnóstica: desordem degenerativa na ATM. Sempre que possível, dar preferência na solicitação da TC de ATM na técnica *Cone-beam* ao invés da *multislices*.
- Ressonância magnética (RM) de ATM. Hipótese diagnóstica: deslocamento de disco anterior.

O protocolo de solicitação da imagem de ressonância magnética de ATM foi: boca aberta e fechada, sagital DP e sagital STIR; e boca fechada, coronal corrigida, T2 e dinâmica com a solicitação de imagens DICOM nos graus de abertura.

O retorno da paciente com os exames de imagem proporcionou diagnóstico preciso da condição clínica e planejamento do tratamento. As Figuras 2 a 5 apresentam os resultados do exame tomográfico e as Figuras 6 a 12 apresentam os resultados dos exames de ressonância magnética.

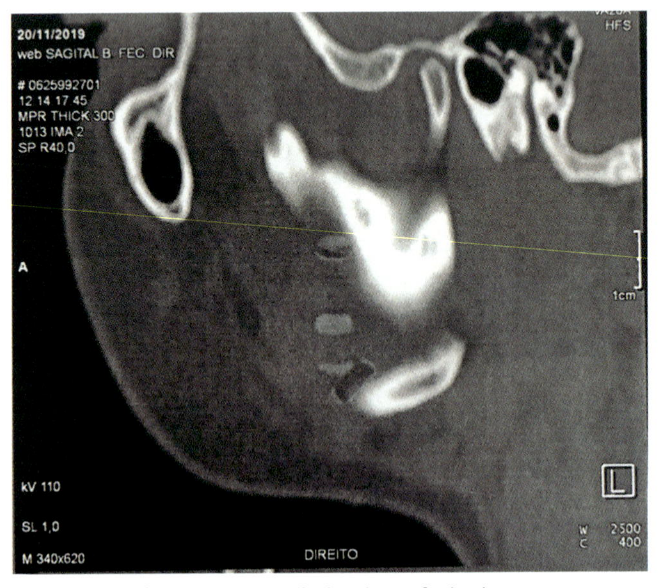

FIGURA 2 TC da ATM lado direito: boca fechada.

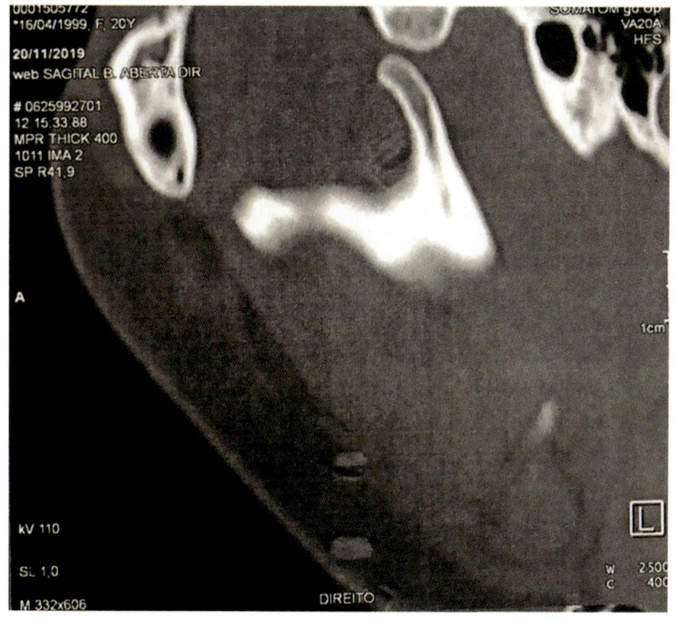

FIGURA 3 TC da ATM lado direito: boca aberta.

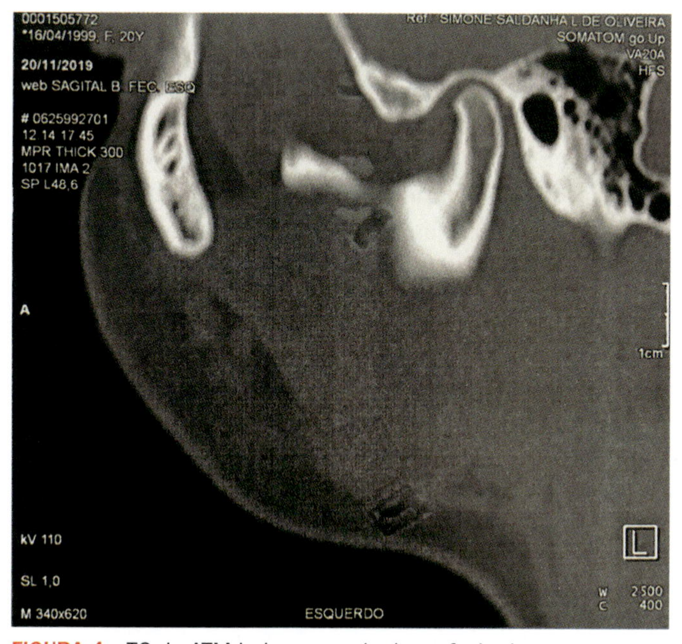

FIGURA 4 TC da ATM lado esquerdo: boca fechada.

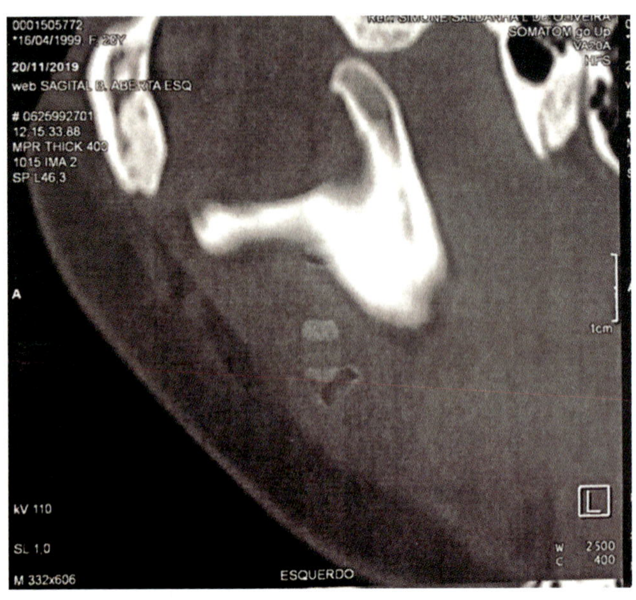

FIGURA 5 TC da ATM lado esquerdo: boca aberta.

De acordo com os laudos obtidos, o resultado observado foi de discreta irregularidade cortical na face posterolateral da cabeça da mandíbula esquerda. A hipótese diagnóstica foi avaliar desordem degenerativa da ATM esquerda.

As Figuras 6 a 12 demonstram o resultado do exame de RM de ATM. Pelo que pode ser observado nas imagens, foi verificado um pequeno derrame articular bilateral com um pouco mais de evidência do lado esquerdo, disco articular esquerdo deslocado anteriormente, apresentando um formato alongado. Na manobra de abertura, verificou-se excursão bilateral da cabeça da mandíbula até o nível anterior da eminência articular. Durante a manobra de abertura mínima de boca, notou-se recaptura do disco articular esquerdo, caracterizando deslocamento anterior de disco com redução. Os grupos musculares foram identificados com intensidade e morfologia normal.

O diagnóstico foi de deslocamento de disco com redução na ATM esquerda, confirmando o diagnóstico de deslocamento de disco sem redução com travamento intermitente (ICOP 3.2.2.1.1).

Após o diagnóstico por imagem, foi confeccionada uma placa reposicionadora anterior (placa dentada oclusal de avanço mandibular). A indicação foi de uso contínuo, exceto nos momentos de alimentação, até que ocorra a remissão dos sinais e sintomas (Figura 13).

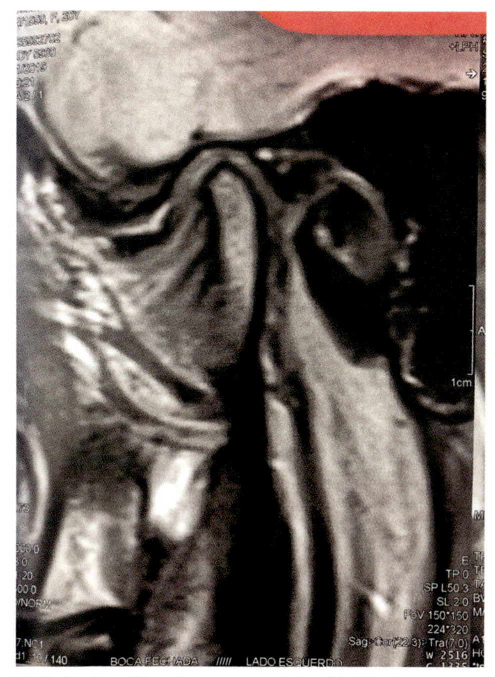

FIGURA 6 RM vista sagital da ATM lado esquerdo: boca fechada – DDSR.

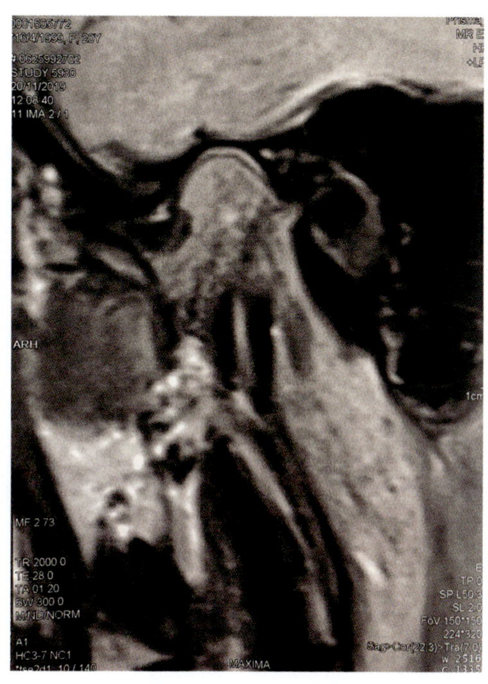

FIGURA 7 RM vista sagital da ATM lado esquerdo: abertura máxima além da eminência articular.

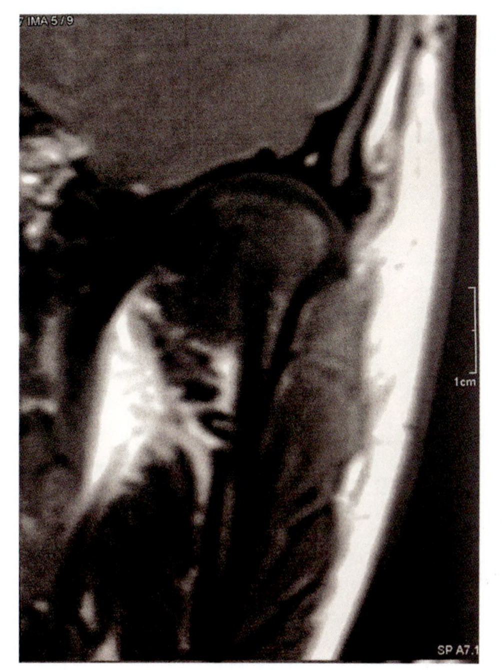

FIGURA 8 RM vista coronal da ATM lado esquerdo: boca fechada – DDSR.

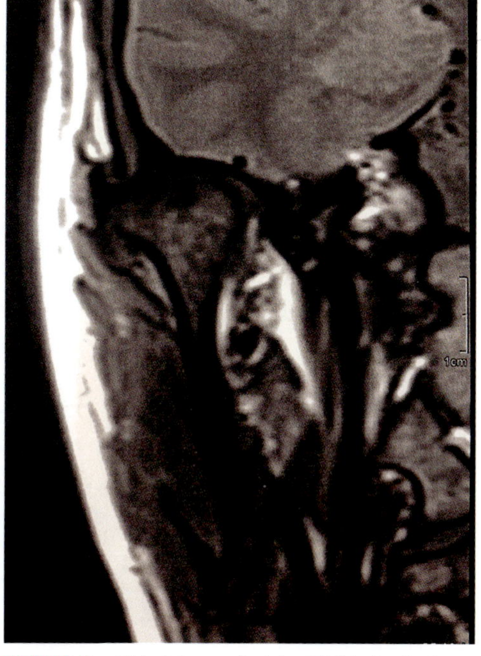

FIGURA 9 RM vista sagital da ATM lado direito: boca fechada – DDCR.

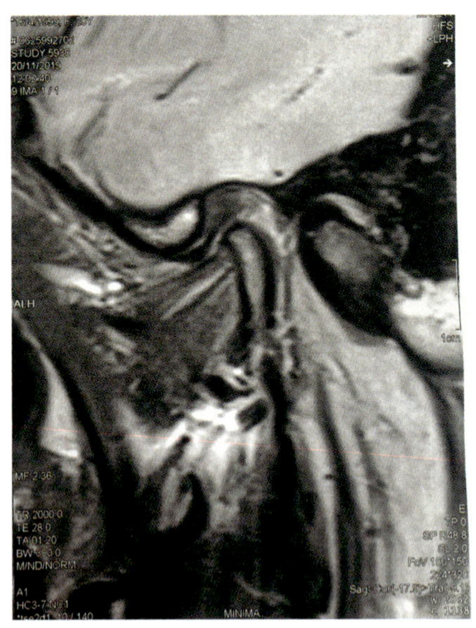

FIGURA 10 RM vista sagital da ATM lado direito: abertura mínima – DDCR.

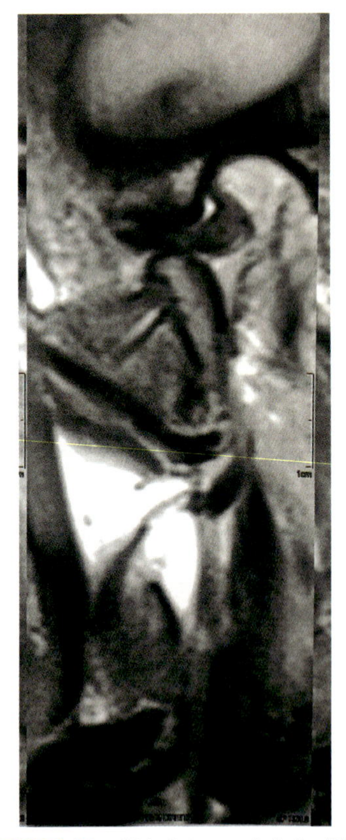

FIGURA 11 RM vista sagital da ATM lado direito: abertura máxima – DDCR.

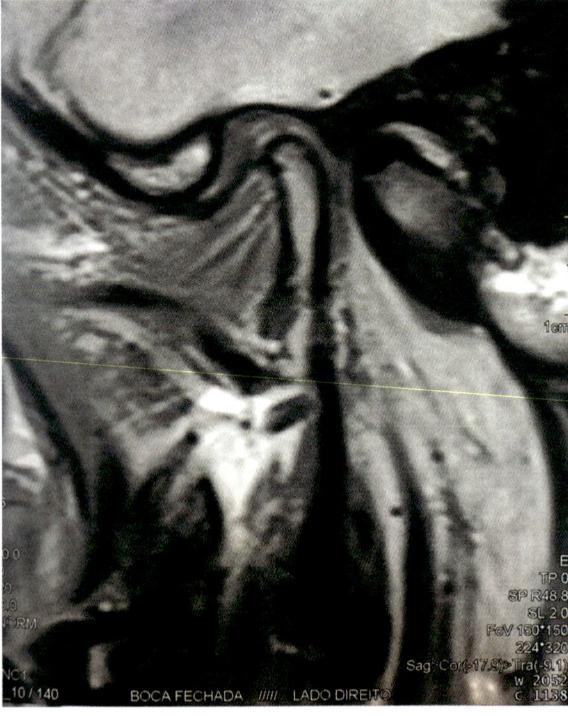

FIGURA 12 RM vista coronal da ATM lado direito: boca fechada.

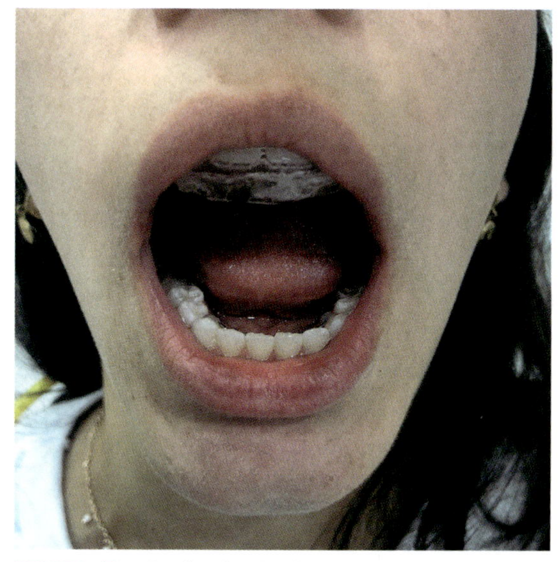

FIGURA 13 Confecção da placa reposicionadora após a manobra articular.

Alguns dias após a entrega da placa, a paciente retornou ao consultório, sendo observada uma abertura de 48 mm sem sintomatologia dolorosa (Figura 14).

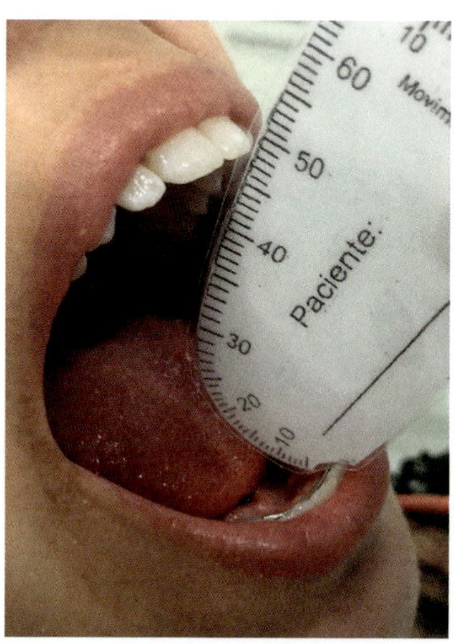

FIGURA 14 Após o uso da placa reposicionadora, paciente apresentou 48 mm de abertura máxima sem sintomatologia.

Aproximadamente 2 meses após a última visita, a paciente retornou ao consultório com recidiva da limitação de abertura. Ela apresentava travamento fechado com limitação de abertura de 12 mm (Figura 15). Foi feita uma nova manobra assistida, em posição sentada com a cabeça apoiada. Solicitou-se à paciente que fizesse um movimento mandibular para a frente até a posição de topo a topo, observando-se alinhamento da linha média superior e inferior; ao colocar o dedo indicador entre a posição de topo a topo, pediu-se à paciente para movimentar a mandíbula para o lado direito e esquerdo, observando-se dificuldade no movimento contralateral.

A técnica utilizada foi a manobra assistida, possibilitando o encaixe da mandíbula e retornando a abertura de boca para cerca de 30 mm. Em seguida, foi aplicada a FBM seguindo protocolo já descrito na Tabela 1: dose 4 J, tempo 40 segundos, potência 100 mW. Imediatamente obteve-se o resultado de abertura máxima de 30 mm com desvio não corrigido para o lado esquerdo (Figura 16).

Quatro dias após as manobras descritas, a paciente queixou-se de dor na ATM esquerda grau 2 (dor localizada durante a função) com abertura de 30 mm. Foi realizada a aplicação de viscossuplementação de ácido hialurônico a 1% nas ATM direita e esquerda, 1 mL para cada ATM (Figura 17). Ao final da intervenção, solicitou-se à paciente para abrir e fechar a boca em movimentos contínuos, apresentando uma abertura de 35 mm (Figura 18A). No seguimento, foi realizada a FBM, seguindo o protocolo descrito na Tabela 1, na região das ATM direita e esquerda, obtendo-se uma abertura de 40 mm (Figura 18B).

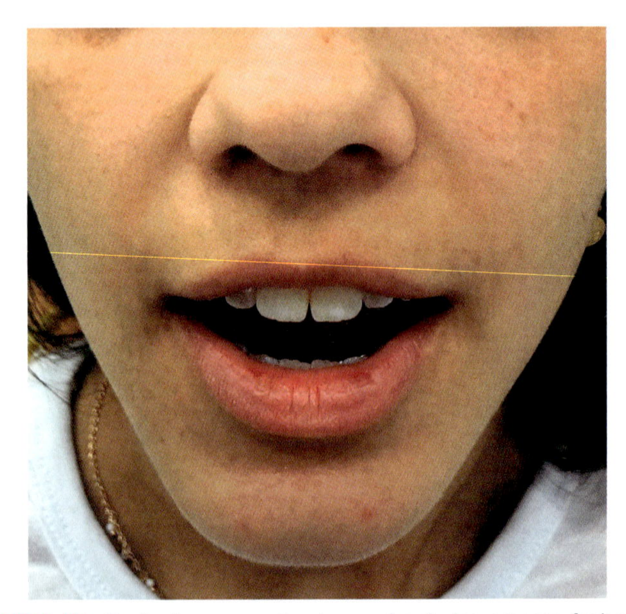

FIGURA 15 Paciente apresentando quadro de travamento fechado. Abertura máxima de 12 mm.

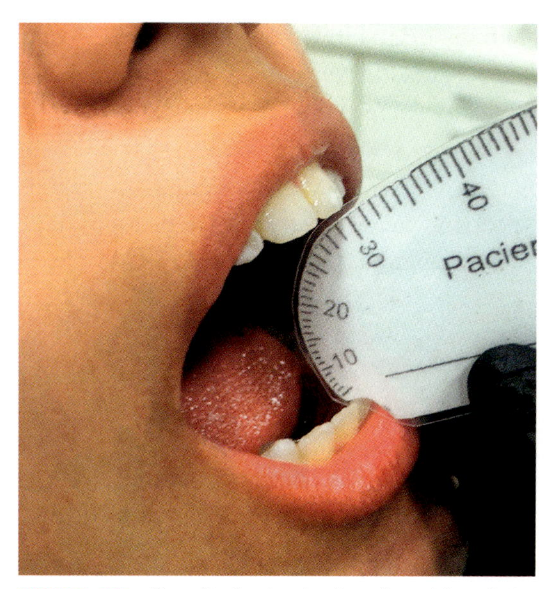

FIGURA 16 Resultado da abertura bucal imediatamente após a manobra articular seguida da FBM. Abertura bucal de 30 mm.

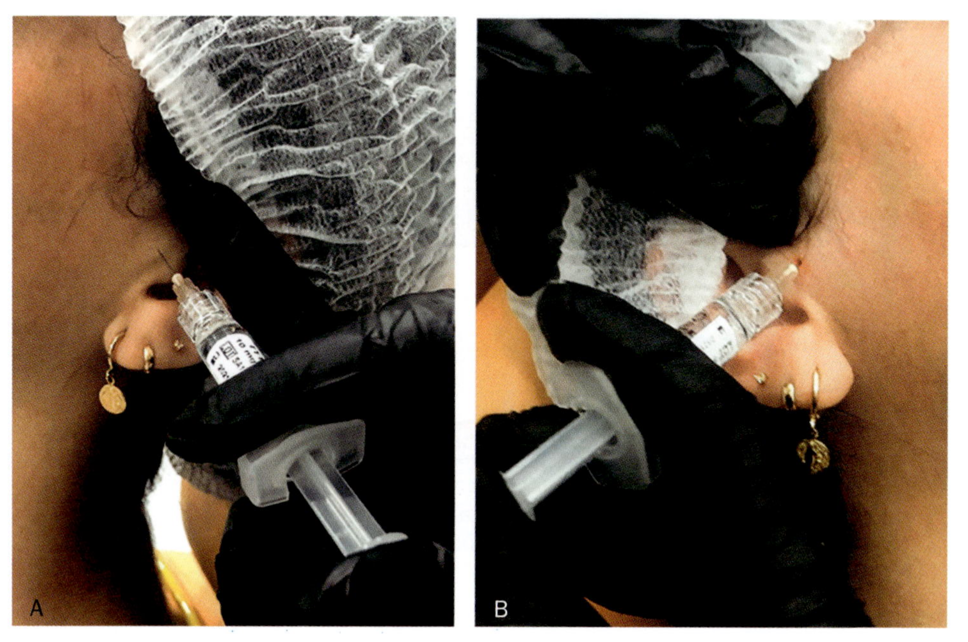

FIGURA 17 Aplicação de viscossuplementação com ácido hialurônico do lado esquerdo (A) e do lado direito (B).

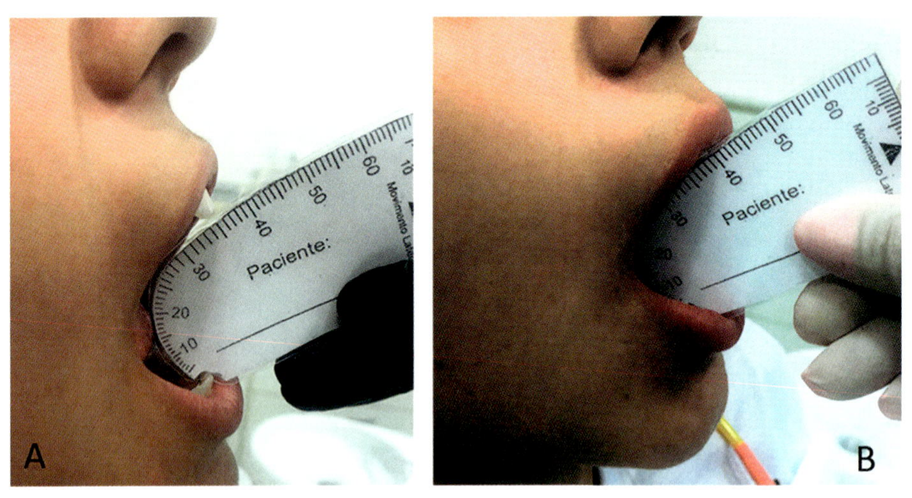

FIGURA 18 Medida de abertura bucal. A. Após a viscossuplementação (35 mm). B. Após a FBM (40 mm).

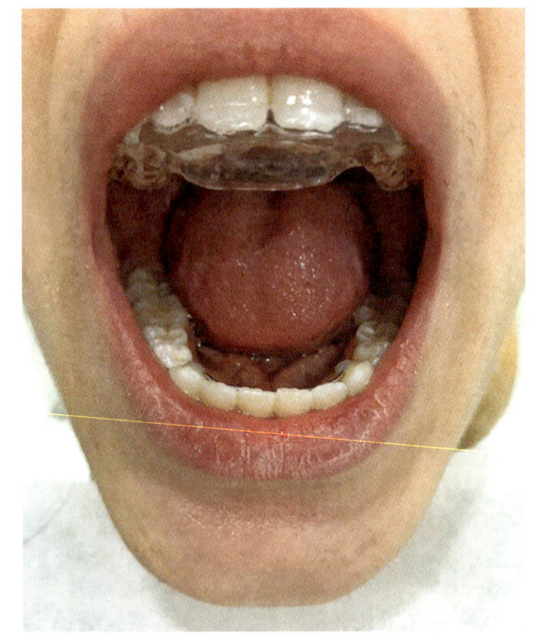

FIGURA 19 Placa reposicionadora anterior com abertura máxima e sem sintomatologia dolorosa após as intervenções citadas.

A associação de viscossuplementação e FBM nas ATM direita e esquerda apresentou um resultado favorável de abertura máxima de 40 mm, normalizando a abertura máxima da boca sem sintomatologia. Foi realizado o controle de 4 semanas, 2 vezes/semana e, até o presente momento, a paciente voltou à vida normal sem restrições, mantendo a atenção para não promover movimentos de esforço oclusal consciente.

O resultado geral do caso clínico demonstrou que a FBM usada como terapia complementar no tratamento da DTM pode aliviar efetivamente a dor na ATM e na musculatura sintomática, induzindo um efeito de curto prazo, porém significativo para melhorar os movimentos funcionais, que possibilitam ao cirurgião dentista continuar com seu tratamento de DTM associando outras terapias. A associação das terapias demonstrou uma melhora significativa na capacidade de mastigação, abertura máxima da boca e redução importante na sintomatologia dolorosa.

BIBLIOGRAFIA

1. Bonotto D, Custódio LG, Cunali PA. Viscossuplementação como tratamento das alterações internas da articulação temporomandibular: relato de casos. Rev Dor. 2011;12(3):274-8.
2. Ferreira N, Masterson D, de Lima RL, Moura BS, Oliveira AT, Fidalgo TKS, et al. Efficacy of viscosupplementation with hyaluronic acid in temporomandibular disorders: A systematic review. Journal of Cranio-Maxillofacial Surgery. 2018;46(11):1943-52.
3. Guarda-Nardini L, Rossi A, Arboretti R, Bonnini S, Stellini E, Manfredini D. Single- or multiple-session viscosupplementation protocols for temporomandibular joint degenerative disorders: a randomized clinical trial. J Oral Rehabil. 2015;42:521-8.
4. Januzzi E, Grossmann E, Cunha T, Goncalves R, Almeida-Leite C, Ferreira C, et al. Arthrocentesis associated with viscosupplementation in a case of anterior disc displacement and attachment in temporomandibular joint. Annals of Medicine. 2019;51(sup1):124.
5. Nunez SC, Ribeiro MS, Garcez AS. Laser de baixa potência: princípios básicos e aplicações clínicas. Rio de Janeiro: Elsevier; 2012.
6. Piccin HJ, Feltrin JP, Ricci WA. Lógica: uma abordagem clínica da oclusão. São Paulo: Napoleão, 2020;448p.
7. Tanganeli JPC, de Oliveira SSI, da Silva T, Fernandes KPS, Motta LJ, Bussadori SK. Complete and fast recovery from idiopathic facial paralysis using laser-photobiomodulation. Case Rep Dent. 2020;2020:9867693.

6

Dor orofacial

João Paulo Tanganeli

INTRODUÇÃO

Algumas das condições de dor mais prevalentes e debilitantes surgem das estruturas inervadas pelo sistema trigeminal (cabeça, face, musculatura mastigatória, articulação temporomandibular e estruturas associadas). A dor orofacial pode surgir de diferentes regiões e etiologias.

As disfunções temporomandibulares (DTM) são as condições de dor orofacial mais prevalentes para as quais os pacientes procuram tratamento. As DTM incluem uma série de problemas clínicos que envolvem a musculatura mastigatória, a articulação temporomandibular (ATM) ou ambas. As condições de dor neuropática do trigêmeo podem surgir de lesão secundária a procedimentos odontológicos, infecção, neoplasias ou doença ou disfunção do sistema nervoso periférico e/ou central.

As doenças neurovasculares, como as cefaleias primárias, podem apresentar-se como dores orofaciais crônicas, como no caso da enxaqueca facial, em que a dor se localiza na segunda e terceira divisão do nervo trigêmeo. Juntos, esses distúrbios do sistema trigêmeo afetam drasticamente a qualidade de vida do paciente. Uma abordagem multidisciplinar de controle da dor deve ser considerada para o tratamento ideal dos distúrbios da dor orofacial, incluindo modalidades não farmacológicas e farmacológicas.

Nesse contexto, o *laser* de baixa potência aplicado na terapia de fotobiomodulação (FBM) pode ser empregado como proposta terapêutica não farmacológica para o tratamento das dores crônicas. A dependência química por analgésicos tem preocupado sistemas de saúde em todo o mundo; por essa razão, métodos alternativos e com bons resultados são indicados para o tratamento das dores orofaciais. A FBM tem apresentado evidências científicas cada vez mais robustas para se tornar um método de escolha para o tratamento e o gerenciamento das dores orofaciais.

A seguir, apresentam-se casos em que a FBM foi empregada para o manejo da dar orofacial e a termografia foi utilizada como meio auxiliar de diagnóstico e acompanhamento do tratamento.

▷ Caso clínico 1

A queixa principal é dor em ambos os lados da face e região das têmporas, com intensidade moderada e cefaleia associada. A dor é pior pela manhã, mas o incômodo se mantém durante o dia, sem remissão. Iniciada há 3 meses, com piora nas últimas 2 semanas. A dor aumenta de intensidade em protrusão. Sensação de dor atrás dos olhos. Tem tomado analgésico associado a relaxante muscular (automedicação em subdose; 1 cp/dia): dipirona associada a orfenadrina e cafeína, com resultados razoáveis.

A história médica traz diagnóstico de migrânea episódica, não incapacitante e sem aura. Relata ansiedade e estresse por acontecimentos recentes.

Ao exame clínico e de imagens, nota-se dor intensa em masseteres e temporais, com pontos gatilho e dor referida. Dor intensificada por abertura e protrusão. Não há dor significativa ou ruídos nas ATM. Ressonância magnética (RM) sem alterações articulares significativas.

O diagnóstico é de DTM, dor miofascial referida e cefaleia por DTM (*Diagnostic Criteria* – DC/TMD); dor orofacial miofascial primária crônica com dor referida (*International Classification of Orofacial Pain* – ICOP 2.1.2.2.2).

O tratamento proposto foi o emprego da FBM associada a placa estabilizadora, termoterapia por adição, automassagens e acompanhamento. A Tabela 1 apresenta os parâmetros empregados no caso. A Figura 1 apresenta o equipamento empregado com o tempo de aplicação visível no leitor.

TABELA 1 Protocolo de FBM empregado para dor miofascial

Laser	Parâmetros	Pontos de aplicação
Diodo λ = 808 nm	100 mW 5 J/ponto 50 s	Masseteres, temporais, digástrico, região de processos mastoides, pterigóideos laterais; 4 pontos em volta da cabeça da mandíbula

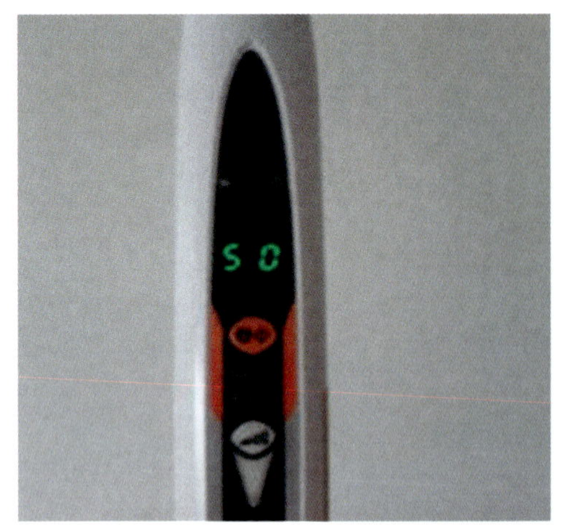

FIGURA 1 Equipamento e protocolo de aplicação do *laser* para FBM.

O número total de sessões foi de 12, sendo 4 sessões com intervalo de 72 horas nas 2 primeiras semanas e manutenção de 1 sessão semanal por mais 8 semanas. A Figura 2 descreve os pontos de aplicação descritos na Tabela 1.

Importante notar que, para a aplicação em pterigóideos laterais, solicita-se que o paciente faça lateralidade e aplica-se no lado contralateral.

O resultado clínico foi de melhora significativa após a 2ª sessão e remissão completa após a 8ª sessão. Paciente em controle mensal, sem recidiva.

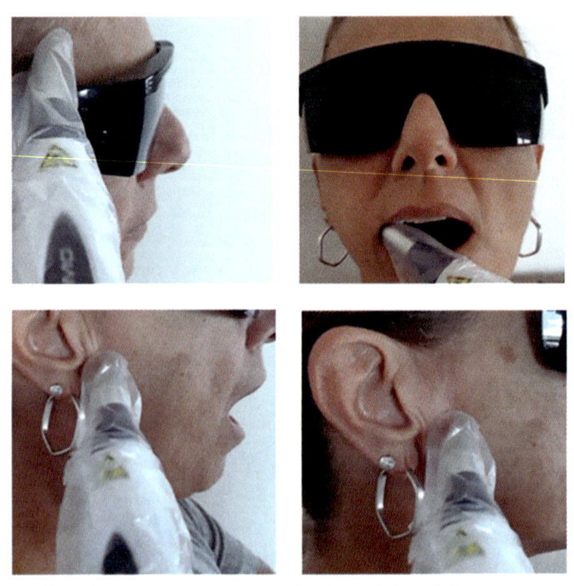

FIGURA 2 Pontos de aplicação para tratamento da dor miofascial.

Nos protocolos usualmente recomendados, não é comum encontrar referência à aplicação em pterigóideos laterais, possivelmente pela dificuldade de acesso. Quando um paciente apresenta queixa de dor na protrusão e "atrás dos olhos", estes músculos devem ser tratados de acordo com os protocolos empregados.

▷ Caso clínico 2

Como queixa principal, há o relato de estalidos em ambas as ATM, porém sem dor. Após um bocejo exagerado, paciente sentiu um forte estalo e não conseguiu mais abrir a boca, com dor intensa do lado direito. Tomou ibuprofeno, com pouca melhora.

Na história médica, não há doenças preexistentes; relata bruxismo infantil, com remissão espontânea aos 9 anos de idade; sem história de trauma; paciente iniciando processo de climatério.

Ao exame clínico, apresenta dor intensa à palpação da ATM direita, deflexão para o lado ipsilateral, abertura limitada (19 mm) e dor discreta em masseteres e temporais, bilateralmente (Figura 3).

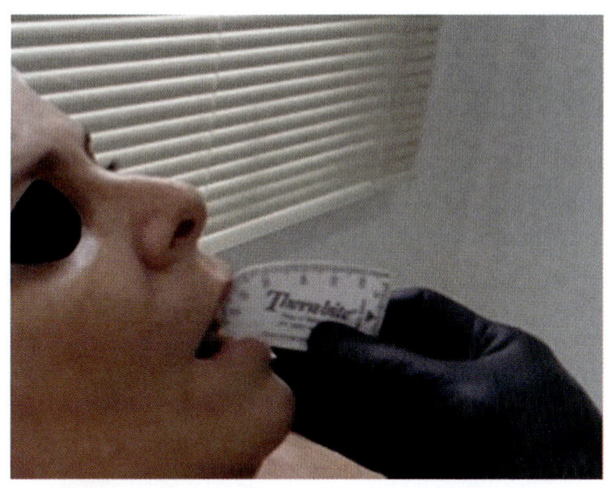

FIGURA 3 Exame inicial da paciente com dor e limitação de abertura bucal.

O diagnóstico é de DTM, artralgia, com deslocamento de disco sem redução agudo, lado direito (DC/TMD); dor na ATM primária aguda (ICOP 3.2.2.2).

O tratamento consiste em manobra assistida de recaptura associada à FBM, além de aconselhamento (bocejar com a língua no palato, evitar alimentos fibrosos, vigiar hábitos posturais). Posteriormente, são indicados exercícios de coordenação. A Tabela 2 apresenta o protocolo empregado neste caso.

TABELA 2 Protocolo de FBM empregado para artralgia

Laser	Parâmetros	Pontos de aplicação
Diodo λ = 808 nm	100 mW 5 J/ponto 50 s	4 pontos em volta da cabeça da mandíbula; aplicação via meato acústico externo e com boca aberta, visando a atingir a zona bilaminar ou retrodiscal; aplicação também em masseteres e temporais bilaterais, além do digástrico

A Figura 4 apresenta alguns pontos de irradiação utilizados para o tratamento da artralgia.

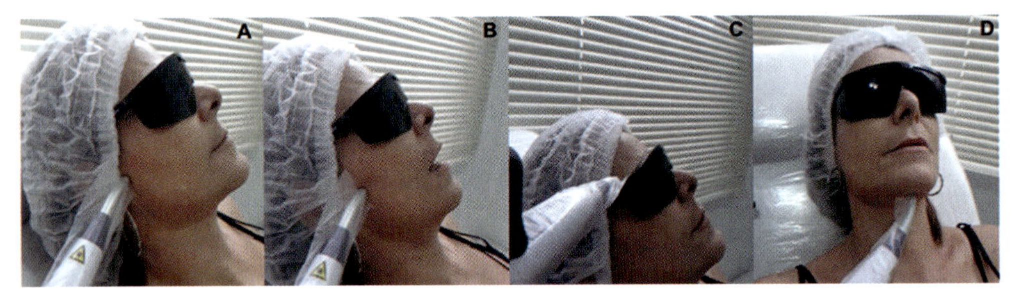

FIGURA 4 FBM para o tratamento de artralgia.

O resultado clínico foi a redução instantânea do disco, com abertura passando para 38 mm e redução significativa da dor (Figura 5). Foram realizadas mais 5 sessões, 2 vezes/semana. Paciente em controle semestral.

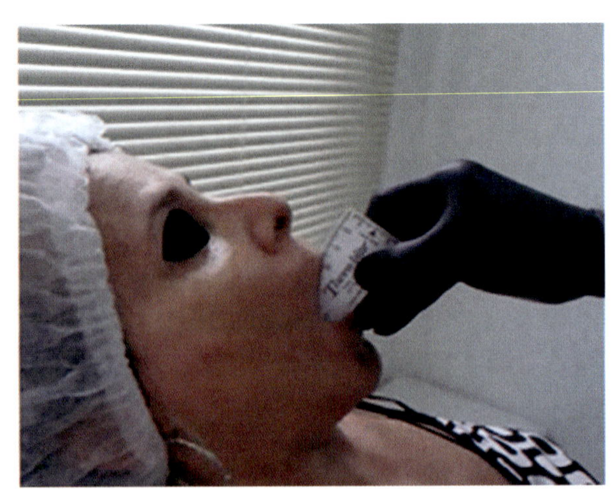

FIGURA 5 Aspecto após tratamento e medida de amplitude de abertura bucal.

A recaptura foi bem-sucedida, mas é difícil lidar com situações agudas em clínicas privadas. De qualquer forma, mesmo em situações de deslocamento de disco sem redução com ou sem limitação de abertura, a FBM tem se mostrado útil, tanto na analgesia como nos efeitos anti-inflamatórios e para a aceleração dos processos reparadores ou de remodelação. Recomenda-se a aplicação em digástrico neste caso, lembrando seu papel na abertura de boca, que é um dos objetivos do tratamento.

▷ Caso clínico 3

A queixa principal é de dor intensa em região de masseter e temporal, além dos lábios; sensação de cansaço muscular. Há 4 anos, quando trocou as próteses totais, começou a ter as primeiras dores. Seguindo recomendação profissional, trocou novamente as próteses há 6 meses, mas não as consegue usar por conta da dor. Tem muita dificuldade para se alimentar. Há 2 meses, neurologista aplicou toxina botulínica, segundo informa o paciente, 30U nos 2 masseteres e no mento, apresentando imediato agravamento das dores.

Na história médica, há diversas medicações de uso contínuo: levotiroxina 112 mg, diazepam 10 mg, ticlopidina 250 mg, furosemida 40 mg, propafenona 300 mg, anlodipino 5 mg, espironolactona 25 mg, atorvastatina 20 mg.

Ao exame clínico e de imagens, paciente apresenta dor intensa em região de masseteres e temporais, pior do lado esquerdo; há instabilidade da prótese total inferior, que só é usada socialmente, pois não consegue mastigar com ela. Há distonia muscular, segundo relato, surgida após as injeções de toxina botulínica. Há também muita dificuldade para falar (coloca a mão na mandíbula do lado esquerdo a cada frase). Paciente tem claustrofobia, recusando-se a realizar imagens de RM. A sedação foi desaconselhada, por conta da polifarmácia e da idade avançada. Solicitada termografia apresentada nas Figuras 6 a 8, cujo laudo aponta: envolvimento do território trigeminal (V2 e V3) esquerdo, evidente em terços médio (dT = 0,5 °C) e inferior (dT = 1,7 °C) da face, padrão neurogênico; envolvimento de territórios cervicoescapulares alto (C2 a C7) bilateral, mais evidente à direita; hiper-radiação em região periocular bilateral; congestão periocular; disfunção miofascial bilateral de masseter e temporal anterior; disfunção miofascial do levantador da escápula bilateral, com maior intensidade do lado direito; disfunção miofascial bilateral dos suboccipitais e trapézio superior; disfunção miofascial bilateral de esternocleidomastoide e escalenos, com maior intensidade do lado esquerdo; e DTM bilateral. Foi considerado que o paciente apresentava atividade metabólica diminuída; temperatura central 35,3 °C (BTT); hiper-radiação cervical anterior (dT = 1,5 °C).

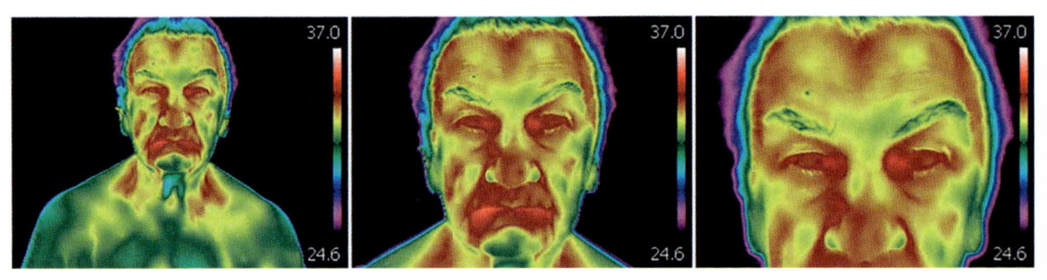

FIGURA 6 Imagens termográficas iniciais. Aspecto frontal.

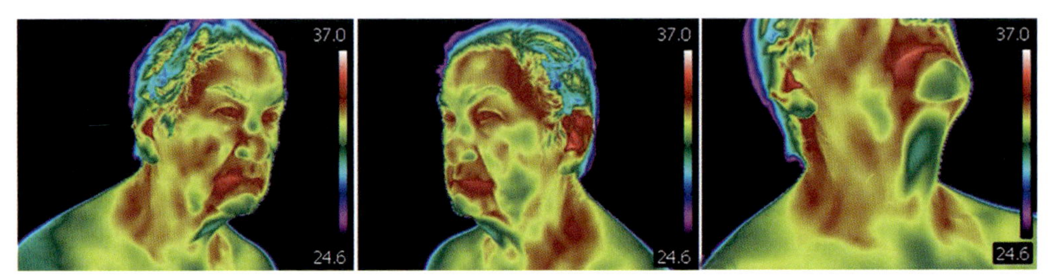

FIGURA 7 Imagens termográficas iniciais. Aspecto frontolateral.

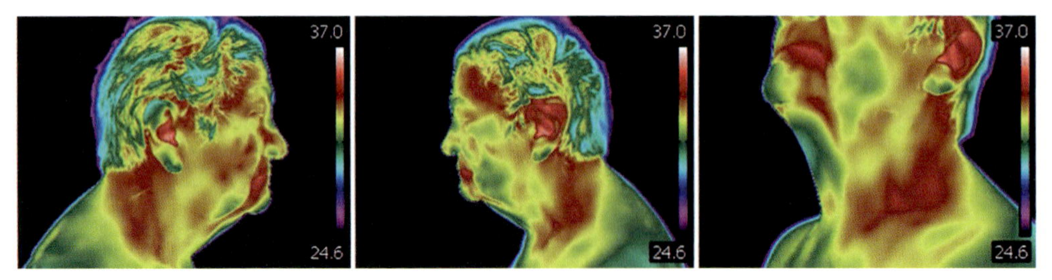

FIGURA 8 Imagens termográficas iniciais. Visão lateral.

A FBM foi a proposta terapêutica para controle dos sintomas, associada à reembasamento da prótese total inferior, automassagens com creme Faceliv®, 3 vezes/dia, e encaminhamento para fisioterapia para tratamento do comprometimento cervical, porém, paciente não aderiu ao tratamento fisioterápico. Solicitada reavaliação médica quanto à necessidade do uso da atorvastatina (efeito colateral importante relacionado a dores musculares); após reavaliação médica, a medicação foi suspensa. A Tabela 3 apresenta o protocolo de emprego da FBM.

TABELA 3 Protocolo de FBM empregado para dor orofacial após aplicação de toxina botulínica

Laser	Parâmetros	Pontos de aplicação
Diodo λ = 808 nm	100 mW 6 J/ponto 60 s	Masseteres, temporais e orbicular dos lábios

Foram realizadas 10 sessões de FBM nos pontos apresentados na Tabela 3 e na Figura 9.

Durante o acompanhamento, o paciente relatou melhora a partir da 4ª sessão. Na 5ª sessão, chegou à clínica usando as próteses e relatando que havia finalmente se alimentado normalmente.

Embora não haja evidências científicas, aparentemente a FBM pode ter aumentado a velocidade do *sprounting* pós-aplicação de toxina botulínica A, restaurando as vias neurais. Esse efeito, associado ao efeito analgésico, melhoraram significativamente a sintomatologia dolorosa.

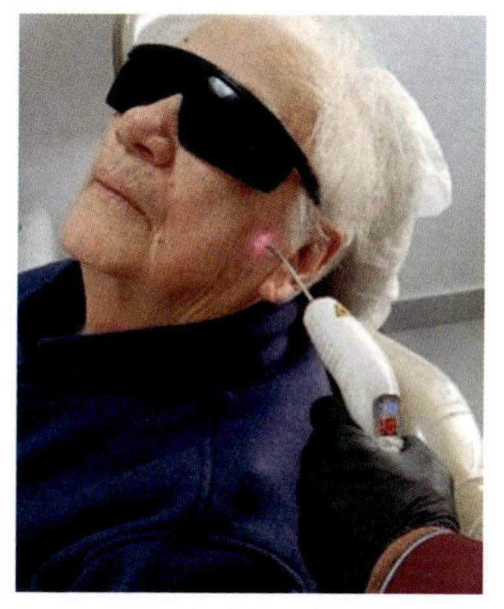

FIGURA 9 Pontos de aplicação da FBM para dor orofacial após aplicação de toxina botulínica.

▷ Caso clínico 4

A paciente, cirurgiã-dentista, queixa-se de cefaleia iniciada há poucas horas, sensação de pressão nas têmporas e na cervical, sem náuseas, foto ou fonofobia. Ao exame clínico, foi observada dor em região temporal esquerda e direita, aumentada com palpação, e dor cervical que não se altera com movimento. Não tomou analgésicos. A Figura 10 apresenta a imagem termográfica inicial do caso.

O diagnóstico é de cefaleia tipo tensão episódica. Descrição termográfica inicial de hiper-radiação em temporal, masseter e esternocleidomastoide bilateral, mais acentuada do lado esquerdo.

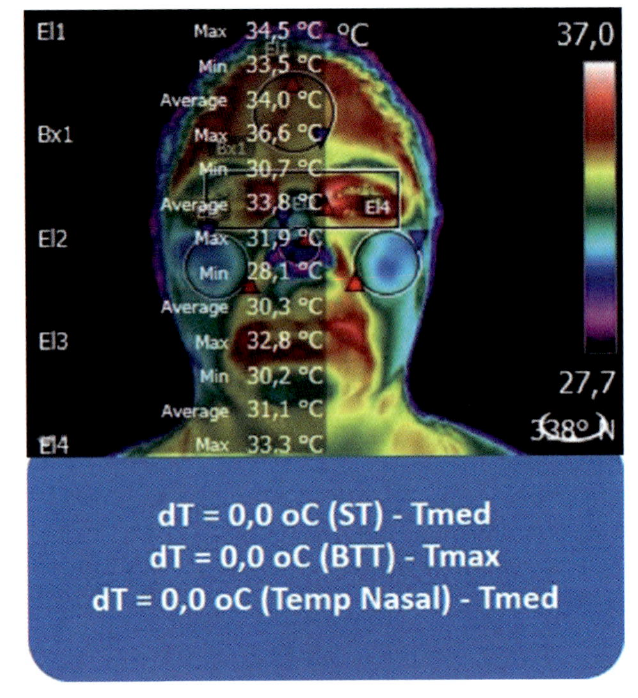

FIGURA 10 Imagem termográfica inicial com diagnóstico de cefaleia tensional episódica.

A Tabela 4 apresenta o protocolo de FBM empregado para alívio da sintomatologia dolorosa.

TABELA 4 Protocolo de FBM empregado para alívio da cefaleia tensional episódica

Laser	Parâmetros	Pontos de aplicação
Diodo λ = 808 nm	100 mW 9 J/ponto 90 s	Local de aplicação: sublingual, bilateral, visando a atingir artéria lingual

Nesse caso, optou-se pela aplicação sublingual da FBM, e imagens termográficas foram obtidas durante a execução da irradiação, como apresentado na Figura 11.

Cerca de 20 minutos após a aplicação, paciente relata melhora significativa. Dor suprimida cerca de 1 hora após a aplicação do protocolo. A descrição termográfica após o tratamento apresentou redução da assimetria térmica, em especial em temporal, com aumento da temperatura facial (Figura 12).

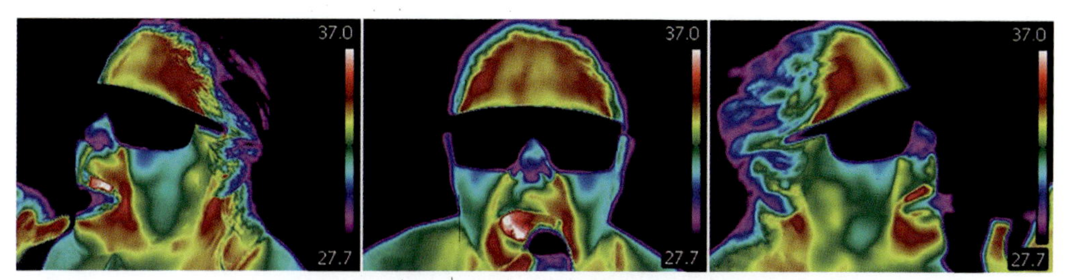

FIGURA 11 Aplicação da FBM sublingual para tratamento da cefaleia tensional episódica.

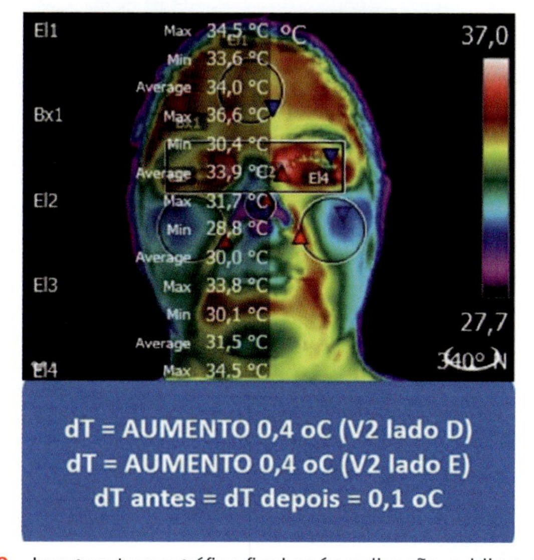

FIGURA 12 Imagem termográfica final após aplicação sublingual da FBM.

Este protocolo foi experimental, uma vez que a paciente é profissional de saúde e concordou com a realização. Não há, até o momento, evidências científicas que apresentem protocolos bem estabelecidos. Entretanto, bons resultados clínicos como este têm motivado os pesquisadores na área de FBM para condução de estudos clínicos controlados para compreensão do funcionamento desta terapia.

▷ Caso clínico 5

A queixa principal é dor em masseter bilateral, temporal esquerdo, cervical e trapézio esquerdos. Na história médica, consta que, recentemente, teve herpes zóster acometendo V3 do trigêmeo esquerdo. Relata quadro ansioso agudo.

Ao exame clínico e de imagens, há dor intensa à palpação de masseter e temporal esquerdo, dor intensa em região cervical alta bilateral, não há alodinia (Figura 13).

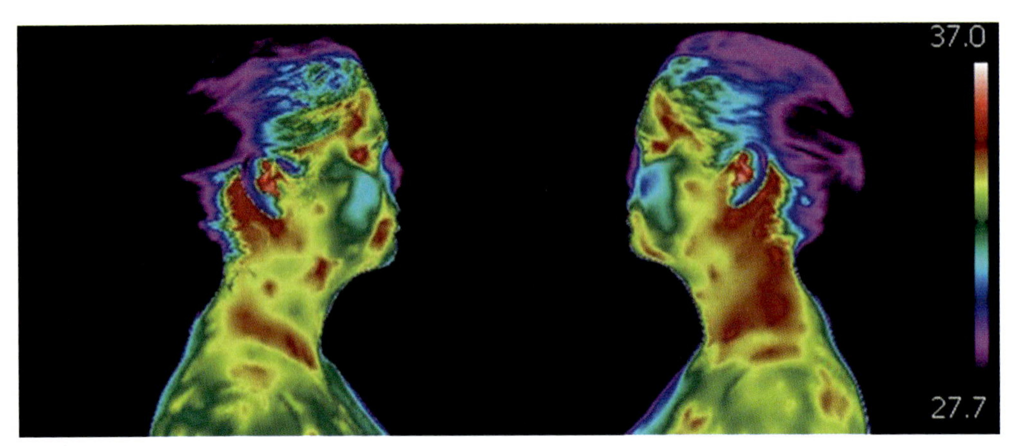

FIGURA 13 Imagem termográfica com diagnóstico de dor miofascial com espalhamento e dor orofacial miofascial primária crônica frequente.

O diagnóstico é de DTM, dor miofascial com espalhamento (DC/TMD); dor orofacial miofascial primária crônica frequente (ICOP 2.1.2.2). A descrição termográfica antes demonstrava assimetria térmica cervical, com presença de hiper-radiação nas áreas dos músculos masseter bilateral, esternocleidomastoide e trapézio lado esquerdo. A Tabela 5 apresenta o protocolo de FBM empregado neste caso.

TABELA 5 Protocolo de FBM empregado para dor orofacial miofascial primária crônica frequente

Laser	Parâmetros	Pontos de aplicação
Diodo λ = 808 nm	100 mW 5 J/ponto 50 s	4 pontos em masseter e 2 pontos em temporal esquerdo; processo mastoide, músculos esternocleidomastoide, bilateral, trapézio esquerdo

A Figura 14 apresenta a imagem termográfica obtida durante a irradiação, e a Figura 15 apresenta a imagem após o tratamento. Os pontos de aplicação são descritos na Tabela 5.

A paciente relatou alívio imediato dos sintomas. A descrição termográfica pós-tratamento (Figura 15) aponta que, embora ainda hiper-radiantes, houve redução da assimetria térmica nos músculos submetidos à FBM.

A paciente é cirurgiã-dentista e foi orientada a dar sequência aos demais procedimentos necessários para o efetivo controle da sintomatologia dolorosa.

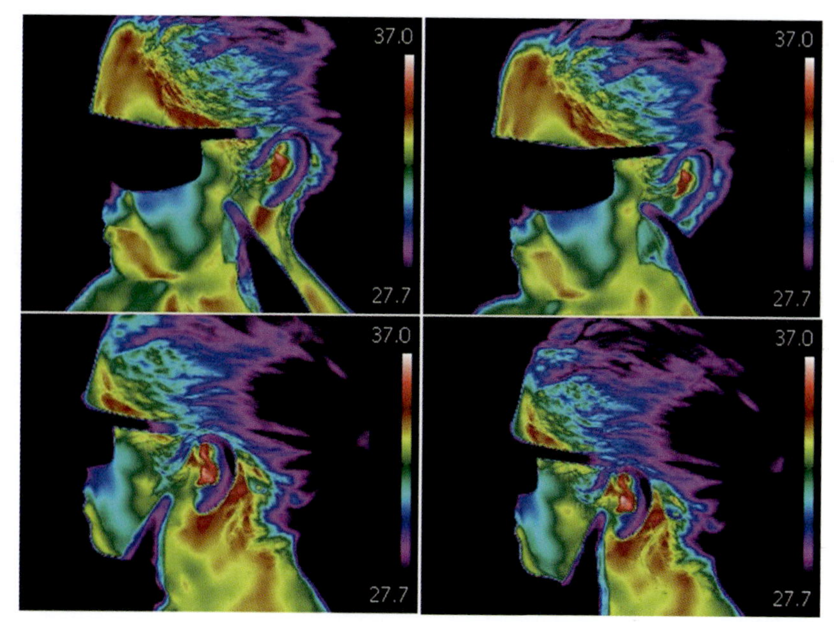

FIGURA 14 Imagem durante a realização das irradiações com *laser* de diodo infravermelho para tratamento da dor orofacial miofascial primária crônica frequente.

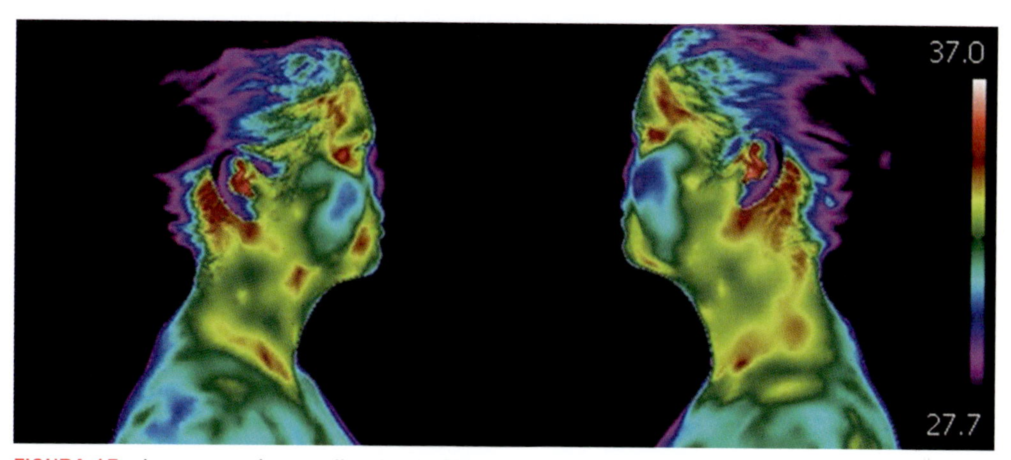

FIGURA 15 Imagem após a realização da FBM com melhora da assimetria térmica inicial.

AGRADECIMENTO

À Profa. Dra. Denise S. Haddad, pelas imagens termográficas.

BIBLIOGRAFIA

1. Barbosa JS, Amorim A, Arruda M, Medeiros G, Freitas A, Vieira L, et al. Infrared thermography assessment of patients with temporomandibular disorders. Dentomaxillofac Radiol. 2020;49(4):20190392.
2. Nunez SC, Ribeiro MS, Garcez AS. Laser de baixa potência: princípios básicos e aplicações clínicas. Rio de Janeiro: Elsevier; 2012.
3. Woźniak K, Szyszka-Sommerfeld L, Trybek G, Piątkowska D. Assessment of the sensitivity, specificity, and accuracy of thermography in identifying patients with TMD. Med Sci Monit. 2015;21:1485-93.

7

Endodontia

Aguinaldo Silva Garcez
Sheila Cynthia Gouw-Soares

INTRODUÇÃO

As infecções endodônticas podem ocorrer quando alguns microrganismos da microbiota oral invadem e/ou contaminam os tecidos presentes no interior do canal radicular, em decorrência de uma cárie profunda, uma infecção periodontal com comprometimento da região periapical ou de furca ou por contaminação hematogênica. A microbiota oral é uma das maiores e mais diversas do corpo humano, ficando atrás apenas da microbiota intestinal. Apesar de estar em harmonia com os tecidos em uma situação de saúde, quando ganham acesso ao canal radicular, alguns microrganismos podem promover infecções e necrose dos tecidos da polpa[1].

Os planos de tratamento usuais para o controle dessas infecções são fundamentados na descontaminação microbiana por remoção mecânica de tecido pulpar e dentina contaminada, utilizando-se a instrumentação das paredes do canal com limas manuais ou rotatórias, associada à administração local de agentes antimicrobianos, como o hipoclorito de sódio ou a clorexidina[2]. Em casos agudos, a prescrição de antibióticos por via local via medicação intracanal ou por via sistêmica também pode ser necessária. Entretanto, esses agentes antimicrobianos locais, assim como as medicações sistêmicas, apresentam efeitos colaterais, como toxicidade celular, não seletividade, tempo de tratamento prolongado e, no caso dos antibióticos, possibilidade de selecionar bactérias resistentes a esses medicamentos[3,4].

Uma das premissas fundamentais do tratamento endodôntico, seja ele convencional, cirúrgico ou retratamento, é a eliminação dos microrganismos presentes no sistema de canais radiculares.

O uso de instrumentação mecânica (manual, rotatória ou reciprocante) e de irrigação intracanal com agentes antimicrobianos tem obtido relevante sucesso clínico no tratamento endodôntico. Entretanto, casos de insucesso, infelizmente, não são incomuns. Por isso, o tratamento endodôntico químico-mecânico tem sido associado a técnicas coadjuvantes, como agitação sônica ou ultrassônica, *lasers* de alta potência ou ozônio[5-7].

A presença de microrganismos resistentes à terapia convencional e protegidos pela presença de biofilme, não só no sistema de canais radiculares, mas também no interior dos túbulos dentinários, torna-se um obstáculo adicional ao sucesso clínico do tratamento endodôntico. Além disso, a complexidade de tal sistema, com a presença de canais laterais, istmos e condições anatômicas variadas, limita o processo de cura dos tecidos periapicais[7].

A luz tem sido utilizada como agente antimicrobiano desde os tempos antigos. Dentre as possibilidades de uso da luz em endodontia, há a aplicação dos *lasers* de alta potência e da terapia fotodinâmica antimicrobiana (TFDa).

A utilização dos *lasers* na endodontia tem mostrado resultados satisfatórios, e a literatura atual mostra que, no início, os tratamentos com *laser* eram realizados com equipamentos de alta potência, que ganharam credibilidade em virtude dos resultados positivos encontrados na descontaminação dos canais radiculares[8]. Por outro lado, o custo elevado destes equipamentos, quando comparado ao uso de medicação ou ao *laser* de baixa potência, assim como o risco de efeitos térmicos adversos, desestimulam seu uso e incentivam a busca por terapia alternativas, visto que o mecanismo para a redução microbiana neste tipo de *laser* se dá pela produção de calor, podendo causar sobreaquecimento na região apical, carbonização dentinária, reabsorção radicular e necrose periapical se os parâmetros seguros de uso não forem respeitados[9].

Este capítulo apresenta casos clínico que mostram as duas possibilidades de uso dos *lasers*, tanto os de alta como os de baixa potência, por meio da terapia fotodinâmica.

LASERS DE ALTA POTÊNCIA EM ENDODONTIA

A utilização dos *lasers* em endodontia existe desde 1971, quando Weichman e Johnson utilizaram um *laser* de CO_2 na tentativa de selar o forame apical e os túbulos dentinários dos canais radiculares em dentes extraídos[10]. Desde então, os *lasers* de alta potência, como os de CO_2, argônio, neodímio, érbio e diodo, têm sido utilizados em dois campos principais: a descontaminação dos canais e a modificação da permeabilidade dentinária na parede dos canais.

Modificação da permeabilidade dentinária

A instrumentação endodôntica com limas, de forma manual ou mecânica, produz, via de regra, debris nas paredes do canal, formando a *smear layer*. Esta camada de debris dentinários, embora em alguns casos possa ser benéfica, geralmente obstrui a entrada dos túbulos dentinários e pode albergar microrganismos e suas toxinas no interior da dentina. Desta forma, o tratamento endodôntico preza pela remoção desta *smear layer*, descontaminação profunda dos túbulos dentinários e vedamento da entrada dos túbulos, o que consequentemente veda o canal radicular[11].

Lasers como os de CO_2 possuem alta absorção pela hidroxiapatita, mas, por serem contínuos, promovem a fusão e o derretimento da dentina. Por outro lado, os *lasers* de neodímio e diodo de alta potência são fracamente absorvidos pela dentina, resultando em acúmulo de calor, além de promoverem fusão e recristalização dentinária. A fusão, o "escoamento" e a recristalização da dentina acabam por vedar os túbulos dentinários e, assim, reduzem a permeabilidade dentinária (Figura 1). Este efeito de redução da permeabilidade dentinária pode ser altamente benéfico, por exemplo, ao final da modelagem e desinfecção dos canais, quando um cimento endodôntico é aplicado justamente para vedar os túbulos e obturar o canal. O uso do *laser* com esta finalidade pode complementar a ação do cimento obturador.

De maneira antagônica, os *lasers* de érbio e érbio-cromo têm alta absorção pela hidroxiapatita, são *lasers* pulsados e seus mecanismos de ação são por ablação, e não fotorruptura, como os *lasers* já citados[12]. Estes *lasers*, portanto, promovem microexplosões localizadas na dentina (ablação), o que "ejeta" o *smear layer* da parede dos canais, removendo esta camada e abrindo os túbulos dentinários, consequentemente aumentando a permeabilidade dentinária (Figura 2).

No entanto, como a luz se propaga em linha reta, o uso da fibra óptica intracanal dificulta o acesso da irradiação por todas as superfícies da parede do canal, tornando-se quase impossível irradiar toda sua superfície e garantir que toda a *smear layer* seja remo-

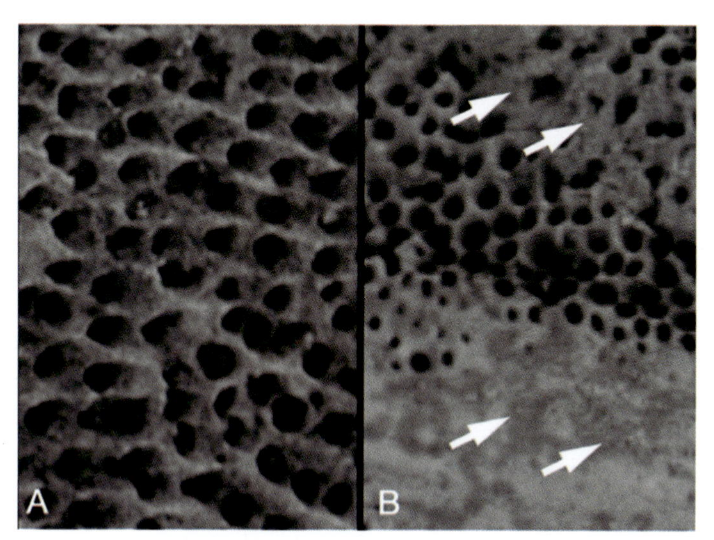

FIGURA 1 A. Dentina com túbulos abertos. B. Após irradiação com *laser* de diodo de alta potência. As setas indicam o vedamento dos túbulos e a redução da permeabilidade dentinária.

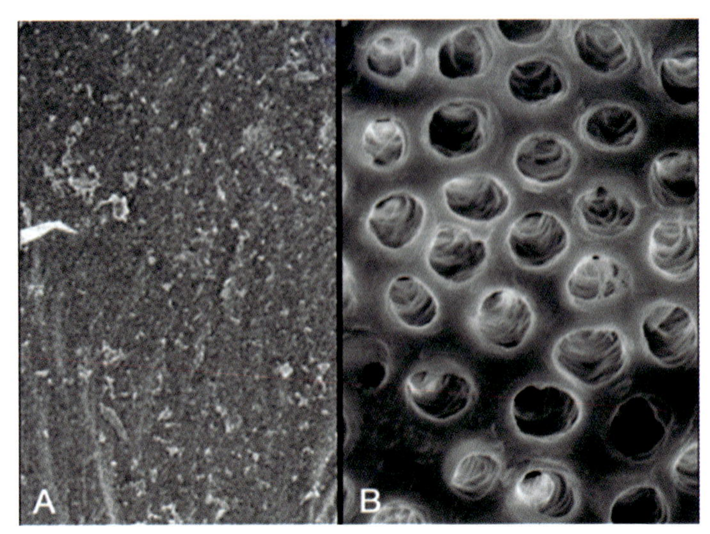

FIGURA 2 A. Dentina radicular após instrumentação endodôntica. Notam-se os túbulos dentinários totalmente obstruídos pelos debris. B. Dentina após a irradiação com o *laser* de érbio:YAG. Os túbulos apresentam-se completamente abertos, aumentando a permeabilidade dentinária, o que pode ser um efeito importante no caso de tratamento em múltiplas sessões, no qual uma medicação intracanal será utilizada entre as sessões.

vida[10]. Desta forma, aproveitando-se da alta absorção do comprimento de onda dos *lasers* de érbio pela água, outra técnica pode ser utilizada na endodontia. Na técnica *Photon Induced Photoacustic Streaming* – PIPS, o canal radicular é preenchido por uma solução aquosa (p. ex., de hipoclorito ou clorexidina), e a fibra óptica é posicionada no interior do canal. Contudo, em vez da irradiação ter como alvo a hidroxiapatita das paredes dentinárias, o foco da irradiação é a água. Ao absorver a energia do *laser*, a água imediatamente se transforma em vapor e expande, promovendo uma microexplosão local (ablação) e gerando, no interior do canal, uma onda de choque fotoacústica. Esta onda de choque no interior do canal é tão intensa que rompe a adesão do *smear layer*, removendo esta camada de debris da parede dentinária, consequentemente, abrindo os túbulos dentinários e aumentando a permeabilidade da dentina[13].

Descontaminação dos canais

Na redução microbiana intracanal com o uso de *lasers* de alta potência, a irradiação com o *laser* se dá ao final do tratamento endodôntico convencional, com o intuito apenas de eliminar microrganismos do interior dos canais pelo efeito térmico do *laser*. Pelo fato de a dentina ter baixa absorção pelos comprimentos de onda no infravermelho próximo (IVP), como o dos *lasers* de diodo e de neodímio, a penetração da luz se dá de maneira mais eficiente do que as substâncias irrigadoras e complementa a desinfecção do canal. No caso dos *lasers* de érbio e CO_2, a absorção da energia do *laser* se dá diretamente pela presença de água no biofilme e no interior dos microrganismos[13].

O efeito térmico localizado também auxilia na redução microbiana, visto que a dentina sofre fusão quando em contato com a ponta da fibra óptica. Durante a irradiação, as temperaturas atingidas podem chegar próximo a 1.000 °C, inviabilizando qualquer microrganismo presente neste local. Este efeito é superficial, não atingindo camadas mais profundas da dentina, chegando, em geral, a reduções microbianas em profundidade máxima de 500 a 600 mcm (Figura 3).

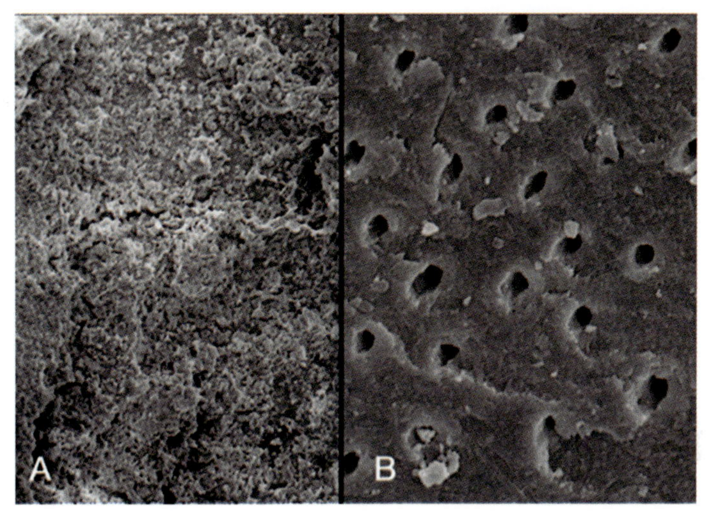

FIGURA 3 A. Presença de biofilme recobrindo toda a parede do canal radicular. B. Superfície da dentina do canal radicular após irradiação com o *laser* de érbio.

A redução microbiana média para os *lasers* de alta potência, segundo um trabalho de Guthnecht et al.[14], é de 98 a 99,9%, dependendo dos equipamentos e parâmetros utilizados. Os *lasers* de diodo e de neodímio apresentam redução média de 98%, enquanto os *lasers* de érbio podem chegar a 99% em modo de irradiação de dentina e a 99,9% quando utilizados na técnica PIPS[15].

▷ Caso clínico 1 – Lesão apical

Paciente procurou o consultório odontológico com queixa de dor e edema na região anterior superior. Aos exames clínico e radiográfico, foi constatada a presença de lesão apical decorrente de necrose pulpar do incisivo central (Figura 4).

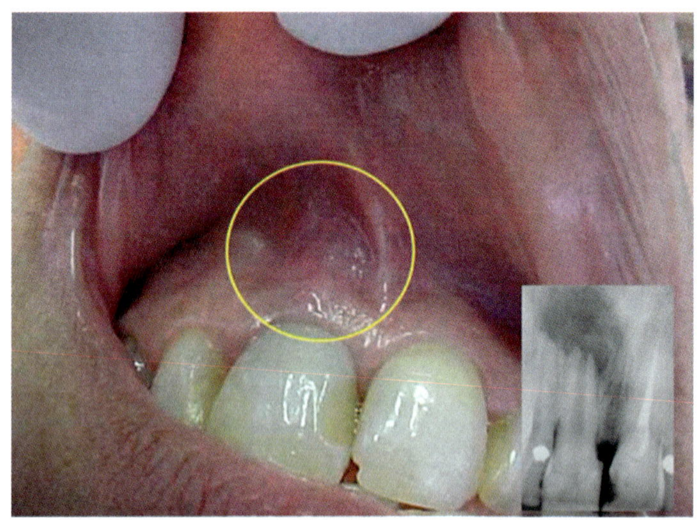

FIGURA 4 Aspecto clínico da região anterossuperior com presença de edema na região apical do incisivo central direito. No detalhe, o exame radiográfico que detectou a presença de lesão apical extensa.

Foi planejado o tratamento endodôntico com uma sequência de limas Kerr, irrigação com solução de hipoclorito de sódio a 2,5% e irradiação com o *laser* de diodo.

A irradiação foi realizada com um *laser* de diodo 980 nm, com potência de 2 W no modo interrompido com pulsos de 50 ms e intervalo de 50 ms (TheraLase Surgery DMC-Brasil). A irradiação foi realizada com movimentos helicoidais no sentido ápico-cervical por 7 segundos (Figura 5). Para calcular o tempo de irradiação, foi usada a seguinte fórmula: comprimento real de trabalho (CRT) do canal menos 1 mm, dividido por 2. Como o dente apresentava CRT de 15 mm, menos 1 mm, obteve-se 14 mm, que, divididos pela metade, resultam em um tempo de 7 segundos. Foram realizadas 5 irradiações com intervalo de 20 segundos entre elas, alternando os sentidos horário e anti-horário para maximizar o contato da fibra óptica com todas as paredes do canal. Como o comprimento de onda de 980 nm apresenta baixa absorção pela água e o efeito antimicrobiano ocorre pelo efeito térmico da irradiação, o canal radicular foi seco com cones de papel absorvente previamente à irradiação para que a solução aquosa de hipoclorito de sódio a 2,5% não atrapalhasse o efeito térmico do *laser*. Os parâmetros do procedimento estão descrito na Tabela 1.

TABELA 1 Parâmetros do uso do *laser* no tratamento de lesão apical, descrito no Caso clínico 1

Laser	**Diodo**
Comprimento de onda	980 nm
Modo de emissão	Interrompido – 50 ms
Potência	2 W
Taxa de repetição	15 Hz

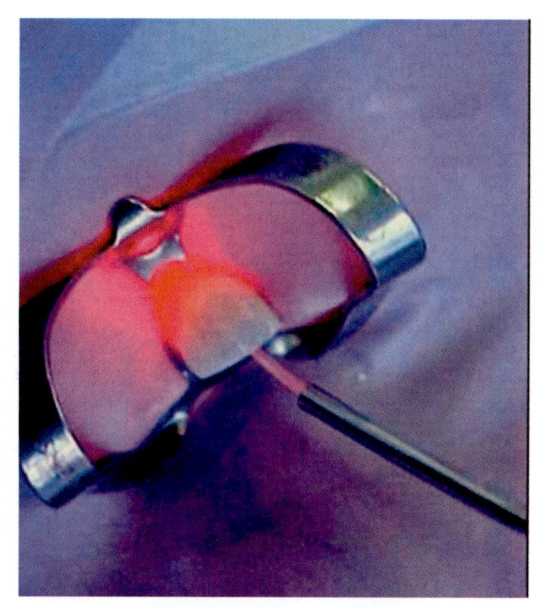

FIGURA 5 Irradiação do canal radicular com o *laser* de diodo de alta potência.

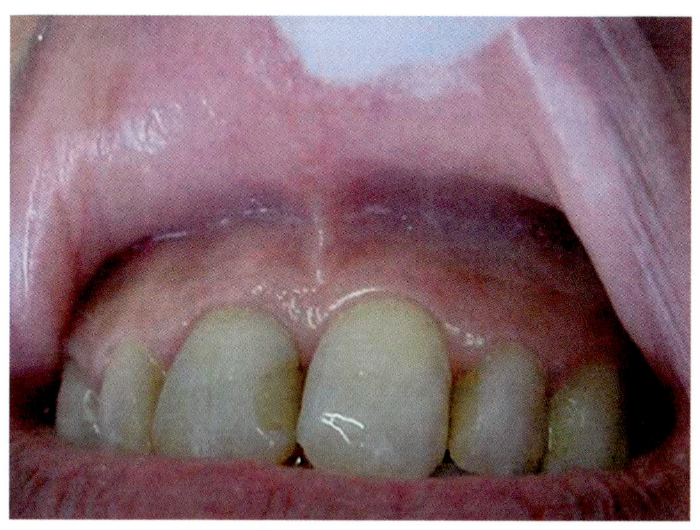

FIGURA 6 Imagem clínica da remissão do edema apical, 1 semana após a 1ª sessão do tratamento endodôntico.

Após a irradiação, foi colocada uma medicação intracanal à base de hidróxido de cálcio como curativo de demora entre as sessões. Na 2ª sessão, todo o procedimento anterior foi repetido, ou seja, tratamento endodôntico químico-mecânico e irradiação com o *laser*. O canal foi obturado e o caso acompanhado por 2 anos. As Figuras 6 e 7 mostram a evolução do caso e a cicatrização óssea da lesão apical.

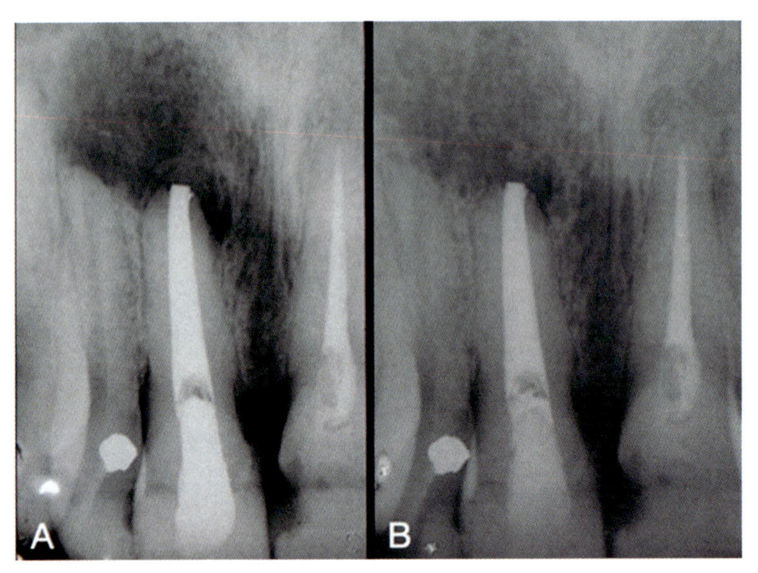

FIGURA 7 Acompanhamento radiográfico de controle após (A) 6 meses e (B) 2 anos mostrando a regressão da lesão apical e o sucesso do tratamento.

▷ Caso clínico 2 – Cirurgia parendodôntica

Paciente procurou atendimento odontológico após consulta de rotina para acompanhamento. Após exame de radiografia panorâmica, foi detectada uma lesão apical extensa no elemento 21. Ao exame clínico, o paciente não apresentava nenhum sinal ou sintoma da lesão, tendo sido relatado tratamento endodôntico prévio.

Foi planejado o seguinte tratamento para a resolução do caso clínico: retratamento endodôntico do dente 21 e cirurgia parendodôntica para a apicetomia e curetagem da lesão.

A Figura 8 mostra o aspecto radiográfico da lesão apical após o retratamento endodôntico do elemento 21. Foi realizada a instrumentação rotatória do canal radicular, associada à irrigação com solução de hipoclorito de sódio a 2,5% e sobreobturação do canal com extravasamento apical do cimento endodôntico. O procedimento endodôntico foi realizado de forma convencional, sem a utilização do *laser* de alta potência.

Para a cirurgia de apicectomia, foram utilizados os *lasers* de érbio:YAG e neodímio:YAG, respectivamente, para a cirurgia de tecidos duros e tecidos moles.

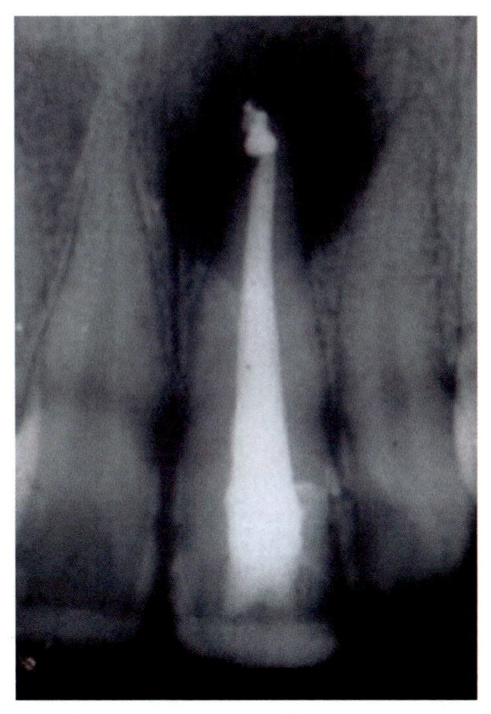

FIGURA 8 Aspecto radiográfico da lesão apical após retratamento endodôntico.

Após a incisão gengival e a abertura do retalho para a exposição da lesão apical, foi utilizado o *laser* de Er:YAG, com a ponteira acoplada à ponta 2060 (janela ótica) no modo não contato. Os parâmetros de irradiação foram: energia de pulso de 300 mJ e taxa de repetição de 20 Hz. O Er:Yag, com comprimento de onda de 2.940 nm, possui alta absorção pela água e hidroxiapatita, cortando o tecido da raiz dentária por ablação (Figura 9 e Tabela 2).

TABELA 2 Parâmetros do uso do *laser* na apicectomia, descrita no Caso clínico 2

Laser	**Er:YAG**
Comprimento de onda	2.940 nm
Modo de emissão	Pulsado
Energia por pulso	300 mJ
Taxa de repetição	20 Hz

A Figura 10 mostra o aspecto clínico após a apicectomia. Como o corte é realizado pelo mecanismo de ablação, as microexplosões promovem o corte tecidual sem a formação de debris ou *smear layer*, levando a abertura dos túbulos dentinários e aumento da permeabilidade da dentina (Figura 11). Outro efeito do corte por ablação é a alta descontaminação do sítio cirúrgico.

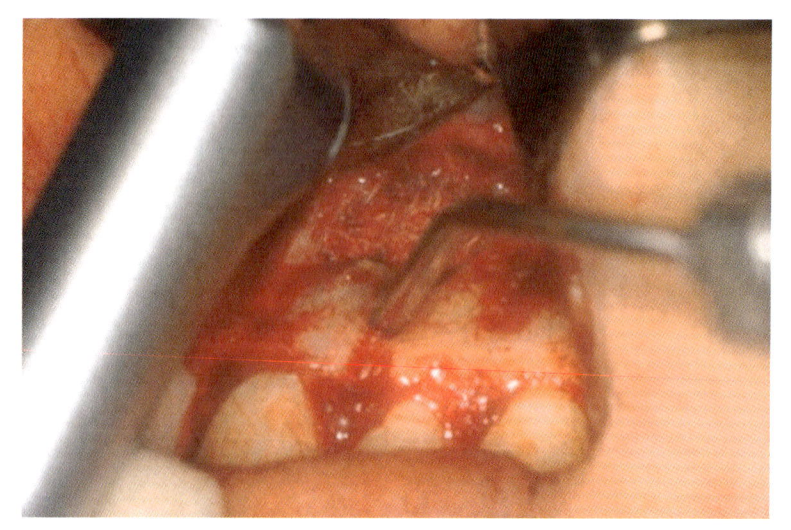

FIGURA 9 Ponta 2060 no modo não contato realizando a apicectomia do dente 21.

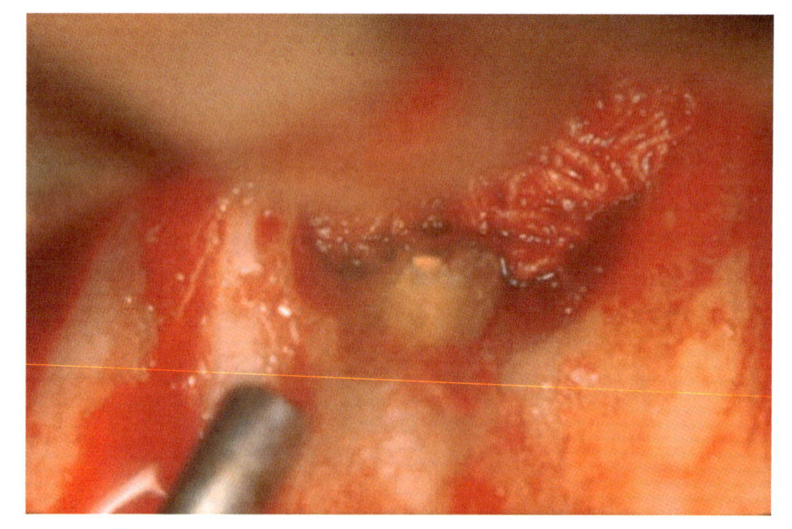

FIGURA 10 Aspecto clínico após apicectomia. Nota-se que a região do corte lembra o aspecto da dentina após condicionamento ácido. Isso se deve ao efeito da ablação, que promove a abertura dos túbulos e o aumento da permeabilidade dentinária de forma análoga ao condicionamento.

Como já citado nos trabalhos pioneiros de *laser* em endodontia, o *laser* foi inicialmente utilizado para vedamento dos túbulos dentinários no ápice dentário. Assim, após o corte com o *laser* de Er:YAG, foi utilizado o *laser* de Nd:YAG para redução da permeabilidade dentinária. O *laser* de Nd:YAG foi utilizado nos seguintes parâmetros: potência ajustada em 3 W, taxa de repetição de 15 Hz, acoplado a fibra ótica de 300 mcm (Figura 11 e Tabela 3).

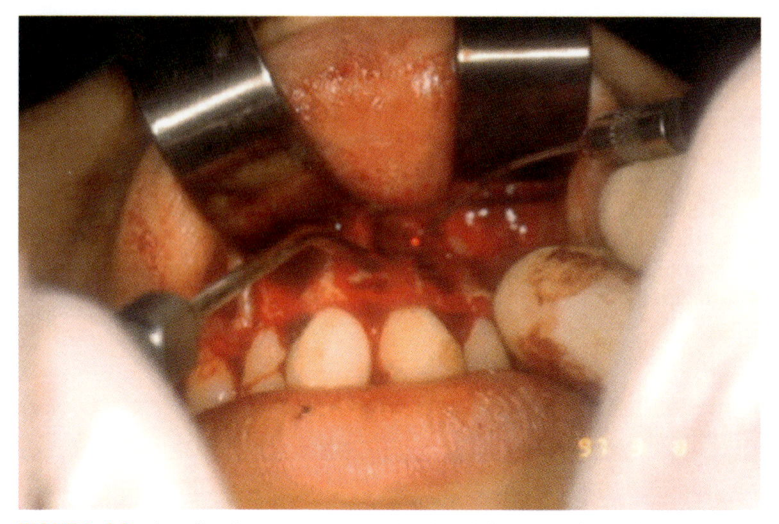

FIGURA 11 Irradiação com o *laser* de Nd:YAG com a fibra ótica de 300 mcm.

TABELA 3 Parâmetros do uso do *laser* na redução da permeabilidade dentinária, descrita no Caso clínico 2

Laser	**Nd:YAG**
Comprimento de onda	1.064 nm
Modo de emissão	Pulsado
Potência	3 W
Taxa de repetição	15 Hz

Ao final da cirurgia, após a sutura do retalho gengival, foi aplicado o *laser* de baixa potência (emissão infravermelha, 100 mW e energia de 3 J/ponto – Tabela 4), para efeito analgésico, anti-inflamatório e aceleração da cicatrização dos tecidos moles e do osso ao redor da lesão (Figura 12). A irradiação foi realizada de forma pontual, com afastamento aproximado de 1 cm entre os pontos de irradiação, de forma que toda a área do sítio operatório fosse irradiada. Foram realizadas irradiações adicionais com o *laser* de baixa potência após 24 e 48 horas, com os mesmos parâmetros já descritos.

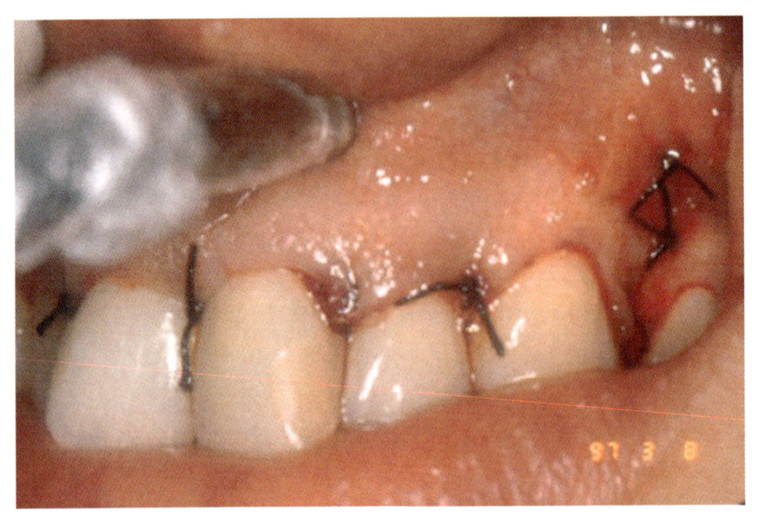

FIGURA 12 Irradiação com o *laser* de baixa potência, de emissão infravermelha, para efeito analgésico, anti-inflamatório e aceleração da cicatrização dos tecidos ao redor da lesão e tecidos gengivais.

TABELA 4 Parâmetros do uso do *laser* com efeito analgésico, anti-inflamatório e de aceleração da cicatrização, conforme descrito no Caso clínico 2

Laser	Diodo
Comprimento de onda	808 nm
Energia	3 J
Potência	100 mW
Ponto de irradiação	4 pontos ao longo da área clínica

TERAPIA FOTODINÂMICA EM ENDODONTIA

A TFDa é uma estratégia antimicrobiana que não envolve efeito térmico, pois utiliza uma fonte de luz de baixa potência e um fotossensibilizador (FS) de baixa toxicidade para a produção de espécies reativas do oxigênio (ERO), que induzem danos às estruturas celulares de microrganismo e, consequentemente, sua morte[16].

A TFDa é indicada na endodontia, como tratamento coadjuvante, para promover descontaminação do sistema de canais radiculares após o preparo químico/mecânico, seja ele com instrumentação manual ou mecanizada[17].

Uma vantagem do uso da TFDa é que sua ação se baseia na produção de ERO, apresentando, assim, uma ação inespecífica sobre microrganismos. Ao contrário de medicações como os antibióticos, que possuem sítios específicos de ação, as ERO podem oxidar diversos compostos microbianos, como lipídios da membrana, proteínas estruturais e material genético[1].

Em um trabalho de revisão da literatura sobre os efeitos da TFDa em endodontia, Trindade et al. confirmaram o potencial antimicrobiano desta terapia. Entretanto, neste mesmo estudo, os autores ressaltaram que, por causa de uma frequente inconstância nos padrões de irradiação ou concentração do FS encontrados nos estudos sobre TFDa em endodontia, é muito difícil chegar a um protocolo de uso clínico. Ainda assim, parece haver certo consenso quanto a recomendar do uso como fonte de luz, como os *lasers* de baixa potência, e quanto aos FS compostos fenotiazínicos, como o azul de metileno e o azul de toluidina, que foram utilizados pela maioria dos estudos. Por outro lado, questões como uso de fibras ópticas e dose de irradiação ou concentração do FS permanecem como temas controversos[18].

Fontes de luz

A TFD utiliza uma fonte de luz de baixa potência e sem potencial térmico, isto é, sem que haja o aumento de temperatura superior a 1 °C.

Várias fontes de luz podem ser empregadas para TFD, como *lasers,* lâmpadas e, mais recentemente, os diodos emissores de luz (LED, do inglês *light-emiting diodes*). Atualmente, são utilizados comprimentos de onda próximos ao visível (principalmente o vermelho e o azul).

A eficiência da TFDa é diretamente influenciada pela quantidade de luz entregue ao sistema, mas parâmetros diversos já foram empregados na TFDa, como potência, energia e tempo de exposição, o que pode induzir a resultados diferentes de acordo com o parâmetro utilizado. Consequentemente, como a potência da fonte de luz costuma ser fixa, tempos maiores de irradiação ou melhor distribuição de luz no interior dos canais levam a maior redução microbiana e maior eficiência da TFDa[19,20].

A distribuição da luz é mais uniforme quando é utilizada uma fibra óptica, melhorando, assim, a eficácia da TFD e diminuindo seu tempo clínico de aplicação. Desta forma, Garcez e Hamblin[21] recomendam o uso de fibra óptica acoplada à fonte de luz para uso da TFD em endodontia. Como o uso de LED ou lâmpadas dificulta o acoplamento de fibras ópticas, os *lasers* de baixa potência têm sido a fonte de luz de escolha para a endodontia, mesmo alguns equipamentos de LED já aparecendo no mercado com a possibilidade de acoplamento de fibras ópticas.

Fotossensibilizadores (FS)

Assim como as fontes de luz, diversos FS podem ser utilizados na TFD endodôntica, como indocianina verde, azuleno, ftalocianinas, clorinas e soluções fitoterápicas, como cúrcuma, hamamélis e hipérico[4,17,22,23].

Os compostos fenotiazínicos, como o azul de metileno e o azul de toluidina, são utilizados pela maioria dos estudos de TFD endodôntica, por sua banda de absorção coincidente com os *lasers* de emissão vermelha. O azul de toluidina apresenta pico de absorção por volta de 630 nm, e o azul de metileno tem pico de absorção em 660 nm, portanto, os compostos fenotiazínicos possuem absorção ressonante com os *lasers* de diodo[24].

Presença de oxigênio

Com o objetivo de potencializar o efeito da TFDa e sabendo que a presença de oxigênio é necessária para a terapia, estudos de diferentes grupos têm utilizado o peróxido de hidrogênio (água oxigenada 3% ou 10 volumes) previamente à TFD, aumentando a redução microbiana. Garcez et al.[25] mostraram que tanto o uso em conjunto do FS em solução de peróxido de hidrogênio, mas principalmente o pré-tratamento dos canais com peróxido, potencializa os efeitos antimicrobianos deste terapia.

Com base nestes resultados, o uso de solução de peróxido de hidrogênio (água oxigenada – H_2O_2) a 1 M (3% ou 10 volumes) é indicado previamente ao uso dos FS ou em conjunto com eles para aumentar a eficiência da TFD endodôntica.

Protocolo clínico recomendado para TFDa em endodontia

Com base na literatura[4,21,26,27], o protocolo clínico recomendado para uso em endodontia segue a sequência clínica, utilizada, neste caso, em uma paciente com necrose pulpar e presença de fístula (Figura 13):

- Tratamento endodôntico – Preparo químico-cirúrgico dos canais radiculares (manual ou mecanizado), irrigação dos canais (hipoclorito, clorexidina, etc.), remoção da lama dentinária e abertura dos túbulos dentinários (EDTA, etc.).
- Aplicação de uma solução de peróxido de hidrogênio a 1 M (água oxigenada a 10 volumes) por 1 minuto.
- Aspiração para remoção do peróxido de hidrogênio e preenchimento do canal com a solução de azul de metileno entre 50 a 100 mcM. Aguardar o tempo de pré-irradiação de 1 minuto (Figura 14).
- Irradiação com *laser* de baixa potência emitindo em 660 nm acoplado a uma fibra óptica (Figura 15).
- Energia mínima de irradiação de 10 J. Realizar a irradiação com movimentos helicoidais da fibra no interior dos canais (sentido ápico-cervical e cérvico-apical), para melhor distribuição da luz por todas as paredes do canal.
- No caso de impossibilidade do uso da fibra óptica, irradiar todas as faces do elemento dentário: face vestibular, face oclusal e face lingual/palatina (Figura 16).
- Remoção da solução fotossensibilizadora com solução salina ou com a solução irrigadora convencional utilizada durante o preparo dos canais (p. ex., hipoclorito de sódio) e obturação dos canais.

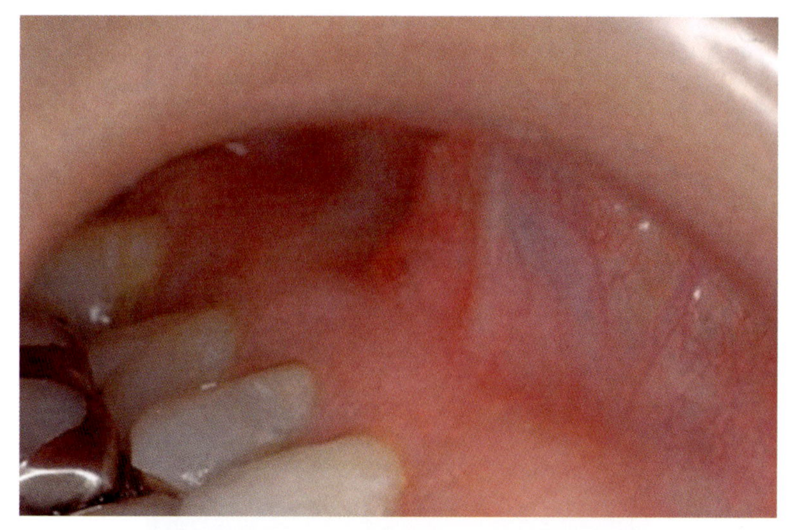

FIGURA 13 Aspecto clínico inicial da lesão mostrando a presença de edema apical na região do dente 15.

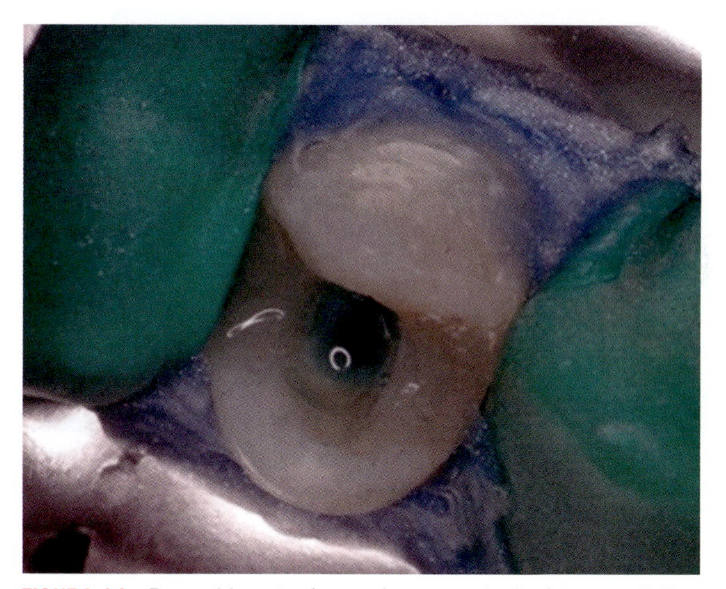

FIGURA 14 Preenchimento do canal com a solução fotossensibilizadora.

A Figura 17 mostra o aspecto clínico da região apical do dente 15 na consulta de acompanhamento, 2 semanas após o tratamento endodôntico associado à TFD.

Em casos de fístula, recomenda-se a drenagem da fístula, deposição da solução fotossensibilizadora (azul de metileno) no trajeto da fístula e irradiação do local da lesão com ou sem o acoplamento da fibra óptica, utilizando a energia mínima de 10 J (Figura 18).

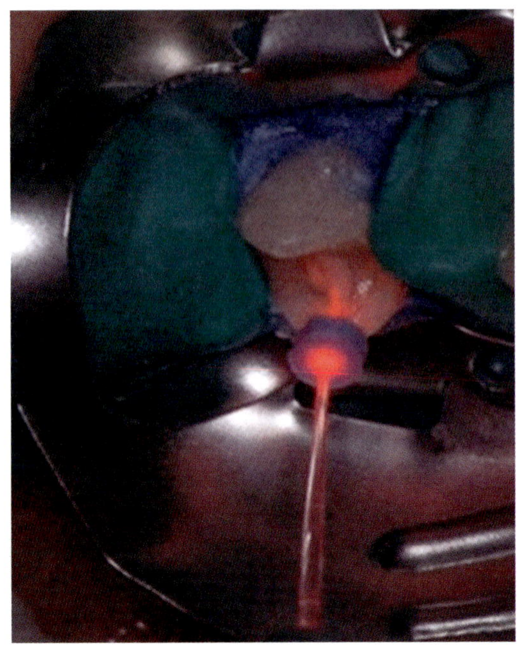

FIGURA 15 Irradiação do canal com a fibra acoplada ao *laser*. O limitador impede que a ponta da fibra invada a área apical.

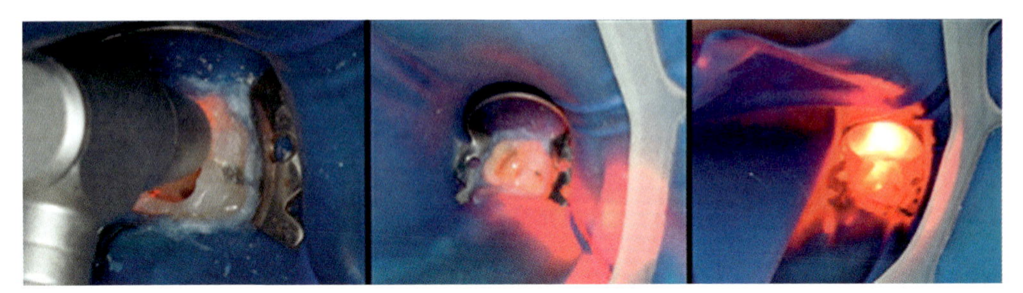

FIGURA 16 Sequência ilustrativa de irradiação sem o uso de fibra óptica. Irradiação nas faces oclusal, vestibular e lingual.

O caso clínico a seguir demonstra a técnica já descrita.

Paciente de 52 anos chegou ao consultório com queixa de dor no 2º pré-molar inferior. Ao exame radiográfico, foi detectada uma lesão apical neste elemento e indicado tratamento endodôntico (Figura 19).

Foi realizado o acesso ao canal radicular e a instrumentação deste com limas rotatórias (Mtwo, VDW), associada à irrigação com solução de hipoclorito de sódio a 2,5% (Figura 20).

Ao final do tratamento, o sistema de canais foi irrigado por solução de EDTA (Fórmula e Ação) para remoção da lama dentinária e abertura dos túbulos, facilitando a difusão da solução fotossensibilizadora.

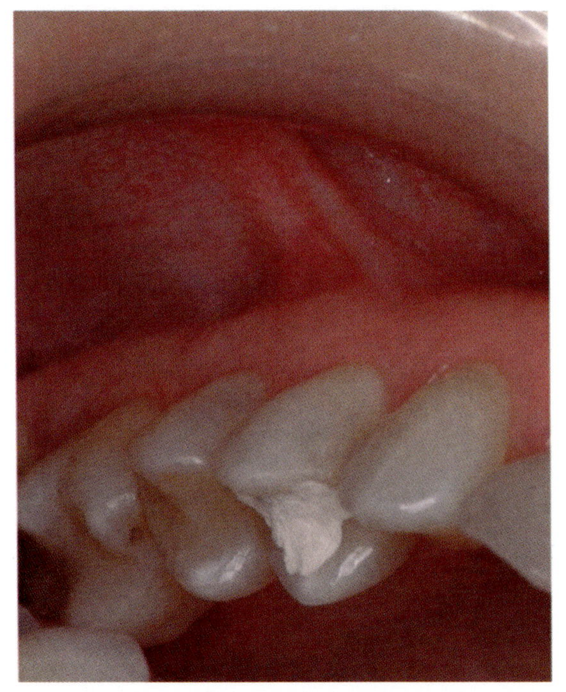

FIGURA 17 Aspecto clínico após 2 semanas do tratamento endodôntico associado à TFD.

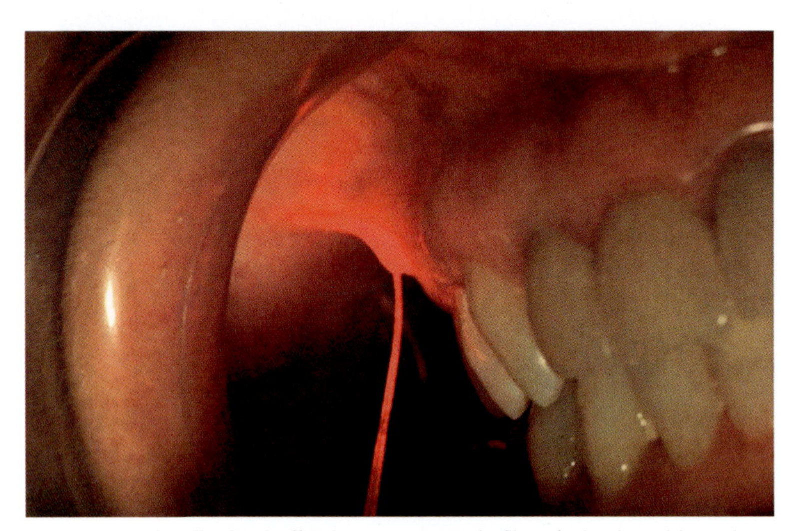

FIGURA 18 Irradiação da fístula, com o uso de fibra óptica inserida no interior da fístula após drenagem e preenchimento com a solução aquosa de azul de metileno.

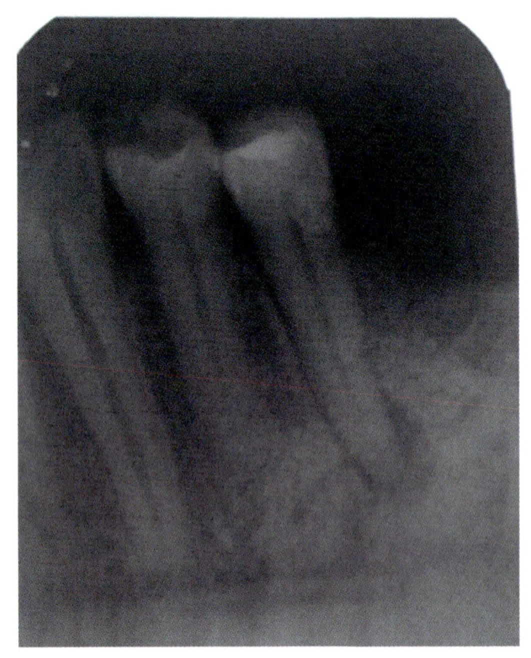

FIGURA 19 Exame radiográfico inicial mostrando a presença de lesão apical.

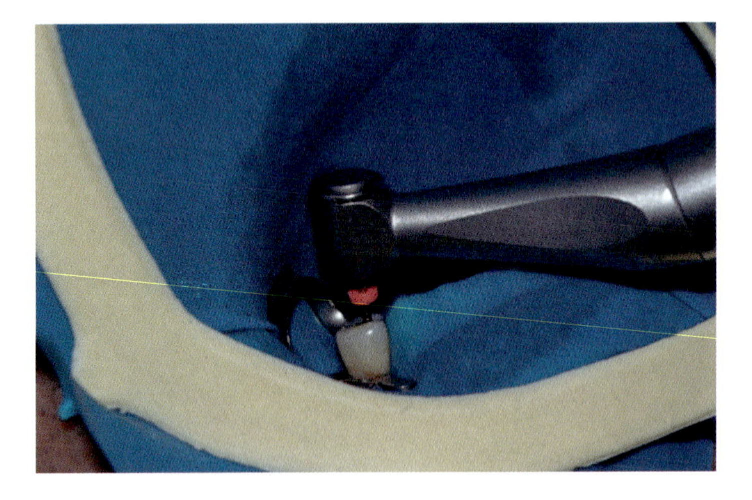

FIGURA 20 Instrumentação dos canais radiculares com o sistema Mtwo.

Com uma ponta endodôntica (Endotip – Angelus), foi aplicada no interior do sistema de canais a solução de peróxido de hidrogênio a 3% (água oxigenada a 10 volumes) por 1 minuto. Após este tempo, a solução foi aspirada e o canal foi preenchido com a solução de azul de metileno a 100 mcM (Figura 21); a solução fotossensibilizadora permaneceu por 1 minuto no canal (tempo de pré-irradiação), permitindo sua difusão pelo sistema de canais e túbulos dentinários.

O canal foi então irradiado com o *laser* de baixa potência acoplado a fibra óptica (Therapy XT – DMC), com a energia de 12 J (120 segundos), realizando movimentos helicoidais do ápice para a coroa dentária e no sentido inverso, durante todo o tempo de irradiação (Figura 22 e Tabela 5).

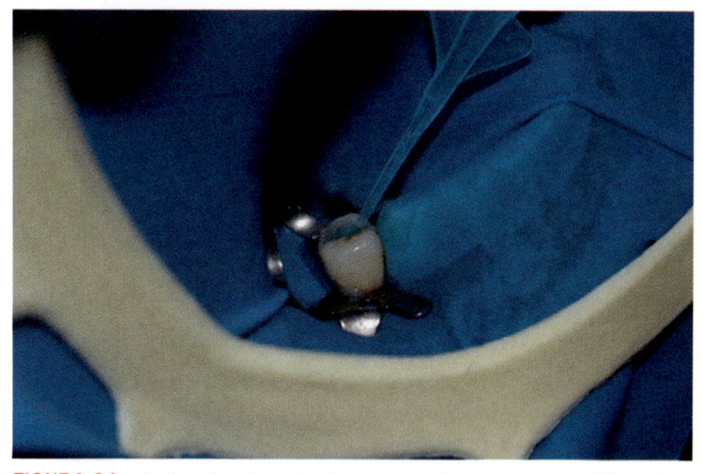

FIGURA 21 Aplicação da solução de azul de metileno a 100 mcM.

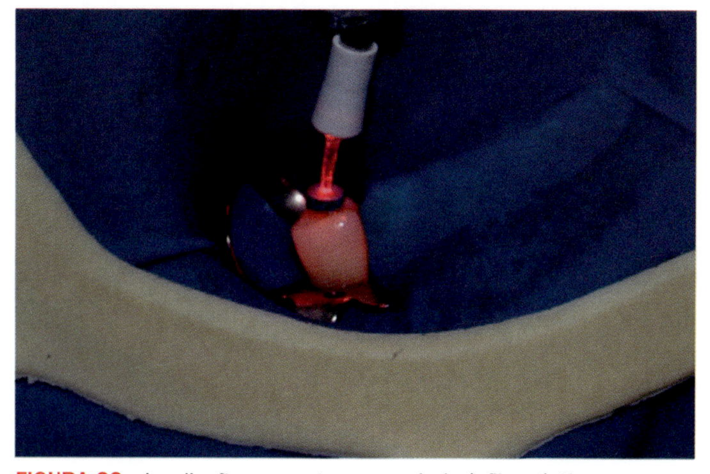

FIGURA 22 Irradiação com o *laser* acoplado à fibra óptica.

Após a TFD, o canal foi obturado e o tratamento finalizado em sessão única. Foi solicitado ao paciente o acompanhamento do caso para a avaliação do sucesso do tratamento e, após 6 meses, ao exame radiográfico, foi constatada a cicatrização da lesão apical (Figura 23).

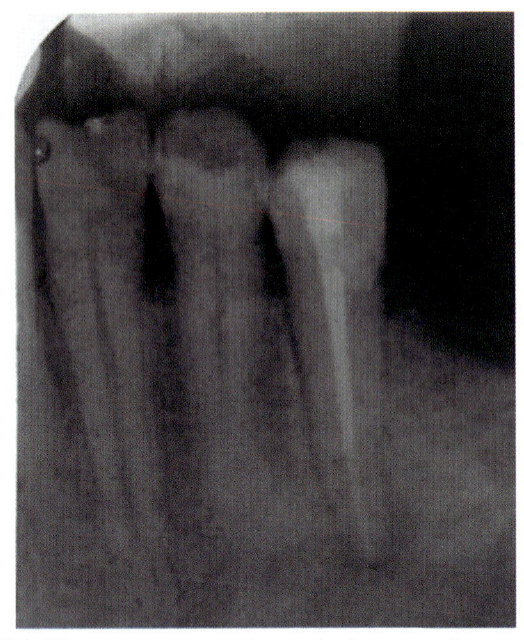

FIGURA 23 Exame radiográfico após 6 meses. Nota-se a cicatrização da lesão apical, indicando o sucesso do tratamento.

TABELA 5 Parâmetros do uso de TFDa em endodontia

Laser	**Diodo**
Comprimento de onda	660 nm
Fotossensibilizador	Azul de metileno a 300 μM
Potência	100 mW
Energia	10 J

REFERÊNCIAS BIBLIOGRÁFICAS

1. Nunez SC, Ribeiro MS, Garcez AS. PDT – Terapia fotodinâmica antimicrobiana na odontologia. Rio de Janeiro: Elsevier; 2019.
2. Anderson AC, Al-Ahmad A, Elamin F, Jonas D, Mirghani Y, Schilhabel M, et al. Comparison of the bacterial composition and structure in symptomatic and asymptomatic endodontic infections associated with root-filled teeth using pyrosequencing. PLoS One. 2013;8(12):e84960.

3. Garcez AS, Nuñez SC, Hamblin MR, Ribeiro MS. Antimicrobial effects of photodynamic therapy on patients with necrotic pulps and periapical lesion. J Endod. 2008;34(2):138-42.
4. Garcez AS, Nuñez SC, Hamblim MR, Suzuki H, Ribeiro MS. Photodynamic therapy associated with conventional endodontic treatment in patients with antibiotic-resistant microflora: a preliminary report. J Endod. 2010;36(9):1463-6.
5. Tilakchand M, Singh N, Yeli M, Naik B. Evaluation of the antibacterial efficacy of EZLASE diode LASER on the infected root canal system: An in vivo study. J Conserv Dent. 2018;21(3):306-10.
6. Susila A, Minu J. Activated irrigation vs. conventional non-activated irrigation in endodontics – A systematic review. Eur Endod J. 2019;4(3):96-110.
7. Haapasalo M, Shen Y, Wang Z, Gao Y. Irrigation in endodontics. Br Dent J. 2014; 216(6):299-303.
8. Parker S. Surgical laser use in implantology and endodontics. Br Dent J. 2007;202(7)::377-86.
9. Bahcall J, Howard P, Miserendino L, Walia H. Preliminary investigation of the histological effects of laser endodontic treatment on the periradicular tissues in dogs. J Endod. 1992;18(2):47-51.
10. Kimura Y, Wilder-Smith P, Matsumoto K. Lasers in endodontics: a review. Int Endod J. 2000;33(3):173-85.
11. Kimura Y, Takahashi-Sakai K, Wilder-Smith P, Krasieva TB, Liaw L-HL, Matsumoto K. Morphological study of the effects of CO_2 laser emitted at 9.3 μm on human dentin. J Clin Laser Med Surg. 2000;18(4):197-202.
12. Ozkocak I, Sonat B. Evaluation of effects on the adhesion of various root canal sealers after Er:YAG laser and irrigants are used on the dentin surface. J Endod. 2015;41(8):1331-6.
13. Olivi G. Laser use in endodontics: evolution from direct laser irradiation to laser-activated irrigation. J Laser Dent J Laser Dent. 2013;2121(2):58-71.
14. Gutknecht N, Moritz A, Conrads G, Sievert T, Lampert F. Bactericidal effect of the Nd:YAG laser in in vitro root canals. J Clin Laser Med Surg. 1996;14(2):77-80.
15. Wang Q, Zhang C, Yin X. Evaluation of the bactericidal effect of Er,Cr:YSGG, and Nd:YAG lasers in experimentally infected root canals. J Endod. 2007;33(7):830-2.
16. Garcez AS, Núñez SC, Azambuja N, et al. Effects of photodynamic therapy on gram-positive and gram-negative bacterial biofilms by bioluminescence imaging and scanning electron microscopic analysis. Photomed Laser Surg. 2013;31(11):519-25.
17. Silva GA, Nunez SC, Lage-Marques JL, Jorge AOC, Ribeiro MS. Efficiency of NaOCl and laser-assisted photosensitization on the reduction of Enterococcus faecalis in vitro. Oral Surg Oral Med Oral Pathol Oral Radiol Endod. 2006;102(4):e93-8.
18. Trindade AC, De Figueiredo JAP, Steier L, Weber JBB. Photodynamic therapy in endodontics: a literature review. Photomed Laser Surg. 2015;33(3):175-82.
19. Jori G, Fabris C, Soncin M, Ferro S, Coppellotti O, Dei D, et al. Photodynamic therapy in the treatment of microbial infections: basic principles and perspective applications. Lasers Surg Med. 2006;38(5):468-81.
20. Dai T, Huang Y-Y, Hamblin MR. Photodynamic therapy for localized infections –State of the art. Photodiagnosis Photodyn Ther. 2009;6(3-4):170-88.
21. Garcez AS, Hamblin MR. Methylene blue and hydrogen peroxide for photodynamic inactivation in root canal – A new protocol for use in endodontics. Eur Endod J. 2017;2(1):29.
22. Beltes C, Sakkas H, Economides N, Papadopoulou C. Antimicrobial photodynamic therapy using indocyanine green and near-infrared diode laser in reducing Entrerococcus faecalis. Photodiagnosis Photodyn Ther. 2017;17:5-8.
23. Nardini EF, Almeida TS, Yoshimura TM, Ribeiro MS, Cardoso RJ, Garcez AS. The potential of commercially available phytotherapeutic compounds as new photosensitizers for dental antimicrobial PDT: a photochemical and photobiological in vitro study. Photodiagnosis Photodyn Ther. 2019;27:248-54.
24. Wainwright M, Antczak J, Baca M, Loughran C, Meegan K. Phenothiazinium photoantimicrobials with basic side chains. J Photochem Photobiol B Biol. 2015;150:38-43.

25. Garcez AS, Núñez SC, Baptista MS, Daghastanli NA, Itri R, Hamblin MR, et al. Antimicrobial mechanisms behind photodynamic effect in the presence of hydrogen peroxide. Photochem Photobiol Sci. 2011;10(4):483-90.
26. Fimple JL, Fontana CR, Foschi F, Ruggiero K, Song X, Pagonis TC, et al. Photodynamic treatment of endodontic polymicrobial infection in vitro. J Endod. 2008;34(6):728-34.
27. Sabino CP, Garcez AS, Núñez SC, Ribeiro MS, Hamblin MR. Real-time evaluation of two light delivery systems for photodynamic disinfection of Candida albicans biofilm in curved root canals. Lasers Med Sci. 2015;30(6):1657-65.

8

Ortodontia

Selly Sayuri Suzuki
Camilla Juliana Storto
Marcella Rodrigues Ueda Fernandes
Denise Nami Fujii
Aguinaldo Silva Garcez

INTRODUÇÃO

A ortodontia é uma especialidade que tem se aproveitado enormemente das vantagens do uso de *lasers* e diodos emissores de luz (LED, do inglês *light-emiting diodes*) na clínica diária. Os principais usos da luz em ortodontia decorrem da fotobiomodulação (FBM), sobretudo para a aceleração do movimento ortodôntico, reduzindo os tempos de tratamento e trazendo, desta forma, um conforto para o paciente. Além disso, o menor tempo de tratamento reduz o risco de manchas brancas e gengivite. A FBM é utilizada ainda para prevenir a reabsorção radicular durante o tratamento ortodôntico; outras possibilidades para a aplicação da FBM são: manejo da dor e desconforto pós-ajuste do aparelho ortodôntico – uma importante preocupação do paciente ao iniciar o tratamento –, o controle da inflamação de úlceras traumáticas, seja pelo uso dos bráquetes e acessórios ou por bruxismo e na utilização de mini-implantes ortodônticos.

Neste capítulo, serão apresentadas as vantagens do uso da FBM em ortodontia e os parâmetros comumente utilizados para estas aplicações.

Os *lasers* de alta potência também podem ser aplicados na área de ortodontia, entretanto, geralmente são utilizados para pequenas cirurgias orais, como ulectomias, para a instalação e manutenção de bandas ortodônticas ou frenectomias para o fechamento de diastemas anteriores. Estas formas de uso dos *lasers* de alta potência serão apresentadas no Capítulo 2 – Cirurgia.

MOVIMENTAÇÃO ORTODÔNTICA E A FBM

A movimentação dentária induzida é um processo biológico complexo que induz reações dos tecidos periodontais de suporte (osso alveolar, ligamento periodontal, cemento e gengiva) em resposta às forças biomecânicas, levando a um subsequente processo de remodelação óssea (Figura 1)

A remodelação óssea é um processo de reabsorção óssea no local de pressão e formação óssea no local de tensão. Algum tempo após o início da força, verifica-se que, do lado de pressão, ocorre um processo de reabsorção óssea levado a efeito pelos osteoclastos e, no lado de tensão, os osteoblastos iniciam um processo de formação óssea denominada de osteogênese. A força aplicada nos dentes causa alterações no fluxo sanguíneo do ligamento periodontal, levando à liberação de diferentes mediadores inflamatórios que provocam o processo de remodelação óssea[1].

O tratamento ortodôntico tem, em média, uma duração entre 24 e 36 meses. A longa duração do tratamento é uma das queixas mais frequentes dos pacientes. Além disso, os riscos associados ao maior tempo de tratamento incluem cárie, reabsorção radicular, descalcificação, doença periodontal e outros. Por esse motivo, nos últimos anos, melhorias e inovações relacionadas aos aparelhos têm sido propostas. No entanto, além da tecnologia,

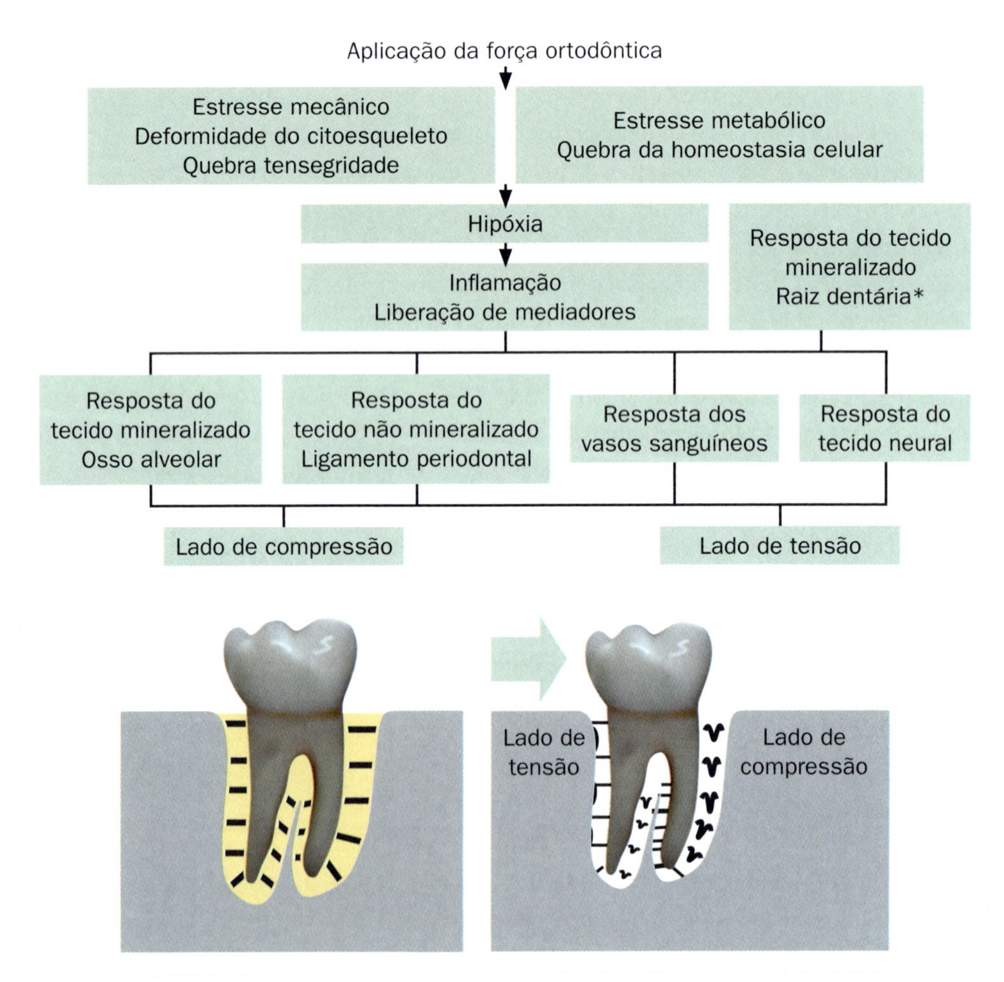

FIGURA 1 Tecidos envolvidos na movimentação dentária ortodôntica.

novos métodos para acelerar o movimento ortodôntico com base em princípios biológicos têm sido propostos, como: agentes farmacológicos e biológicos (citocinas, prostaglandina E, vitamina D); técnicas assistidas por dispositivos (terapia a *laser* de nível inferior, vibração); abordagens cirúrgicas (corticotomias) e técnicas cirúrgicas minimamente invasivas, como corticisão, piezopuntura, micro-osteoperação e corticopunção[2].

A FBM pode estimular a movimentação dentária induzida tanto acelerando o processo de reabsorção óssea quanto estimulando a formação óssea. Considerando-se que o *laser* de baixa potência pode agir na remodelação óssea, no lado onde ocorrerá a reabsorção óssea, este processo poderá ser acelerado, levando a uma movimentação dentária mais rápida e, ao mesmo tempo, diminuindo o risco de compressão exagerada do ligamento periodontal e a morte celular e, consequentemente, à reabsorção radicular. A irradiação com o *laser* de baixa potência facilita a diferenciação e a ativação de osteoclastos por ação nos sistemas RANK, RANKL e OPG[3] e outros mediadores, como VEGF, IL-1b[4], PRX1, GLUT, COL[5-7], expressão de M-CSF e c-fms[8] e SOFAT[9], levando a áreas de reabsorções ósseas mais abundantes nos grupos com *laser* comparado ao controle[3]

Diversos parâmetros de irradiação com *laser* de baixa potência são encontrados na literatura. No âmbito clínico, as energias podem variar entre 0,2 e 6 J/ponto, sendo a irradiação feita nos primeiros dias e/ou semanas ou, ainda, 1 vez/semana durante o mês[10].

▷ Casos clínicos 1 e 2

Paciente de sexo feminino, 38 anos, foi encaminhada pela disciplina da pós-graduação de Implantodontia para a ortodontia com objetivo de realizar a intrusão de molares superiores para posterior inserção de implantes e reabilitação protética no arco inferior. A paciente apresentava periodonto saudável. Esse movimento foi realizado por meio de mini-implantes (um inserido na região vestibular e outro na região palatina) e elástico corrente com força de 150 g/dente.

Os molares de ambos os lados que foram irradiados receberam o protocolo de aplicação de energia 1 J/ponto (10 s/ponto), totalizando 10 J, sendo 5 pontos por vestibular e 5 por palatina, conforme mostra a Figura 2. As ativações foram realizadas nos dias de início de aplicação da força (dia 0), 3 dias e 7 dias após aplicação da força durante todos os meses da intrusão.

As Figuras 3A-C mostram as imagens iniciais do caso clínico com extrusão mais severa dos dentes 16 e 17 e extrusão leve do dente 26. As imagens D-F mostram a mecânica de intrusão após 3 meses de ativações bilaterais, e as imagens G-I mostram após 6 meses de ativação. O lado direito obteve correção completa após 3 ativações, visto que foi realizada intrusão de apenas 1 dente; do lado esquerdo, houve grande melhora no período de 6 meses, pelo fato de a mecânica envolver intrusão de dois dentes.

A segunda paciente apresentava o dente 16 extruído por ausência do dente antagonista. A paciente foi encaminhada pelo implantodontista, pois havia espaço insuficiente para

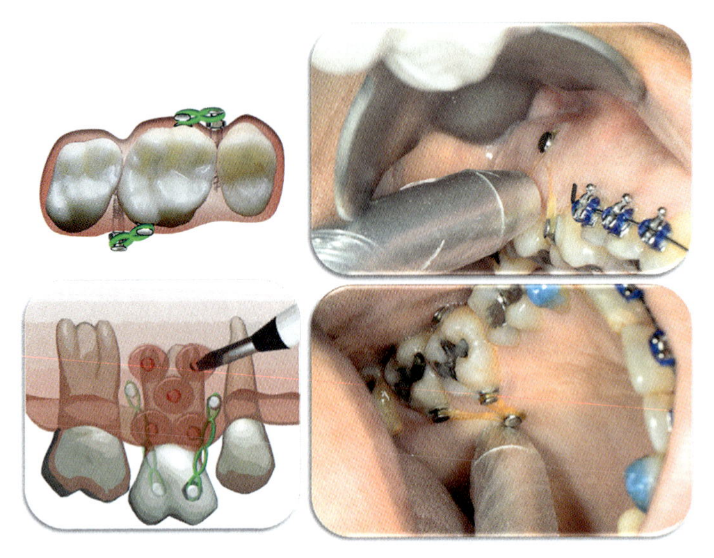

FIGURA 2 Protocolo de irradiação com *laser* de baixa potência para intrusão de molares superiores.

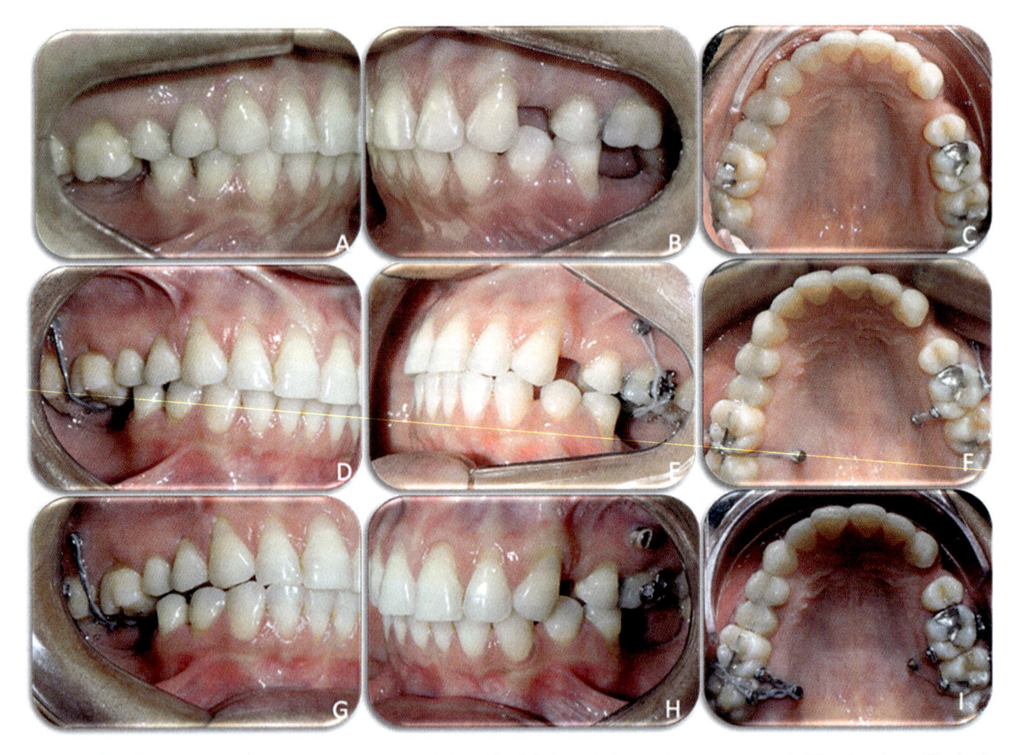

FIGURA 3 Progresso do tratamento para intrusão bilateral de molares com mini-implantes. No lado direito, intrusão dos dentes 16 e 17; no lado esquerdo, apenas dente 26. D-F: 3 meses. G-I: 6 meses.

instalação de coroa de proporção adequada e, portanto, solicitou a intrusão do dente superior e, em seguida, foi finalizado o tratamento ortodôntico (Figura 4). Visto que a paciente apresentava outras queixas relacionadas à posição de dentes e oclusão, foi realizado tratamento ortodôntico compensatório, sendo que a primeira etapa foi a intrusão do dente 16 com 1 mini-implante por vestibular na mesial e uma barra palatina 1,2 mm como ancoragens para a aplicação do elástico. Após 4 ativações, observou-se correção completa da extrusão (Figura 5).

Os casos clínicos citados fizeram parte da amostra do estudo de Fernandes et al.[4], que observou uma velocidade média de intrusão (distância total percorrida dividida pelo número de meses) no grupo irradiado de 0,26 mm/mês e de 0,17 mm/mês para o grupo não irradiado. O resultado mostrou uma diferença de 0,09 mm/mês na velocidade e uma aceleração do movimento dentário 34% maior, em média.

▷ Caso clínico 3

Atualmente, o número de indivíduos adultos que procura por tratamento ortodôntico tem aumentado sobremaneira, possivelmente em decorrência de uma melhoria na acessibilidade aos serviços odontológicos e uma maior conscientização entre os adultos em relação a estética e função dentofaciais. Dados populacionais relacionados ao Brasil mostram que, na atualidade, indivíduos na faixa etária entre 40 e 60 anos correspondem a 12% da faixa etária da população mundial, com tendência a aumentar em 14% em 20 anos[11].

A idade não é uma contraindicação para o tratamento ortodôntico, porém, de maneira geral, o tratamento ortodôntico realizado em pessoas mais maduras ou idosos pode ser considerado desafiador. Pacientes tratados previamente por doenças periodontais podem apresentar defeitos ósseos e, embora possam ser submetidos a tratamento ortodôntico para recuperar a perda de tecidos periodontais e aumentar a estabilidade da ortodontia no longo prazo, eles possuem maior risco de perda óssea marginal e perda de inserção[12,13].

Considerando-se que esses indivíduos são mais propensos a apresentar periodonto comprometido, processo de formação óssea mais lento e maior risco à perda óssea durante a movimentação dentária, em virtude de uma redução na atividade osteoblástica com o aumento na idade, este caso clínico fez uso da FBM como terapia coadjuvante ao tratamento ortodôntico, com intuito de obter um efeito positivo em níveis celular e tecidual de estímulo à formação óssea.

Paciente de 37 anos apresentava dente 14 bastante extruído por causa da ausência do dente antagonista, alto grau de mobilidade e perda óssea. O plano de tratamento envolveu intrusão dentária do dente 14, utilizando-se a mecânica ancorada em mini-implantes e a aplicação de *laser* de baixa potência para estímulo ao reparo ósseo (Figura 6).

Foram utilizados dois mini-implantes (Morelli – Sorocaba, Brasil): um de 8 × 1,5 mm por vestibular posicionado entre os dentes 13 e 14, e outro de 6 × 1,5 mm por palatino entre os dentes 13 e 14. Para a mecânica de intrusão, foram colocados segmentos de elástico

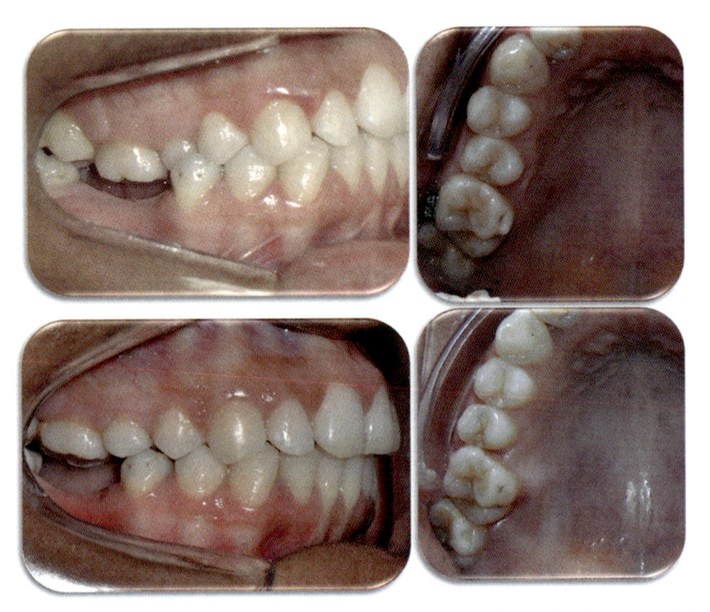

FIGURA 4 Imagens inicial e final de tratamento de intrusão do dente 16.

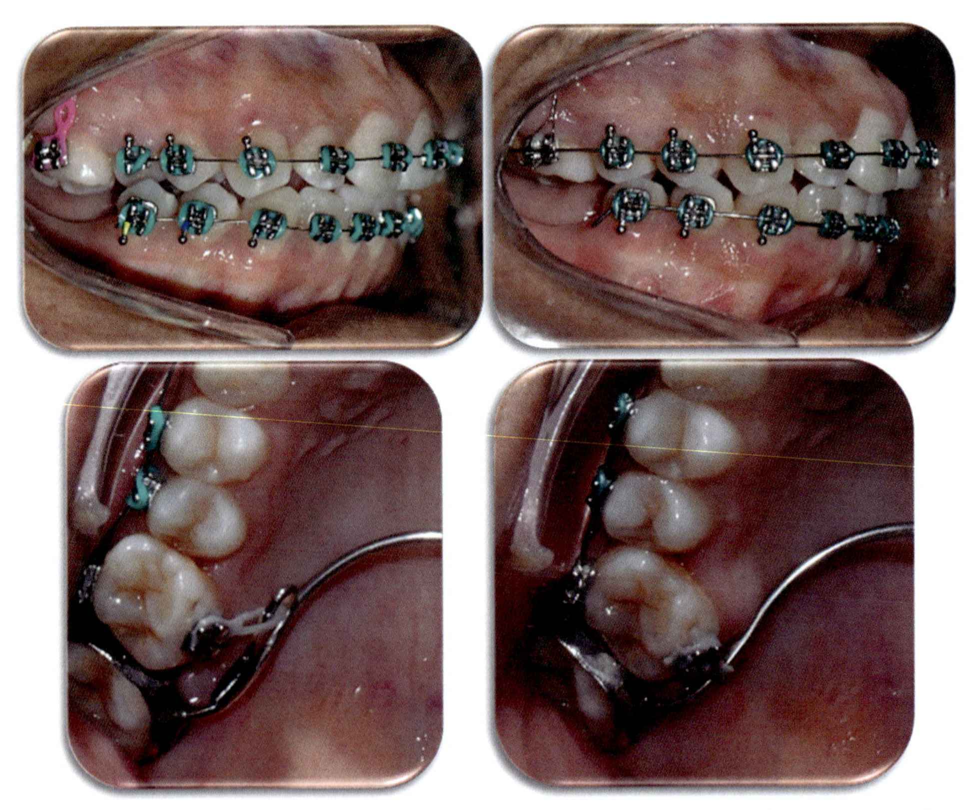

FIGURA 5 Progresso do tratamento, sendo imagens à esquerda início da terapia e imagens à direita final da intrusão após 4 ativações.

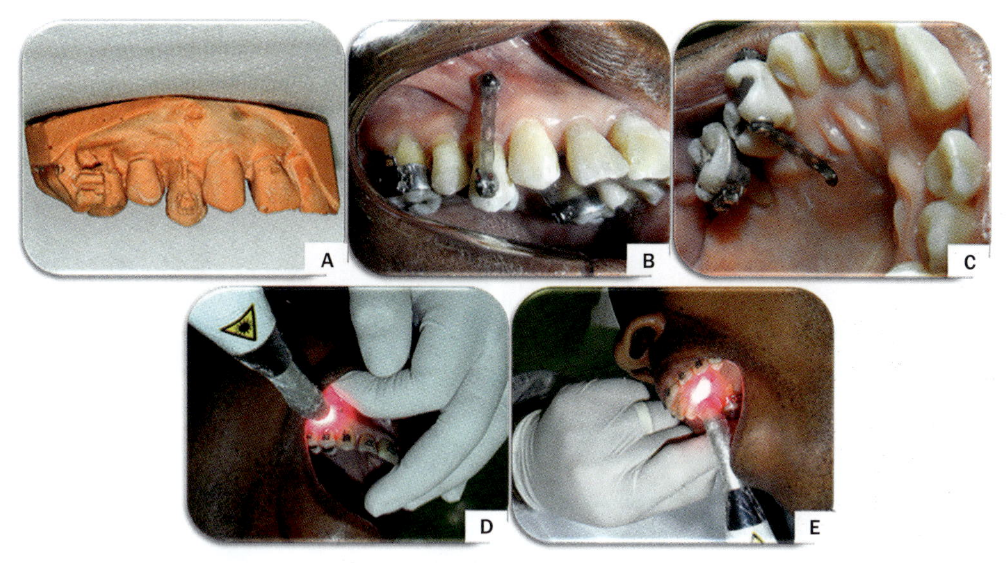

FIGURA 6 Sequência de tratamento: A-C. Fotos iniciais. D-E. Irradiação com *laser* de baixa potência.

corrente da marca GAC posicionados na vestibular do bráquete do dente 14 ao mini-implante vestibular e na palatina do botão do mesmo dente ao mini-implante palatino, com força média de 20 g de cada lado. Os elásticos foram trocados mensalmente e, a cada consulta mensal, foi aplicado *laser* de baixa potência LaserDuo (MMOptics, São Carlos, Brasil), com comprimento de onda 808 nm e potência de 100 mW, por 30 segundos, totalizando 6 J. Exames radiográficos e mensuração da mobilidade dentária foram realizados todos os meses (Figura 7 e Tabela 1).

Como a periodontite é capaz de levar a uma reabsorção óssea alveolar exacerbada e a movimentação ortodôntica pode ter como efeito colateral o aumento da reabsorção óssea, a FBM tem sido amplamente estudada e utilizada como terapia adjuvante nos casos de doença periodontal crônica, com resultados promissores. Estudos em animais demonstraram que a associação do *laser* com a movimentação ortodôntica em ratos com doença periodontal induzida diminui a perda óssea, pelo acréscimo de osteoblastos, potencializando o movimento ortodôntico e a remodelação óssea[14].

TABELA 1 Parâmetros de irradiação utilizados no Caso clínico 3

Laser	**Diodo de baixa potência**
Comprimento de onda	808 nm
Potência	100 mW
Energia	1 J/ponto
Pontos de irradiação	Área da raiz (ver Figura 2) por vestibular e por lingual/palatino
Sessões	Imediatamente, 3 e 7 dias pós-ativação

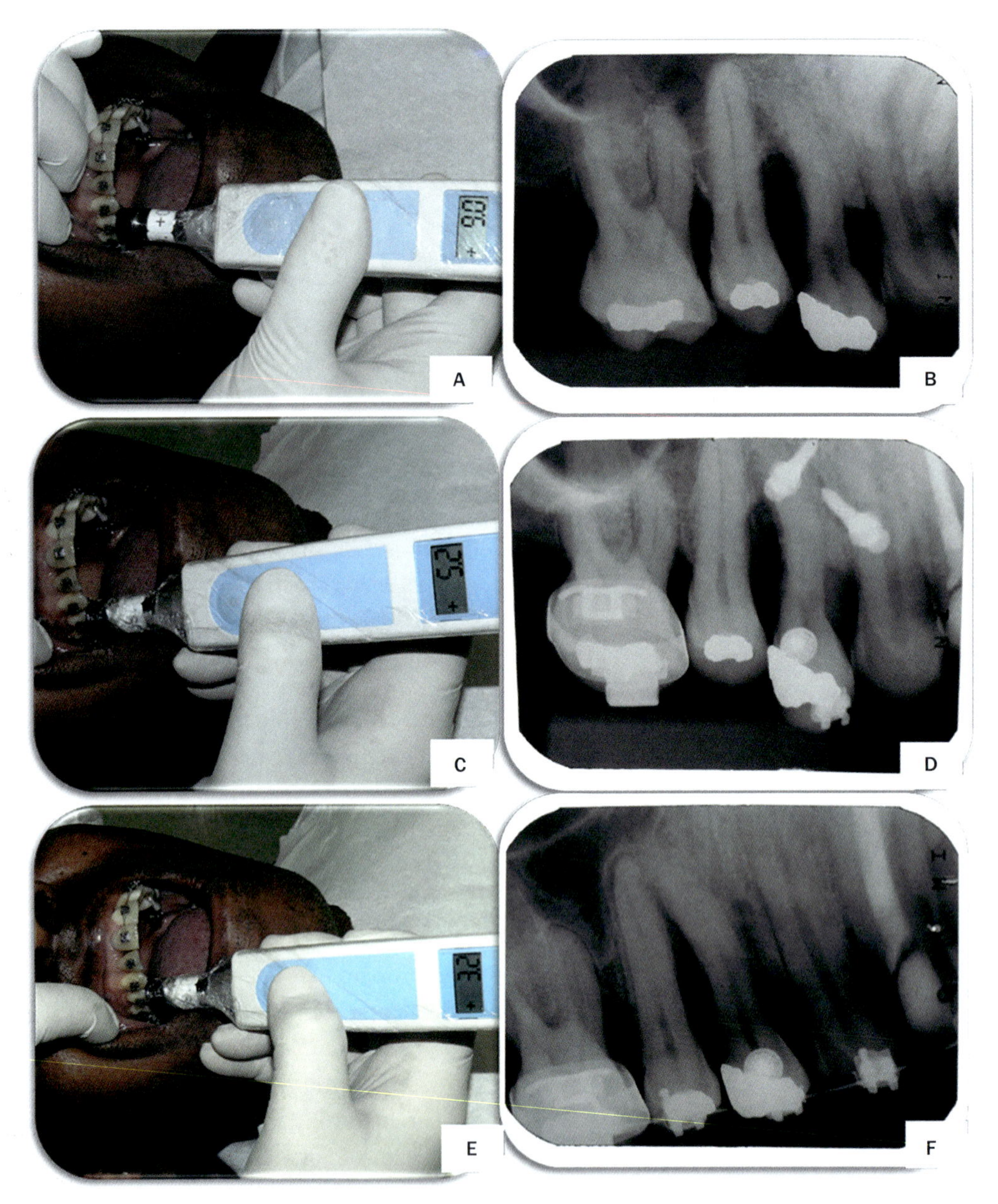

FIGURA 7 Progresso do tratamento.

LED PARA ACELERAÇÃO DA MOVIMENTAÇÃO DENTÁRIA ORTODÔNTICA

Existem no mercado alguns dispositivos constituídos de LED, sendo um deles da marca Orthopulse (Biolux Research, Vancouver, Canadá), próprio para aceleração da movimentação dentária ortodôntica. O equipamento é composto por arco com um conjunto de

50 LED com comprimento de onda de 850 nm e, de acordo com a recomendação do fabricante, deve ser posicionado por vestibular em cada arcada (Figura 8). O protocolo de irradiação recomendado é um tempo total de irradiação de 3 minutos, que resulta em uma densidade de energia de 6 J/cm^2.[15]

Outro equipamento atualmente disponível para uso em odontologia e também em ortodontia é o Odontolux (Cosmedical, São Paulo, Brasil). Este conjunto é composto de uma placa com 6 LED emitindo em 660 nm, com potência de 5 mW. O equipamento foi inicialmente desenvolvido para uso intraoral no tratamento de casos de mucosite, por isso utiliza um comprimento de onda de 660 nm, para irradiação superficial do tecido mole do paciente. Seu uso se mostrou efetivo para a irradiação em ortodontia, tanto para efeito analgésico pós-ajuste ortodôntico como para a cicatrização de trauma em tecidos moles provocados pelo atrito dos bráquetes ou mini-implantes com a mucosa oral.

Seu uso para aceleração do movimento ortodôntico ou para prevenção de reabsorção radicular, a princípio, poderia ser contraindicado, visto que uma fonte emitindo no infravermelho obteria maior profundidade de penetração no tecido. Entretanto, mesmo o comprimento de onda de 660 nm pode atingir tecidos em média profundidade com o ligamento periodontal. Desta forma, a placa de LED pode ser posicionada com as fontes emissoras voltadas para a mucosa, para a cicatrização de feridas promovida pelos bráquetes ou mini-implantes ou voltada para os dentes para aceleração da movimentação ou mesmo para efeito analgésico pós-ajuste ortodôntico (Figura 9 e Tabela 2).

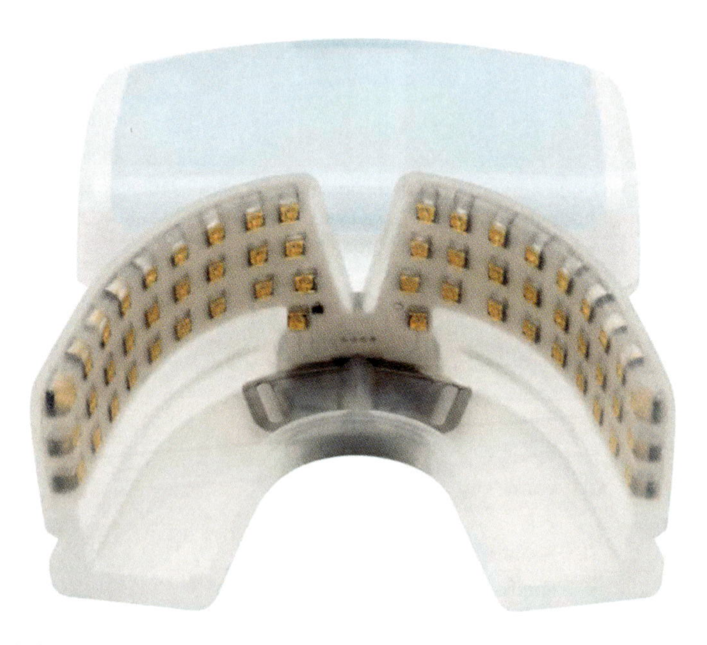

FIGURA 8 Equipamento de LED para aceleração da movimentação dentária (Orthopulse, Biolux Research, Vancouver, Canadá).
Fonte: www.orthopulso.com

O Odontolux vem configurado de forma que, uma vez acionado o equipamento, ele possibilita um tempo total de irradiação de 7 minutos, o que, segundo o fabricante, resulta em uma energia de 2 J.

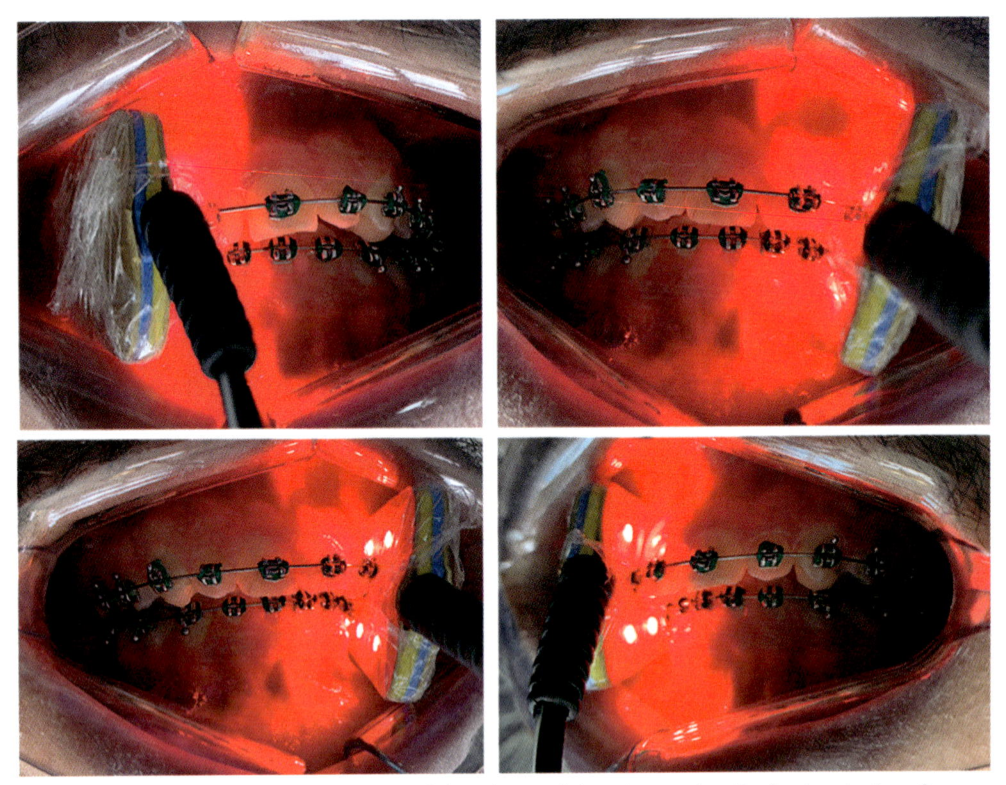

FIGURA 9 Placa de LED do equipamento Odontolux posicionada para irradiação dos dentes. Como a placa tem o tamanho aproximado de um hemiarco, a irradiação deve ser realizada em 2 etapas, uma para os hemiarcos direitos e outra para os hemiarcos esquerdos.

TABELA 2 Parâmetros de irradiação do LED para aceleração da movimentação dentária ortodôntica

LED	Placa de LED
Comprimento de onda	660 nm
Potência	5 mW/LED e 30 mW total
Energia	2 J
Pontos de irradiação	Hemiarcada superior e inferior
Sessões	Imediatamente após ativação

REABSORÇÃO RADICULAR E FOTOBIOMODULAÇÃO

Concomitantemente ao processo de reabsorção óssea induzido pela movimentação dentária, pode haver outro fenômeno de reabsorção: a reabsorção da raiz dentária. O excesso de força gera compressão dos vasos sanguíneos do ligamento periodontal e ausência de oxigênio no local, provocando a morte dos cementoblastos. A ocorrência de reabsorção radicular associada ao tratamento ortodôntico não é desejada e representa um fator de grande preocupação na ortodontia, pois corresponde a um dano tecidual/estrutural, acometendo cerca de 90,5% dos dentes permanentes tratados ortodonticamente, sendo a severa de 10 a 20%[16]. Uma redução significativa no comprimento da raiz causa uma desfavorável proporção coroa-raiz dos dentes afetados, e isto pode comprometer o sucesso do tratamento ortodôntico, reduzir a longevidade do dente e diminuir a capacidade de suportar forças mastigatórias, além de limitar seu uso como apoio em reabilitações protéticas[17].

A aplicação do *laser* de baixa potência pode acelerar a movimentação dentária e diminuir a quantidade de locais de aparecimento de áreas de reabsorção radicular e também sua severidade e extensão, o que validaria sua aplicação na prática ortodôntica de rotina. Em um estudo feito em animais, os resultados da avaliação semiquantitativa das imagens obtidas por microscopia eletrônica de varredura mostraram que, para todos os dias, o grupo *laser* obteve um escore menor, o que significa que as lacunas de reabsorções radiculares encontradas tinham menor extensão e profundidade quando comparadas às do grupo não irradiado. Esta diferença, porém, se mostrou estatisticamente significante somente para os grupos de 9 dias, mostrando que o grupo não irradiado possuía um maior número de raízes classificadas com escore mais elevado, o que significou mais de 1/3 do comprimento da raiz (Figura 10).

A recomendação clínica para evitar o agravamento do processo de reabsorção radicular é remover a força aplicada aos dentes danificados e/ou descontinuar o tratamento ortodôntico. Atualmente, apenas alguns estudos sugeriram[18] abordagens terapêuticas para interromper o progresso da reabsorção radicular. Embora a literatura sugira que a FBM possa afetar positivamente o processo de reabsorção radicular durante o movimento dentário, reduzindo significativamente tais áreas, faltam estudos que apresentem os possíveis mecanismos ocorridos em níveis celular e molecular, bem como a quantidade de áreas de reabsorção radicular durante o processo de reparo quando utilizada a terapia com *laser* de baixa potência.

Os resultados de um estudo do nosso grupo de pesquisadores mostraram alta expressão de RANKL no lado da compressão após a indução do movimento dentário (grupo CP) e nenhuma diferença entre os dois métodos para controlar a RR (grupos TC e FBM). O fato de o processo de reabsorção radicular poder estar estagnado significa que o clínico pode prosseguir com o tratamento ortodôntico levando em consideração outros fatores relacionados, como magnitude, direção e duração da força aplicada. Ao retomar o tratamento ortodôntico, a terapia com *laser* de baixa potência pode ser recomendada, pois pode acelerar o movimento dentário e reduzir as crateras de reabsorção radicular (Figura 11 e Tabela 3).

Controle da raiz mesial (9 dias) Controle da raiz distal (9 dias)

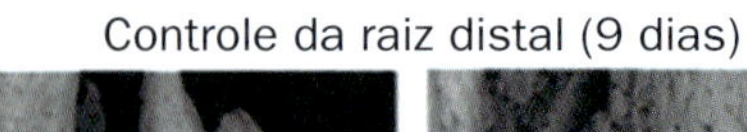
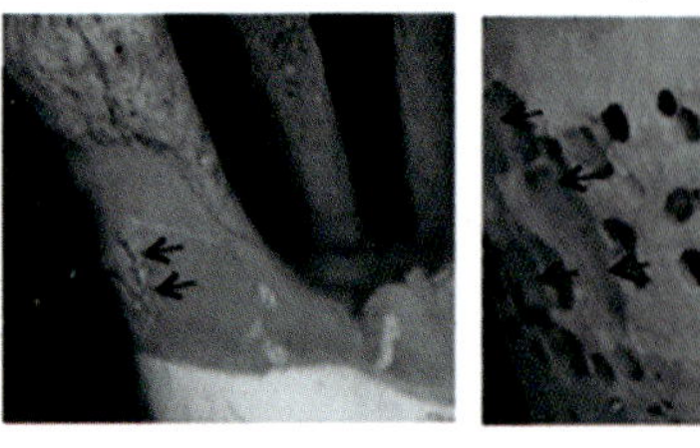
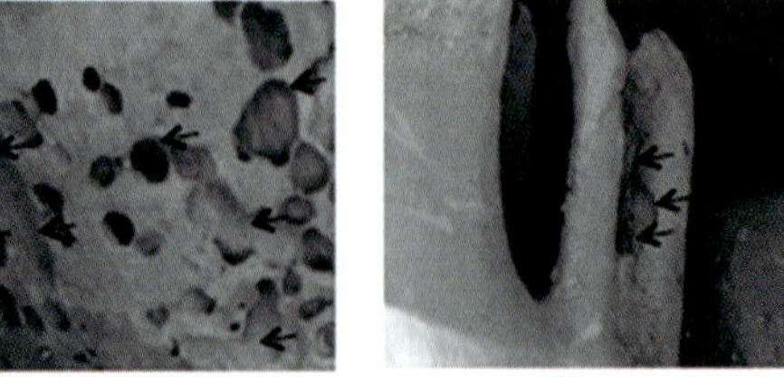
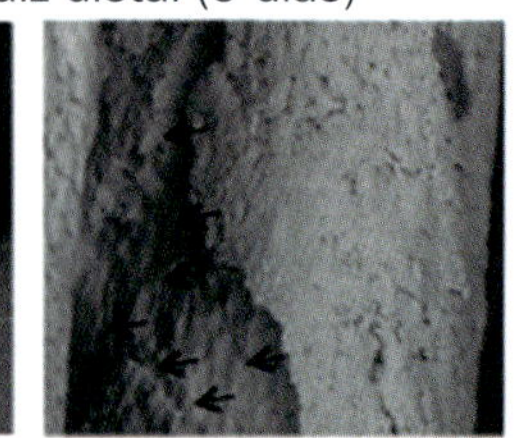

Laser na raiz mesial (9 dias) *Laser* na raiz distal (9 dias)

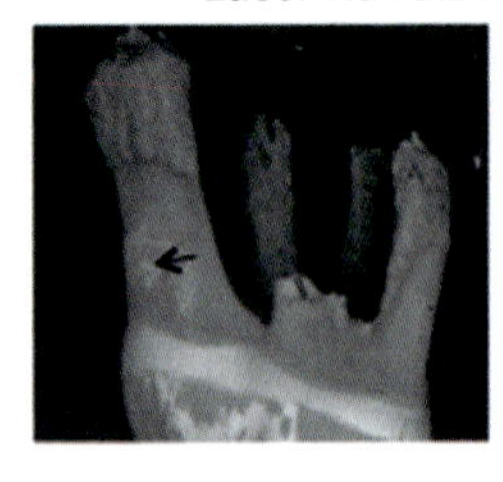
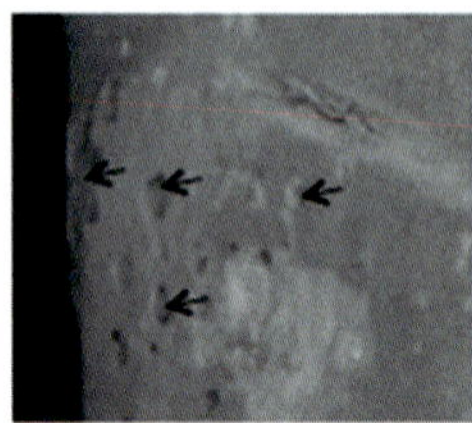
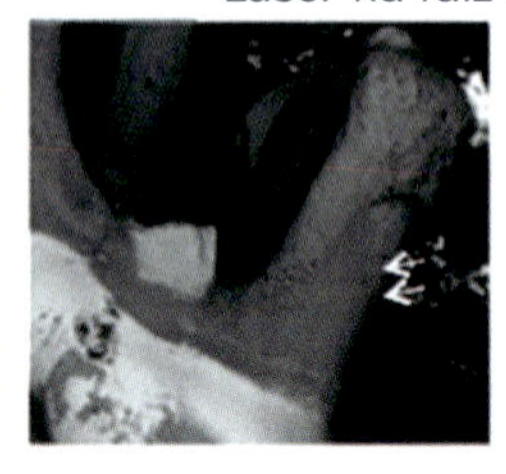
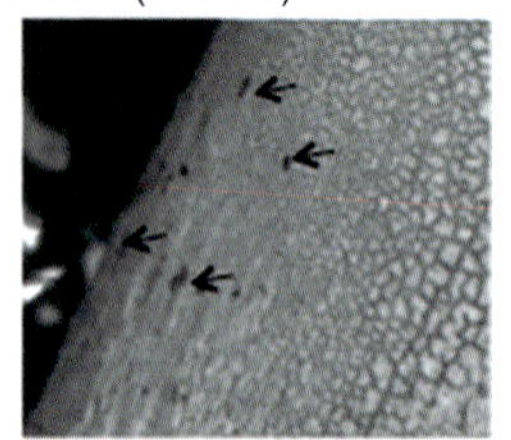

FIGURA 10 Imagens de microscopia eletrônica de varredura mostrando lacunas de reabsorções radiculares de maior comprimento e profundidade encontradas nas raízes mesial e distal dos molares no grupo controle aos 9 dias, comparado às lacunas encontradas no grupo *laser*. As setas indicam as regiões de lacunas de reabsorção radicular.

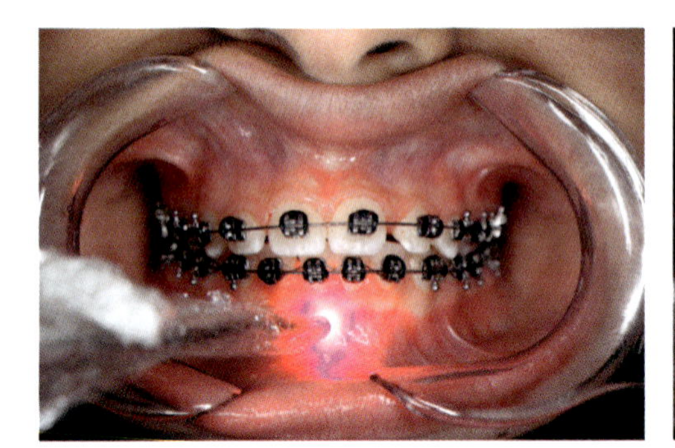
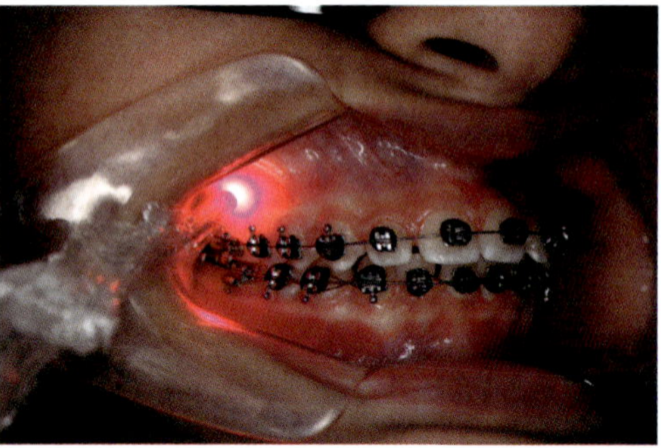

FIGURA 11 Imagens ilustrativas dos pontos de irradiação para a prevenção da reabsorção radicular durante o tratamento ortodôntico.

TABELA 3 Parâmetros de irradiação da terapia com *laser* de baixa potência na prevenção da reabsorção radicular

Laser	**Diodo de baixa potência**
Comprimento de onda	808 nm
Potência	100 mW
Energia	1 J/ponto
Pontos de irradiação	Área da raiz (ver Figura 2) por vestibular e por lingual/palatino
Sessões	Imediatamente, 3 e 7 dias pós-ativação

FOTOBIOMODULAÇÃO PARA O MANEJO DE DOR E DESCONFORTO APÓS AJUSTE ORTODÔNTICO

A dor pode ser definida como um estímulo sensorial ou emocional desagradável associado a um dano tecidual real ou potencial. Durante o tratamento ortodôntico, a dor pode ser sentida pelo paciente quando a força é aplicada no dente. Essa força gera pressão no ligamento periodontal, o que altera seu suprimento sanguíneo e causa a secreção de mediadores inflamatórios (leucotrieno, histamina e prostaglandinas) que estimulam as terminações nervosas livres, resultando na percepção da dor e na hiperalgesia[19,20]. Esse estímulo nocivo aumenta o desconforto e pode contribuir para menor adesão de pacientes ao tratamento.

Diversos estudos relatam que 90 a 95% dos pacientes ortodônticos relataram dor, e que 8 a 30% deles afirmaram que essa dor interferiu em seu tratamento. Quaisquer procedimentos ortodônticos, como instalação de aparelhos ortodônticos fixos, aparelhos removíveis, colocação de elásticos separadores, uso de elásticos intermaxilares e descolagem de bráquetes serão seguidos por dor, sensibilidade dentária e dificuldade na mastigação. Nas últimas décadas, a ortodontia evoluiu bastante com o desenvolvimento de fios de ligas de alto desempenho e bráquetes de baixo atrito, com o intuito de produzir efeitos de mobilidade mais biológicos que evitem colocar em risco os tecidos de suporte e os dentes[20,21]. No entanto, a dor continua sendo uma queixa frequente dos pacientes em tratamento ortodôntico.

Aproximadamente 95% dos pacientes relatam dor 24 horas após passarem em consulta ortodôntica. A dor sentida por esses pacientes pode ser caracterizada como dor aguda de curta duração, com possibilidade de duração de 5 a 7 dias e pico nas primeiras 24 horas[22]. Outros estudos relatam que essa dor permanece apenas nos primeiros 4 dias após ajuste ortodôntico[21].

Diferentes métodos farmacológicos e não farmacológicos foram propostos para controlar a dor durante o tratamento ortodôntico: administração de anti-inflamatórios não esteroidais, como ibuprofeno, acupuntura e aplicação de *laser* de baixa potência[22-24]. Apesar de sua eficácia, a administração de medicamentos apresenta efeitos colaterais sistêmicos, como ulceração gástrica e duodenal, distúrbios de coagulação, problemas cardíacos congestivos e efeitos alérgicos que podem limitar seu uso em muitos casos, além do importante efeito colateral diretamente relacionado ao tratamento ortodôntico: a redução da taxa de movimentação dentária[20]. É necessária, então, a utilização de novos métodos que aliviem a dor sem efeitos colaterais indesejados.

A terapia com *laser* de baixa potência tem sido estudada e utilizada como uma opção no tratamento da dor ortodôntica em virtude de seus benefícios: é considerada de fácil manejo e aplicação, não invasiva, indolor, de custo acessível e existem poucas contraindicações ou efeitos colaterais[23]. Consiste em um método físico que utiliza um dispositivo para gerar um feixe de luz coerente dentro de uma faixa específica de comprimento de onda. De acordo com Qamruddin et al.[24], o *laser* induz uma reação fotoquímica (bioestimulação) em nível celular, e a energia luminosa é absorvida pelos fotorreceptores celulares e convertida em trifosfato de adenosina pelas mitocôndrias. Posteriormente, isso aumenta as atividades celulares (como DNA, RNA e síntese de proteínas). Assim, aumenta a temperatura local do tecido e causa vasodilatação, eventualmente induzindo a proliferação celular, diferenciação e cicatrização do tecido.

Seu mecanismo de analgesia é atribuído a múltiplas ações, como aumento da circulação local, inibição da produção de fatores inflamatórios, estimulação da liberação de linfócitos e células nervosas no tecido inflamatório[21]. A terapia com *laser* de baixa potência demonstrou ter efeitos analgésicos, pois minimiza a percepção de dor pela inibição da liberação de ácido araquidônico, que diminui os níveis de prostaglandinas E2. Além disso, induz a liberação de betaendorfina (neuropeptídeo opioide endógeno), que produz efeito analgésico, estabiliza o potencial da membrana e inibe a ativação e a transmissão dos sinais de dor[24]. É importante atentar-se a dosagem, comprimento de onda, potência, tempo e frequência de aplicação para alcançar os objetivos desejados.

FBM PARA CONTROLE DA INFLAMAÇÃO E DA ESTABILIDADE EM MINI-IMPLANTES ORTODÔNTICOS

Os mini-implantes ortodônticos são recursos utilizados durante a movimentação dentária, e seu sucesso depende de um criterioso planejamento da ancoragem esquelética[25]. Além de facilitar e ampliar as possibilidades mecânicas, na prática, eles promovem movimentos ortodônticos e ortopédicos nas três dimensões, com exigência mínima de cooperação por parte do paciente[26].

A ancoragem esquelética com mini-implantes proporciona uma ancoragem absoluta durante o movimento dentário, apresentando benefícios favoráveis, como: custo, facilidade desde a instalação até sua remoção, a possibilidade de serem inseridos entre as raízes dos dentes, razão do seu tamanho pequeno em relação a outros procedimentos, e sua mecânica de força ortodôntica, que pode ser iniciada logo após a instalação[27]. No entanto, as vantagens dos mini-implantes só podem ser exploradas se eles forem mantidos no local da implantação sem mobilidade.

Duas categorias foram descritas em relação à estabilidade: primária e secundária. Enquanto a estabilidade primária é alcançada pelo contato mecânico entre osso e superfície do mini-implante, a estabilidade secundária geralmente está associada à remodelação óssea ao redor do mini-implante[28].

Considerações sobre volume e qualidade óssea são aspectos críticos para a obtenção da estabilidade dos mini-implantes e o sucesso clínico do tratamento. Assim, dependendo do tipo periodontal (com pouca gengiva inserida e/ou osso alveolar fino), na presença de baixa densidade óssea, pouco espaço entre as raízes e/ou espessura fina da cortical óssea, esses dispositivos tendem a apresentar riscos de rejeição e falhas, causando sua perda[29].

Outros fatores associados ao insucesso da aplicação dos mini-implantes podem estar relacionados a uma aplicação de forças pesadas ou torque inadequado durante a inserção.

O aumento dos valores de torque pode provocar isquemia, fibrose por hialinização e compressão excessiva na interface óssea[30].

Além disto, a colaboração com a higienização é crítica para manter o mini-implante estável, evitando, assim, um processo inflamatório que ainda é um dos grandes problemas no sucesso dos mini-implantes[31]. Inflamação persistente também é uma das principais causas de afrouxamento do mini-implante. A cicatrização de feridas é um processo dinâmico, e o objetivo imediato do reparo é alcançar a integridade do tecido e a homeostase. Para atingir esse objetivo, o processo de cicatrização envolve três fases: inflamação, formação de tecidos e remodelação de tecidos. Se não há a correta higienização, a inflamação persiste e causa desconforto ao paciente, além de influenciar na estabilidade do mini-implante[32].

O objetivo clínico do ortodontista é a estabilidade total, composta pelas estabilidades primária e secundária. Inicialmente, a estabilidade é somente primária, ou seja, não há estabilidade secundária. A estabilidade primária tende a diminuir na 1ª semana, pela presença de osteoclastos e células mesenquimais presentes no 4º dia; está relacionada à remoção do tecido ósseo danificado durante a colocação do mini-implante[33]. Abordagens para reduzir o trauma ósseo durante a inserção ou maneiras de acelerar o reparo podem produzir maior estabilidade aos mini-implantes.

À medida que a estabilidade primária começa a diminuir, a estabilidade secundária assume o controle, e seu aumento se dá ao redor da 3 semana após inserção, em vista do reparo do tecido ósseo circundante. Após reparo e remodelação óssea, a estabilidade do mini-implante deve-se principalmente à estabilidade secundária[28].

Desta forma, a FBM pode auxiliar em ambos os processos de controle da inflamação gengival e no reparo do tecido ósseo circundante. Um estudo em pacientes observou que a FBM modula a inflamação inicial por aumento da expressão de interleucina 6 (IL-6), responsável pela resposta rápida ao reparo da área óssea traumatizada, e diminuição de níveis de IL-8, responsável pela resposta inflamatória peri-implantar, após a inserção de mini-implante. Assim, a FBM pode agir possivelmente aumentando o sucesso do prognóstico dos mini-implantes e diminuindo o desconforto do paciente.

No estudo clínico citado, a irradiação foi realizada com o *laser* de diodo, emitindo em 660 nm, com 40 mW por 60 segundos (energia total de 2,4 J), em 3 momentos: imediatamente após inserção, 4 horas e 24 horas após[34]. O protocolo de 4,2 J (*laser* de diodo 780 nm, 70 mW, 60 segundos), 1 vez/semana por 3 semanas mostrou aumento na taxa de sucesso em comparação com mini-implantes não irradiados, diminuição na inflamação de tecido gengival avaliada clinicamente e, histologicamente, menor presença de células inflamatórias em tecido gengival e aumento de tecido ósseo neoformado ao redor dos mini-implantes[32]. Resultado semelhante, com redução da área de inflamação gengival e aumento da área de osso presente ao redor dos mini-implantes, foi obtido em ratos, quando irradiados em dias alternados na 1ª semana (imediato, dia 2, 4, 6 e 8) usando *laser* de diodo (880 nm, 100 mW, 30 segundos) com energia total de 3 J[35].

▷ Caso clínico 4

Paciente jovem, do sexo feminino, em tratamento ortodôntico de primeira fase. A paciente relatou dor após ajuste do aparelho, que a impossibilitava de se alimentar com alimentos mais consistentes, e que a dor durou aproximadamente 4 dias após a visita ao ortodontista. Na segunda sessão para a troca do arco e ajuste do aparelho, foi aplicado o *laser* de baixa potência.

A primeira fase do tratamento corretivo consiste no alinhamento e no nivelamento do arco dentário, portanto, os movimentos ortodônticos acontecem contra a tábua óssea vestibular e também em direção distal. Por isso, as irradiações foram realizadas na face vestibular das raízes na região cervical e na região apical, por vestibular (Figura 12).

Nos dentes em que a mecânica ortodôntica é de distalização ou mesialização do elemento dentário, ou seja, o movimento da raiz causa compressão do ligamento periodontal contra o alvéolo proximal, a irradiação deve ser realizada nesta posição, e não no centro da raiz. (Figura 13).

As irradiações foram realizadas com o *laser* de diodo emitindo em 808 nm (Therapy XT, DMC Brasil) com potência de 100 mW, energia de 4 J/ponto e irradiações imediatamente após a ativação e novamente após 48 horas (Tabela 4). Como o pico de desconforto acontece 48 horas após a ativação e dura de 3 a 4 dias em média, uma aplicação após a ativação e uma no pico de dor geralmente são suficientes para o bem-estar do paciente.

Na consulta seguinte, a paciente relatou sensível melhora no quadro de dor, não tendo mais dificuldade para se alimentar, mesmo com alimentos mais consistentes.

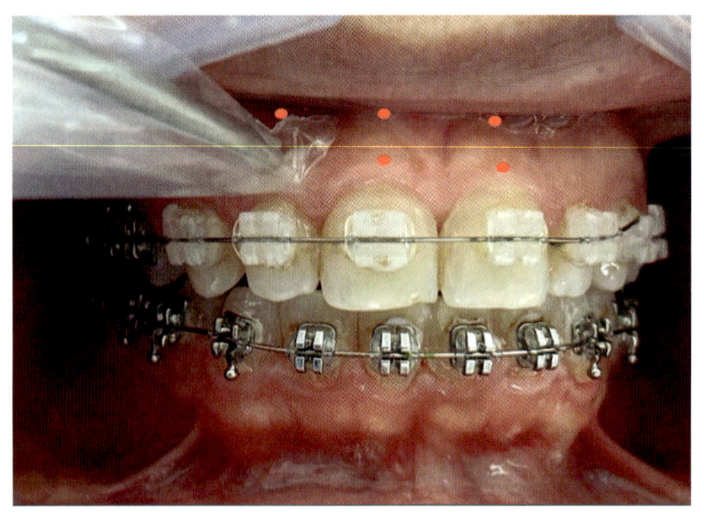

FIGURA 12 Pontos de irradiação para efeito analgésico após ativação do aparelho ortodôntico.

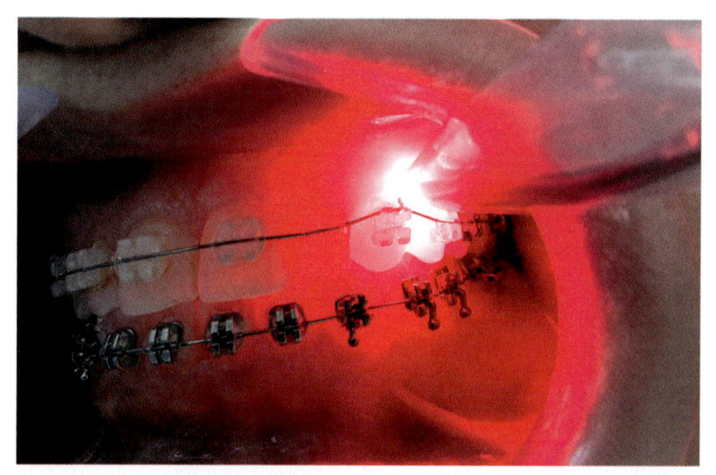

FIGURA 13 Ponto de irradiação em dente submetido a distalização ortodôntica. Neste caso, o ponto de aplicação do *laser* é na tábua óssea mesial e distal do dente.

TABELA 4 Parâmetros de irradiação aplicados no Caso clínico 4

Laser	Diodo de baixa potência
Comprimento de onda	808 nm
Potência	100 mW
Energia	4 J/ponto
Pontos de irradiação	Área da raiz (ver Figura 12) por vestibular
Sessões	Imediatamente, 48 h pós-ativação

▷ Caso clínico 5

Paciente do sexo feminino, 17 anos, que será submetida a elásticos separadores nos primeiros molares para instalação de bancas ortodônticas nestes elementos dentários. Nestes casos, o paciente vem à consulta já com a expectativa de que a instalação dos separadores provoque dor nos dentes posteriores.

Para a prevenção da sensibilidade, foi aplicado o *laser* de baixa potência para efeito analgésico; no caso clínico aqui apresentado, foi utilizado o *laser* de diodo, emitindo em 780 nm, potência de 70 mW (Twinlaser, mmOptics, Brasil). A irradiação foi realizada na região interproximal (mesial e distal), no terço médio da raiz, pelas faces vestibular e lingual. Foi aplicada uma energia de 2,1 J/ponto, imediatamente após a instalação dos elásticos e novamente após 48 horas, próximo ao pico de desconforto promovido por esta etapa do tratamento ortodôntico (Figura 14 e Tabela 5).

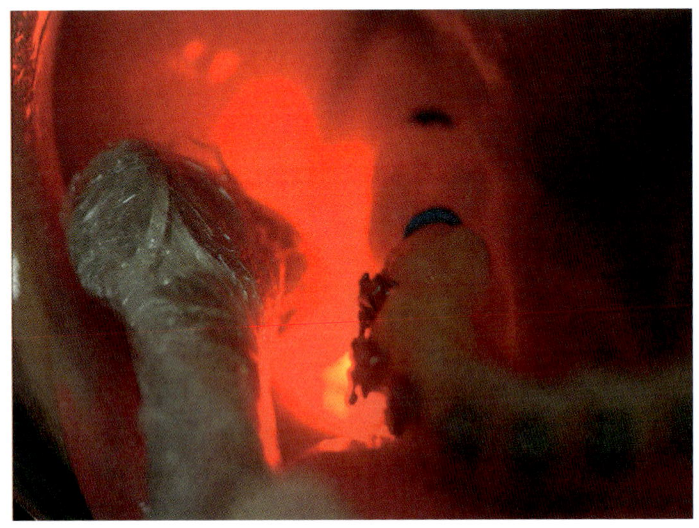

FIGURA 14 Irradiação para efeito analgésico com *laser* de baixa potência.

TABELA 5 Parâmetros de irradiação para efeito analgésico com *laser* de baixa potência

Laser	**Diodo de baixa potência**
Comprimento de onda	780 nm
Potência	70 mW
Energia	2,1 J/ponto
Pontos de irradiação	Área da raiz, por vestibular e lingual
Sessões	Imediatamente, 48 h pós-ativação

▷ Caso clínico 6

Paciente do sexo masculino, 47 anos, em mecânica ortodôntica utilizando mini-implantes. O mini-implante foi instalado no palato para ancoragem de barra palatina; para fixar a barra, foi adicionada resina composta fotoativada, cujo efeito colateral é a retenção de biofilme, podendo levar à inflamação do mini-implante. Nestes casos, indica-se a aplicação da FBM para controle da inflamação inicial, promovida pelo trauma da instalação do acessório e no controle da inflamação em caso de acúmulo de biofilme.

A Figura 15 mostra o aspecto clínico do tecido ao redor do mini-implante, mostrando um leve caso de inflamação da mucosa palatina. Para a redução da inflamação, foi aplicado o *laser* de diodo de baixa potência, emitindo em 660 nm, potência de 100 mW (Therapy XT, DMC, Brasil).

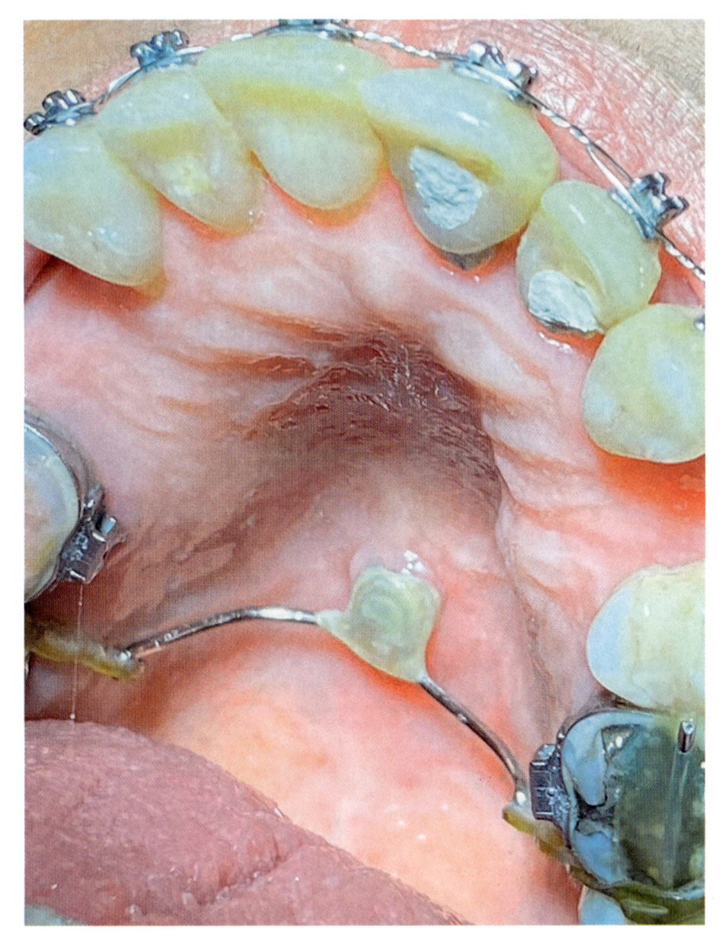

FIGURA 15 Aspecto clínico da mucosa palatina apresentando leve inflamação ao redor do mini-implante.

A irradiação foi realizada na região ao redor do acessório ortodôntico, lateralmente em ambos os lados. Foi aplicada uma energia de 3 J/ponto, imediatamente após a instalação dos mini-implantes e novamente em caso de inflamação, em aplicação única com a mesma energia (Figura 16 e Tabela 6).

TABELA 6 Parâmetros de irradiação utilizados no Caso clínico 6

Laser	**Diodo de baixa potência**
Comprimento de onda	660 nm
Potência	100 mW
Energia	3 J/ponto
Pontos de irradiação	2 pontos ao redor da cabeça do mini-implante
Sessões	Após a instalação e em caso de inflamação

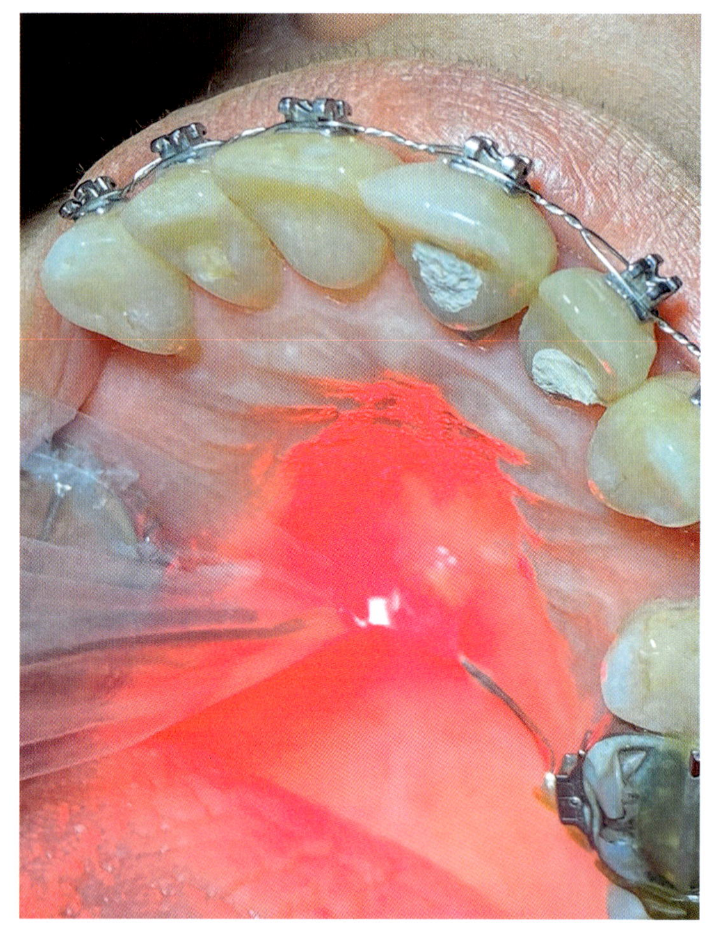

FIGURA 16 Ponto de irradiação do *laser*. A irradiação foi realizada em ambos os lados do mini-implante.

▷ Caso clínico 7

(gentilmente cedido pela Dra Angela Alexandre Meira Dias)

Paciente do sexo feminino, leucoderma, relatou ardência ao ingerir alimentos ácidos, condimentados ou com temperaturas mais elevadas, e ao escovar os dentes. Segundo informações, a paciente procurou atendimento odontológico apresentando lesão dolorosa em mucosa jugal esquerda. Ao exame clínico, observou-se a presença de úlcera traumática, que não estava associada à presença de bordos cortantes em elementos dentários e/ou restaurações (Figura 17).

Visando a promover a FBM com ações analgésica e reparação, foi proposto à paciente o tratamento com *laser* de baixa potência (Therapy XT, DMC, São Carlos), com comprimento de onda vermelho (660 nm), 100 mW e energia de 1 J. Foram realizadas 3 sessões de irradiação em dias consecutivos (Tabela 7). A região foi cuidadosamente seca e a irradiação foi feita em 2 pontos, em contato e incidindo perpendicularmente à superfície do tecido (Figura 18).

A paciente foi orientada a retornar em 24 e 48 horas, quando foram realizadas novas irradiações com *laser* vermelho de baixa potência. Na 3ª sessão, a paciente foi orientada a retornar após 48 horas para controle da evolução da reparação, quando se observou completa remissão das lesões (Figura 19).

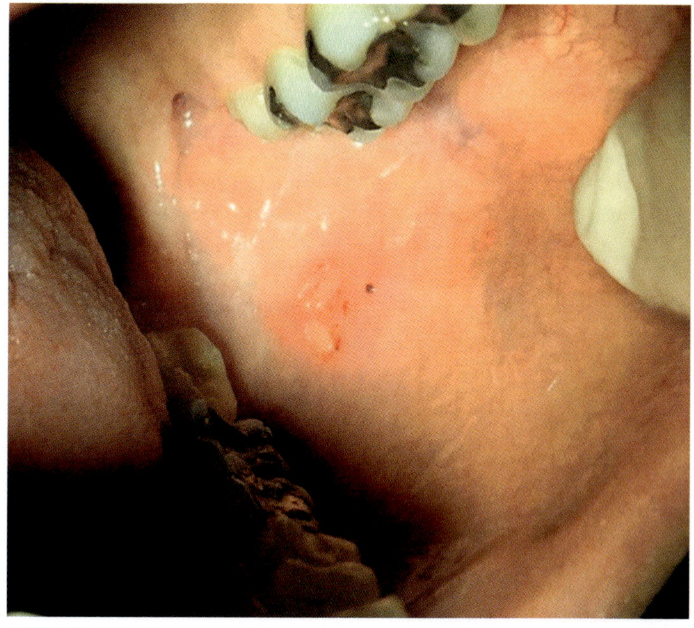

FIGURA 17 Aspecto clínico da lesão traumática em mucosa jugal.

TABELA 7 Parâmetros de irradiação do uso de *laser* no tratamento de lesão traumática na região da mucosa jugal

Laser	**Diodo de baixa potência**
Comprimento de onda	660 nm
Potência	100 mW
Energia	1 J
Pontos de irradiação	Sobre a lesão
Sessões	3 sessões (imediato, 24 e 48 h)

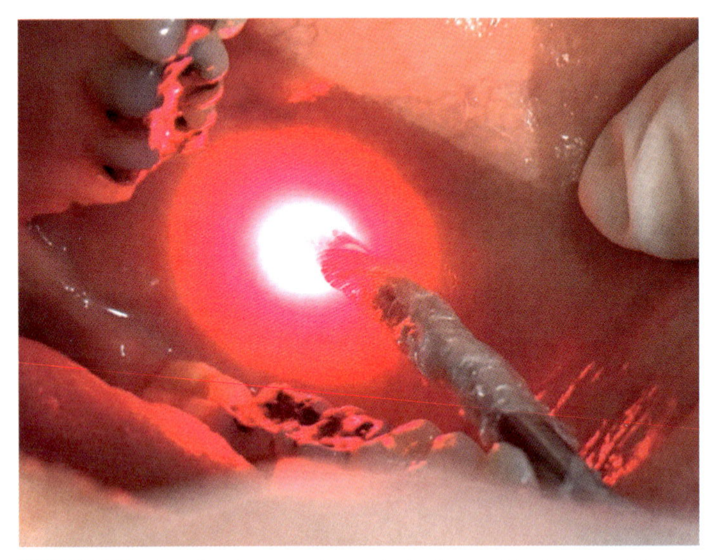

FIGURA 18 Irradiação com *laser* de baixa potência na região da mucosa jugal para efeito analgésico e reparação da lesão.

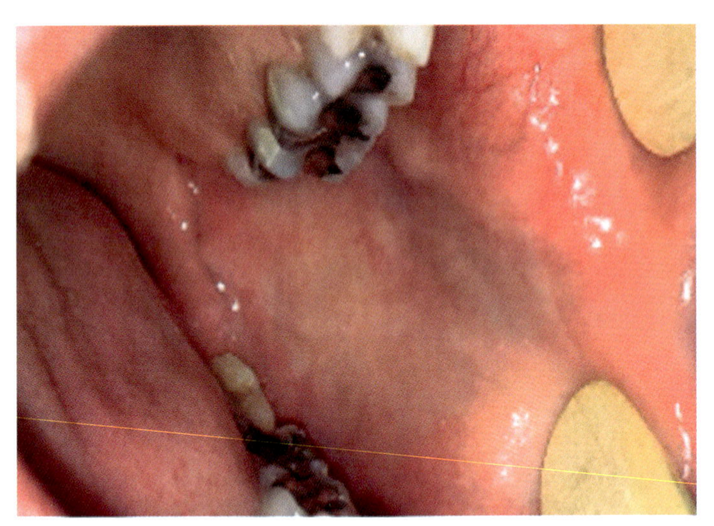

FIGURA 19 Aspecto clínico 96 horas após o início das sessões de irradiação da lesão traumática na região da mucosa jugal.

FOTOBIOMODULAÇÃO EM ÚLCERAS TRAUMÁTICAS

As ulcerações bucais são, provavelmente, a condição encontrada com mais frequência pelos cirurgiões dentistas, sendo quase sempre dolorosa. Úlceras traumáticas são aquelas de aspecto irregular que atingem a mucosa bucal indistintamente quanto à área, provocadas por agentes traumáticos. Dentre os fatores etiológicos de tais lesões, há as próteses mal adaptadas ou com desarmonias oclusais, dentes com bordas aguçadas, traumas por escovação, mordida acidental do lábio, queimaduras térmicas e aparelhos ortodônticos.

A incidência de úlceras traumáticas em pacientes portadores de aparelho ortodôntico é grande, e o aparecimento destas lesões é frequentemente relatado como o maior incômodo durante o tratamento ortodôntico. Além disto, há uma clara associação entre a dor e o desejo dos pacientes de encerrar o tratamento ortodôntico prematuramente.

A FBM pode promover uma recuperação mais rápida e menos dolorosa em casos de ulcerações aftosas, lesões herpéticas e úlceras traumáticas. Como estas lesões estacionam em seus estágios iniciais e regridem rapidamente, o caso aqui reportado recomenda uma sessão, o que evitaria a necessidade dos pacientes comparecerem mais de uma vez ao consultório.

▷ Caso clínico 8

(gentilmente cedido pelo Dr. André Machado de Senna)

Paciente do sexo feminino, 22 anos, relatou dor decorrente de úlcera traumática em região labial inferior em consequência de aparatologia ortodôntica fixa (Figura 20). A lesão foi percebida pela paciente a partir da sintomatologia dolorosa, entre 24 e 48 horas antes de se apresentar para tratamento. A paciente apresentava bom estado de saúde geral, aparentemente bem nutrida, sem relato de doenças sistêmicas ou comorbidades e sem uso de qualquer antimicrobiano ou anti-inflamatório nos últimos 6 meses.

Foi proposto como tratamento a remoção do agente traumático e a irradiação em sessão única com *laser* de baixa potência (Tabela 8).

TABELA 8 Parâmetros de irradiação utilizados no tratamento de úlcera traumática

***Laser* utilizado**	**Kondortech Biowave LLLT**
Comprimento de onda	830 nm
Potência	30 mW
Tempo de exposição	72 s
Energia	0,12 J
Modo de aplicação	Pontual e em contato

Foi proposta apenas uma única sessão, pois dificilmente o paciente retorna ao consultório para mais sessões de tratamento para pequenas úlceras, mesmo que dolorosas. Imediatamente após a irradiação, a paciente já relatou muita melhora, removendo a dor espontânea e reduzindo a dor provocada, proporcionando bastante conforto. A dor provocada também foi bastante reduzida.

Após 24 horas da irradiação, os efeitos analgésicos permaneceram os mesmos e foi notada boa contração da ferida (Figura 21). Após 48 horas, não havia mais dor espontânea.

A dor provocada também foi muito reduzida, promovendo a sensação de conforto e fazendo a paciente não mais notar a presença da úlcera ao longo do dia (Figura 22). Foi percebida também avançada contração da ferida.

Após 7 dias, não havia mais qualquer sinal de dor ou presença de úlcera (Figura 23).

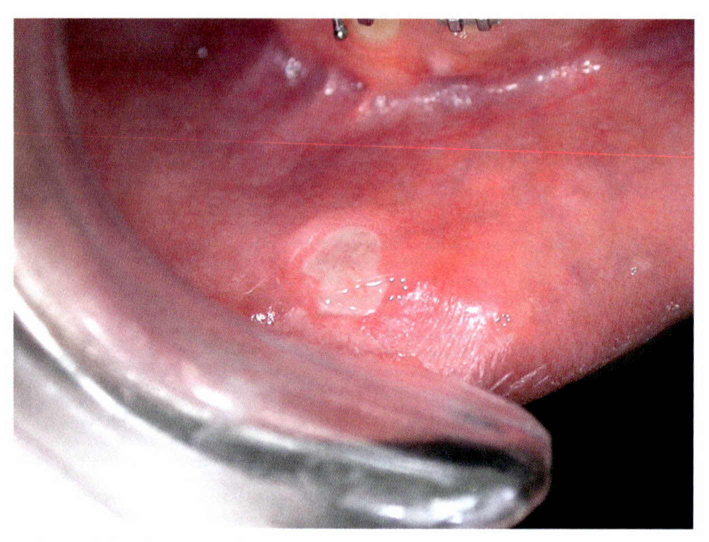

FIGURA 20 Quadro clínico da paciente com úlcera traumática causada por aparelho ortodôntico.

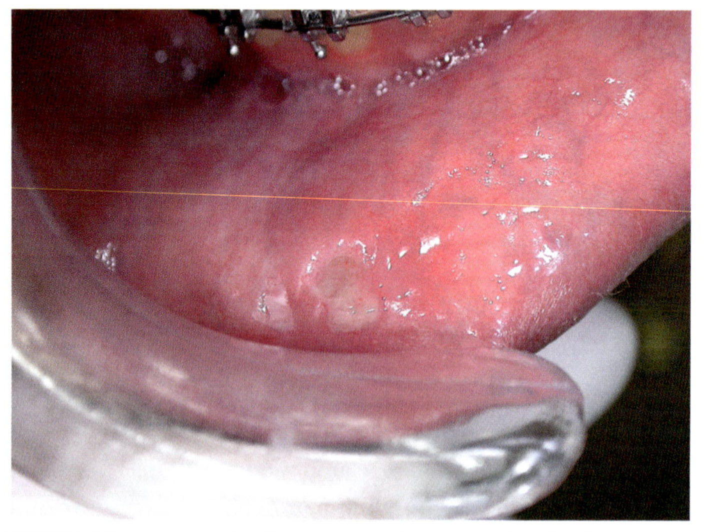

FIGURA 21 Aspecto da úlcera após 24 horas da irradiação.

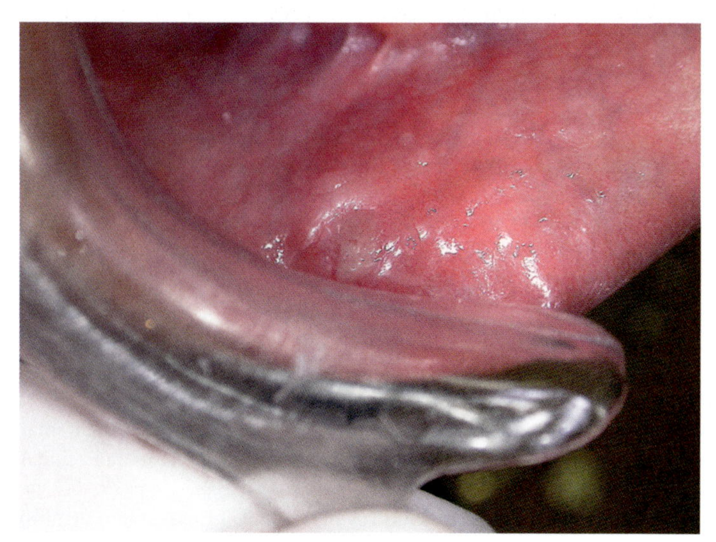

FIGURA 22 Aspecto da úlcera após 48 horas da irradiação.

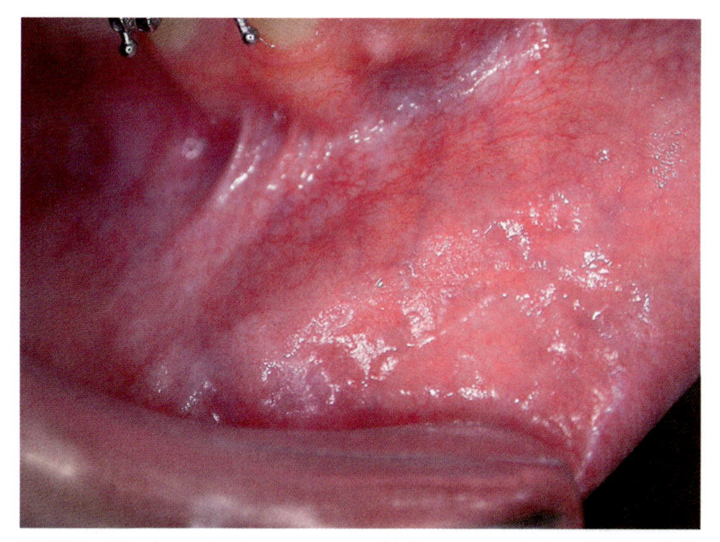

FIGURA 23 Aspecto da mucosa após 1 semana da irradiação. A úlcera não é mais perceptível.

REFERÊNCIAS BIBLIOGRÁFICAS

1. Nimeri G, Kau CH, Abou-Kheir NS, Corona R. Acceleration of tooth movement during orthodontic treatment—a frontier in orthodontics. Prog Orthod. 2013;14:42.
2. Suzuki SS, Garcez AS, Reese PO, Suzuki H, Ribeiro MS, Moon W. Effects of corticopuncture (CP) and low-level laser therapy (LLLT) on the rate of tooth movement and root resorption in rats using micro-CT evaluation. Lasers Med Sci. 2018;33(4):811-21.
3. Suzuki SS, Garcez AS, Suzuki H, Ervolino E, Moon W, Ribeiro MS. Low-level laser therapy stimulates bone metabolism and inhibits root resorption during tooth movement in a rodent model. J Biophotonics. 2016;9(11-12):1222-35.
4. Fernandes MRU, Suzuki SS, Suzuki H, Martinez EF, Garcez AS. Photobiomodulation increases intrusion tooth movement and modulates IL-6, IL-8 and IL-1β expression during orthodontically bone remodeling. J Biophotonics. 2019;12(10):e201800311.
5. Roque JA. Avaliação da influência da fototerapia na expressão gênica de PRDX1, GLUT, VEGF e COLA1 em cultura de fibroblastos utilizando um modelo in vitro de movimentação ortodôntica. Tese (Doutorado em Ortodontia). Campinas: Centro de Pós-graduação da Faculdade São Leopoldo Mandic; 2016. 79 f.
6. Silva DT. Análise da expressão gênica de COL1, VEGF e GLUT1 em cultura de fibroblastos utilizando um modelo in vitro de movimentação ortodôntica. Dissertação (Mestrado em Ortodontia). Campinas: Centro de Pós-graduação da Faculdade São Leopoldo Mandic; 2017. 50 f.
7. Favarato RG. Avaliação dos efeitos da FBM, pelo método de PCR, em cultura de fibroblastos em um modelo in vitro de compressão mecânica. Dissertação (Mestrado em Ortodontia). Campinas: Centro de Pós-graduação da Faculdade São Leopoldo Mandic; 2017. 75 f.
8. Yamaguchi M, Fujita S, Yoshida T, Oikawa K, Utsunomiya T, Yamamoto H, et al. Low-energy laser irradiation stimulates the tooth movement velocity via expression of M-CSF and c-fms. Orthodontic Waves, 2007;66(4):139-48.
9. Jettar V, Napimoga MH, Freitas F, , Clemente-Napimoga JT, Suzuki SS, Montalli VA, et al. Effects of photobiomodulation on SOFAT, a T-cell-derived cytokine, may explain accelerated orthodontic tooth movement. Photochem Photobiol. 2018;94(3):604-10.
10. Baghizadeh Fini M, Olyaee P, Homayouni A. The effect of low-level laser therapy on the acceleration of orthodontic tooth movement. J Lasers Med Sci. 2020;11(2):204-11.
11. PopulationPyramid.net: https://www.populationpyramid.net/brazil/2035/, atualizado em 2019.
12. Ong MM, Wang HL. Periodontic and orthodontic treatment in adults. Am J Orthod Dentofacial Orthop. 2002;122(4):420-8.
13. Bagga DK. Adult orthodontics versus adolescent orthodontics: an overview. J Oral Health Comm Dent. 2010;4(2):42-7.
14. Pereira IML. Efeitos da fotobiomodulação associada à movimentação ortodôntica na remodelação óssea em ratos com doença periodontal induzida. Dissertação (Mestrado em Ortodontia). Campinas: Centro de Pós-graduação da Faculdade São Leopoldo Mandic; 2018. 48f.
15. Shaughnessy T, Kantarci A, Kau CH, Skrenes D, Skrenes S, Ma D. Intraoral photobiomodulation-induced orthodontic tooth alignment: a preliminary study. BMC Oral Health. 2016;16:3.
16. Levander E, Malmgren O, Eliasson S. Evaluation of root resorption in relation to two orthodontic treatment regimes. A clinical experimental study. Eur J Orthod. 1994;16(3):223-8.
17. Roscoe MG, Meira JBC, Cattaneo PM. Association of orthodontic force system and root resorption: A systematic review. Am J Orthod Dentofac Orthop. 2015;147(5):610-26.
18. de Melo Conti C, Suzuki H, Garcez AS, Suzuki SS. Effects of photobiomodulation on root resorption induced by orthodontic tooth movement and RANKL/OPG expression in rats. Photochem Photobiol. 2019;95(5):1249-57.

19. Prasad SMV, Prasanna TR, Kumaran V, Venkatachalam N, Ramees M, Abraham EA. Low-level laser therapy: a noninvasive method of relieving postactivation orthodontic pain. A randomized controlled clinical trial. J Pharm Bioallied Sci. 2019;11(Suppl 2):S228-S231.
20. AlSayed Hasan mmA, Sultan K, Hamadah O. Evaluating low-level laser therapy effect on reducing orthodontic pain using two laser energy values: a split-mouth randomized placebo-controlled trial. Eur J Orthod. 2018;40(1):23-8.
21. Li FJ, Zhang JY, Zeng XT, Guo Y. Low-level laser therapy for orthodontic pain: a systematic review. Lasers Med Sci. 2015;30(6):1789-803.
22. Martins IP, Martins RP, Caldas SGFR, Dos Santos-Pinto A, Buschang PH, Pretel H. Low-level laser therapy (830 nm) on orthodontic pain: blinded randomized clinical trial. Lasers Med Sci. 2019;34(2):281--6.
23. Deana NF, Zaror C, Sandoval P, Alves N. Effectiveness of low-level laser therapy in reducing orthodontic pain: a systematic review and meta-analysis. Pain Res Manag. 2017;2017:8560652.
24. Qamruddin I, Alam MK, Mahroof V, Fida M, Khamis MF, Husein A. Effects of low-level laser irradiation on the rate of orthodontic tooth movement and associated pain with self-ligating brackets. Am J Orthod Dentofacial Orthop. 2017;152(5):622-30.
25. Namiuchi Jr OK, Herdy JL, Flório FM, Motta RHL. Utilização do mini-implantes no tratamento ortodôntico. Rev Gaúch. Odontol. 2013;61(supl.1):453-60.
26. Park H-M, Kim B-Ho, Yang Il-H, Baek S-H. Preliminary three-dimensional analysis of tooth movement and arch dimension change of the maxillary dentition in Class II division 1 malocclusion treated with first premolar extraction: conventional anchorage vs. mini-implant anchorage. Korean J Orthod. 2012;42(6):280-90.
27. Park H-S, Kwon T-G. Sliding mechanics with microscrew implant anchorage. Angle Orthod. 2004;74(5):703-10.
28. Ure DS, Oliver DR, Kim KB, Melo AC, Buschang PH. Stability changes of miniscrew implants over time. Angle Orthod. 2011;81(6):994-1000.
29. Jee J-H, Ahn H-W, Seo K-W, Kim S-H, Kook Y-A, Chung K-R, et al. En-masse retraction with a preformed nickel-titanium and stainless steel archwire assembly and temporary skeletal anchorage devices without posterior bonding. Korean J Orthod. 2014;44(5):236-45.
30. Favero L, Brollo P, Bressan E. Orthodontic anchorage with specific fixtures: related study analysis. Am J Orthod Dentofacial Orthop. 2002;122(1):84-94.
31. Araújo TM, Nascimento MHA, Bezerra F, Sobral MC. Ancoragem esquelética em Ortodontia com miniimplantes. Rev Dent Press Ortodon Ortop Facial [Internet]. 2006 Aug [cited 2020 Nov 15]; 11(4):126-56. Disponível em: http://www.scielo.br/scielo.php?script=sci_arttext&pid=S1415-54192006000400014&lng=en.
32. Garcez AS, Suzuki SS, Martinez EF, Iemini MG, Suzuki H. Effects of low-intensity laser therapy over mini-implants success rate in pigs. Lasers Med Sci. 2015;30(2):727-32.
33. Berglundh T, Abrahamsson I, Lang NP, Lindhe J. De novo alveolar bone formation adjacent to endosseous implants. Clin Oral Implants Res. 2003;14(3):251-62.
34. Yanaguizawa MS, Suzuki SS, Martinez EF, Suzuki H, Pelegrin MC, Garcez AS. Effects of low-level laser therapy in orthodontic patients on immediate inflammatory response after mini-implants insertion: a preliminary report. Photomed Laser Surg. 2017;35(1):57-63.
35. Oliveira EM. Avaliação histomorfológica dos efeitos do laser de baixa potência no processo inflamatório dos tecidos ao redor dos mini parafusos ortodôntico. Dissertação (Mestrado em Ortodontia). Campinas: Centro de Pós-graduação da Faculdade São Leopoldo Mandic; 2016.

9

Halitose

Sandra Kalil Bussadori
Marcela Leticia Leal Gonçalves
Anna Carolina Ratto Tempestini Horliana
Ana Carolina Costa da Mota
Lara Jansiski Motta
Raquel Agnelli Mesquita-Ferrari
Kristianne Porta Santos Fernandes

INTRODUÇÃO

A halitose (mau hálito) é um termo usado para definir um odor fétido e desagradável que emana da boca, de origem local ou sistêmica. Esse problema comum afeta grande parte da população mundial e causa considerável constrangimento. A halitose, portanto, tem um impacto negativo na comunicação social e na qualidade de vida. Embora a falta de uma padronização no protocolo de diagnóstico e de tratamento da halitose impeça a comparação de dados de estudos epidemiológicos realizados em diferentes países, estima-se que 25% da população seja afetada por esta condição.

Dados sobre sua etiologia informam que 2% dos casos são decorrentes de distúrbios renais, metabólicos, hepáticos, endocrinológicos e gastrointestinais (como infecção por *Helicobacter pylori* e bloqueio intestinal), 8% decorrem de afecções do sistema respiratório e de orelhas, nariz e garganta, como tonsilite aguda, gotejamento pós-nasal, sinusite e tonsilólitos (cáseo tonsilar) e 80 a 90% estão diretamente ligados a condições da cavidade oral, como doença periodontal, saburra lingual, higiene oral deficiente, anormalidades salivares (alteração no pH e hiposia), estomatite, neoplasia intraoral, exposição pulpar, feridas de extração e apinhamento dos dentes.

O mau hálito é causado principalmente por compostos de enxofre voláteis (CEV) produzidos pela ação de bactérias Gram-negativas anaeróbias (*Fusobacterium nucleatum*, *Selenomonas*, *Treponema denticola*, *Prevotella intermedia*, *Tannerella forsythia*, *Porphyromonas gingivalis*, *Bacteroides forsythus* e *Eubacterium*) encontradas na cavidade oral em substratos contendo enxofre. Os CEV produzidos pelo metabolismo dessas bactérias são o sulfeto de hidrogênio (encontrado principalmente no dorso da língua), a metilmercaptana (encontrada nas bolsas gengivais) e o dimetilsulfeto (de origem extraoral). A concentração desses compostos pode ser utilizada como um indicador quantitativo de halitose.

Entretanto, o principal método usado para diagnosticar o mau hálito é uma avaliação organoléptica. Embora este diagnóstico seja subjetivo, o cirurgião dentista pode distinguir a respiração por meio do sentido olfatório e atribuir uma pontuação usando a escala de Rosenberg de 0 a 5 pontos (0 = ausência de odor; 1 = odor quase indetectável; 2 = odor suave; 3 = odor moderado; 4 = odor forte; e 5 = odor extremamente forte).

A halitose pode ser tratada de várias formas, incluindo o uso de enxaguatórios bucais (gluconato de clorexidina 0,12%, óleos essenciais e triclosan) para redução química de microrganismos, o uso de um raspador ou uma escova lingual para sua redução mecânica e pode-se mascarar o odor através de gomas de mascar, *sprays* e pastilhas.

Por sua ação antimicrobiana, a terapia fotodinâmica (TFD) também pode ser utilizada no consultório para tratamento da halitose.

HALITOSE PROVENIENTE DA SABURRA LINGUAL

Histórico

Paciente do gênero feminino, 23 anos, com queixa de mau hálito. Foi submetida à cromatografia gasosa com o aparelho OralChroma® após a realização de um bochecho com solução de cisteína durante 1 minuto. Foi obtido o resultado de 920 ppb de sulfidreto, o gás proveniente das bactérias da saburra lingual, cujo limiar é 112 ppb.

Tratamento proposto

Terapia fotodinâmica antimicrobiana (TFDa) com urucum em *spray* a 20% e diodo emissor de luz (LED, do inglês *light-emiting diode*) azul. A Tabela 1 apresenta os parâmetros empregados neste caso.

TABELA 1 Parâmetros de irradiação (LED utilizado: Valo Cordless Ultradent®)

Parâmetro	Valor
Comprimento de onda (nm)	395-480
Modo de funcionamento	Contínuo
Potência radiante média (mW)	480
Diâmetro de abertura (cm)	0,9
Irradiância na abertura (mW/cm^2)	762
Tempo de exposição (s)	20
Fluência (J/cm^2)	6,37
Energia radiante (J)	9,6
Número de pontos irradiados	6
Área total irradiada (cm^2)	18,8
Número de sessões	1
Energia radiante total (J)	57,6

Após a avaliação inicial com a cromatografia gasosa, foi realizada 1 sessão de TFDa com o fotossensibilizador urucum manipulado na concentração 20% (Fórmula e Ação®) em *spray*, sendo aplicado em quantidade suficiente para cobrir o terço médio e o dorso da língua por 2 minutos de tempo de pré-irradiação (Figura 1). Foram irradiados 6 pontos, com distância de 1 cm entre eles (Figura 2). O aparelho Valo Cordless Ultradent® previamente calibrado com comprimento de onda 395 a 480 nm foi aplicado durante 20 segundos em cada ponto (Figura 3).

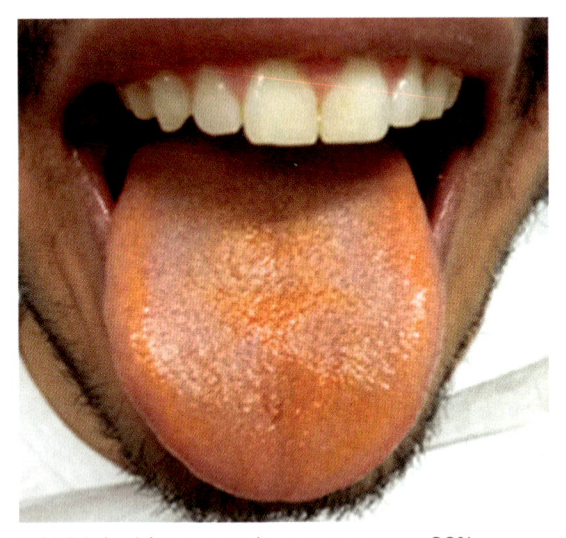

FIGURA 1 Língua corada com urucum a 20%.

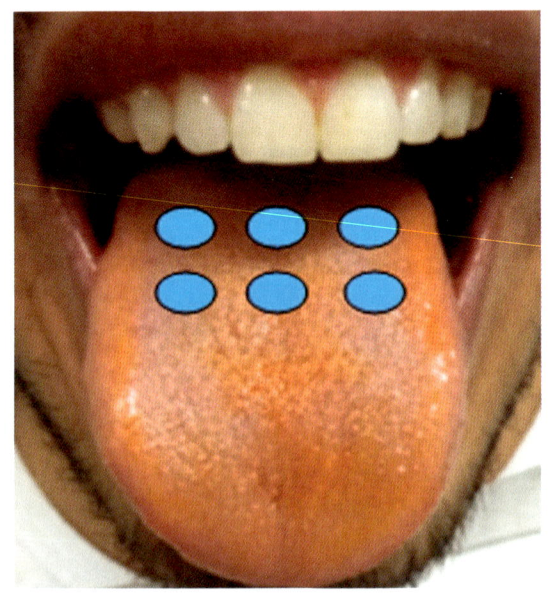

FIGURA 2 Pontos de irradiação do LED.

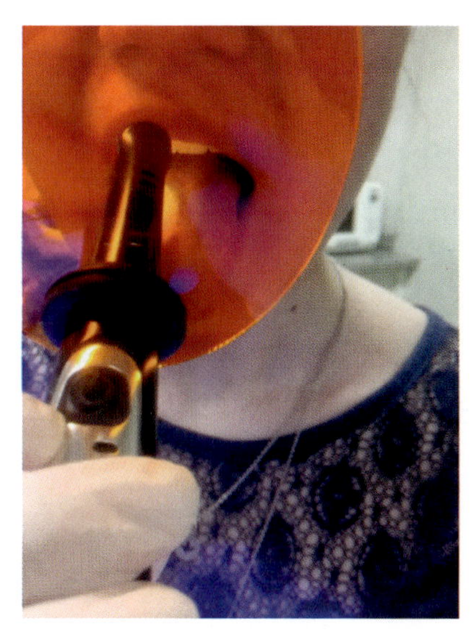

FIGURA 3 Aplicação da luz ponto a ponto.

Imediatamente após a realização da TFDa, foi feita uma nova cromatografia gasosa, na qual foi obtido o resultado de 36 ppb de sulfidreto.

Após 7 dias, a paciente retornou para um controle. Em uma nova aferição com o desafio da cisteína, o nível de sulfidreto foi igual a 571 ppb.

A TFDa com urucum e LED azul foi eficaz na redução imediata da halitose resultante da saburra lingual. No controle de 7 dias, foi observada uma recolonização, que poderia ser esperada na superfície lingual. No entanto, mesmo no controle, o nível de sulfidreto não foi tão elevado quanto o nível inicial.

Uma alternativa para o mesmo tratamento seria o emprego de azul de metileno associado a LED vermelho, ou ainda ao *laser* de baixa potência, como apresentado a seguir. Estudos apresentam o emprego do azul de metileno e luz vermelha em diferentes populações, como idosos e adolescentes[1-3].

A Figura 4 apresenta aspecto inicial da língua com presença de áreas esbranquiçadas na porção média da língua. Na Figura 5, há presença de placa entre a parte oral e a porção faríngea da língua. Essa observação é importante para selecionar os pontos de irradiação e de aplicação do fotossensibilizador. As irradiações devem ser feitas em pontos espaçados a cada 1 cm, sendo de fundamental importância observar a posição para otimizar os pontos de irradiação.

Na Figura 6, observa-se a mucosa da língua após a aplicação de azul de metileno (Chemiolux 10). Na imagem, é possível notar que a porção colonizada da língua apresenta coloração mais forte, demonstrando a afinidade do fotossensibilizador pelo biofilme presente na superfície.

Após o emprego do fotossensibilizador, procede-se à irradiação que, nesse caso, foi realizada com dois dispositivos: um *laser* de baixa potência (Figura 7) e um *laser* vermelho de baixa potência (Figura 8).

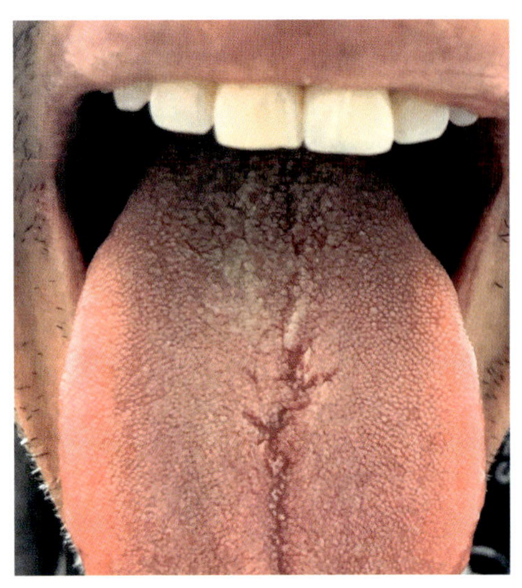

FIGURA 4 Aspecto clínico da língua. Nota-se a presença de placa esbranquiçada na porção oral próxima ao sulco central.

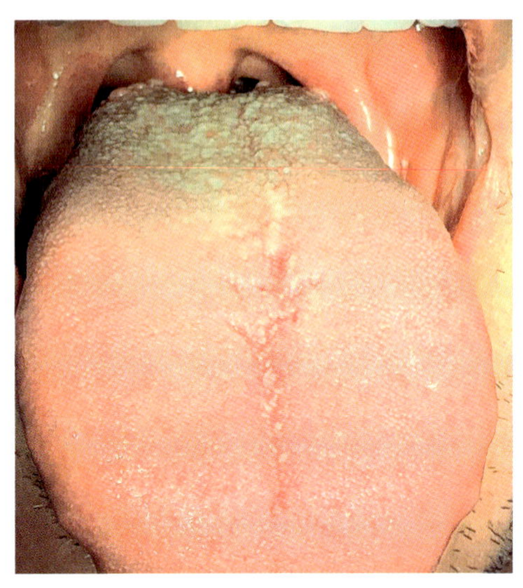

FIGURA 5 Aspecto clínico da língua. Nota-se a presença de placa esbranquiçada, neste caso, espalhada pela porção faríngea da língua.

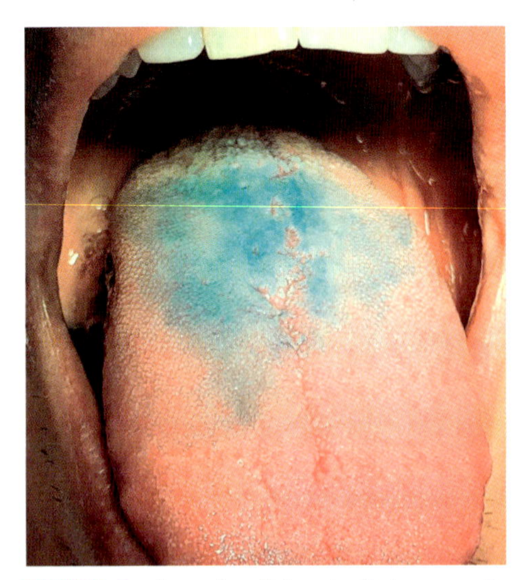

FIGURA 6 Aspecto clínico da língua corada pelo fotossensibilizador azul de metileno.

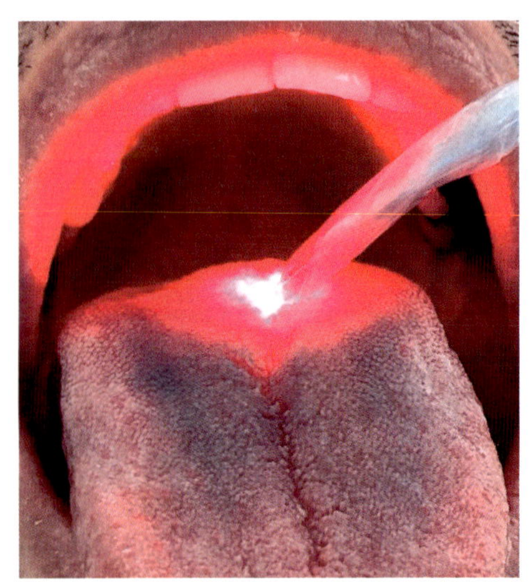

FIGURA 7 Irradiação pontual da língua para tratamento da halitose sendo realizada com *laser* de emissão vermelha após emprego do corante azul de metileno.

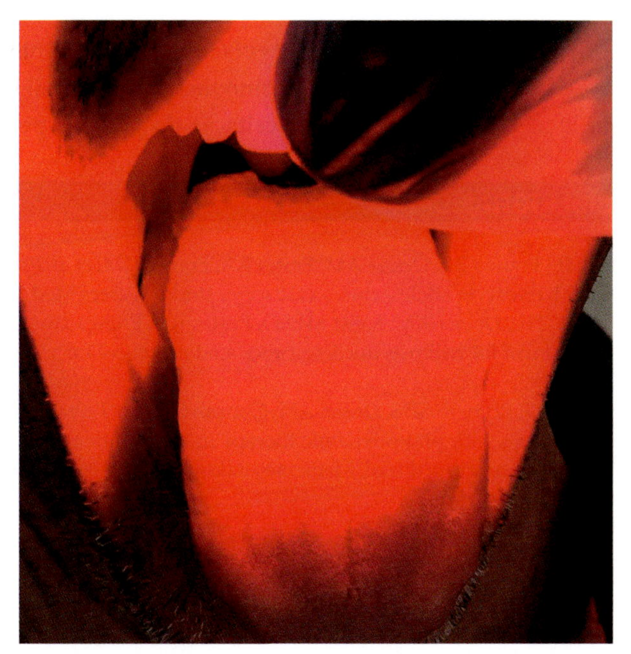

FIGURA 8 Irradiação por varredura da língua para tratamento da halitose sendo realizada com LED de emissão vermelha após emprego do corante azul de metileno. Nota-se que, como o diâmetro da ponteira do LED é amplo, a irradiação da língua toda é realizada uniformemente.

A Tabela 2 apresenta os parâmetros de irradiação empregados com uso de *laser* e LED associado ao azul de metileno.

TABELA 2 Parâmetros de irradiação da região da língua para tratamento da halitose empregando azul de metileno para realização da TFDa

Fonte de luz	Parâmetro	Tempo de aplicação
Laser de diodo 660 nm	100 mW Azul de metileno (Chemiolux 10)	3 min a cada 1 cm de área a ser tratada
LED vermelho λ = 630 nm	100 mW Azul de metileno (Chemiolux 10)	3 aplicações de 3 min cobrindo toda a área tratada

A halitose ainda representa um desafio de diagnóstico e terapêutico para clínicos e pacientes. Medidas adequadas de higiene oral devem acompanhar todo tipo de tratamento proposto, assim como a manutenção da saúde periodontal e a boa manutenção dos elementos dentais. O emprego da TFDa para o tratamento da halitose pode ser uma alternativa importante, evitando o uso de soluções antimicrobianas e antissépticas que podem, em alguns casos, danificar as papilas gustativas e causar alteração de paladar.

Até o momento, não foram reportados efeitos colaterais para o emprego da TFDa no tratamento da halitose, o que incentiva seu uso como medida adicional no combate a esta condição clínica que afeta o convívio social e a aceitação do paciente pela sociedade.

REFERÊNCIAS BIBLIOGRÁFICAS

1. Lopes RG, de Santi ME, Franco BE, Deana AM, Prates RA, França CM, et al. Photodynamic therapy as novel treatment for halitosis in adolescents: a case series study. J Lasers Med Sci. 2014;5(3):146-52.
2. Lopes RG, de Godoy CHL, Deana AM, Santi MESO, Prates RA, França CM, et al. Photodynamic therapy as a novel treatment for halitosis in adolescents: study protocol for a randomized controlled trial. Trials. 2014;15:443.
3. Vale KLD, Horliana ACRT, Romero SDS, Deana AM, Gonçalves MLL, Ferrari RAM, et al. Evaluation of the treatment of halitosis with photodynamic therapy in older patients with complete denture: Protocol for a randomized, controlled trial. Medicine (Baltimore). 2019;98(27):e16275.

10

Harmonização orofacial

Juliana Pedreira Silva

INTRODUÇÃO

A harmonização orofacial (HOF) consiste em um conjunto de técnicas e procedimentos que visam equilibrar as proporções faciais, com finalidades estéticas e funcionais.

De acordo com a Resolução n. 198/2019 do Conselho Federal de Odontologia (CFO), a harmonização orofacial foi reconhecida como especialidade odontológica, tornando o cirurgião dentista apto a realizar tais procedimentos dentro de sua área de atuação.

Dentre os procedimentos mais conhecidos em HOF, há a aplicação de toxina botulínica, ácido hialurônico, bioestimuladores de colágeno, fios faciais de sustentação, microagulhamento e procedimentos cirúrgicos, como bichectomia.

A fotobiomodulação (FBM), com *laser* de baixa potência, vem sendo amplamente aplicada em diversos procedimentos de harmonização orofacial com a finalidade de acelerar os processos de cicatrização, redução de edema, redução da sintomatologia dolorosa presente em diversas intervenções invasivas ou não invasivas, além de auxiliar na modulação da inflamação decorrente destas intervenções.

Sabe-se que a FBM tecidual aumenta a microcirculação da região, disponibilizando maior aporte sanguíneo, diminuindo a hipóxia do tecido, auxiliando na cicatrização e no controle do processo inflamatório, promovendo a sinalização celular de citocinas e biomarcadores da inflamação, os quais contribuem para o controle da exacerbação do processo inflamatório. Outra vantagem do emprego da FBM é agir sobre o metabolismo do fibroblasto, podendo promover aumento da secreção de colágeno ou ainda melhorando a organização das fibras colágenas.

A FBM vem sendo estuda desde a década de 1960, e uma das células com maior números de trabalhos científicos publicados é o fibroblasto. A qualidade e a organização do colágeno pós-FBM têm sido amplamente observadas em estudos relacionados à cicatrização de feridas, os quais demonstram o aumento da resistência à tração da pele.

APLICAÇÃO DE TOXINA BOTULÍNICA

Após aplicação de toxina botulínica, o emprego do *laser* não é recomendado, pois poderia influenciar na forma de atuação da toxina na musculatura.

Por outro lado, a FBM pode ser empregada em casos nos quais a toxina acometeu alguma musculatura indesejada e o objetivo é reverter o caso, a fim de estimular o tecido a eliminar a toxina e minimizar seus efeitos. Como exemplo de aplicação que não alcança o resultado esperado, há o acometimento indesejado dos músculos zigomático menor, orbicular da boca ou risório em aplicações de toxina para tratamento da disfunção temporomandibular (DTM) de origem muscular relacionada ao músculo masseter.

▷ Caso clínico 1

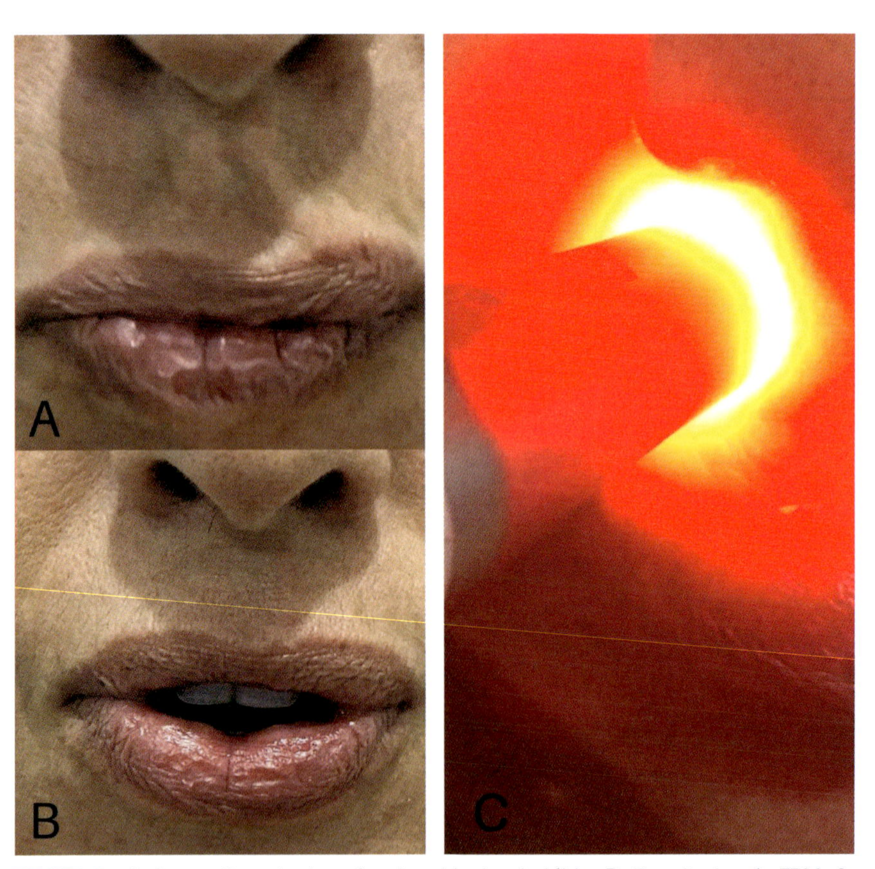

FIGURA 1 A. Acometimento do músculo orbicular do lábio. B. Resultado pós-FBM. C. Aplicação de LED vermelho.

Neste caso, foi utilizado diodo emissor de luz (LED, do inglês *light-emiting diode*) vermelho de comprimento de onda λ = 650 nm, durante 3 dias com intervalo de 24 horas entre as aplicações, com 3 J/ponto seguindo o trajeto do músculo.

A Tabela 1 apresenta sugestão de protocolo para o tratamento de complicações após a aplicação de toxina botulínica.

TABELA 1 Protocolo para tratamento de correções da aplicação de toxina botulínica

Laser	Parâmetro	Forma de aplicação
Emissão infravermelha Potência de 100 mW	5-8 J	Pontual com distância de 1 cm entre os pontos no trajeto do músculo com intervalo de 48 a 72 h entre as aplicações até a melhora do caso
Emissão vermelha Potência de 100 mW	3-5 J	Pontual a cada 24 h

APLICAÇÃO DE ÁCIDO HIALURÔNICO

Em procedimentos que utilizam o ácido hialurônico em HOF, com a finalidade de aumentar o volume de uma região, corrigir depressões e sulcos e definir contornos das regiões malar, mandibular, sulco nasolabial, mento, lábios, olheiras, dentre outros, o uso da FBM é justificado para melhora do processo de cicatrização nos locais de penetração da agulha, controle do processo inflamatório, diminuição do edema, da hiperemia e da sintomatologia dolorosa.

A FBM também é empregada para rápida metabolização e eliminação dos anestésicos locais utilizados para a realização destes procedimentos.

Nos casos apresentados a seguir, serão mostrados os locais de aplicações da FBM em alguns dos principais procedimentos realizados durante a HOF.

▷ Caso clínico 2

Paciente submetida a preenchimento labial com 1 mL de ácido hialurônico. O procedimento foi realizado sob anestesia local, com cloridrato de mepivacaína 3% sem vasoconstritor e volumização com cânula (25G 38 mm). A paciente não apresentou hematoma, dor ou inchaço após o procedimento. A Figura 2 apresenta a condução do caso.

A Figura 3 apresenta a aplicação clínica do *laser* de baixa potência imediatamente após o procedimento, e a Figura 4 traz a representação esquemática de todos os pontos de aplicação do *laser*. A Tabela 2 mostra o protocolo de FBM empregado no caso.

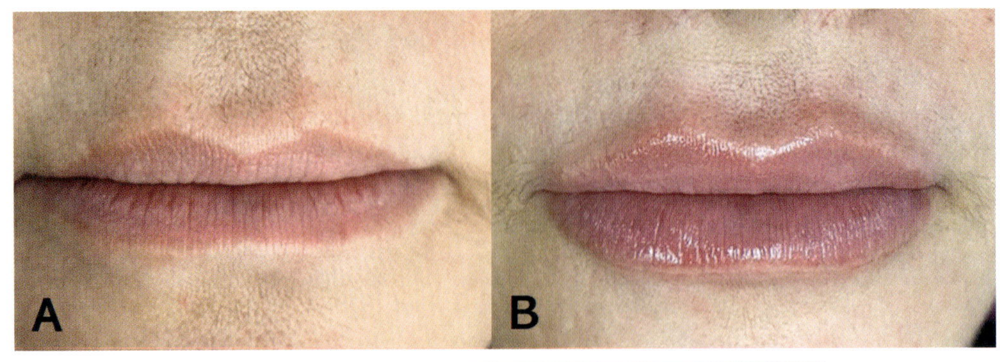

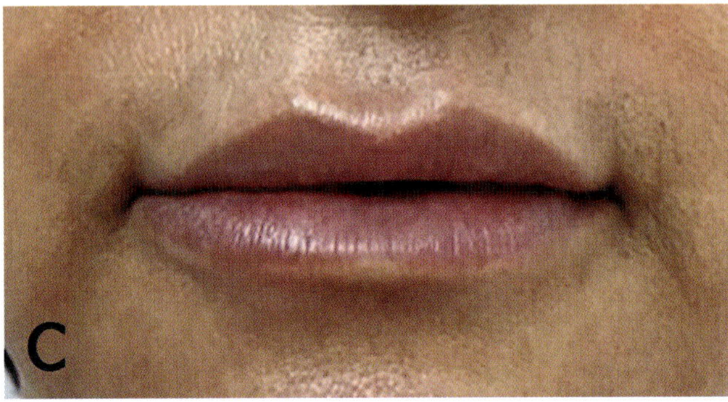

FIGURA 2 Caso clínico de preenchimento labial para aumento de volume. A. Caso inicial. B. Pós-operatório imediato. C. Resultado 24 horas após o procedimento.

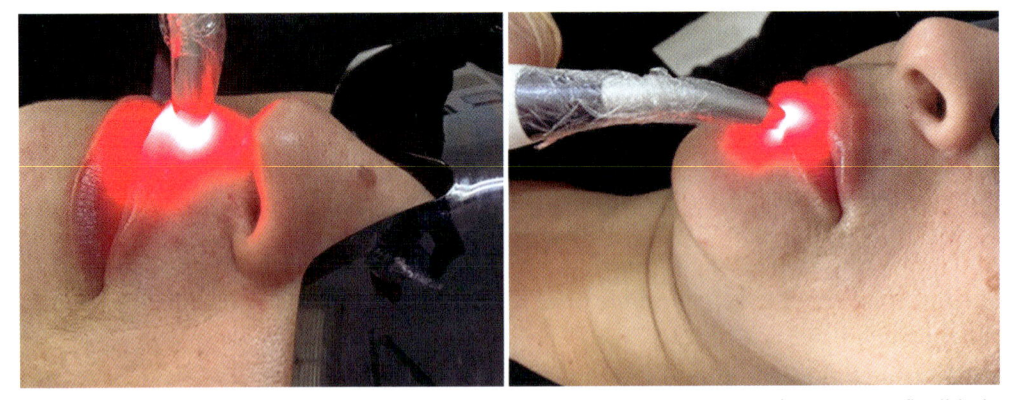

FIGURA 3 Aplicação de *laser* de baixa potência nos pontos de inserção da cânula com a finalidade de estimular a cicatrização, promover analgesia e diminuir a chance de aparecimento de hematomas e edema na região.

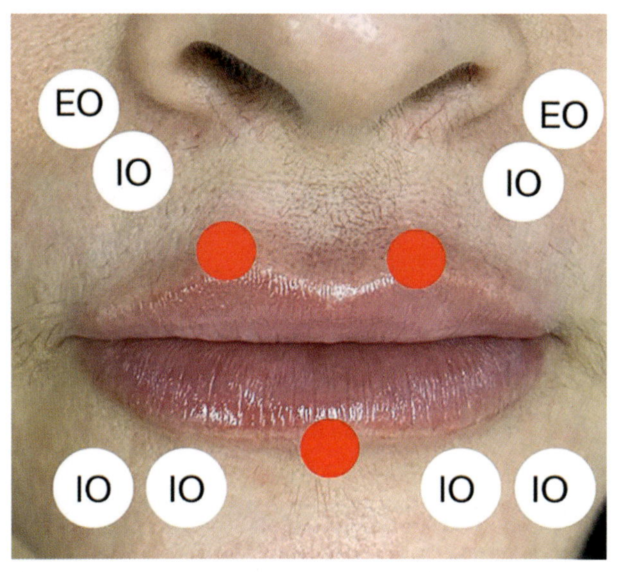

FIGURA 4 Representação esquemática dos pontos de aplicação do *laser*. EO refere-se aos pontos extraorais realizados com *laser* de emissão infravermelha, e IO aos pontos intraorais também realizados com *laser* de emissão infravermelha. Os pontos em vermelho são as áreas irradiadas com *laser* de emissão vermelha.

TABELA 2 Protocolo clínico da FBM nos pontos de inserção de agulha para preenchimento labial

Laser	Energia	Forma de aplicação
Emissão vermelha λ = 660 nm Potência de 100 mW	3-4 J	Nos locais de puntura logo após o procedimento

A FBM pode ser empregada para aumentar a metabolização do anestésico local empregado nos procedimentos de HOF, conforme demonstrado na Figura 5, com pontos extraorais para aplicação da FBM; a Figura 6 apresenta aplicação intraoral. A Tabela 3 apresenta o protocolo de aplicação da FBM para diminuição do efeito anestésico.

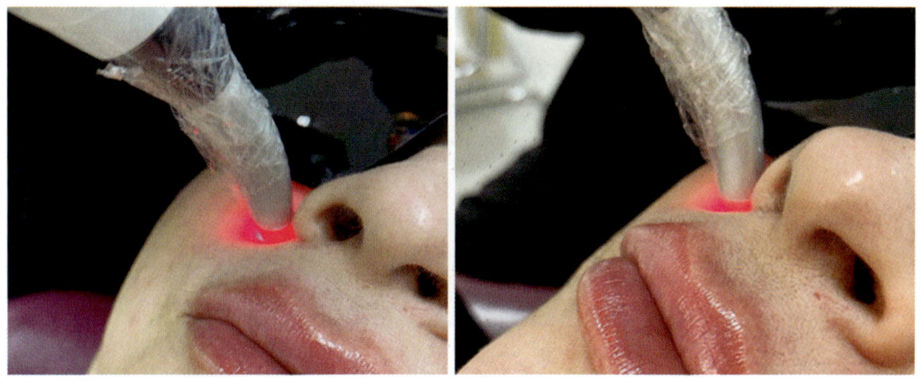

FIGURA 5 Aplicação extraoral de *laser* de baixa potência para diminuição do efeito anestésico pós-procedimento.

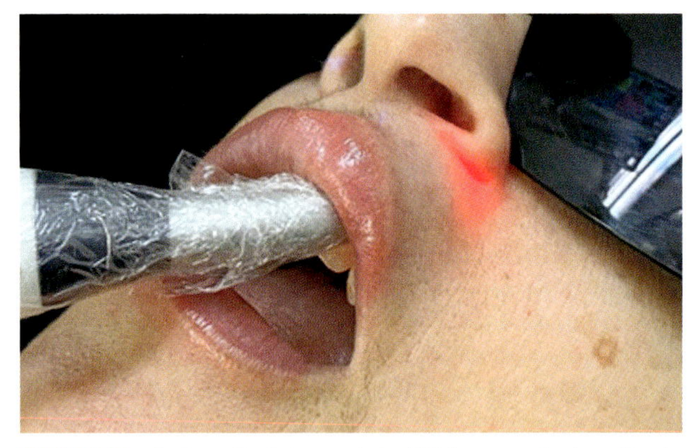

FIGURA 6 Aplicação intraoral da FBM para eliminação do efeito anestésico na região tratada.

TABELA 3 Protocolo da FBM para diminuir efeito anestésico local

Laser	Energia	Forma de aplicação
Emissão infravermelha λ = 808 nm Potência 100 mW	4-6 J	Pontual no local da infiltração intraoral. Extraoral seguindo o trajeto do nervo anestesiado com distância de 1 cm por ponto

▷ Caso clínico 3

Paciente com queixa de volume labial reduzido foi submetida a procedimento de preenchimento labial realizado com a injeção de 1 mL de ácido hialurônico. O procedimento foi realizado com emprego de anestésico tópico, contorno e aumento de volume realizados com emprego de agulha de 27G ½.

A Figura 7 traz a representação esquemática dos pontos em que foi aplicada a FBM, e a Figura 8 apresenta o aspecto inicial do caso e 24 oras após o procedimento. A Tabela 4 contém o protocolo empregado para a resolução clínica do caso.

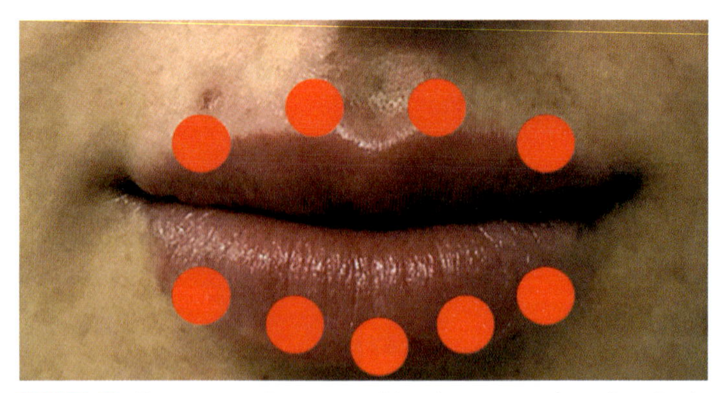

FIGURA 7 Representação esquemática dos pontos de aplicação do *laser* de baixa potência após o preenchimento labial. Os pontos devem ser separados por uma distância média de 1 cm.

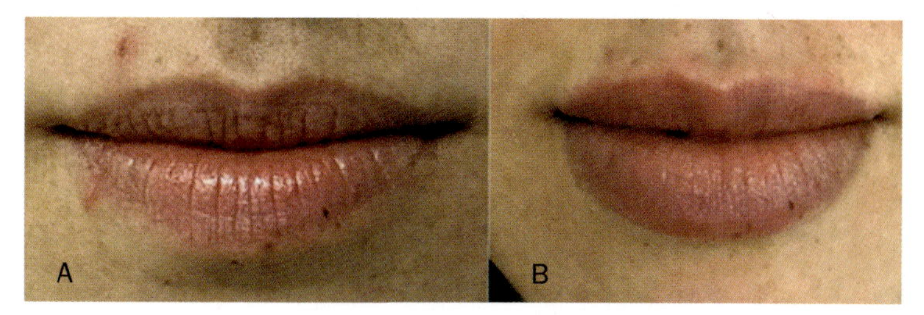

FIGURA 8 Preenchimento labial. A. Aspecto clínico inicial. B. Após 24 horas. Nota-se a ausência de hematomas e edema no pós-operatório imediato.

TABELA 4 Protocolo de aplicação da FBM após preenchimento labial sem emprego de anestésico injetável

Laser	Energia	Forma de aplicação
Vermelho λ = 660 nm 100 mW	3 J	Nos locais de puntura logo após o procedimento, a cada 1 cm

▷ Caso clínico 4

Paciente relatou queixa em relação ao aspecto da região periorbicular, a qual se apresentava levemente aprofundada. Foi submetida a preenchimento com finalidade de restauração do volume local da goteira lacrimal com 0,5 mL de ácido hialurônico do lado esquerdo e do lado direito, com técnica subdérmica superficial.

A Figura 9 representa os aspectos inicial e final do caso relatado. Neste caso, não foi utilizada infiltração anestésica.

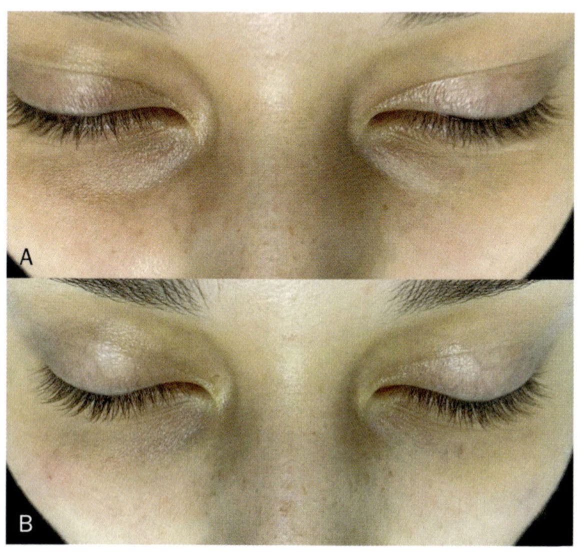

FIGURA 9 A. Aspecto clínico inicial. B. Resultado logo após o preenchimento.

TABELA 5 Protocolo de aplicação da FBM após preenchimento de região de goteira lacrimal

Laser	Parâmetro	Forma de aplicação
Vermelho λ = 660 nm 100 mW	3 J	Nos locais de puntura logo após o procedimento

▷ Caso clínico 5

Paciente apresentava queixa em relação à profundidade do sulco nasolabial. Foi realizado preenchimento com ácido hialurônico, sob anestesia intraoral infiltrativa com cloridrato de mepivacaína 3% sem vasoconstritor, aplicação do produto com cânula 25G 38 mm e plano de aplicação subdérmico.

Na Figura 10, observa-se o aspecto inicial do caso e o aspecto final do preenchimento, além do esquema de aplicação do *laser* de baixa potência.

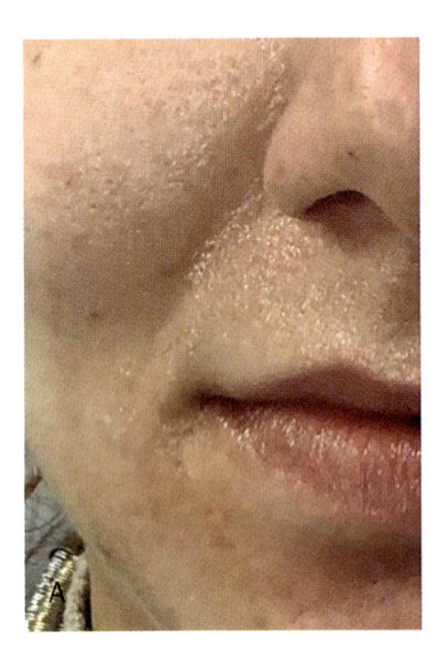

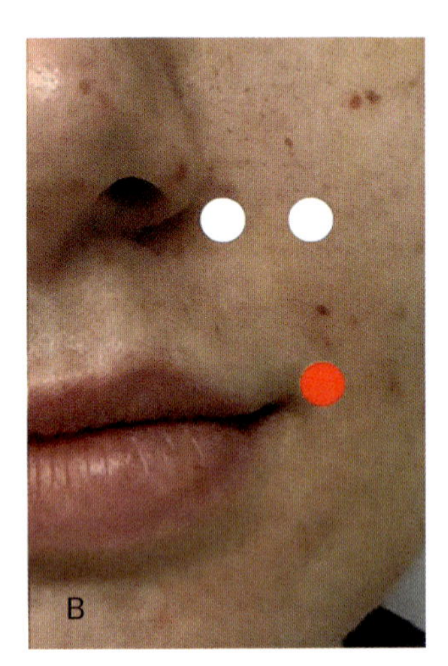

FIGURA 10 Preenchimento de sulco nasolabial. A. Aspecto inicial. B. Aspecto final. Pontos em branco indicam o local onde foi aplicado o *laser* infravermelho com distanciamento de 1 cm, e o ponto em vermelho indica local de puntura onde foi aplicado *laser* vermelho.

A Tabela 6 traz o protocolo de aplicação de *laser* para cicatrização do pertuito, controle do edema, eventual sintomatologia dolorosa e diminuição do efeito anestésico local.

TABELA 6 Protocolo de aplicação da FBM

Laser	Energia	Forma de aplicação
Emissão vermelha λ = 660 nm Potência de 100 mW	3-4 J	Nos locais de puntura logo após o procedimento
Emissão infravermelha λ = 808 nm Potência de 100 mW	4-6 J	Pontual seguindo o trajeto do nervo anestesiado

MICROAGULHAMENTO

A indução percutânea de colágeno com agulhas (IPCA®) ou microagulhamento consiste em uma técnica de rejuvenescimento facial, também indicada para o tratamento de cicatrizes, rugas e manchas em pele. Esta proposta de tratamento visa ao estímulo e ao remodelamento colágeno sem promover a desepitelização total do tecido.

A aplicação do *laser* vermelho é recomendada no pós-procedimento com o objetivo de estimular os fibroblastos, potencializando o resultado do tratamento, conferindo o alinhamento das fibras colágenas, estimulando, em consequência, a cicatrização tecidual e diminuição de dor, hiperemia e edema.

Neste caso, pode-se aplicar *laser* vermelho pontual, com distanciamento de 1 cm/ponto, sobre toda a face ou região tratada. No caso de emprego associado do microagulhamento a algum composto ativo (fármaco, creme ou gel), certificar-se de que este composto não sofra fotoativação ou *fotobleaching*.

▷ Caso clínico 6

Paciente apresentou insatisfação em relação à qualidade da pele. Foi proposto tratamento com microagulhamento de 0,5 mm associado a composto de ácido hialurônico não reticulado a 5 mg/mL, polivitamínico, antioxidantes e aminoácidos. Foram realizadas 5 sessões com intervalo de 30 dias e aplicação de *laser* após cada sessão, com finalidade de modular a cicatrização e diminuir a hiperemia, a dor e o estímulo de fibroblastos.

Na Figura 11, observa-se o aspecto após microagulhamento e a representação dos pontos de aplicação do *laser* vermelho de baixa potência, com distância de 1 cm/ponto. A Tabela 7 traz o protocolo de aplicação da FBM após microagulhamento.

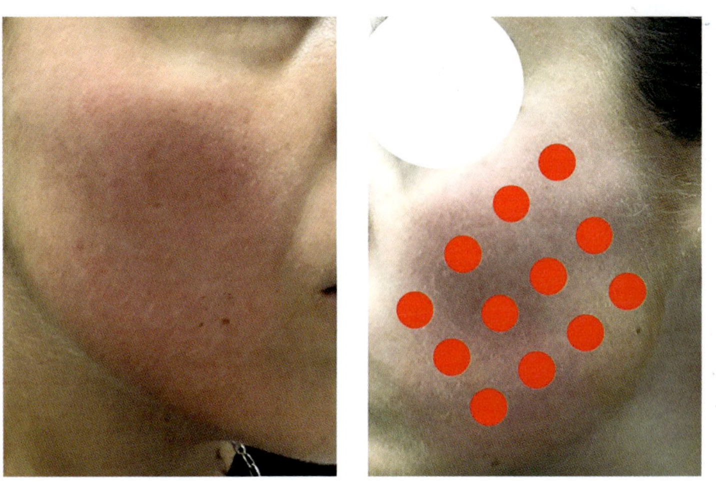

FIGURA 11 Aspecto da pele imediatamente após o procedimento e pontos de aplicação.

TABELA 7 Protocolo de aplicação da FBM

Laser	Parâmetro	Forma de aplicação
Emissão vermelha λ = 660 nm Potência de 100 mW	2 J	Pontual, com distância de 1 cm/ponto logo após o procedimento

BICHECTOMIA

Procedimento que consiste na ressecção do corpo adiposo da bochecha, conhecida como "bola de Bichat", localizada entre os músculos masseter e bucinador.

▷ Caso clínico 7

(gentilmente cedido pelo cirurgião dentista Thiago de Oliveira Freitas)

Na Figura 12, observa-se cirurgia de bichectomia. Na Figura 13, observa-se sua sutura e a representação esquemática dos pontos de aplicação do *laser* vermelho de baixa potência.

As aplicações do *laser* de baixa potência em cirurgias de bichectomia podem ser feitas com diferentes finalidades, e cabe ao cirurgião dentista identificar a necessidade e empregar a FBM de acordo com os sinais clínicos observados. Dentre as possíveis aplicações, vale citar o aumento da abertura de boca pré-cirurgia, o controle da dor e do edema no pós-operatório, a cicatrização da ferida cirúrgica e a drenagem de cadeias ganglionares para diminuição do desconforto e edema.

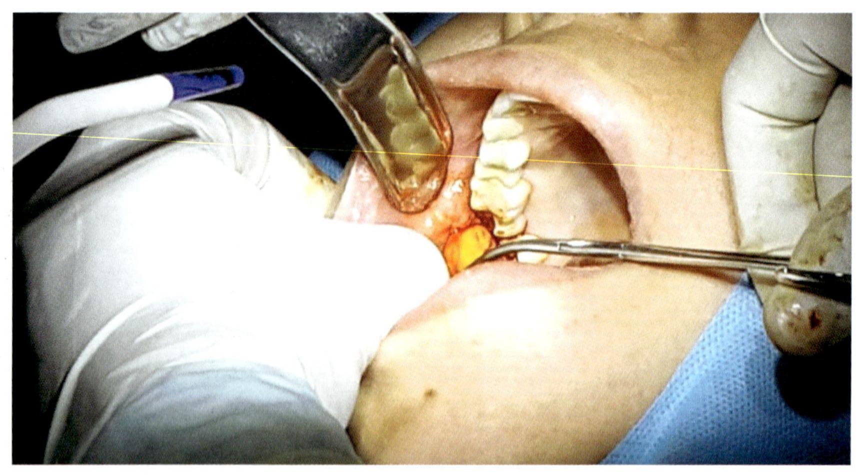

FIGURA 12 Remoção de corpo adiposo da bochecha.

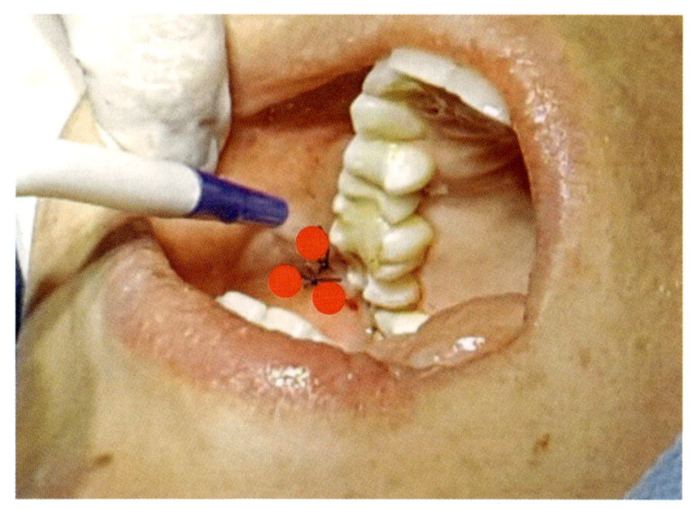

FIGURA 13 Representação dos pontos de aplicação de *laser* vermelho ao redor da sutura.

TABELA 8 Protocolo de aplicação

Laser	Parâmetro	Local de aplicação	Forma de aplicação
Emissão infravermelha λ = 808 nm Potência de 100 mW	4-6 J	Região condilar Aumento de abertura de boca e maior conforto: pré-cirúrgico	Pontual em direção a ATM, 1 cm de distância/ponto
Emissão vermelha λ = 660 nm Potência de 100 mW	3-4J	No local da incisão intraoral: transcirúrgico	Pontual sobre as bordas da ferida cirúrgica com distanciamento de 1 cm/ponto
Emissão infravermelha λ = 808 nm Potência de 100 mW	4-6 J	Extraoral: pós-cirúrgico	Pontual em direção à cadeia ganglionar submandibular, e pré-auricular

CONSIDERAÇÕES FINAIS

A harmonização orofacial é uma área recentemente integrada à prática odontológica, que se encontra em grande crescimento. Como visto neste capítulo, a FBM é amplamente utilizada e tem contribuído de forma significativa em melhorias de qualidade e cicatrização de pele, diminuição de hiperemia, edema e dor que estes procedimentos podem gerar ao paciente. Com o desenvolvimento das técnicas e aplicações, em breve, os *lasers* de alta potência também contribuirão para o avanço da área, melhorando a qualidade de vida dos pacientes.

BIBLIOGRAFIA

1. Alnaggar A, Mahmoud M. Non-ablative photorejuvenation of lips by a 660-nm diode laser: two-case report. Laser Dent Sci. 2020;4:131-7.
2. Fernandes D, Massimo S. Combating photoaging with percutaneous collagen induction. Clin Dermatol. 2008;26(2):192-9.
3. Kreisler M, Daubländer M, Willershausen-Zönnchen B, d'Hoedt B. Effect of diode laser irradiation on the survival rate of gingival fibroblast cell cultures. Lasers Surg Med. 2001;28(5):445-50.
4. Matarasso A. Managing the buccal fat pad. Aesthet Surg J. 2006;26(3):330-6.
5. Nunez S, Ribeiro MS, Gracez A. Laser de baixa potência. Princípios básicos e aplicações clínicas na odontologia. Rio de Janeiro: Elsevier; 2012.
6. Shah D, Desai N, Dhanak R. Lasers in facial Aesthetics – A Review. Advances in Human Biology. 2014;4(3):1-6.
7. Sharma VP, Bella H, Cadier MM, Pigott RW, Goodacre TEE, Richard BM. Outcomes in facial aesthetics in cleft lip and palate surgery: A systematic review, Journal of Plastic, Reconstructive & Aesthetic Surgery. 2012:65(9):1233-45.

11

Odontopediatria

Alessandra Baptista
Ricardo Scarparo Navarro

INTRODUÇÃO

Todas as especialidades odontológicas se beneficiam da utilização de tecnologias baseadas na luz com diferentes aplicações clínicas, e a odontopediatria, como uma clínica odontológica infantil, abordando desde gestantes, puérperas, neonatos, bebês, crianças e adolescentes, apresenta uma gama de possibilidades de tratamentos que envolvem o uso dos *lasers*, em diagnóstico, prevenção e terapêutica, incorporando novas abordagens aos procedimentos convencionais. Para o atendimento odontológico, especialmente em odontopediatria, o emprego de técnicas mais simples, rápidas, precisas e menos invasivas ao paciente é sempre a melhor opção[1-5].

Neste contexto, diversos tipos de *lasers* podem ser usados. Cada tipo de *laser* possui características físicas diferentes que influenciam na interação da luz com os tecidos-alvo, produzindo efeitos específicos. Os *lasers* de alta potência, como os de érbio, argônio, dióxido de carbono (CO_2), diodo e neodímio, possuem afinidade óptica principalmente com a água e com a hemoglobina, portanto, são considerados excelentes "cortantes", sendo indicados em procedimentos cirúrgicos em tecidos moles, como frenectomia, gengivoplastia, gengivectomia, aumento de coroa clínica e ulectomia. Os efeitos fototérmicos desses *lasers* de alta potência promovem, ainda, a descontaminação da região tratada. O *laser* de érbio, além de alta afinidade com a água, possui boa interação com a hidroxiapatita, portanto, é indicado também na ablação de tecidos mineralizados, como o dente e o osso.

A utilização dos *lasers* de alta potência com parâmetros efetivos, controlados e seguros permite a realização de procedimentos com remoção de tecido precisa, redução da sintomatologia dolorosa e inflamação, qualidade da reparação, redução microbiana, trazendo diferentes beneficios aos pacientes infantis[1]. As crianças e seus familiares apresentam grande aceitabilidade na utilização clínica destes *lasers*, seja pelos efeitos e benefícios clínicos, seja pelo interesse e abertura às novas tecnologias[1-6].

Os *lasers* de baixa potência e diodos emissores de luz (LED, do inglês *light-emiting diodes*) promovem a fotobiomodulação, a partir de processos fotoquímicos e fotoelétricos intracelulares, promovendo efeitos analgésicos, anti-inflamatórios e de reparação tecidual. A terapia fotodinâmica antimicrobiana (TFDa) consiste na associação de um fotossensibilizador e uma fonte de luz com comprimento de onda específico (*laser* de baixa potência ou LED) que, na presença de oxigênio, promove a produção de espécies reativas de oxigênio (peróxido, ânion superóxido, hidroxila, oxigênio tripleto, oxigênio singleto) com efetiva ação antimicrobiana com diferentes aplicações na clínica infantil[7-14].

Os *lasers* podem ter ações coadjuvantes, como os *lasers* de baixa potência ou LED, ou na execução de diferentes procedimentos clínicos na odontopediatria, como os *lasers* de alta potência[9-14].

Assim como nos tratamentos convencionais, diferentes técnicas de gerenciamento do comportamento infantil devem ser empregadas para a utilização dos *lasers*, utilizando recursos lúdicos e psicológicos, trabalhando o comportamento infantil de forma gradativa, apresentando os equipamentos, explicando os efeitos com técnicas falar-mostrar-fazer, modelagem, reforço positivo e dessensibilização. O tratamento com o uso de tecnologias baseadas na luz promove um interesse infantil, associando com seu universo, trazendo aceitabilidade.

Para o máximo aproveitamento desta tecnologia, é imprescindível o estudo, o treinamento laboratorial e clínico do profissional, no que tange o conhecimento dos efeitos dos diferentes *lasers*, os parâmetros e as técnicas de irradiação e indicações clínicas nos diferentes procedimentos na odontopediatria, a fim de proporcionar um tratamento seguro e confortável para os pacientes[1-4].

LASERS DE ALTA POTÊNCIA

Aplicações clínicas dos *lasers* de alta potência em tecidos moles

O uso do *laser* de alta potência nas cirurgias de tecidos moles em odontopediatria apresentam diversos benefícios em relação às técnicas cirúrgicas convencionais, uma vez que corta, vaporiza, coagula e esteriliza o sítio cirúrgico. Destaca-se a necessidade de menor quantidade de anestésico, que, em alguns casos, permite a realização do procedimento apenas com o uso de anestésico tópico; diminui o tempo cirúrgico, reduzindo o trauma local durante a intervenção; promove hemostasia; reduz a sintomatologia pós-cirúrgica e elimina a necessidade de suturas, evitando infecções trans e pós-cirúrgicas[1-4,10-13,19-21]. Quanto à aceitação por parte dos pacientes, reduz a apreensão destes diante de uma cirurgia sem bisturi.

Por apresentarem comprimentos de onda com alta absorção por melanina e hemoglobina, os *lasers* de argônio, diodo e Nd:YAG têm sido muito utilizados nesses procedimentos, assim como *lasers* que apresentam alta absorção pela água, como os *lasers* de CO_2, Er:YAG e Er,Cr:YSGG, também indicados para essas terapias[1-5,11-19].

O uso dos *lasers* de diodo (arsenieto de gálio – GaAs; arsenieto de gálio-alumínio – GaAlAs) ganhou popularidade nos últimos anos em cirurgias de tecidos moles e permitiu uma maior difusão desta técnica nos consultórios odontológicos, uma vez que possuem unidades cirúrgicas compactas, portáteis, que entregam a luz por meio de uma fibra óptica flexível, que facilita a ergonomia e a precisão dos procedimentos, com custos reduzidos, em comparação com os outros tipos de *lasers*[10-12,19-21].

A seguir, são apresentados alguns casos clínicos de cirurgias de tecidos moles com diferentes *lasers* de alta potência.

Frenotomia lingual: *laser* de diodo

O tratamento realizado na indicação da excisão total (frenectomia) ou parcial (frenotomia) do freio labial ou lingual pode apresentar diversas complicações trans e pós-operatórias, quando se utilizam os métodos cirúrgicos convencionais. A frenectomia/frenotomia, quando realizada por meio de um *laser* de alta potência, promove uma série de vantagens, como: necessidade de menor quantidade de anestésico, redução do sangramento e esterilização da ferida cirúrgica[10-12,20,21].

▷ Caso clínico 1

(cedido pelos cirurgiões-dentistas Alessandra Baptista e Irineu G. Pedron)

Paciente do sexo feminino, 7 anos, compareceu à Clínica de Odontopediatria da Universidade Brasil, acompanhada pela mãe, com indicação da fonoaudióloga de frenotomia lingual.

A anamnese e o exame clínico confirmaram o diagnóstico de distúrbio fonético por redução de mobilidade causada por anquiloglossia do freio lingual (Figura 1).

A indicação do uso do *laser* de alta potência para realização da frenotomia ocorreu sobretudo por se tratar de uma paciente pediátrica e pelos diversos benefícios proporcio-

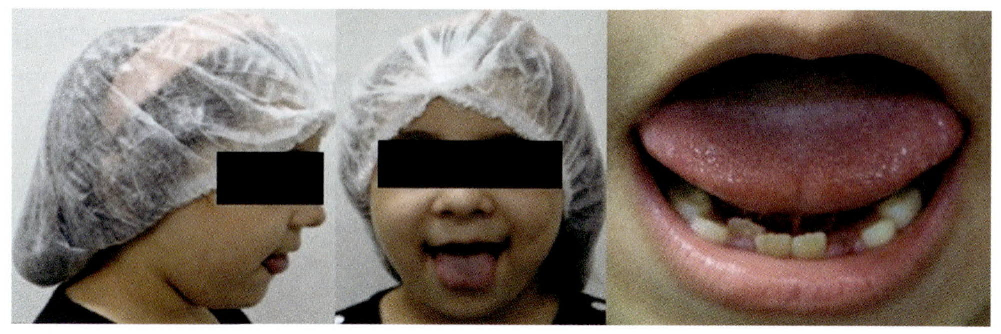

FIGURA 1 Avaliação clínica do freio lingual: diagnóstico de anquiloglossia.

nados pelo emprego da técnica. Após a aplicação de anestésico tópico, realizou-se a anestesia infiltrativa na região, complementada nas laterais do freio. O aparelho utilizado no procedimento cirúrgico foi um *laser* semicondutor de diodo (Thera Lase Surgery®, DMC, São Carlos, Brasil), com comprimento de onda no infravermelho (λ = 980 nm), potência de 2 W, em modo contínuo durante todo o procedimento (Figura 2). Este protocolo atendeu as especificações técnicas preconizadas pelo manual do proprietário, bem como os cuidados e os preceitos inerentes aos procedimentos de biossegurança e segurança da utilização do *laser* de alta potência.

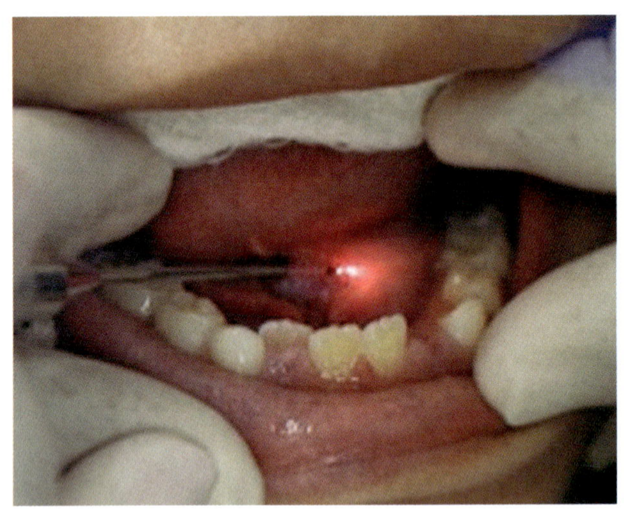

FIGURA 2 Frenotomia lingual: *laser* de alta potência de diodo (λ = 980 nm).

O freio labial foi removido suavemente com movimentos controlados na direção de mesial para distal, com o auxílio de uma fibra óptica de 400 micrometros no modo contato. O tecido retirado aderido à fibra óptica foi cuidadosamente removido com o auxílio de uma gaze úmida em solução fisiológica.

Imediatamente após a remoção do tecido fibroso (Figura 3), a região foi irradiada de forma pontual com um *laser* de baixa potência (λ = 660 nm, P = 100 mW, t = 30 s), de forma a cobrir toda a extensão do sítio cirúrgico (3 J/ponto), com a finalidade de promover diminuição dos sintomas inflamatórios, efeito reparador e analgésico.

Decorridos 7 dias pós-cirúrgicos, observou-se boa reparação tecidual do local e não se reportaram queixas ou desconfortos pela paciente no pós-operatório imediato.

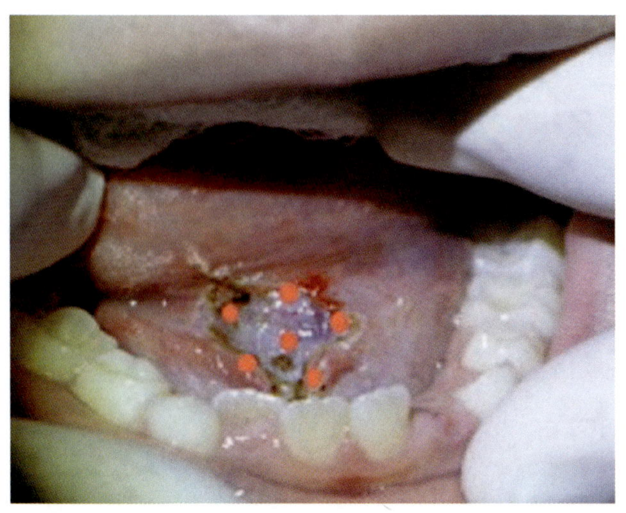

FIGURA 3 Fotobiomodulação (*laser* de baixa potência – 3 J/ponto).

▷ Caso clínico 2

(cedido pelos cirurgiões-dentistas Marcelle M. F. de Azevedo, Magali L. de Melo, José Carlos P. Imparato, Patricia Tannure e Ricardo S. Navarro)

Paciente, sexo masculino, neonato com 10 dias, com avaliação positiva para diagnóstico de anquiloglossia, classificado com escore 3 após avaliação do freio lingual segundo o *Bristol Tongue Assessment Tool* (BTAT)/Protocolo de Bristol e Avaliação da Mamada proposto pelo Unicef, de acordo com a Lei Federal n. 13.002/2014, e recebeu indicação cirúrgica de frenotomia para liberação do frênulo do lactente.

Para a realização do procedimento cirúrgico, o recém-nascido foi colocado em posição supina e submetido à contenção física, por meio de um lençol imobilizando os cotovelos junto ao seu corpo. No pré-operatório, foi realizada a visualização do freio por meio da manobra de inspeção, sendo realizada a anestesia infiltrativa com agulha extracurta. Em seguida, com a ajuda do auxiliar para a abertura da cavidade oral do recém-nascido, usou-se um instrumento chamado tentacânula para a individualização e melhor visualização do frênulo lingual, como mostra a Figura 4. Para a realização da frenotomia, foi utilizado um *laser* de alta potência de diodo (TW Surgical, MMoptics, São Carlos, SP, Brasil), com λ = 980 nm, em modo contínuo de emissão e com o auxílio de uma fibra óptica (400 micrometros) em contato com o tecido, em movimentos horizontais (Figura 5). A interação da luz com o tecido-alvo iniciou-se na porção livre do freio até a região próxima à base da língua. A potência do equipamento variou entre 1 e 2 W durante o procedimento. Gaze estéril foi utilizada para remoção do tecido retirado durante a incisão, além do sistema de aspiração com bomba a vácuo.

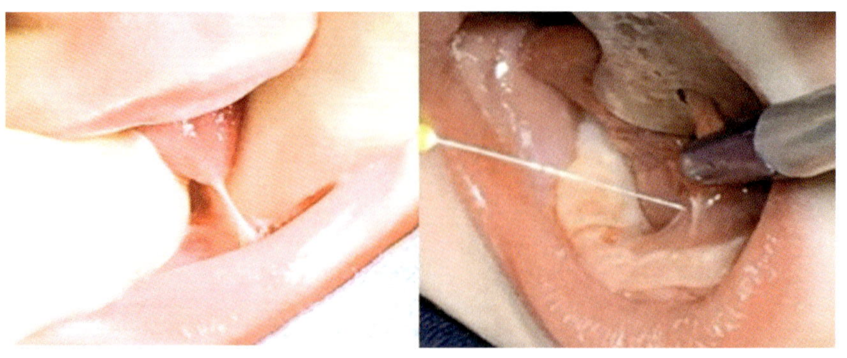

FIGURA 4 Visualização do freio lingual por meio da manobra de inspeção: diagnóstico de anquiloglossia e anestesia infiltrativa com agulha extracurta.

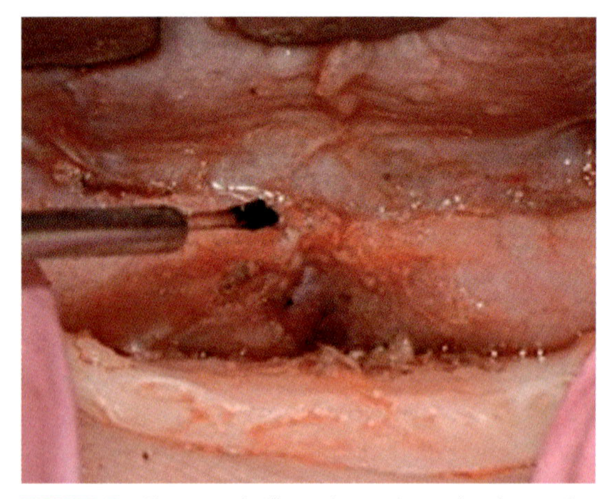

FIGURA 5 Frenotomia lingual com *laser* de alta potência de diodo (λ = 980 nm) com fibra óptica (400 micrometros) em contato.

Antes do procedimento operatório, a fibra óptica foi clivada com o auxílio de uma caneta de vidia, e sua ativação foi realizada irradiando um papel carbono escuro. Durante o uso do *laser*, tanto o operador como o paciente e os assistentes fizeram uso de óculos de proteção específicos ao comprimento de onda do *laser* (MMOptics, São Carlos, SP, Brasil).

Não foi necessário suturar a área cirúrgica, como mostra a Figura 6, uma vez que a interação da luz com o tecido-alvo proporcionou sangramento mínimo.

Foi observado choro somente no período em que o bebê estava sob a contenção física. Após o procedimento, removeu-se a contenção e o bebê foi colocado no seio materno por um período de aproximadamente 5 minutos de mamada.

Como terapia coadjuvante, com a finalidade de fotobiomodular células e tecidos promovendo proliferação celular, analgesia e cicatrização, foi utilizado *laser* de baixa potência,

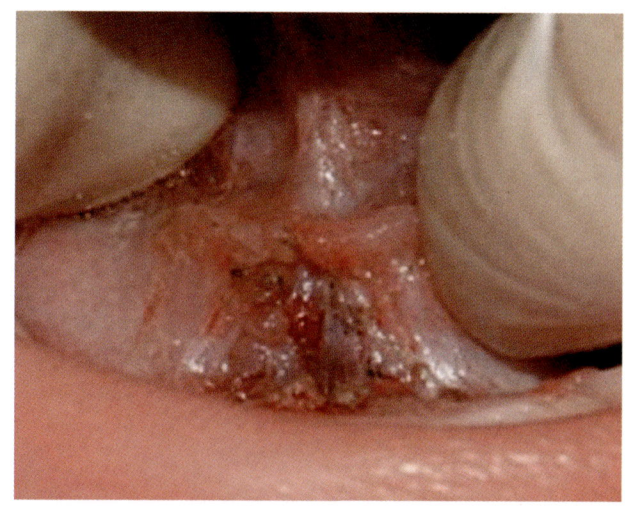

FIGURA 6 Aspecto final após frenotomia lingual com *laser* de diodo em neonato.

com comprimento de onda vermelho de 660 nm (Laser DUO, MMO, São Carlos, SP, Brasil). A ferida cirúrgica foi irradiada de forma pontual com 2 J/ponto. Os pais foram orientados quanto ao surgimento de uma área esbranquiçada parecida com uma afta no local da incisão, referente ao processo cicatricial por segunda intenção com a formação de uma placa pseudomembranosa. As avaliações pós-operatórias foram realizadas primeiramente por 2 semanas após o procedimento com consultas semanais e, na sequência, foram realizadas visitas mensais até o bebê completar 6 meses.

▷ Caso clínico 3

(cedido pelo cirurgião-dentista Gabriel Tilli Politano)

Paciente com diagnóstico neonatal de anquiloglossia pelo protocolo de Bristol (Figura 7). Após alta médica da maternidade, o paciente teve dificuldades para amamentação. Os pais procuraram ajuda de fonoaudióloga consultora de aleitamento. Após alguns ajustes de pega e sessões clínicas, não houve melhora no aleitamento e o bico do peito iniciou processo de fissura. Nessa situação, a fonoaudióloga indicou o paciente para procedimento de liberação da musculatura da língua.

Para realizar tal procedimento cirúrgico, foi feita anestesia infiltrativa com agulha extracurta e, em seguida, iniciou-se a frenotomia utilizando um *laser* de alta potência de diodo (TW Surgical, MMoptics, São Carlos, SP, Brasil), $\lambda = 980$ nm, em modo contínuo de emissão e com o auxílio de uma fibra óptica (400 micrometros), em contato com o tecido, por meio de movimentos horizontais. A potência do equipamento variou entre 1 e 2 W durante o procedimento. Gaze estéril foi utilizada para remoção do tecido retirado durante a incisão, além do sistema de aspiração com bomba a vácuo. A Figura 8 mostra o pós-operatório imediato da frenotomia do neonato e o paciente foi proservado por 6 meses.

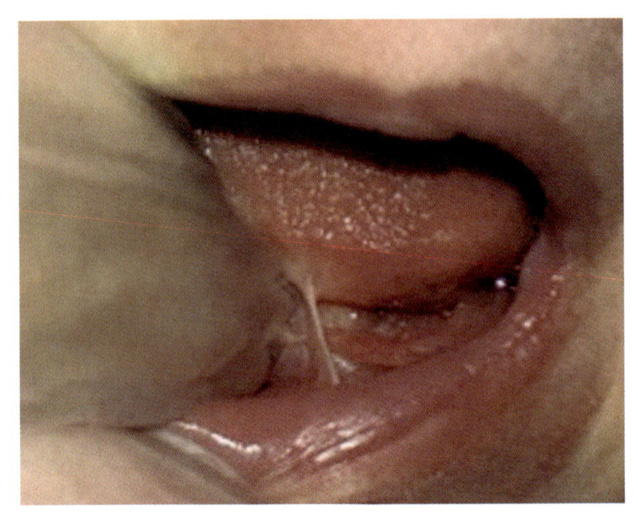

FIGURA 7 Diagnóstico de anquiloglossia mostrando o encurtamento do frênulo lingual.

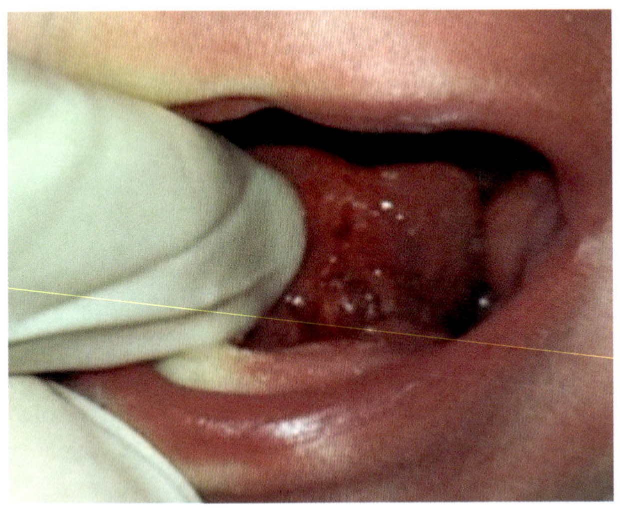

FIGURA 8 Pós-operatório imediato da cirurgia realizada com *laser* de diodo de alta potência.

▷ Caso clínico 4

(cedido pelos cirurgiões-dentistas Daniela D. A. Romancini, Ana Paula Carvalho, Ana Paula Viana)

Paciente, sexo feminino, 9 anos e 9 meses, apresentou, na avaliação fonético-fonológica: ausência de movimento de vibração de língua; presença de desvio fonético durante produção do fonema /r/; e alteração de ponto articulatório (substituição do ponto alveolar por ponto palatal). Na inspeção oral, apresentou anquiloglossia; inserção de freio lingual no terço anterior da língua (lâmina); elevação bastante reduzida de língua; língua não toca na papila incisiva quando elevada por comando (mandíbula estendida); língua não toca no palato duro quando elevada por comando (mandíbula estendida); dorso de língua rebaixado quando elevado por manobra, gerando sulco; e presença de alteração de coloração da superfície do ápice de língua e papila incisiva (responsáveis indicavam presença de "língua geográfica") (Figura 9). Após anamnese e exame clínico que confirmaram o diagnóstico de distúrbio fonético por redução de mobilidade causada por alteração anatômica em freio lingual, a família optou por realizar o procedimento cirúrgico em ambiente hospitalar.

A paciente foi submetida a anestesia geral, após preparo do campo cirúrgico, fez-se anestesia infiltrativa local com anestésico lidocaína a 2% com vasoconstritor adrenalina (1:100.000) e em ponta de língua para transfixação desta (Figura 9).

Para liberação do freio lingual, foi utilizado um *laser* de diodo de alta potência (Thera Lase Surgery, DMC Equipamentos, Brasil), com λ = 980 nm, em modo contínuo de emissão e com 1 W de potência até a liberação total do freio lingual (Figura 10).

Imediatamente após o procedimento cirúrgico, foi utilizado o *laser* de baixa potência com 660 nm (comprimento de onda vermelho), potência 100 mW (Laser Therapy XT, DMC

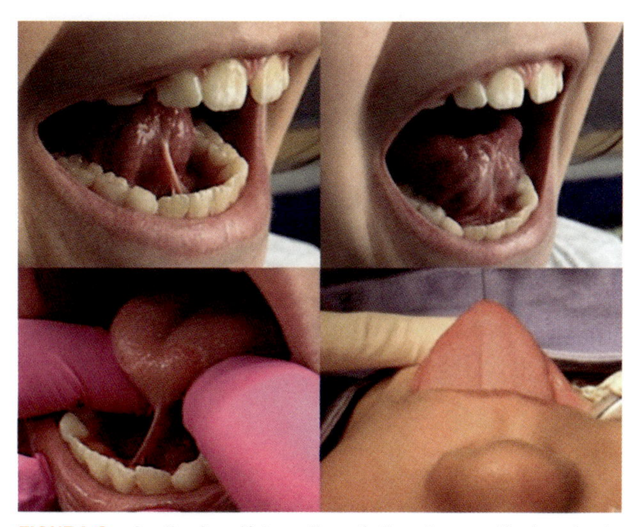

FIGURA 9 Avaliação clínica: diagnóstico de anquiloglossia do frênulo lingual, anestesia infiltrativa e transfixação da língua para realização do procedimento cirúrgico.

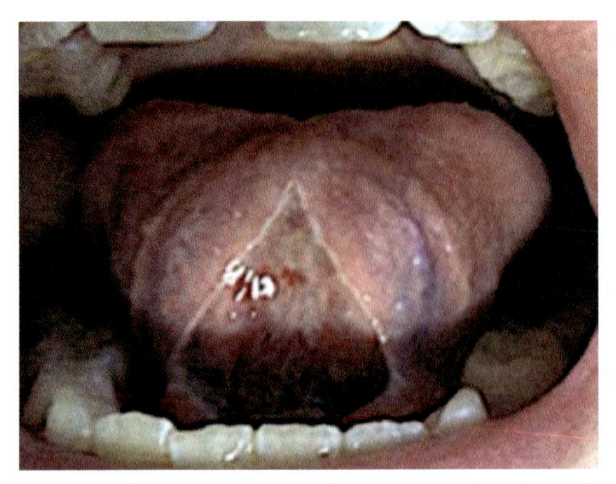

FIGURA 10 Aspecto final pós-operatório imediato da frenotomia lingual realizada com *laser* de diodo.

Equipamentos, Brasil), com finalidade analgésica, anti-inflamatória e reparadora. A ferida cirúrgica foi irradiada de forma pontual com energia de 2 J/ponto, como indicado na Figura 11. As sessões de fotobiomodulação foram repetidas 24 e 72 horas após o procedimento.

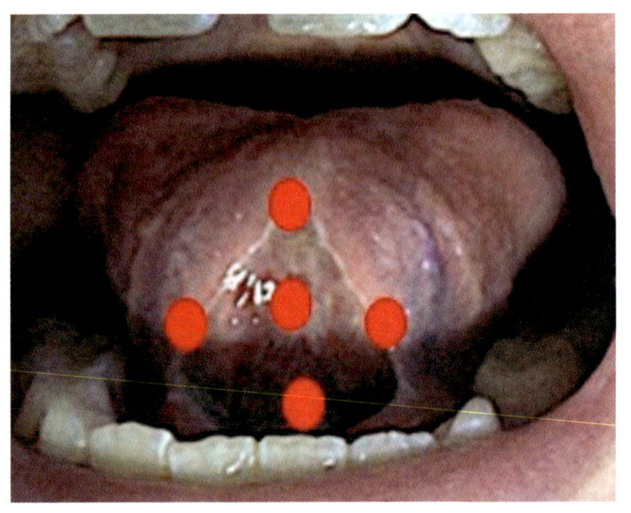

FIGURA 11 Fotobiomodulação pós-operatória imediata (*laser* de baixa potência – 2 J/ponto).

▷ Caso clínico 5

(cedido pelos cirurgiões-dentistas Ilana Guimarães Marques e Lucia Coutinho)

Paciente de 4 meses, cuja mãe relatou queixa de língua presa e lesão de origem idiopática ao lado do freio. Em avaliação odontológica do frênulo e da mamada, foi detectada anquiloglossia (Figura 12). Foi proposta a imobilização protetora, anestesia injetável Morpheus e realização de frenotomia com *laser* de diodo de alta potência (Thera Lase, DMC, São Carlos, Brasil), com comprimento de onda infravermelho (980 nm) e potência de 1,5 a 2 W.

Após a remoção da lesão, esta foi encaminhada para análise anatomopatológica. Foi realizada fotobiomodulação com *laser* de diodo de baixa potência vermelho, com energia de 2 J/ponto, com intervalos de 1 cm na região da cirurgia, logo após a cirurgia com *laser* de diodo de alta potência, para efeitos analgésico e anti-inflamatório.

Como resultado do tratamento, foi observada liberação do frênulo lingual e remoção da lesão (Figura 13). Uma semana após, a paciente voltou com excelente cicatrização, liberação do movimento lingual, sucção nutritiva adequada; a mãe relatou mudança na amamentação. A biópsia descreveu processo hiperplásico inespecífico.

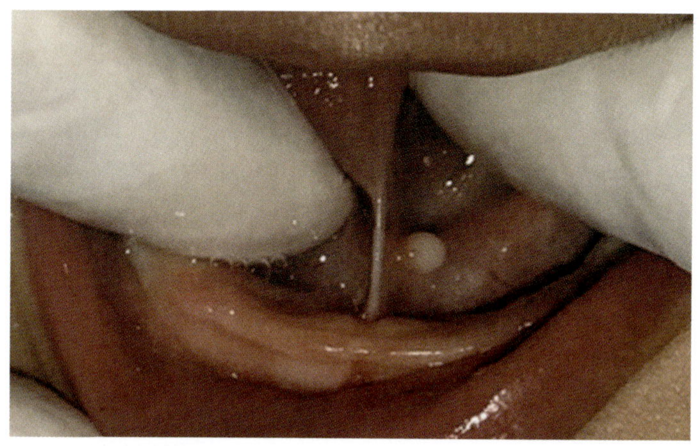

FIGURA 12 Diagnóstico clínico de anquiloglossia e presença de lesão no assoalho bucal.

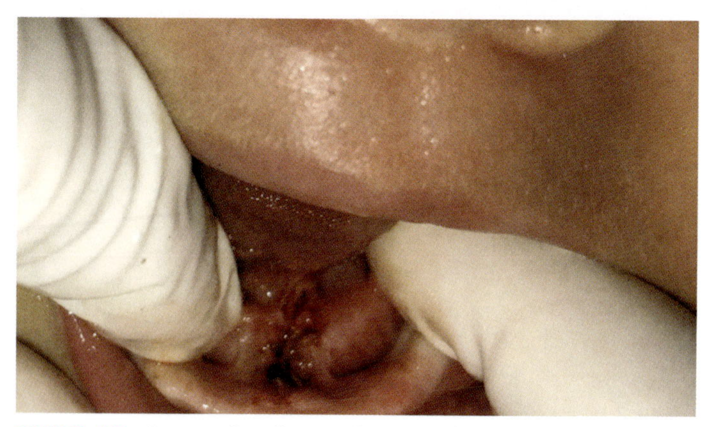

FIGURA 13 Aspecto imediato após remoção do frênulo lingual e da lesão no assoalho bucal com *laser* de diodo de alta potência.

▷ Caso clínico 6

(cedido pela cirurgiã-dentista Silvia Sosa Torices)

Os odontopediatras que fazem uso da biofotônica relatam que essa tecnologia e seus recursos terapêuticos mudam as condutas clínicas na prática diária do consultório, trazendo benefícios e qualidade de vida aos pacientes pediátricos, facilitando o atendimento de crianças e adolescentes.

Neste caso clínico, paciente do sexo masculino, 9 meses de idade, mãe de 20 anos primagesta, saudável. Encaminhado pelo pediatra com diagnóstico clínico de frênulo lingual muito curto. Alimenta-se com dificuldade e desconforto por meio de mamadeira. Foi realizada história clínica, avaliação anatômico-funcional e avaliação da sucção não nutritiva e nutritiva. Para elevar a língua do bebê, foi utilizada uma manobra específica na qual os dedos indicadores enluvados foram inseridos sob a língua pelas margens laterais, para que o levantamento pudesse ser realizado.

Foi avaliada postura labial, tendência da posição da língua durante o choro, forma da ponta da língua quando levantada, espessura do frênulo, fixação do frênulo no lado sublingual (ventral) da língua, fixação do frênulo no assoalho bucal, sucção não nutritiva (sucção do dedo mínimo coberto por uma luva), sucção nutritiva durante a amamentação (próximo à amamentação, observa-se o bebê amamentando por 5 minutos) (Figura 14).

Foi proposto tratamento de frenectomia lingual com *laser* de diodo de alta potência. Para tal, foi realizada anestesia tópica com gel à base de lidocaína 10% e procaína a 5 % com cotonete (5 minutos), *spray* frio (crioterapia) na área do corte futuro. A cirurgia foi realizada com *laser* de diodo de alta potência (FONALaser) (970 ± 15 nm), potência de 1,4 W, interrompido, fibra ótica 320 mcm, ativada, aproximadamente 1 cm da ponta de uso único em contato, com duração total do procedimento 10 minutos (Figura 15).

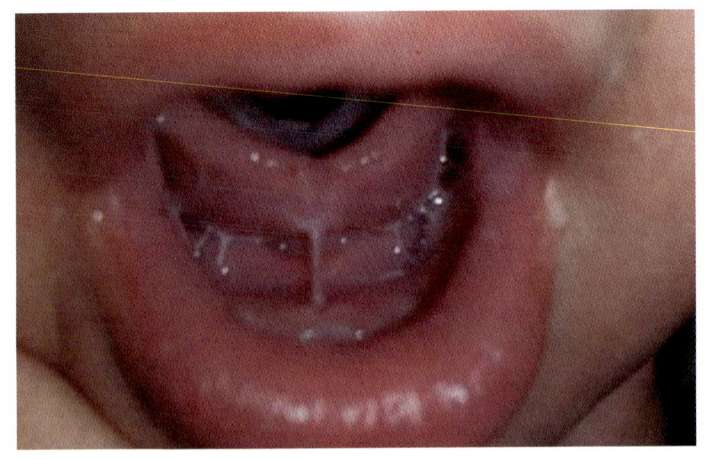

FIGURA 14 Diagnóstico clínico de anquiloglossia.

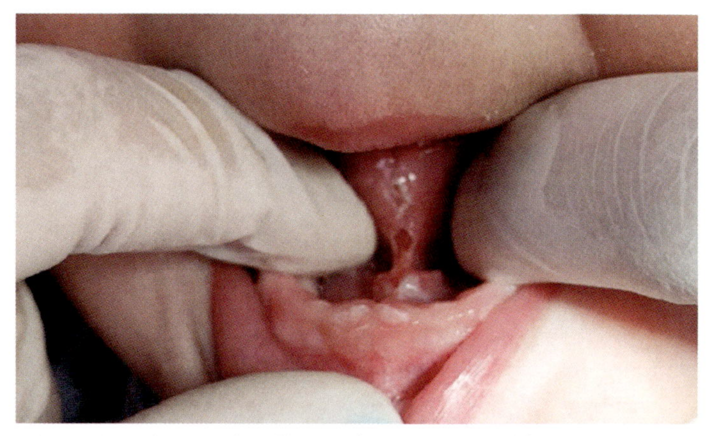

FIGURA 15 Aspecto imediato após remoção do frênulo lingual com *laser* de diodo de alta potência.

O caso se desenvolveu de modo excelente para o manuseio da criança pequena, sendo uma técnica rápida, sem dor, sem sangramento, sem necessidade de sutura e reparo por segunda intenção e sem infecção no pós-operatório.

O gerenciamento correto dos parâmetros individualizados no foco fornece um corte limpo e fotobiomodulação na área ao redor da ferida, com pós-operatório sem desconforto ou complicações. Após a cirurgia, o bebê realizou sucção nutritiva em mamadeira com leite imediatamente. No controle aos 7 dias, a avó relatou ganho de peso de 1 kg (Figura 16). O *laser* é uma ferramenta essencial na especialidade de odontopediatria.

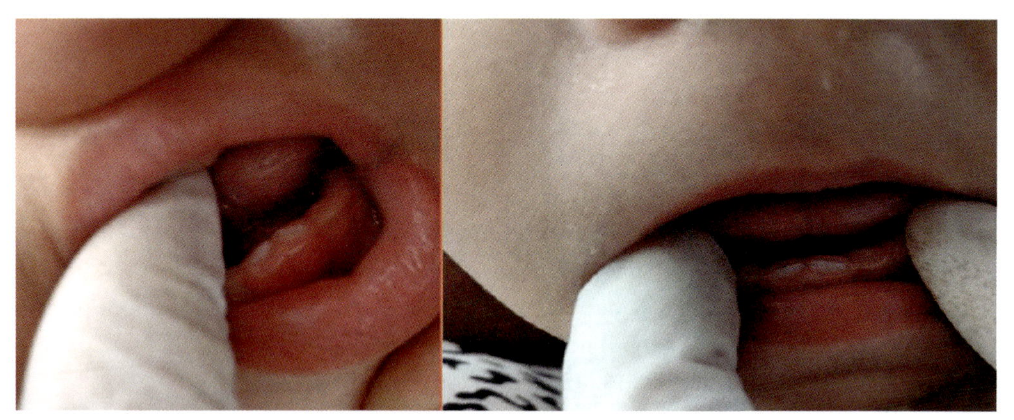

FIGURA 16 Erupção dos dentes e mobilidade lingual correta, sem presença de tecido cicatricial fibroso.

Frenotomia lingual: *laser* de Er:YAG

▷ Caso clínico 7

(cedido pelos cirurgiões-dentistas Angela T. A. Yamamoto, Elcio Yamamoto, Andre H. Saguchi, Ricardo S. Navarro, Cassia U. Takahashi, Tatiane F. Novaes)

Paciente, sexo feminino, 8 anos, indicada por 2 profissionais de fonoaudiologia e 1 pediatra para a realização da frenotomia lingual, como mostra a Figura 17.

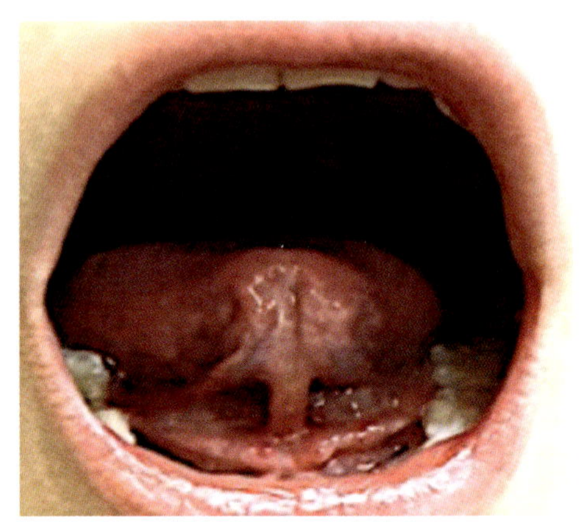

FIGURA 17 Imagem inicial mostrando característica clínica da anquiloglossia, com limitação dos movimentos e a ponta da língua não tocando o palato.

Após anestesia tópica, com o auxílio de uma pinça clínica, iniciou-se o procedimento cirúrgico com um *laser* de érbio (LiteTouch®, Light Instruments Ltda, Israel), com $\lambda = 2.940$ nm e potência de 3,6 W. O tempo de procedimento foi de aproximadamente 2 minutos, com 200 mJ de energia, frequência de 18 Hz e *spray* de água média (Figura 18).

No pós-operatório imediato, a paciente não apresentou dor e foi verificado um pequeno sangramento, no entanto, não foi necessária hemostasia (Figura 19). A Figura 20 mostra o pós-operatório cirúrgico de 48 horas.

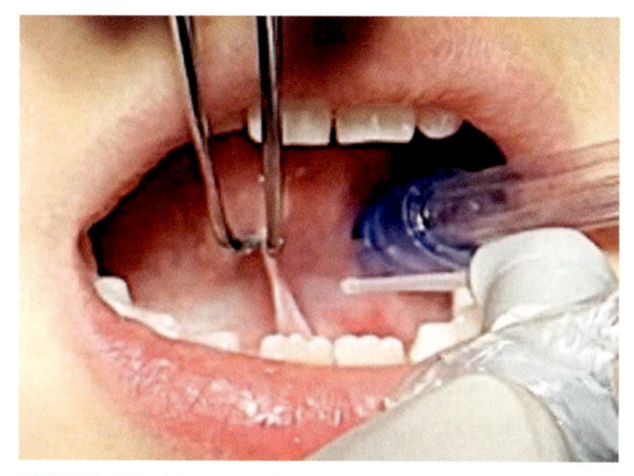

FIGURA 18 Frenotomia com *laser* de Er:YAG.

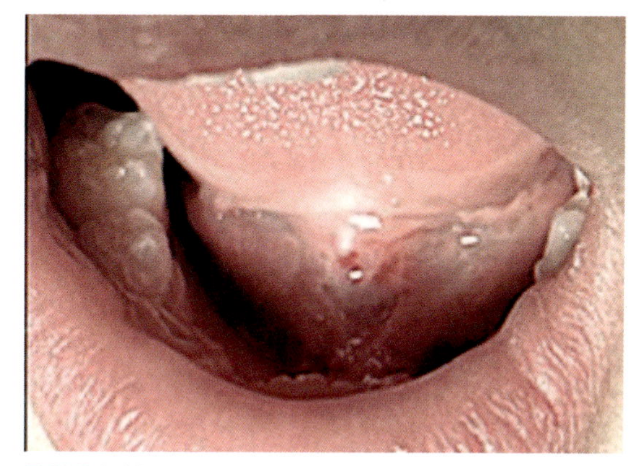

FIGURA 19 Pós-operatório imediato da frenotomia com o *laser* de Er:YAG.

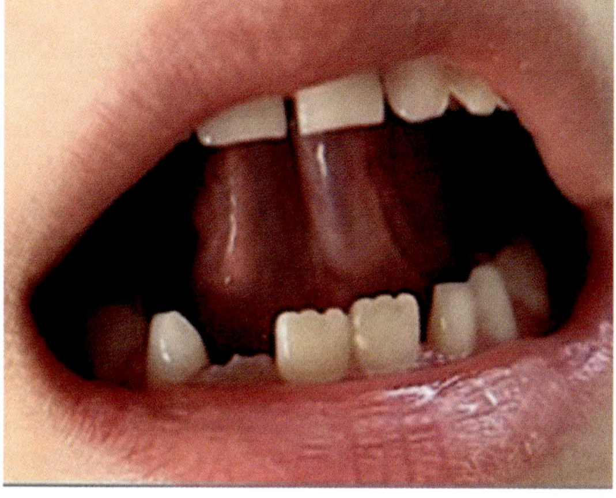

FIGURA 20 Pós-operatório após 48 horas do procedimento com o *laser* de Er:YAG.

Frenectomia labial e gengivoplastia: *laser* de diodo

▷ Caso clínico 8

(cedido pelos cirurgiões-dentistas Luciane H. Azevedo e Eliana F. Macedo)

Paciente do sexo masculino, 12 anos, normorreativo, realizando tratamento ortodôntico, foi encaminhado para realização de gengivoplastia e frenectomia em freio labial superior por causa de dificuldade de fechamento de diastema (Figura 21).

A intervenção foi realizada sob anestesia infiltrativa. Foi utilizado o *laser* de diodo de alta potência (DMC, São Carlos, Brasil), com comprimento de onda de 980 nm, potência de 1,5 W e modo de irradiação contínuo. A frenectomia labial superior e a gengivoplastia entre os dentes 21 e 11 foram realizadas com o auxílio de uma fibra óptica de 300 micrometros de diâmetro. Não houve nenhum sangramento no transoperatório e não houve necessidade do uso do cimento cirúrgico (Figura 22). O paciente não fez uso de nenhuma medicação analgésica nem anti-inflamatória. O retorno ao consultório ocorreu após 1 mês da intervenção cirúrgica (Figura 23).

▷ Caso clínico 9

(cedido pelos cirurgiões-dentistas Giselle R. Sant'Anna, Danilo A. Duarte e Aldo Brugnera Jr.)

Paciente do sexo masculino, 8 anos de idade, com hipertrofia de freio labial superior, queixa de descontentamento estético e de *bullying*, aliado à constante irritação da área por traumatismo durante a escovação, resultando em dor (Figura 24).

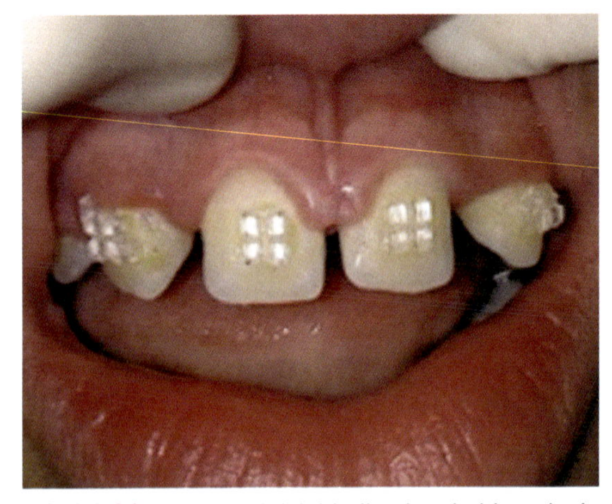

FIGURA 21 Imagem inicial indicativa de hiperplasia gengival nos incisivos centrais superiores e indicação de frenectomia labial.

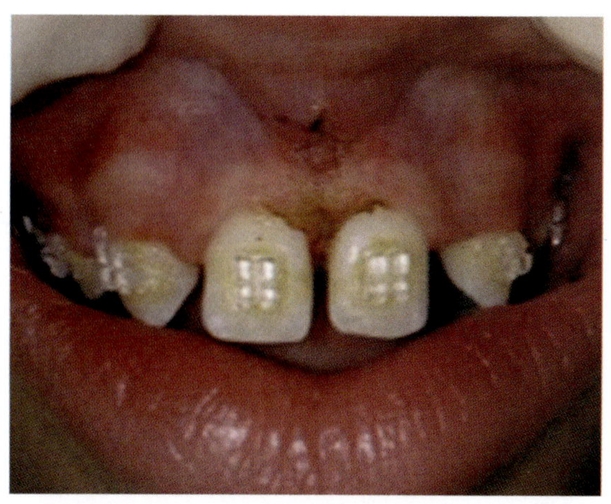

FIGURA 22 Pós-operatório imediato: *laser* de diodo.

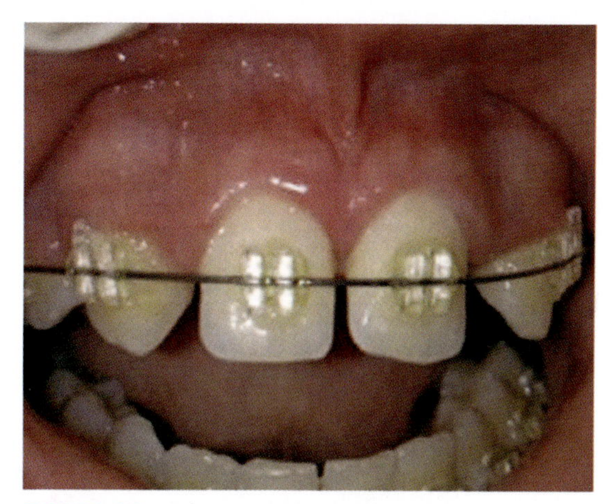

FIGURA 23 Pós-operatório após 30 dias: *laser* de diodo.

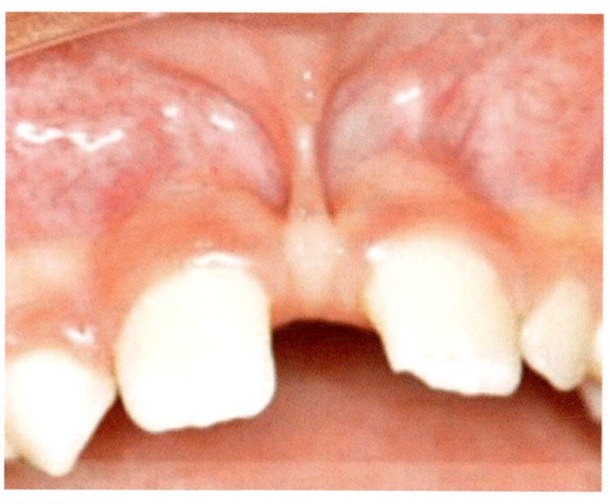

FIGURA 24 Avaliação inicial do freio labial.

A intervenção foi realizada sob anestesia infiltrativa, com um *laser* de diodo de alta potência (Thera Laser Surgery DMC, São Carlos, Brasil), com $\lambda = 980$ nm, em modo contínuo de emissão e com o auxílio de uma fibra óptica (500 micrometros), em contato com o tecido. A potência do equipamento variou entre 1 e 2 W durante o procedimento (Figuras 25 e 26). Gaze estéril foi utilizada para remoção do tecido retirado durante a incisão, além do sistema de aspiração com bomba a vácuo.

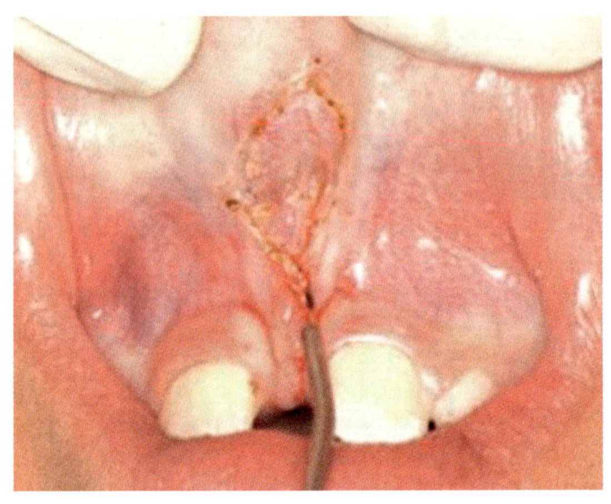

FIGURA 25 Início da frenectomia com *laser* de diodo.

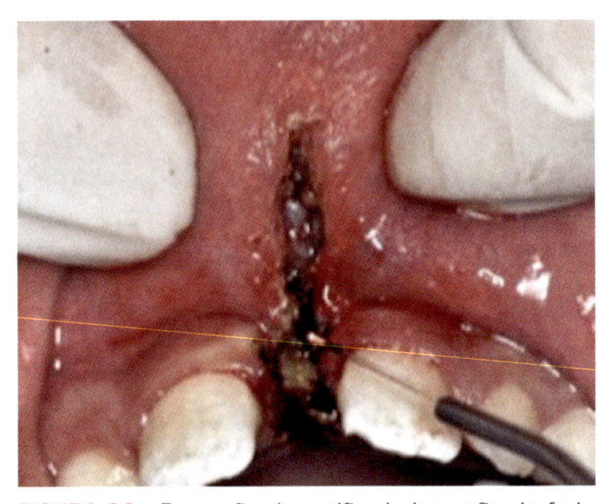

FIGURA 26 Remoção da região de inserção do freio labial.

Imediatamente após a intervenção, foi utilizado o *laser* de baixa potência no comprimento de onda do vermelho ($\lambda = 660$ nm) (Therapy XT, DMC Brasil), de forma pontual, com 100 mW de potência e energia de 4 J.

Após a fotobiomodulação, diante da extensão do procedimento, foi realizada a proteção da ferida cirúrgica com cimento cirúrgico periodontal. Os acompanhamentos pós-cirúrgicos foram realizados 7 e 10 dias após a frenectomia, observando-se uma cicatrização uniforme e organizada. O paciente relatou executar os procedimentos de higienização bucal normalmente e sem desconforto (Figura 27).

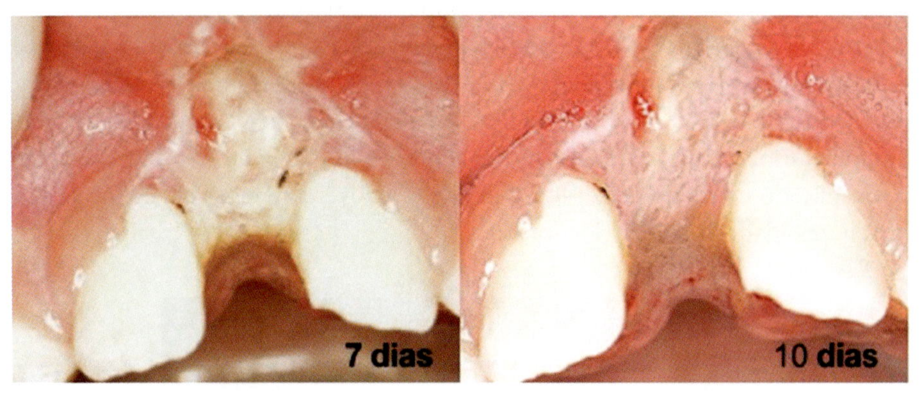

FIGURA 27 Aspecto clínico do pós-cirúrgico em 7 e 10 dias.

Frenectomia labial: *laser* de CO_2

▷ Caso clínico 10

(cedido pelos cirurgiões-dentistas Allix M. G. S. de Castro, Michele Baffi Diniz e Walter João Genovese)

Paciente do sexo feminino, 8 anos, com diagnóstico de freio labial hipertenso e com baixa inserção. O tratamento proposto pelo ortodontista foi a frenectomia (Figura 28).

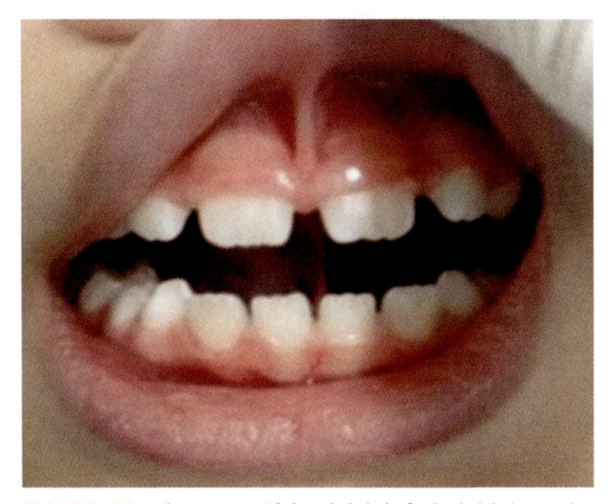

FIGURA 28 Aspecto clínico inicial: freio labial persistente.

Foi realizado o condicionamento da criança por meio de explicação dos procedimentos e colocado óculos de proteção, tanto no operador, quanto no paciente, com filtro apropriado.

Como pré-anestésico, foi realizada a irradiação no fundo de sulco com um *laser* de baixa potência infravermelho, 808 nm (Laser Duo, MMOptics, São Carlos, Brasil), com 3 J de energia, 100 mW de potência, por 30 segundos. Na sequência, foi realizada a anestesia infiltrativa.

A remoção do freio foi realizada com o auxílio de um *laser* de CO_2 (Laser Surgical System, Optronika, Áustria), no modo focado e potência de 4 W (Figura 29). O procedimento foi realizado com auxílio de um sugador de alta potência. Após a frenectomia, o *laser* foi aplicado no modo desfocado, a fim de promover a hemostasia do local, dispensando a necessidade de sutura (Figura 30).

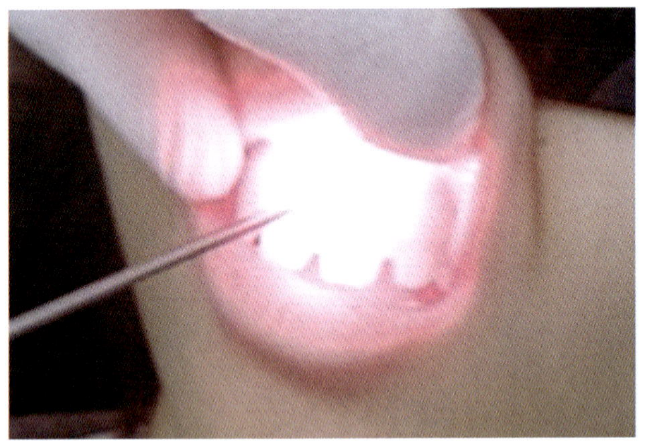

FIGURA 29 Frenectomia labial sendo realizada com *laser* de CO_2.

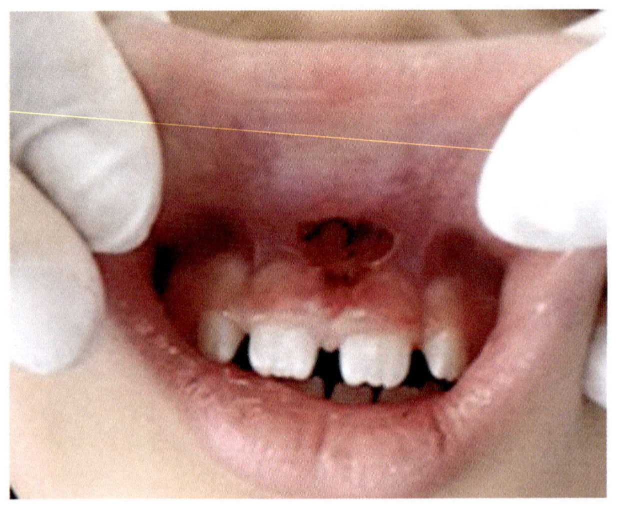

FIGURA 30 Aspecto clínico final do procedimento realizado com o *laser* de CO_2.

Com finalidade reparadora, analgésica e anti-inflamatória, foi realizada de forma pontual (a cada 1 cm), a irradiação com *laser* vermelho, 660 nm (Laser Duo, MMOptics, São Carlos, Brasil), com 2 J/ponto (Figura 31).

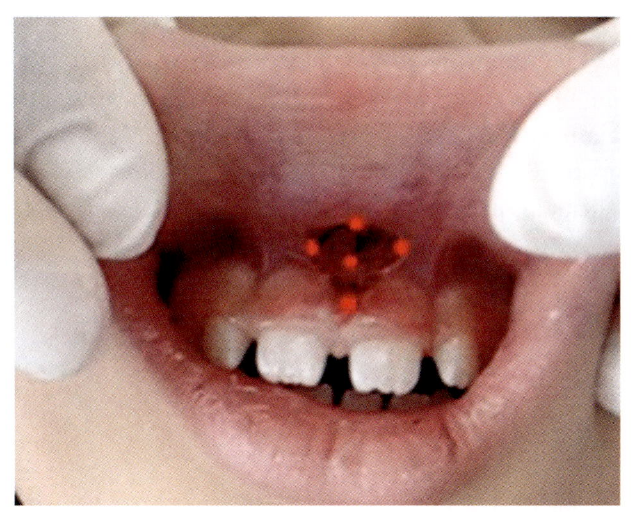

FIGURA 31 Ilustração dos pontos de irradiação com diodo de baixa potência, imediatamente após a frenectomia labial.

Para proteger a ferida cirúrgica, foi colocada uma proteção com pasta zinco enólica e dadas as recomendações pós-operatórias. As avaliações pós-cirúrgicas foram realizadas 48 horas e 7 dias após o procedimento (Figura 32).

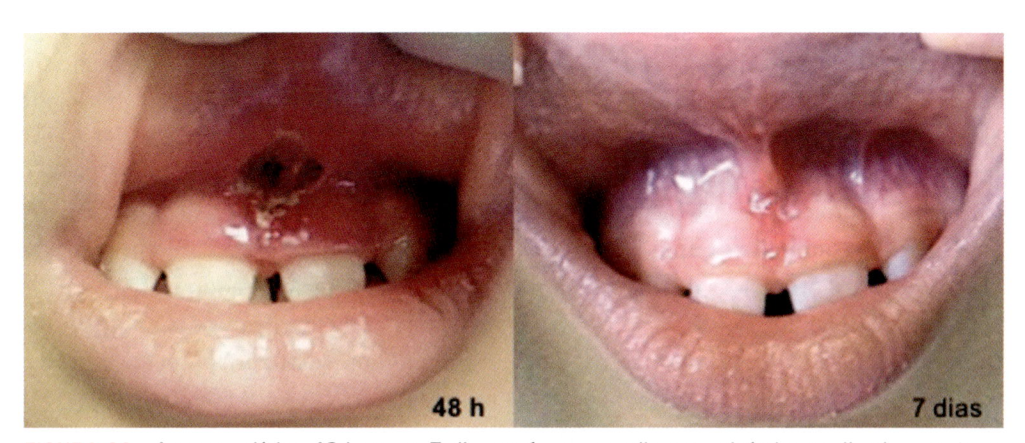

FIGURA 32 Aspecto clínico 48 horas e 7 dias após o procedimento cirúrgico realizado com *laser* de CO_2.

Mucocele: *laser* de NdYAG

▷ Caso clínico 11

(cedido pela cirurgiã-dentista Eliete Rodrigues de Almeida)

Paciente do sexo feminino, 6 anos de idade, com diagnóstico de mucocele no lábio inferior, com tamanho de 0,6 × 0,6 cm e cerca de 0,6 cm em largura (Figura 33). A mãe relatou que uma mesma lesão havia sido removida há 6 meses por cirurgia convencional, mas que havia reaparecido. Exames laboratoriais pré-operatórios, como coagulograma e glicemia, foram solicitados para investigar as condições sistêmicas da paciente.

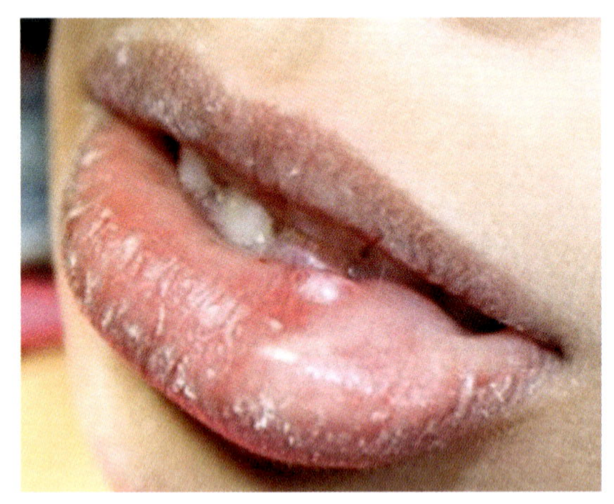

FIGURA 33 Aspecto clínico inicial de mucocele em lábio inferior.

O procedimento iniciou-se com a antissepsia intraoral realizada com gluconato de clorexidina a 0,12%, enxaguatório bucal (Perioxidim® Glaxo Welcome S.A) com 15 mL por 30 segundos e antissepsia extraoral com gluconato de clorexidina a 2% (Methiolate® DM Pharmaceutical Industry Ltd). Após anestesia local com mepivacaína e epinefrina 1:100.000, foi iniciado o processo de excisão da lesão, seguindo o contorno da lesão com *laser* Nd:YAG, em modo de contato com um sistema de distribuição de fibra óptica com tamanho de ponto de 320 micrometros de diâmetro. A fibra foi posicionada em modo contato com o tecido (em um ângulo de 45°) para evitar a transmissão excessiva de calor para os tecidos profundos (Figura 34). Os parâmetros do *laser* Nd:YAG utilizados ao longo do procedimento foram: comprimento de onda de 1.064 nm; potência de 2 a 3 W; frequência de 15 a 20 Hz; energia de 133 a 150 mJ; e densidade de energia de 166,25 a 187,50 J/cm^2. Durante o procedimento, não houve sangramento e a paciente não sentiu desconforto. Após a vaporização, a potência foi reduzida e o *laser* foi operado em modo contínuo desfocado para criar uma camada protetora de proteínas denaturadas sobre a lesão, a qual ajudou a impedir que fluidos orais ou qualquer material irritante entrassem em contato com o local cirúrgico, além de ajudar na redução do desconforto pós-operatório (Figura 35). A duração total do procedimento foi de aproximadamente 4 minutos.

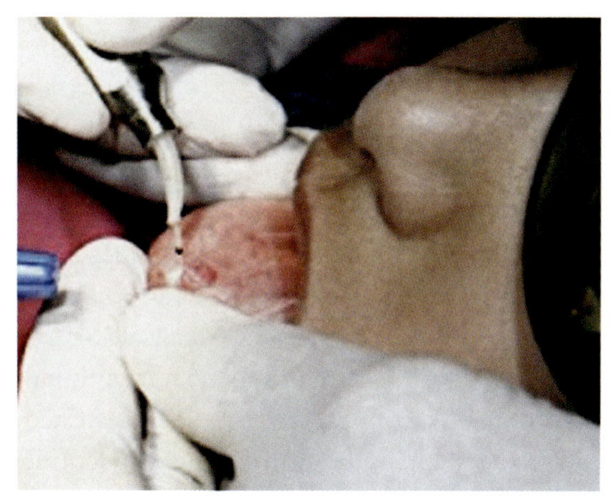

FIGURA 34 Procedimento cirúrgico de excisão de mucocele com *laser* de Nd:YAG.

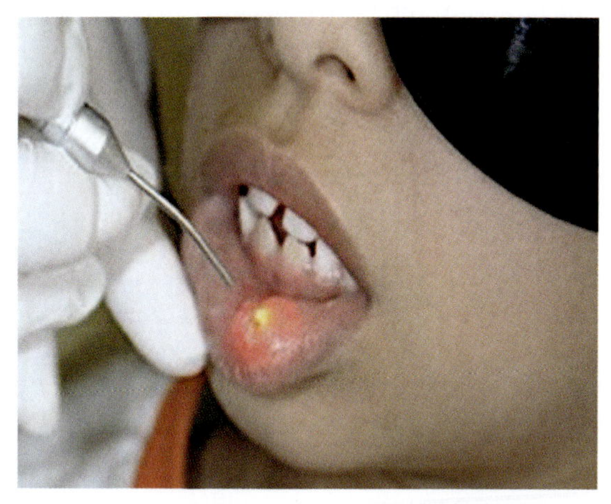

FIGURA 35 Fotobiomodulação pós-cirúrgica imediata de mucocele no lábio inferior.

Com o objetivo de acelerar o processo de cicatrização e reduzir a dor e a inflamação pós-operatórias, foi realizada a irradiação pontual com um *laser* de baixa potência (AsGaAI – Arseneto de Gálio e Alumínio – MMOPTICS Brasil; $\lambda = 660$ nm, P = 50 mW e densidade de energia de 4 J/cm^2), como mostra a Figura 35.

Após 30 dias, a evolução clínica foi analisada sem sinais de inflamação ou infecção, observando-se restabelecimento da anatomia e da estética e recuperação da função bucal, sem traumatismo da área cirúrgica. O sucesso deste procedimento foi observado ao longo do tempo, com ausência de lesão recorrente após 12 meses e 10 anos.

Ulectomia: *laser* de alta potência de diodo

▷ Caso clínico 12

(cedido pela cirurgiã-dentista Alessandra Baptista)

Paciente do sexo masculino, 9 anos, com diagnóstico clínico e radiográfico de retenção prolongada dos incisivos centrais permanentes superiores, com indicação de ulectomia.

A indicação do uso do *laser* de alta potência para realização do procedimento ocorreu sobretudo por se tratar de um paciente pediátrico que nunca tinha sido submetido a nenhum procedimento odontológico. Após a aplicação de anestésico tópico, realizou-se a anestesia infiltrativa na região. O aparelho utilizado no procedimento cirúrgico foi um *laser* semicondutor de diodo (Thera Lase Surgery®, DMC, São Carlos, Brasil), com comprimento de onda no infravermelho (λ = 980 nm), potência de 2 W, em modo contínuo durante todo o procedimento. Durante o uso do *laser*, tanto o operador quanto o paciente fizeram uso de óculos de proteção com filtro específico do comprimento de onda utilizado.

O tecido gengival hiperqueratinizado foi removido suavemente com movimentos controlados de mesial para distal, com o auxílio de uma fibra óptica de 400 micrometros no modo contato, até a exposição completa das superfícies incisais dos incisivos centrais superiores, como mostra a Figura 36. Decorridos 7 dias pós-cirúrgicos, observou-se boa reparação tecidual do local e não foi reportada nenhuma queixa pelo paciente.

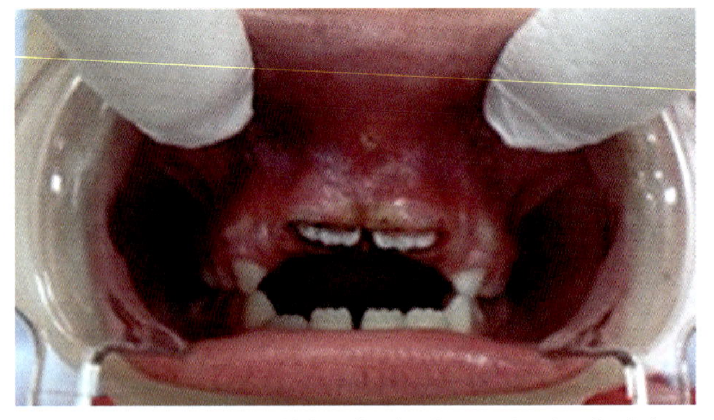

FIGURA 36 Aspecto clínico final: ulectomia dos incisivos centrais superiores e frenectomia labial realizadas com *laser* de diodo de alta potência.

Fibroma: remoção com *laser* de CO_2

▷ Caso clínico 13

(cedido pelos cirurgiões-dentistas Mariana Trevizan, Carolina Paes Torres Mantovani, Silmara Aparecida Milori Corona e Maria Cristina Borsatto)

Fibroma é um tumor benigno carcterizado por hiperplasia tecidual, tem etiologia relacionada a traumas recorrentes e pode acometer os tecidos gengivais, mucosa bucal e jugal. O tratamento de escolha envolve a excisão cirúrgica da lesão. Foi realizada remoção cirúrgica com *laser* de CO_2 de alta potência, com comprimento de onda de 9.600 nm, potência de 4 W, realizando a incisão no modo ultrapulso à distância de 4 mm do tecido, em posição perpendicular ao pedículo, até sua completa incisão (Figura 37).

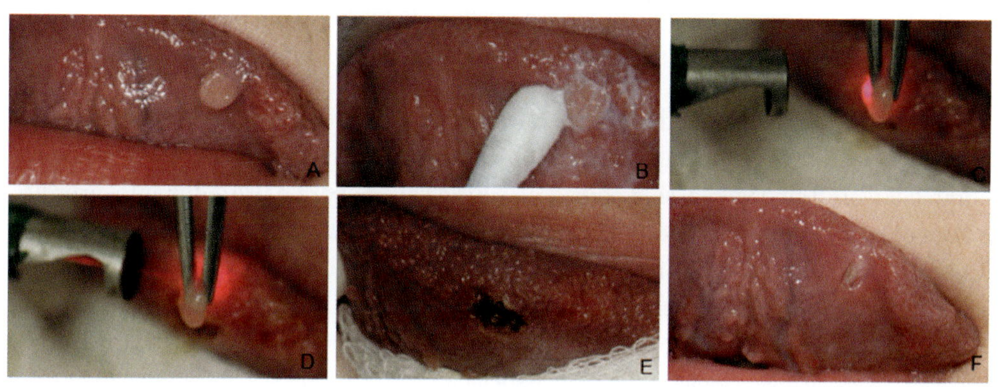

FIGURA 37 A. Fibroma. B. Anestesia tópica com EMLA 5%. C e D. Aplicação do *laser*. E. Ferida cirúrgica. F. Pós-operatório de 7 dias.

Frenectomia lingual: *laser* de alta potência de diodo associada com drenagem linfática pós-cirúrgica e fotobiomodulação nos pontos de acupuntura

▷ Caso clínico 14

(cedido pelos cirurgiões-dentistas Ricardo S. Navarro; Maria Cristina Borsatto; Sandra Echeverria Pinheiro; Martania Alves, Patrícia Tannure, Marcelle Azevedo)

Paciente do sexo masculino, 10 anos, apresentou-se na clínica odontológica com avaliação do fonoaudiólogo, com diagnóstico de anquiloglossia, indicação de frenectomia lingual e em terapia fonoaudiológica. O responsável relata que a professora solicitou avaliação fonoaudiológica em virtude de limitações fonéticas, além da ocorrência de *bullying* por parte dos outros alunos. O próprio paciente relata dificuldades na movimentação da língua e na fala e incômodo com as atitudes de colegas e amigos, porém, mesmo assim, ele é bem comunicativo. No exame físico, foi observada presença de anquiloglossia, com elevação bastante reduzida de língua, dificuldade de extensão e fonação (Figura 38).

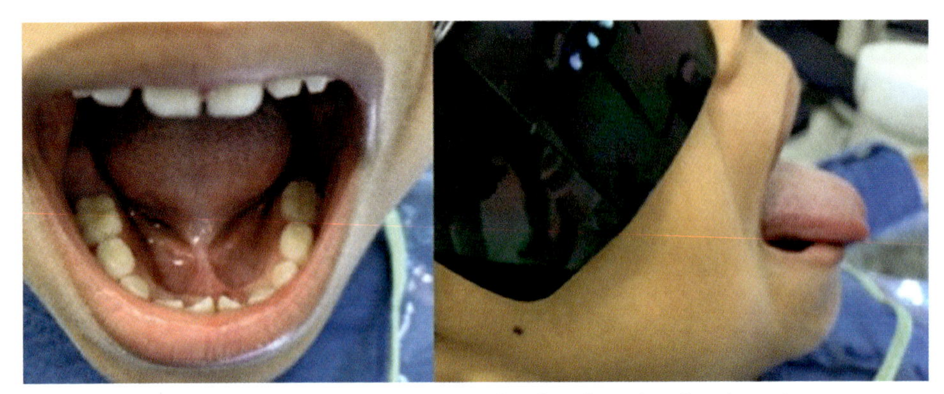

FIGURA 38 Diagnóstico clínico de anquiloglossia: vista frontal e vista lateral.

Foi programada cirurgia de frenectomia com *laser* de diodo de alta potência. Previamente, foi realizado gerenciamento comportamental, com técnicas não farmacológicas como falar-mostrar-fazer, dessensibilização e modelagem, para o procedimento cirúrgico e anestesia. No dia programado para o procedimento, o paciente apresentava-se ansioso, "choroso", relatando "leve dor na garganta" e medo, reforçando-se, então, os procedimentos de sensibilização comportamental. Antes da intervenção, foi realizada irradiação com *laser* de baixa potência vermelho (660 nm) em pontos intrabucais na região de orofaringe, tonsilas palatinas, laringe e palato mole. Em associação, foi realizada a acupuntura a *laser*, com irradiação de *laser* de baixa potência nos pontos de acupuntura, visando a promover efeitos locais e sistêmicos relacionados a ansiedade, equilíbrio, dor e resposta imunológica. Foram realizadas irradiações com *laser* de baixa potência infravermelho (808 nm) com 3 J no ponto extra Yintang, localizado no meio ou entre as sobrancelhas, que tem efeito calmante, com ações de acalmar a mente, diminuir cefaleia, tonturas e a sensação de peso na cabeça; é utilizado em casos de estados de ansiedade, distúrbios do sono e de confusão mental (Figura 39). O *laser* também foi aplicado no ponto CS6, localizado a três dedos da prega do punho, com ação sobre o reflexo de regurgitação e náusea (Figura 40). Após as manobras psicológicas e as condutas dentro das práticas integrativas complementrares em saúde (PICS), o paciente aceitou ser submetido ao procedimento, tornando-se definitivamente colaborativo.

Previamente ao início do procedimento cirúrgico, o paciente foi instruído a bochechar 10 mL de digluconato de clorexidina na concentração de 0,12% durante 1 minuto (Colgate, Brasil). O procedimento cirúrgico foi executado sob anestesia local com solução de cloridrato de lidocaína 2% (20 mg/mL) com vasoconstritor epinefrina (20 mcg/mL) em uma quantidade de um tubete de vidro de 1,8 mL (Alphacaine 100 – DFL Indústria e Co-

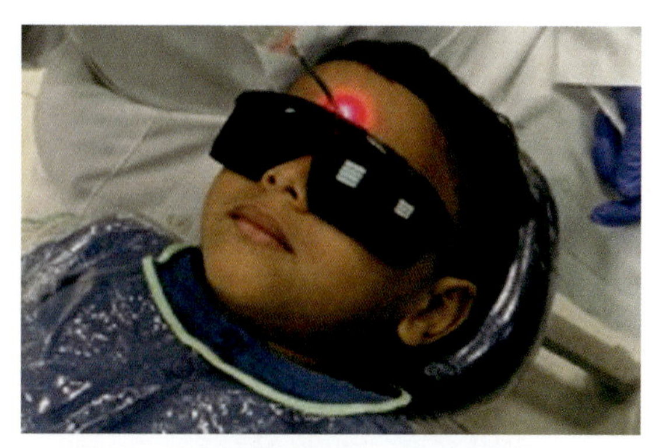

FIGURA 39 Irradiação com *laser* de baixa potência no ponto de acupuntura extra Yintang localizado no meio ou entre as sobrancelhas, com efeito calmante e relaxante, aplicado no pré e no pós-operatório.

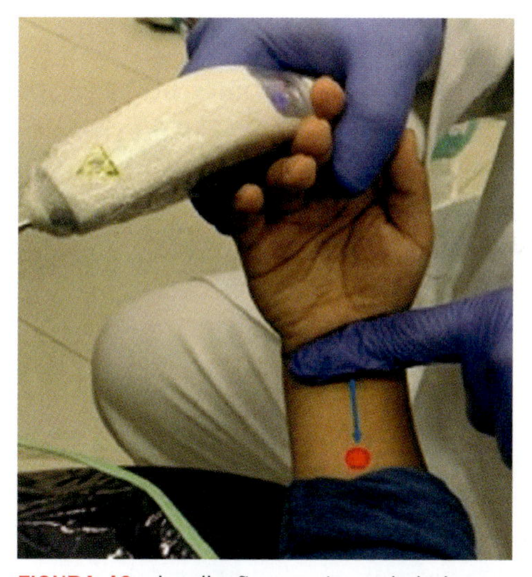

FIGURA 40 Irradiação com *laser* de baixa potência no ponto de acupuntura CS6 localizado a três dedos da prega do punho, com ação sobre o reflexo de regurgitação e náusea, no pré-operatório.

mércio S.A., Brasil). A técnica anestésica empregada foi a de bloqueio do nervo alveolar inferior bilateralmente, que contempla o nervo lingual, e complementação com anestesia infiltrativa local. Procedeu-se com transfixação lingual com fio de sutura de seda 4,0 para tracionamento e melhor estabilidade da língua durante o procedimento cirúrgico. Essa técnica viabiliza a proteção de estruturas nobres presentes no ventre lingual, bem como o tônus da musculatura lingual.

O procedimento cirúrgico foi realizado com *laser* de diodo de alta potência (Ilase, Biolase, EUA) com comprimento de onda infravermelho (940 nm), modo de emissão contínuo com potência até 3 W e emissão interrompida até 5 W. Foi utilizado com fibra óptica em contato com o tecido, modo contínuo com 1,5 a 2 W. Esse equipamento tem como grande vantagem ser na forma de caneta, leve, de fácil transporte e manuseio (Figura 41). De acordo com as normas de segurança, foram utilizados óculos de proteção específicos para o comprimento de onda.

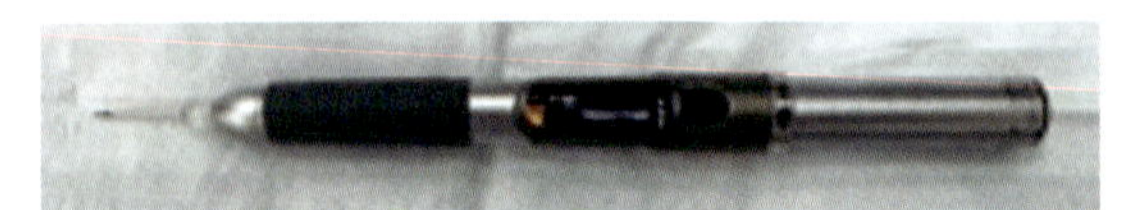

FIGURA 41 Equipamento de *laser* de diodo de alta potência (Ilase, Biolase, EUA).

A cirurgia teve a duração de 10 minutos. O paciente se apresentou colaborador, sem queixa de dor. A cirurgia foi executada sem intercorrências, com rápida vaporização e incisão do frênulo, hemostasia, visualização do campo, sem necessidade de sutura. Imediatamente após a cirurgia, o paciente demonstrou sua satisfação, alegria e até estranheza, por poder realizar maiores movimentos, com maior extensão e liberação da língua. Imediatamente, não houve nenhuma mudança fonética, devendo ser realizada terapia fonoaudiológica, como anteriormente programada (Figura 42).

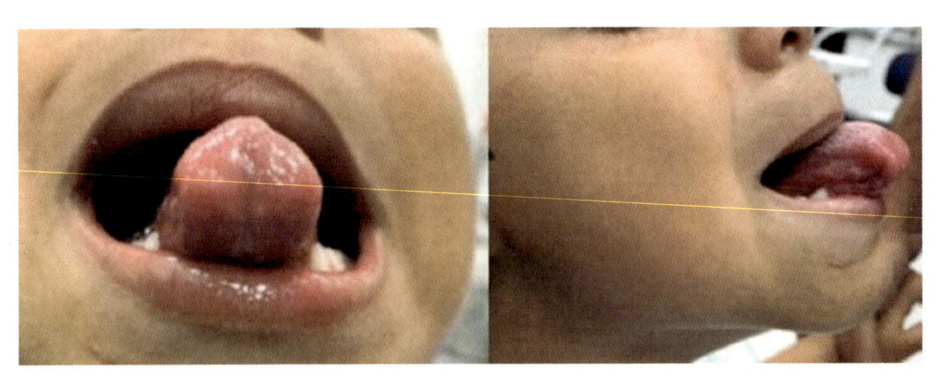

FIGURA 42 Movimentação da língua imediatamente após frenectomia: vista frontal e vista lateral da liberação da língua.

No pós-cirurgico imediato, foi realizada acupuntura a *laser*, com irradiação com *laser* de baixa potência infravermelho (808 nm) com 3 J com ponto IG4 localizado no dorso da mão, diretamente radial ao ponto médio do segundo metacarpo, com ação analgésica geral (dor de cabeça, traumas, cirurgias) (Figura 43). Também foram realizadas irradiações com *laser* de baixa potência infravermelho com energias de 3 a 4 J/ponto, seguindo o trajeto dos gânglios submandibulares e submentonianos no pós-cirúrgico imediato (Figura 44), visando a promover drenagem linfática, ativação de resposta imunológica e ações analgésica e anti-inflamatória, além da irradiação com *laser* de baixa potência no trajeto dos gânglios intrabucais (na região de orofaringe, tonsilas palatinas, laringe e palato mole) (Figura 45).

Foi prescrito para o paciente 500 mg de dipirona a cada 6 horas durante 48 horas apenas em caso de dor, e a responsável recebeu orientações pós-operatórias. Em contato tele-

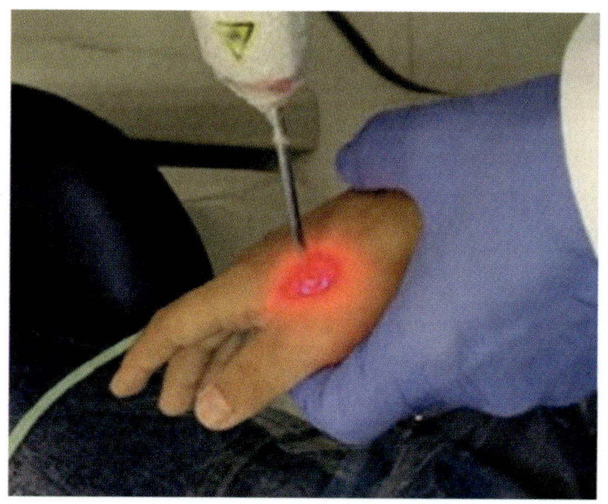

FIGURA 43 Irradiação com *laser* de baixa potência no ponto de acupuntura na mão (IG4) visando a promover ação analgésica no pós-operatório.

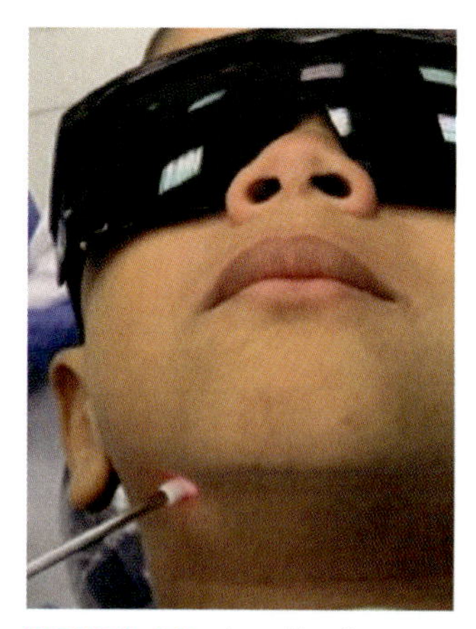

FIGURA 44 Irradiação com *laser* de baixa potência no trajeto dos gânglios submandibulares e submentonianos no pós-cirúrgico imediato.

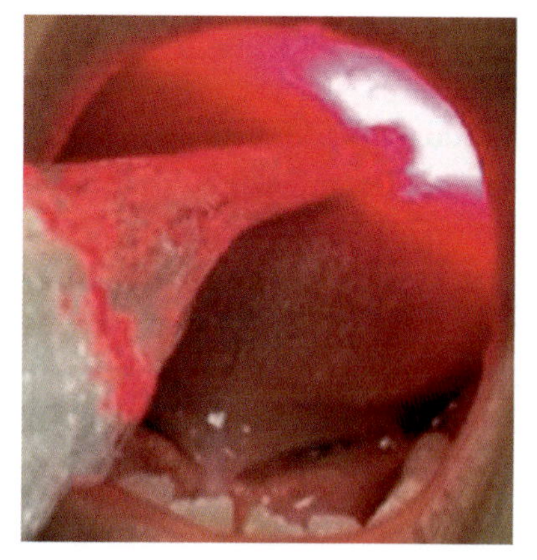

FIGURA 45 Irradiação com *laser* de baixa potência no trajeto dos gânglios intrabucais (na região de orofaringe, tonsilas palatinas, laringe e palato mole).

fônico, foi relatado que o paciente não apresentou dor nem sangramento, sem necessidade de uso de medicação.

O paciente foi acompanhado por 1 mês após procedimento cirúrgico, apresentando boa cicatrização, sem queixas de dor e demais intercorrências pós-operatórias, e em terapia fonoaudiológica, relatando muita satisfação.

A frenotomia realizada com a técnica cirúrgica com *laser* diodo de alta potência apresentou baixo índice de complicações trans e pós-operatórias, e como foi associado à irradiação com *laser* de baixa potência em pontos de acupuntura, houve efeito analgésico, dispensando o uso de medicamentos alopáticos.

Aplicações clínicas do *laser* de alta potência em tecidos duros

Na cariologia e na dentística, dentro dos conceitos de mínima intervenção e remoção seletiva e conservadora do tecido cariado, os *lasers* de alta potência podem ser indicados na vaporização final da dentina infectada e afetada com *lasers* de diodo e neodímio, com absorção pelo colágeno e pigmentos e reduzida absorção pela água. Com o uso de parâmetros controlados e seguros, os *lasers* promovem efetiva redução microbiana e vedamento dos túbulos dentinários nas superfícies irradiadas, sendo indicados nos casos clínicos de lesões de cárie e sensibilidade dentinária em hipoplasias (como hipomineralização molar-incisivo – HMI) e erosão.

Outra possibilidade é a utilização dos *lasers* de érbio (érbio:YAG com 2.940 nm e érbio,cromo:YSGG com 2.790 nm) que apresentam alta abosração pela água e hidroxiapatita, promovendo, de acordo com os parâmetros de irradiação e efeitos fototérmicos controlados e seguros, a vaporização superifical até a remoção (ablação) dos tecidos dentais de forma conservadora, com redução microbiana e ausência de camada de esfregaço, abertura dos prismas de esmalte e túbulos dentinários, previamente aos procedimentos restauradores adesivos.

O uso dos *lasers* de alta potência em tecidos duros permite maior facilidade de condicionamento comportamental da criança e possibilidade de maior aceitabilidade, com a eliminação do ruído da alta e baixa rotações convencionais, em substituição por ruídos semelhantes ao "estouro de pipoca", decorrente das microexplosões do processo de ablação tecidual[3].

Preparo minimamente invasivo: *laser* de Er:YAG

▷ Caso clínico 15

(cedido pelos cirurgiões-dentistas Giselle R. Sant'Anna, Fátima Zanin e Aldo Brugnera Jr.)

Paciente do sexo feminino, 4 anos de idade, apresentava uma única lesão cavitada de cárie. A mãe relatou que a crinaça nunca teve qualquer experiência no dentista e que temia um mau comportamento dela.

Após diagnóstico clínico de lesão de cárie cavitada no dente 83 (Figura 46), o tratamento proposto foi realização de preparo cavitário com *laser* de Er:YAG e restauração em resina composta. Seguindo as normas de segurança de uso dos *lasers*, a paciente utilizou óculos de proteção apropriados ao comprimento de onda do *laser* (Figura 47).

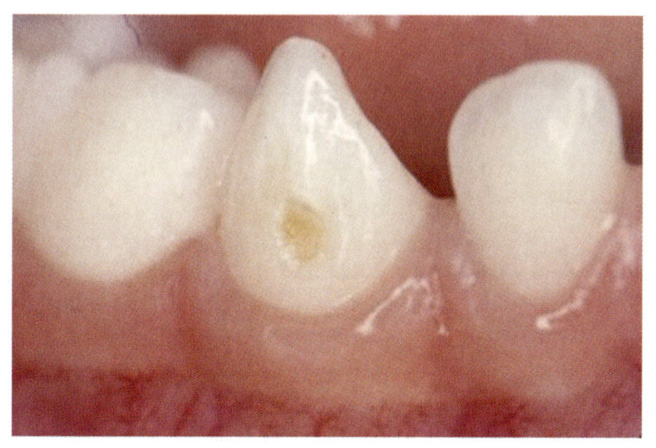

FIGURA 46 Lesão de cárie no dente 83.

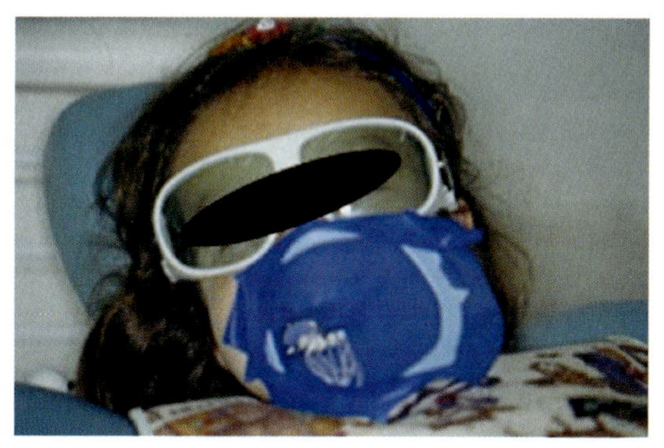

FIGURA 47 Normas de segurança da utilização dos *lasers*: uso de óculos de proteção apropriados ao comprimento de onda do laser.

O equipamento de *laser* utilizado foi o Kavo Key Laser (Kavo, Alemanha), com comprimento de onda de 2.940 nm. Os parâmetros utilizados no procedimento foram: energia de pulso de 80 a 600 mJ; frequência do pulso de 2 a 30 Hz. Para realização do preparo cavitário, foram utilizados 250 mJ de energia e 2 Hz de frequência de pulso, enquanto para realização do condicionamento dos tecidos duros foram utilizados 140 mJ de energia e 2 Hz de frequência de pulso.

Após a realização do preparo cavitário e do condicionamento dos tecidos duros, apenas com anestesia papilar, foi realizado o isolamento absoluto para realização do procedimento restaurador (Figura 48).

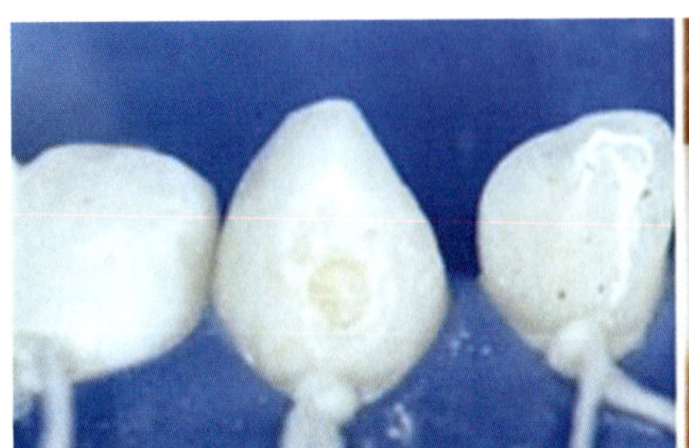
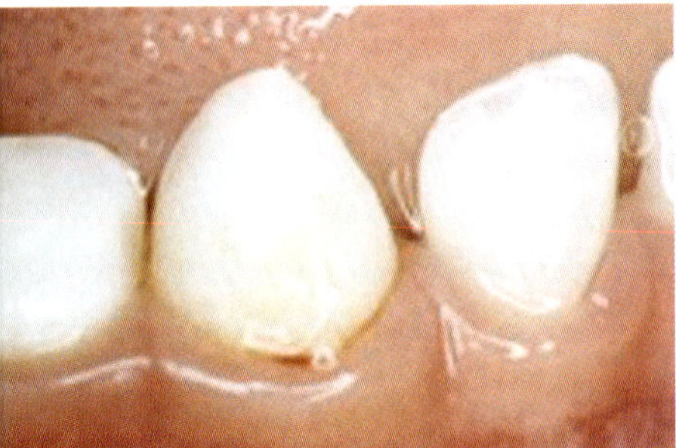

FIGURA 48 Aspecto clínico do preparo cavitário e condicionamento do tecido duro realizados com o *laser* de Er:YAG e aspecto final após a restauração com resina composta.

LASERS DE BAIXA POTÊNCIA

Fotobiomodulação

Os *lasers* de baixa potência são absorvidos pelas células promovendo efeitos fotobiomodulatórios, isto é, alterações metabólicas intracelulares, com ativação ou inibição de processos fisiológicos e bioquímicos. É uma terapia baseada na quantidade de fótons absorvidos e na conversão desta energia eletromagnética, não em calor, mas em efeitos fotoquímicos, fotoelétricos e fotobiológicos nas células e tecidos irradiados em condições normais e, principalmente, em estados de estresse, degradação, dano e debilidade funcional. Para que se alcancem os resultados esperados, devem-se observar os parâmetros de luz utilizados, ou seja, comprimento de onda, potência, energia e tempo de irradiação na área a ser aplicada[1-4].

Portanto, os efeitos fotobiomodulatórios são dependentes dos parâmetros dos *lasers* de baixa potência ou LED e as condições histológicas, anatômicas e patológicas dos tecidos irradiados[19,20,24].

Os principais *lasers* de baixa potência utilizados na fotobiomodulação estão na janela terapêutica entre 600 e 1000 nm, ou seja, na região do espectro eletromagnético entre o vermelho e o infravermelho próximo. *Lasers* de baixa potência: diodos vermelhos (600 e 700 nm), com absorção pelos cromóforos melanina, hemoglobina e colágeno e predomínio de absorção e efeitos superficiais nos tecidos; e diodos infravermelhos (não visíveis, com comprimento de onda entre 790 e 1000 nm), que também possuem como principais cromóforos fotoabsorvedores melanina, hemoglobina, colágeno e reduzida absorção pela água, no entanto, com predomínio de penetração e espalhamento no interior dos tecidos biológicos.

Os *lasers* de baixa potência são recursos altamente viáveis, úteis e com grande aplicabilidade prática na clínica odontopediátrica. Isso se deve ao custo acessível dos equipamentos, que apresentam facilidade de uso e transporte, aplicados de forma rápida e não invasiva que promovem ações benéficas nos diferentes procedimentos na prática clínica diária[22-32].

Entre suas indicações clínicas, destacam-se:

- Pós-procedimentos cirúrgicos convencionais, como frenectomias, gengivoplastias, remoção de tecidos hiperplásicos, operculectomias, hemangiomas, mucocele, cistos e hematomas de erupção, biópsias, exodontias; no trismo e em mioalgias, promovendo ações anti-inflamatória, analgésica e reparadora. O resultado é um pós-operatório mais confortável ao paciente e a aceleração da cicatrização, sendo aplicado na ferida cirúrgica e em tecidos adjacentes[1-4].
- Traumatismo dental: aplicado nos tecidos moles orais e periorais, pele, periodonto, elemento dental traumatizado (coroa, longo eixo da raiz e região periapical), visando a promover ação anti-inflamatória, analgésica e aceleração do processo de reparação tecidual após a realização dos procedimentos clínicos convencionais[1-4].
- Tratamento ortodôntico: durante ativação de aparelhos ortodônticos fixos e móveis, movimentação dental, disjunção palatina promovendo ação anti-inflamatória, analgésica e aceleração da neoformação óssea por meio da biomodulação de osteoclastos e osteoblastos[1-4].
- Disfunção da articulação temporomandibular e mioalgias: proporcionando alívio de dor, edema e inflamação e ação miorrelaxante na musculatura facial e mastigatória, sendo aplicado intra e extrabucal em toda extensão da musculatura envolvida[1-4].
- Após preparos cavitários: na hipersensibilidade dentinária e em casos de HMI, amelogênese e dentinogênese, promovendo redução da dor e inflamação pulpar, liberação de medidas com ação analgésica, biomodulação de odontoblastos e formação de dentina reacional[1-4].
- Procedimentos de terapia pulpar: em dentes decíduos ou permanentes, nos tratamentos conservadores da polpa, proteção do complexo dentino-pulpar, capeamento pulpar indireto em cavidades profundas, o *laser* de baixa potência aplicado sobre a parede pulpar, coroa dental, região de furca e periapical, visando a promover ação analgésica, anti-inflamatória e resposta celular odontoblástica na formação de dentina reacional[1-4].
- Nos tratamentos radicais da polpa, como bio e necropulpectomia: o *laser* de baixa potência pode ser aplicado nas porções de furca, periapical e periodontal, em associação com as terapias medicamentosas convencionais, reduzindo a inflamação e biomodulando os tecidos[1-4].
- Lesões de tecidos moles: como aftas, úlceras traumáticas, herpes primário, herpes simples, gengivoestomatite herpética, injúrias ou traumas; promove ação analgésica, anti-inflamatória e redução do edema, trazendo maior conforto e reparação[1-4].

- Tratamento de mucosites orais: na prevenção e nos tratamentos de mucosite oral, processo inflamatório da mucosa bucal em pacientes submetidos a radioterapia e quimioterapia no tratamento oncológico e transplantes de medula óssea, promovendo ações anti-inflamatória, analgésica e biomoduladora tecidual[1-4].

Terapia fotodinâmica

Na odontopediatria, a terapia fotodinâmica (TFD) é indicada para tratamento e remissão dos processos infecciosos localizados[1-4,19,24,33-36].

Pode ser aplicada como:

- Coadjuvante à terapia pulpar (bio e necropulpectomias).
- Em pacientes com alto acúmulo de biofilme dental e periodontal, como nos portadores de necessidades especiais ou com dificuldades motoras.
- Como adjuvante na doença periodontal ou nos casos com alta atividade de doença cárie, visando a promover a redução microbiana, sempre associada a condutas de educação e motivação para higiene bucal, uso de quimioterápicos e fluorterápicos de forma individualizada às condições da criança.
- Nas lesões e nos processos infecciosos de mucosa e pele, como nas lesões de herpes e gengivoestomatite herpética nos bebês, na candidíase oral, na redução microbiana na língua, tratamento da halitose e processos sépticos focais.
- Na remoção seletiva e parcial do tecido cariado, nos procedimentos restauradores ou tratamento restaurador atraumático (TRA), podendo ser uma conduta viável e efetiva na redução microbiana da dentina infectada e afetada, previamente ao selamento cavitário, aliando os conceitos da mínima intervenção, as evidências científicas da manutenção do tecido cariado em dentes decíduos e permanentes e a ação antimicrobiana da TFD na dentina, além dos modernos materiais restauradores adesivos e bioativos que promovem adequado selamento da cavidade.

Aplicações clínicas da fotobiomodulação e terapia fotodinâmica

Doença pé-mão-boca

▷ Caso clínico 16

(cedido pelos cirurgiãs-dentistas Juliana Pires Abdelnur e Fernanda Cruz Gonçalves Gomes)

Paciente do sexo feminino, 3 anos de idade, apresentou-se com múltiplas lesões bucais e cutâneas em pés e mãos e desidratação moderada, sendo diagnosticada com a doença pé-mão-boca. Quadro clínico em curso a 48 horas, com dificuldade de ingestão de alimentos (Figuras 49 e 50).

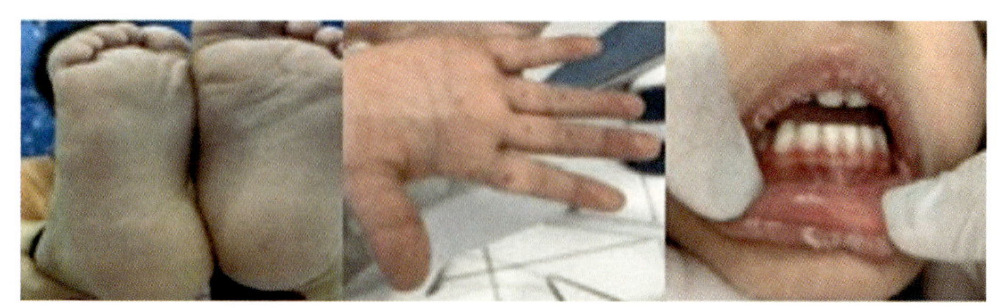

FIGURA 49 Lesão cutânea em pé, em mão e em boca: aspecto clínico de desidratação nos lábios.

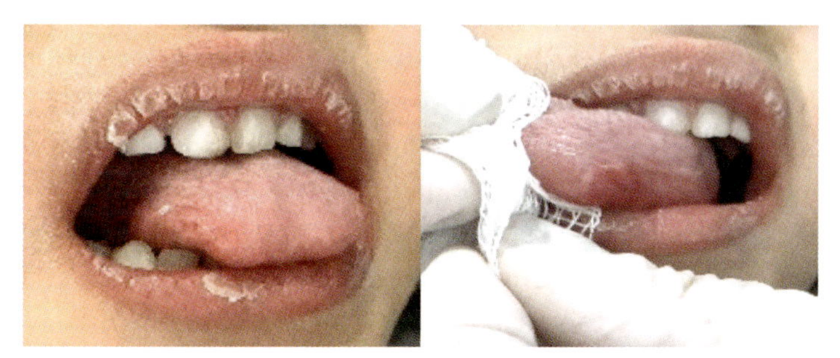

FIGURA 50 Fissura na língua, lados direito e esquerdo.

O médico pediatra cogitou a possibilidade de internação. Após a avaliação clínica pelo odontopediatria, foi proposto o tratamento de fotobiomodulação com *laser* de baixa potência para promover analgesia e reparação tecidual. O equipamento utilizado foi *laser* de baixa potência (Therapy EC, DMC, São Carlos), com comprimento de onda vermelho (660 nm) aplicados pontualmente na lesão, com potência de 100 mW, energia 2 J por 20 segundos. Foram realizadas 2 sessões com intervalo de 48 horas. Ao final da primeira sessão, a paciente conseguiu beber água, e ao final da segunda, aceitou alimentação de consistência macia, relatando ausência de dor (Figura 51).

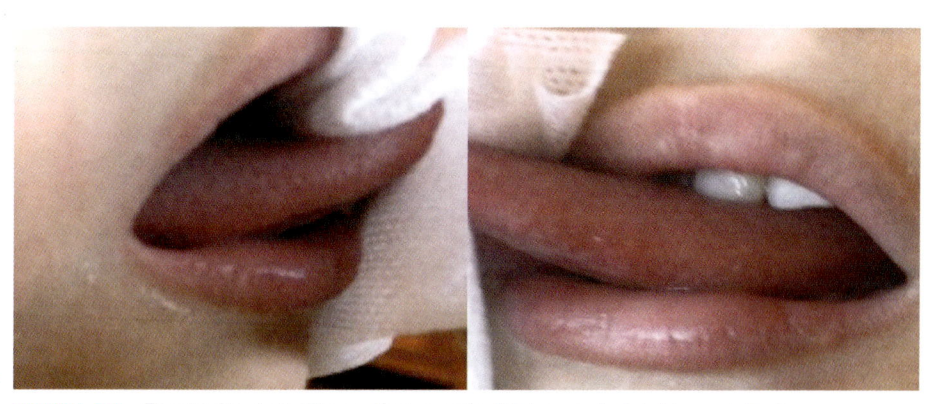

FIGURA 51 Remissão da lesão na língua após 24 horas da fotobiomodulação.

Trauma dental

▷ Caso clínico 17

(cedido pela cirurgiã-dentista Juliana Braga Reis)

Paciente do sexo feminino, 2 anos, sofreu queda na escola e trauma em tecidos moles. O serviço médico indicou levar ao hospital para realização de sutura, mas a mãe preferiu levar ao cirurgião-dentista. Após anamnese e exame clínico, foi diagnosticado quadro de trauma mucoso e concussão dental, como mostra a Figura 52.

A área foi limpa com clorexidina 0,12% e foi realizada fotobiomodulação com *laser* de baixa potência (Laser Duo, MMOptics, São Carlos), comprimento de onda vermelho (660 nm). A irradiação foi realizada de forma pontual nas regiões labial e vestibular traumatizada (2 J/ponto, 20 segundos, 100 mW). As regiões de rebordo alveolar, coroa, raízes e mucosa de fundo de vestíbulo traumatizadas foram irradiadas, também de forma pontual, com comprimento de onda infravermelho (808 nm) (3 J, 30 segundos, 100 mW).

Nos dias que sucederam o acidente, foi mantido contato com a mãe, que relatou conforto da criança e não necessidade de uso de medicação analgésica. Em retorno após 1 semana, foi observado reparo completo da lesão (Figura 53).

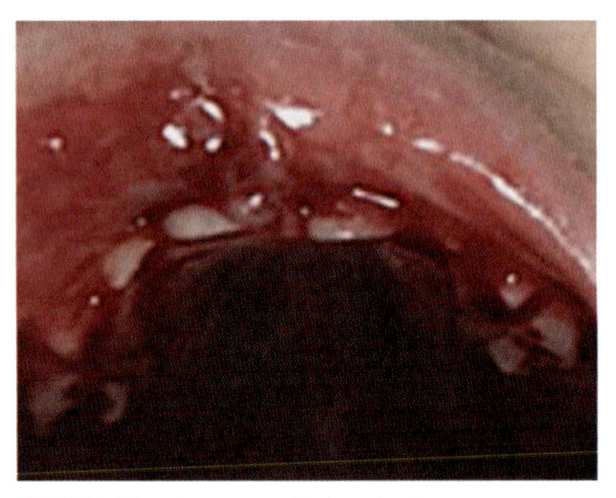

FIGURA 52 Aspecto clínico de trauma mucoso e dental.

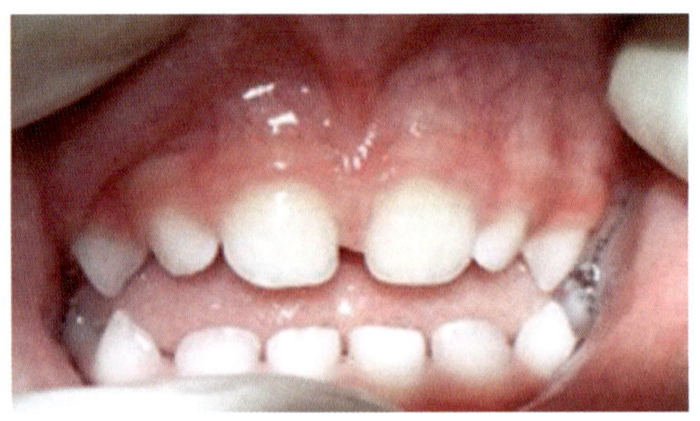

FIGURA 53 Aspecto clínico da região traumatizada após 7 dias.

Movimentação ortodôntica

▷ Caso clínico 18

(cedido pelos cirurgiões-dentistas Diego Portes, Ricardo S. Navarro, Mohamed A. Saleh, Antonio Santana Neto e Angela Toshie Araki)

Paciente de 16 anos, procurou a clínica para realização de tratamento ortodôntico corretivo, procurando alinhamento, nivelamento e oclusão de classe I de molar. Foi realizada montagem do aparelho ortodôntico e, após 6 meses de tratamento ortodôntico, foi percebida movimentação dentária lenta em relação a outros tratamentos ortodônticos.

Foi então proposta ao paciente a utilização da fotobiomodulação, visando a promover ações analgésica, anti-inflamatória, reparadora e de biomodulação dos processos de aposição e absorção óssea (Figura 54). A fotobiomodulação foi realizada com um *laser* de baixa potência (Laser Duo, MMoptics, São Carlos, Brasil) com irradiações em 4 pontos/dente, com comprimento de onda infravermelho (808 nm), 1 J/ponto (10 segundos, 100 mW, 33 J/cm^2).

Após a realização de 12 sessões com um intervalo de 15 dias, pelo fato de a manutenção ortodôntica proposta para este caso ter sido quinzenal, foram verificados alinhamento e nivelamento mais uniformes e rápidos dos incisivos centrais e laterais superiores e menor sensibilidade durante ativação do dispositivo ortodôntico.

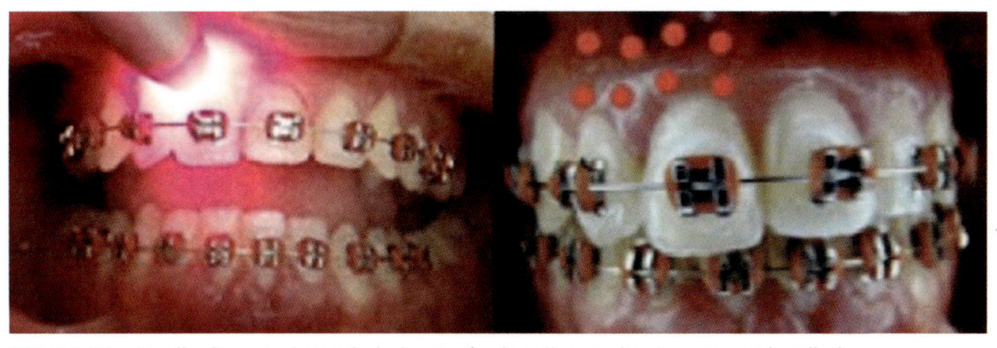

FIGURA 54 Irradiação com *laser* de baixa potência e ilustração dos pontos irradiados.

Mucosite

▷ Caso clínico 19

(cedido pela cirurgiã-dentista Daniela Romancini)

Paciente do sexo feminino, 14 anos de idade, após bloco de quimioterapia para tratamento de leucemia linfoide aguda (LLA), apresentou-se no Hospital Federal da Lagoa/RJ em estado febril, com edema e lesões na região orofaríngea, relatando dor e dificuldade na mastigação e na deglutição. Após diagnóstico de mucosite grau 4, foi utilizado o *laser* de diodo com 660 nm e 830 nm, 100 mW (Laser Therapy XT – DMC Equipamentos, São Carlos/SP, Brasil) de forma pontual. As irradiações foram realizadas com uma distância de 2 mm da mucosa afetada, diariamente, durante 3 dias seguidos. Cada ponto da cavidade oral, lesões e regiões hiperemiadas, região extrabucal, rosto, pescoço e lábios, recebeu 1 J (100 mW, 10 segundos) de irradiação com *laser* vermelho) e 1 J (100 mW, 10 segundos de irradiação com *laser* infravermelho), como mostra a Figura 55.

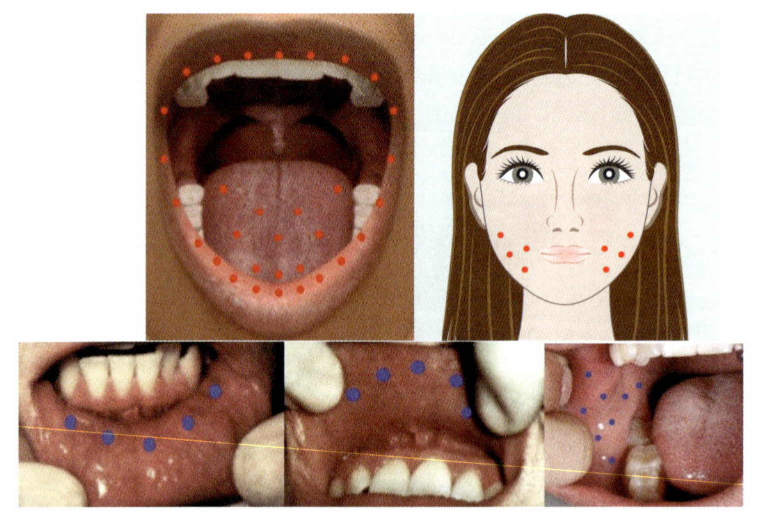

FIGURA 55 Ilustração dos pontos irradiados intra e extraoral.

A evolução do caso seguiu da seguinte forma: após 24 horas da primeira sessão, notou-se uma melhora na hiperemia; após 48 horas, foi vista uma melhora no edema e lesões e a paciente relatou melhora na dor. Na terceira aplicação (72 horas), além do alívio na dor e evidente melhora do edema e da hiperemia, observou-se redução do grau de mucosite e lesões, e a paciente passou a aceitar dieta leve e pastosa (Figura 56).

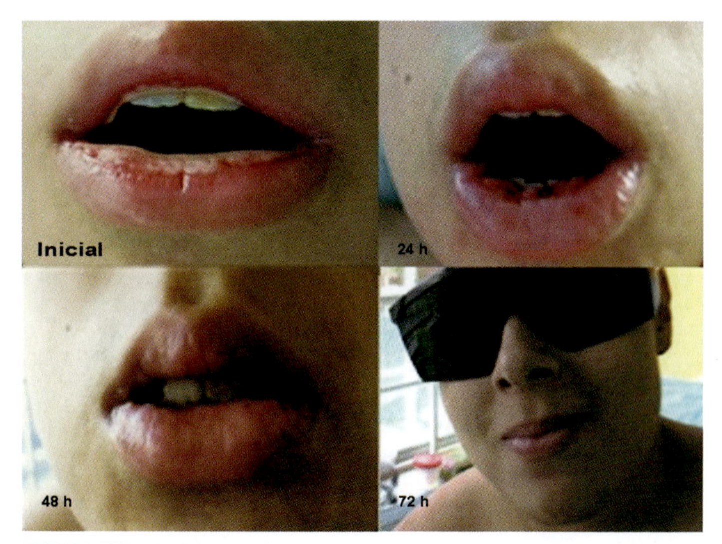

FIGURA 56 Evolução clínica do tratamento da mucosite com fotobiomodulação.

Fotobiomodulação pós-frenotomia lingual com eletrocautério

▷ Caso clínico 20

(cedido pelos cirurgiões-dentistas Adriana Mazzoni, Sandra K. Bussadori e Ricardo S. Navarro)

Paciente lactente, com 2 meses de idade. A mãe apresenta dor e mamilos fissurados. O bebê parou de ganhar peso e foi relatado pela mãe dificuldades na amamentação. No exame clínico, foi observado frênulo lingual com escore entre 4 e 5 do Protocolo de Bristol (BTAT). O paciente teve diagnóstico de anquiloglossia impactando no aleitamento materno, depois de algumas sessões com fonoaudióloga e osteopata, sendo indicada a frenotomia lingual (Figura 57).

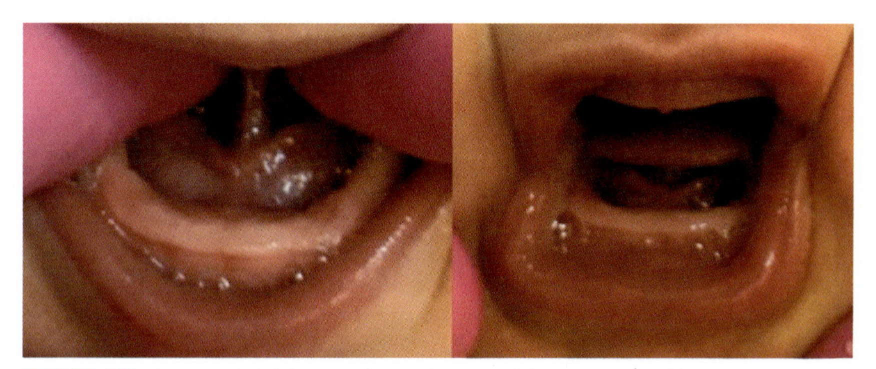

FIGURA 57 Imagem inicial, avaliação clínica do frênulo lingual. Notam-se a espessura, o encurtamento e a limitação de movimentos, não sendo possível sua projeção para fora da boca.

Foi realizada a cirurgia de frenotomia lingual com a técnica do eletrocautério, e imediatamente após a cirurgia, foi realizada a fotobiomodulação com *laser* de baixa potência (Laser Duo, MMOptics, São Carlos, Brasil), com comprimento de onda vermelho (660 nm), potência de 100 mW, energia de 2 J/ponto (20 segundos) em toda região da ferida cirúrgica. O procedimento foi repetido após 7 dias (Figura 58).

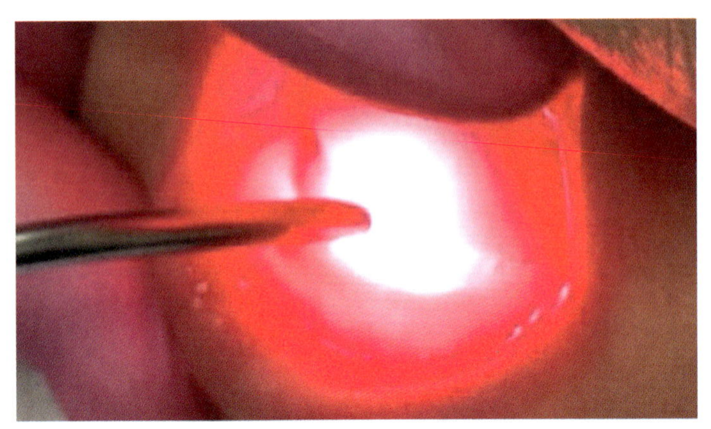

FIGURA 58 Pós-operatório imediato com irradiação de *laser* de baixa potência vermelho.

A mãe relatou que parou de ter dor, houve melhora na amamentação e o paciente está em tratamento fonoaudiológico.

Esse caso clínico mostra a viabilidade, a efetividade e a importância do uso dos *lasers* de baixa potência imediatamente após procedimentos cirúrgicos realizados pela técnica convencional com bisturi ou a técnica térmica com eletrocautério, que promovem agressões aos tecidos. Mostra também que a fotobiomodulação do *laser* de baixa potência pode minimizar o trauma cirúrgico, com ações analgésica, anti-inflamatória e de reparação tecidual, trazendo conforto, bem-estar e benefícios aos pacientes pediátricos.

Fotobiomodulação em hematoma

▷ Caso clínico 21

(cedido pela cirurgiã-dentista Susana Teintelbaun)

Paciente do sexo masculino, 6 anos, com diagnóstico de leucemia aguda mieloblástica em tratamento quimioterápicp. Apresenta-se imunodeprimido, com hematoma no local do portacat e reação cutânea (Figura 59).

Foi realizada a fotobiomodulação com *laser* de diodo de baixa potência (Laser DUO, MMOptics, São Carlos, Brasil) com comprimento de onda vermelho (660 nm) com 100 mW, energia de 6 J/ponto (60 segundos), total de 3 minutos. A mesma terapia foi repetida em 48 horas. Em 72 horas depois, o paciente é visto com sua lesão quase imperceptível (Figura 60).

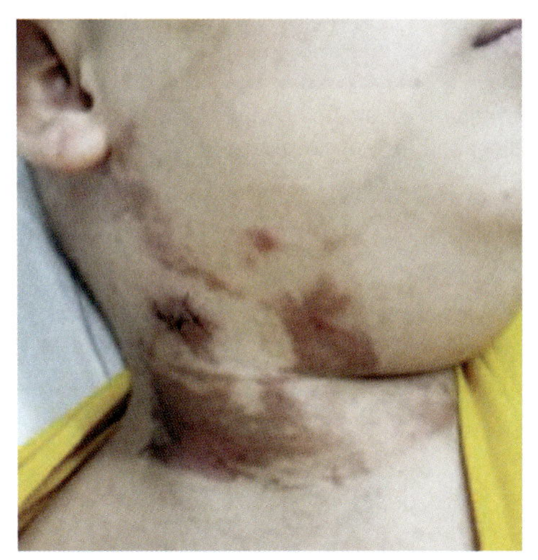

FIGURA 59 Imagem do edema e hematoma iniciais.

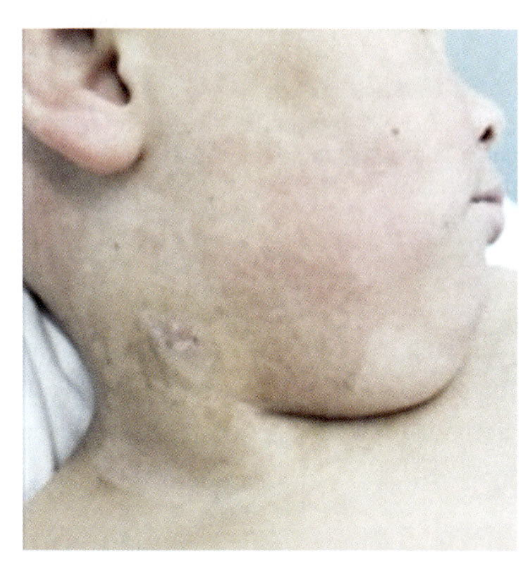

FIGURA 60 Imagem do edema e hematoma após a fotobiomodulação com *laser* de baixa potência.

Fotobiomodulação em herpes labial

▷ Caso clínico 22
(cedido pela cirurgiã-dentista Regina Siegel)

Paciente de 15 anos, leucoderma, com herpes na região perioral há 1 dia, procurou atendimento odontológico, com presença de lesão em fase vesículo-bolhosa com sintomatologia dolorosa e ardência no local da lesão.

Foi proposta a realização da TFDa. A região foi cuidadosamente limpa com solução com clorexidina 0,12% e seca. Foram tomados todos os cuidados de biossegurança, com uso de gaze estéril para absorção da secreção contaminada das vesículas (Figura 61A). Foi aplicado o fotossensibilizador azul de metileno a 0,005% (Fórmula & Ação) sobre a lesão e aguardou-se o tempo de pré-irradiação de 5 minutos (Figura 61B). Após este tempo, realizou-se a irradiação com *laser* de baixa potência (Laser Duo, MMOptics, São Carlos), comprimento de onda vermelho (660 nm), irradiação pontual com 9 J/ponto (90 segundos, 100 mW) sobre a lesão (Figura 61C); o fotossensibilizador foi reaplicado mais uma vez e repetidas as irradiações pontuais.

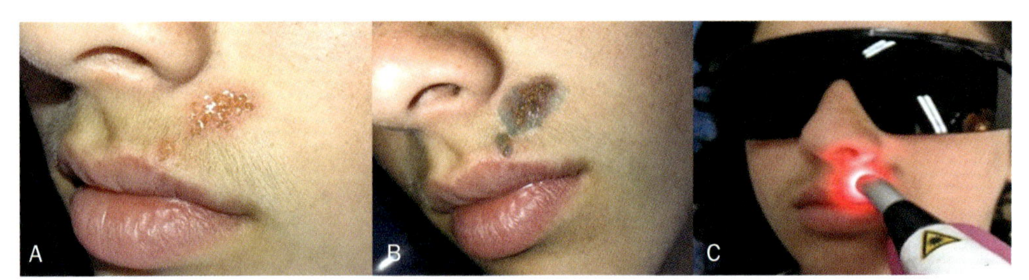

FIGURA 61 A. Lesões de herpes na região perioral em fase vesículo-bolhosa. B. Lesões com vesículas impregnadas com o fotossensibilizador. C. Irradiação com *laser* de baixa potência vermelho para realização de TFDa.

Assim que terminou a irradiação, o paciente descreveu sensação de "repuxar" na região da lesão e as vesículas tinham se rompido (Figura 62A). Após 24 horas, foi observada a formação de crosta (Figura 62B), e os sintomas haviam desaparecido, sendo observada efetividade da TFD na remissão das lesões e no conforto ao paciente (Figura 62C).

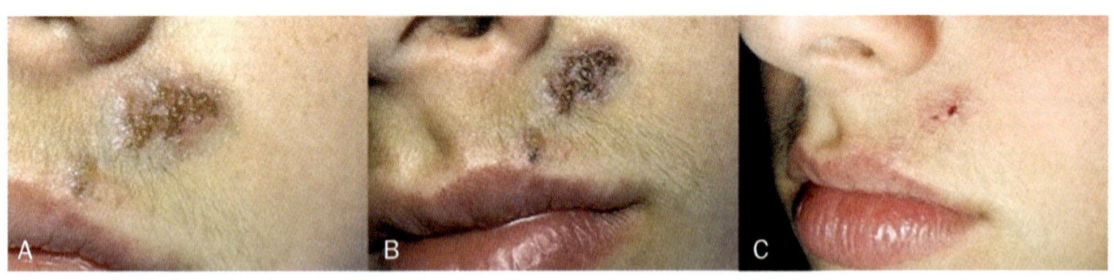

FIGURA 62 A. Vesículas rompidas. B. Formação de crosta. C. Aspecto da lesão após 24 horas da TFDa.

Fotobiomodulação e TFDa em escarlatina + queilite angular + herpes

▷ Caso clínico 23

(cedido pelo cirurgião-dentista Lucas Guimarães Rocha Jacinto)

Paciente do sexo feminino, 11 anos, após choque séptico com insuficiência respiratória aguda, evoluiu com inapetência, febre, odinofagia, tonsilite e sintomatologia dolorosa em cavidade bucal. Ao exame clínico extraoral, foram observadas lesões ulceradas compatíveis com lesões herpéticas em vermelhão dos lábios superior e inferior, bem como lesões crostosas na região de comissura labial, lesão ulcerada em comissura labial bilateral, sugestiva de queilite angular. Ao exame clínico intraoral, foi observada, ainda, lesão vegetante em dorso de língua, língua "em morango" vermelha, demais mucosas com aspecto dentro da normalidade e dentes hígidos (Figura 63).

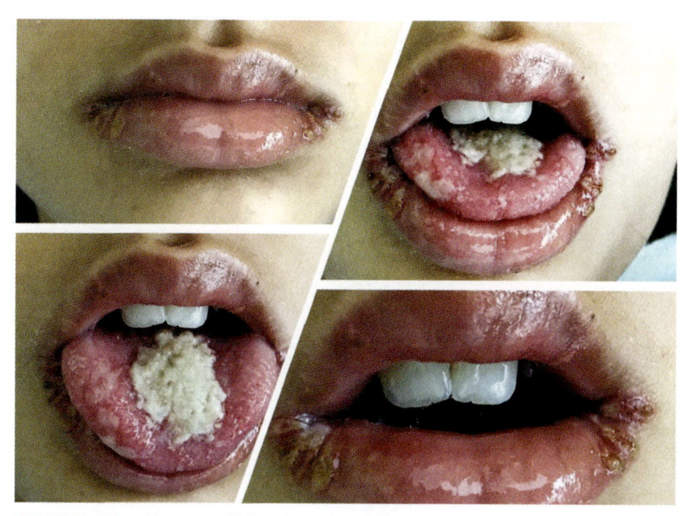

FIGURA 63 Exame clínico intra e extraoral. Na avaliação extraoral, foram observadas lesões ulceradas compatíveis com lesões herpéticas em vermelhão de lábios superior e inferior, enquanto, na avaliação intraoral, foi observada lesão vegetante em dorso de língua.

Diante do quadro clínico, o tratamento proposto foi fotobiomodulação com TFD. O tratamento foi iniciado com *laser* de baixa potência (Laser Duo, MMOptics, São Carlos), comprimento de onda vermelho (660 nm) ou infravermelho (808 nm), com irradiação pontual com energia de 3 J (30 segundos, 100 mW) em 6 pontos na borda lateral de língua, 3 pontos da mucosa labial, 3 pontos no vermelhão de lábio e 3 pontos na comissura labial. Na região de língua e comissura labial, foi realizada a TFD, aplicando o fotossensibilizador azul de metileno a 0,005% (Fórmula & Ação, São Paulo) sobre as lesões e aguardado o tempo de pré-irradiação de 3 minutos. Em seguida, foi realizada a irradiação com *laser* de baixa potência (Laser Duo, MMOptics, São Carlos), comprimento de onda vermelho (660 nm), de forma pontual com 6 J de energia (60 segundos, 100 mW), em 6 pontos na borda lateral da língua, 6 pontos sobre a crosta em dorso de língua e 3 pontos na comissura labial. A Figura 64 mostra o aspecto 4 horas após a primeira sessão de tratamento.

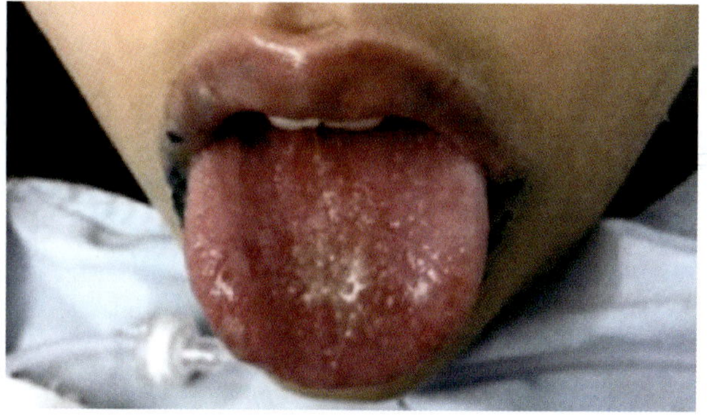

FIGURA 64 Aspecto 4 horas após a primeira sessão de irradiação com *laser* de baixa potência e de TFD.

A Figura 65 mostra a evolução clínica do tratamento 2 dias depois da primeira sessão e antes da segunda sessão. Na sequência, foi realizada a fotobiomodulação, seguida da TFD nos mesmos parâmetros da primeira sessão (Figura 66). A Figura 67 mostra o aspecto clínico 4 horas após a segunda intervenção.

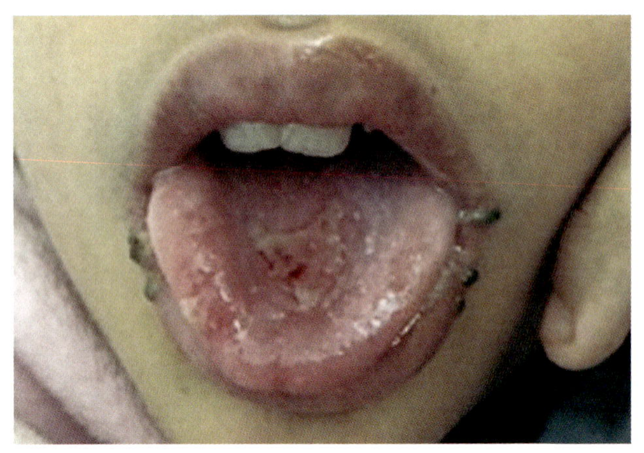

FIGURA 65 Aspecto clínico antes da segunda sessão.

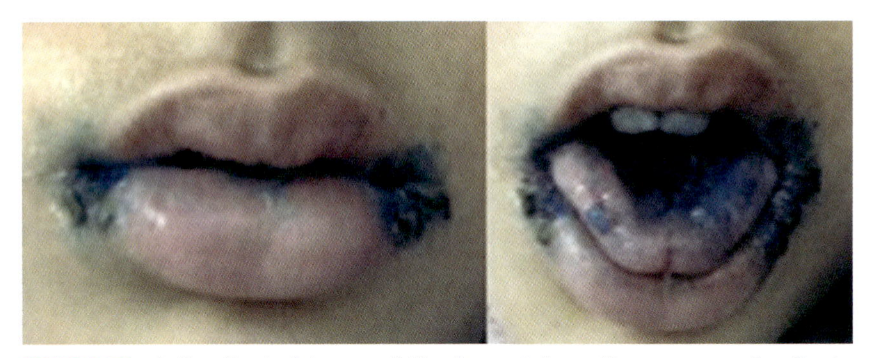

FIGURA 66 Aplicação do fotossensibilizador azul de metileno para realização da segunda sessão de tratamento.

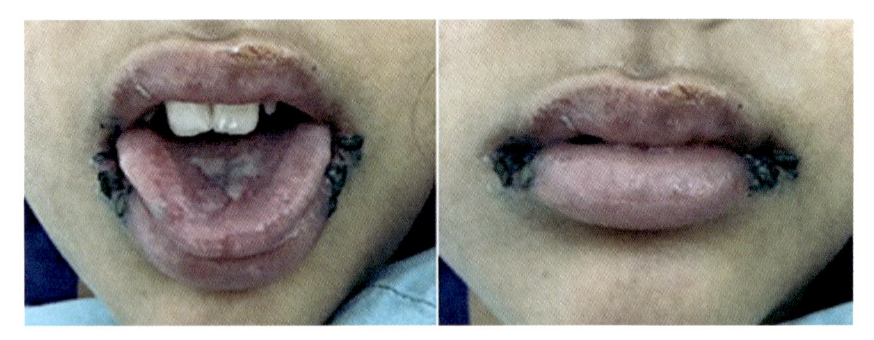

FIGURA 67 Aspecto clínico 4 horas após a segunda sessão.

A Figura 68 mostra o aspecto clínico após 2 sessões de tratamento, no dia seguinte. Nesse dia, foi realizada a terceira sessão de fotobiomodulação com *laser* de baixa potência (Laser Duo, MMOptics, São Carlos), comprimento de onda vermelho (660 nm) ou infravermelho (808 nm), com irradiação pontual com energia de 2 J (20 segundos, 100 mW) em 4 pontos do dorso de língua, 2 pontos na borda lateral direita de língua e 2 pontos na comissura labial bilateral. Em complementação, em outros locais foi realizada a TFD, aplicando o fotossensibilizador azul de metileno a 0,005% (Fórmula & Ação) sobre as lesões e aguardando o tempo de pré-irradiação de 3 minutos e irradiação com *laser* de baixa potência (Laser Duo, MMOptics, São Carlos), comprimento de onda vermelho (660 nm), de forma pontual com 8 J (80 segundos, 100 mW), em 4 pontos na região central de dorso de língua, 2 pontos bordas lateral de língua a direita e 2 pontos na comissura labial (Figura 69).

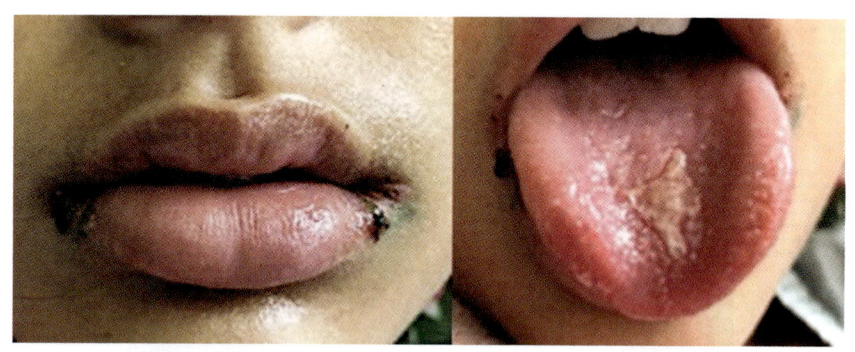

FIGURA 68 Aspecto clínico antes da terceira sessão, 3 dias após a primeira intervenção e 24 horas após a segunda sessão.

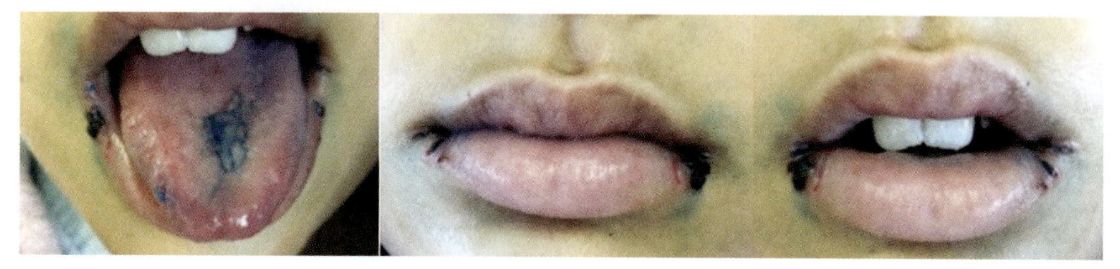

FIGURA 69 Aspecto clínico após a terceira sessão de tratamento.

Quatro dias depois da primeira sessão, foi registrado o aspecto clínico antes da quarta sessão (Figura 70) e, na sequência, foi realizada a fotobiomodulação com *laser* de baixa potência, infravermelho (808 nm), com irradiação pontual com energia de 2 J (20 segundos, 100 mW) em 4 pontos em dorso de língua, 2 pontos na borda lateral direita de língua. Foi realizada também a TFD, aplicando o fotossensibilizador azul de metileno a 0,005% e irradiação com *laser* de baixa potência vermelho (660 nm), de forma pontual, com 8 J (80 segundos, 100 mW), em 4 pontos na região central de dorso de língua, 2 pontos bordas lateral de língua a direita e 2 pontos na comissura labial.

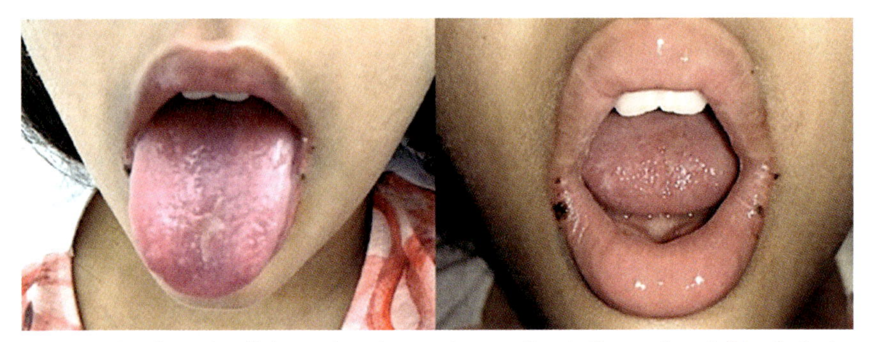

FIGURA 70 Aspecto clínico antes da quarta sessão, 4 dias após o início do tratamento.

Depois de 13 dias do início do tratamnto, pode-se observar o aspecto final do quadro clínico, com remissão total das lesões (Figura 71).

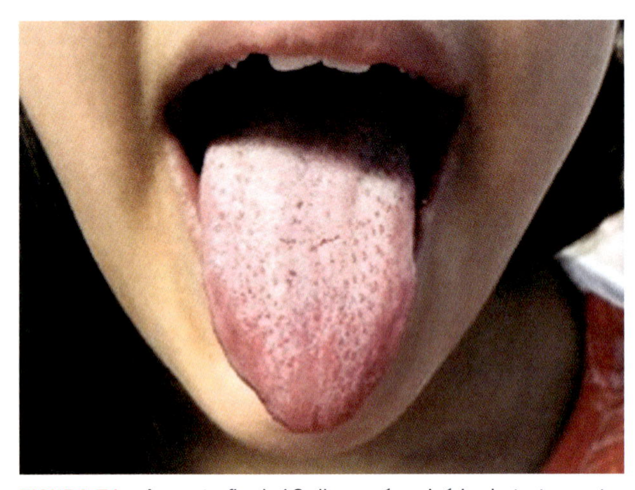

FIGURA 71 Aspecto final, 13 dias após o início do tratamento.

Mucosite bucal associada a candidíase

▷ Caso clínico 24

(cedido pela cirurgiã-dentista Melina Guedes Cavalcante)

Paciente do sexo masculino, com 6 anos, em tratamento oncológico no Hospital Estadual da Criança no Rio de Janeiro, com diagnóstico de leucemia linfoblástica aguda (LLA). O paciente apresentou mucosite grau 2 com candidíase associada no D22 da fase 1 do protocolo 2 de quimioterapia do Grupo Europeu Berlim-Frankfurt-Münster (BFM 02), 6 dias após infusão dos quimioterápicos vincristina e doxorrubicina. Apresentava dor, especialmente durante a alimentação (Figura 72).

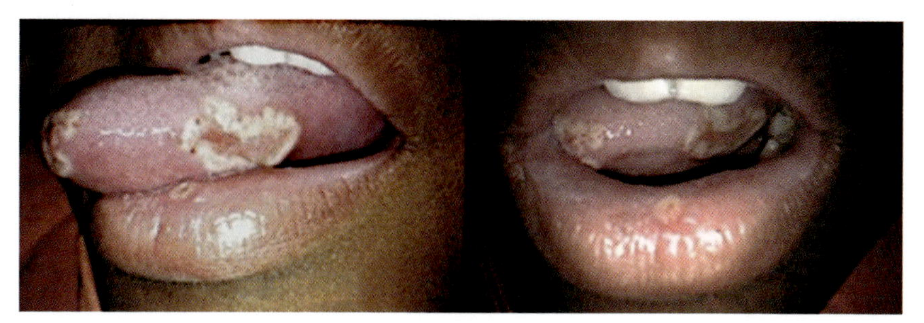

FIGURA 72 Exame clínico intrabucal. Presença de lesões de mucosite grau 2 associada a candidíase.

Foi proposta a realização da TFDa, com fotossensibilizador azul de metileno a 0,01% (Chimiolux) sobre a lesão. Depois de aguardado o tempo de pré-irradiação de 5 minutos (Figura 73), realizou-se a irradiação com *laser* de baixa potência (Therapy XT, DMC, São Carlos), comprimento de onda vermelho (660 nm), irradiação pontual (6 J, 60 segundos, 100 mW) sobre a lesão. O tratamento proposto foi realizado por 3 dias seguidos. No 3º dia, o paciente conseguia se alimentar sem dor. Em 1 semana, as lesões se apresentavam em franca regressão (Figura 74) e, em 10 dias, estavam totalmente cicatrizadas (Figura 75). A TFD mostrou-se eficaz no tratamento da mucosite oral infectada por *Candida*, sendo bem aceita pelo paciente, sem apresentar efeitos colaterais.

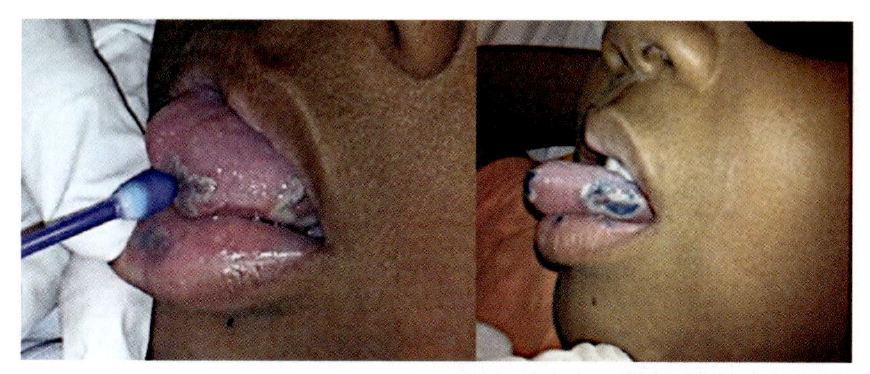

FIGURA 73 Aplicação do fotossensibilizador azul de metileno para realização da TFD.

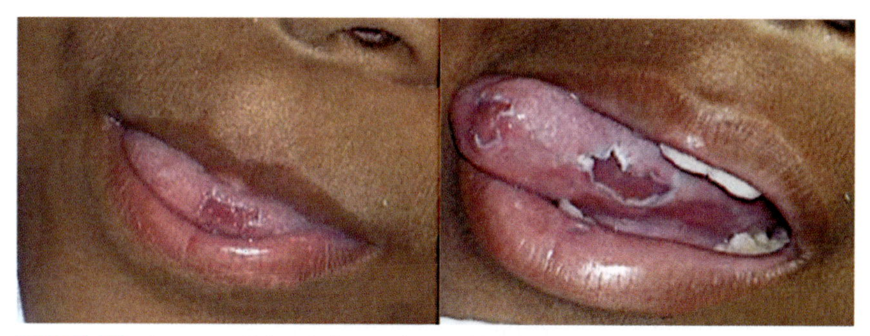

FIGURA 74 Aspecto clínico 3 dias após o início do tratamento.

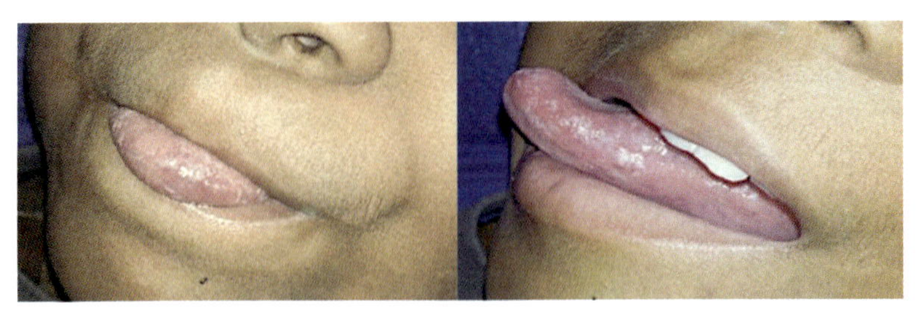

FIGURA 75 Aspecto clínico final após 10 dias de tratamento.

Redução microbiana bucal

▷ Caso clínico 25

(cedido pelos cirurgiões-dentistas Alessandra Baptista e Ricardo S. Navarro)

Paciente do sexo masculino, 9 anos, compareceu à Clínica de Odontopediatria da Universidade Brasil, acompanhado pela mãe, para tratamento clínico.

Após anamnese, exame clínico, avaliação do diário alimentar e dos hábitos de higiene do paciente, foi indicado, além da orientação de higiene e profilaxia com pedra pomes, a redução de microrganismos orais por meio da TFDa.

Como fotossensibilizador, foi usado o evidenciador de placa eritrosina solução na concentração final de 5 mcM (Fórmula & Ação, São Paulo, Brasil) (Figura 76), associado ao LED de emissão azul (l = 455 ± 30 nm; MM Optics, São Carlos, Brasil).

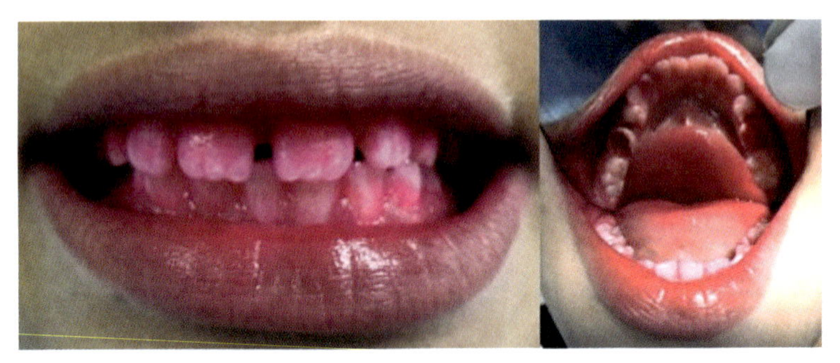

FIGURA 76 Uso do evidenciador de placa eritrosina como fotossensibilizador para o tratamento com a TFDa.

Em relação aos procedimentos clínicos, o paciente bochechou 20 mL (2 doses de 10 mL) da solução fotossensibilizante por 1,5 minuto cada. Após a eliminação completa das soluções, sem enxágue com água, foram aguardados 5 minutos como tempo de pré-irradiação. Após esse período, o LED azul foi introduzido na cavidade bucal para ativar a eritrosina por 5 minutos (Figura 77). O equipamento de LED foi higienizado com álcool 70% e sua ponteira foi protegida com papel filme antes do procedimento. A luz azul, em baixas densidades de energia e aplicada no modo não contato, não promove nenhum efeito adverso. Quanto ao fotossensibilizador utilizado, a eritrosina usada como evidenciador de placa, em baixas concentrações, não apresenta citotoxicidade ao organismo e não gera manchamento dos dentes.

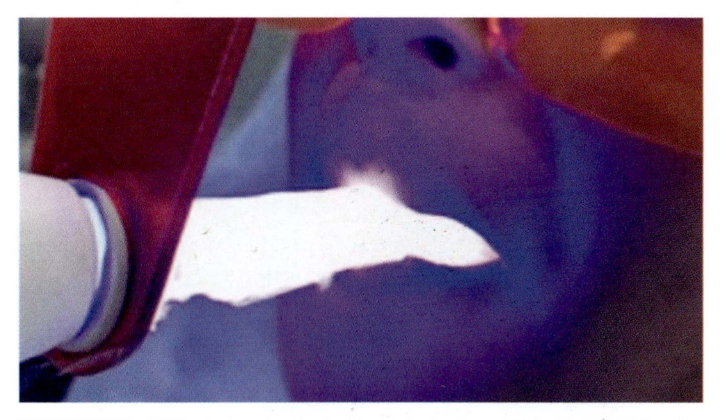

FIGURA 77 LED de emissão azul associado ao fotossensibilizador eritrosina na descontaminação bucal.

Os resultados microbiológicos de coletas de saliva antes e imediatamente após o procedimento mostraram redução significativa de microaerófilos totais.

Terapia fotodinâmica antimicrobiana em lesão de cárie

▷ Caso clínico 26

(cedido pelos cirurgiões-dentista: Sergio Luis Pinheiro e Karina Villalpando)

Paciente apresentou-se na Clínica Infantil da PUC-Campinas com lesões de cárie profunda nos dentes 85 e 84 (Figura 78). Relatava sintomatologia dolorosa estimulada pelo frio. Optou-se pelo capeamento pulpar indireto com a remoção seletiva da lesão de cárie até próximo da polpa (Figura 79).

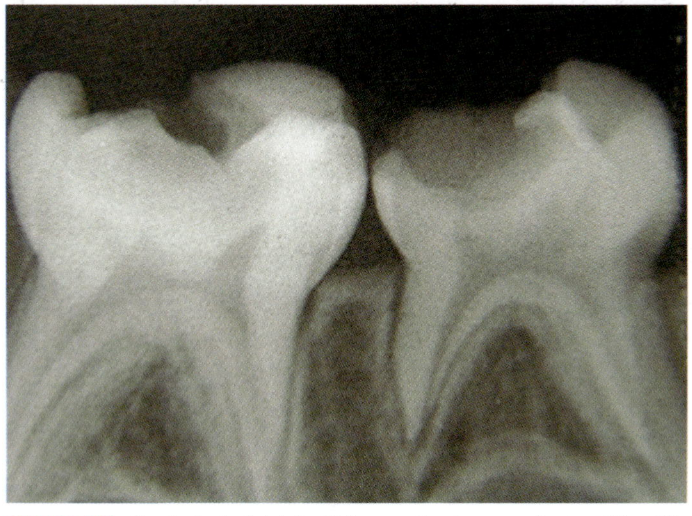

FIGURA 78 Radiografia inicial. Cáries profundas nos dentes 84 e 85.

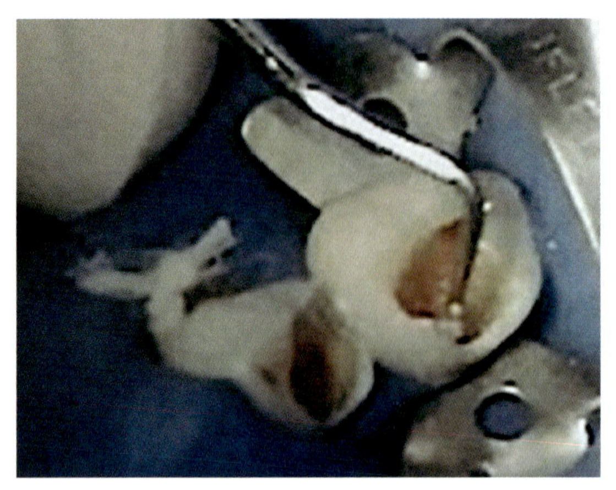

FIGURA 79 Remoção seletiva do tecido cariado.

Para auxiliar na redução microbiana da dentina afetada remanescente, foi realizada a TFD. Foi aplicado o fotossensibilizador azul de metileno 0,005% por 5 minutos na cavidade. Foi feita a irradiação com *laser* de baixa potência (Flash Lase III, DMC, São Carlos, SP, Brasil), comprimento de onda 660 nm, potência 100 mW, energia de 4 J, por 40 segundos, densidade de energia de 142 J/cm^2 (Figura 80).

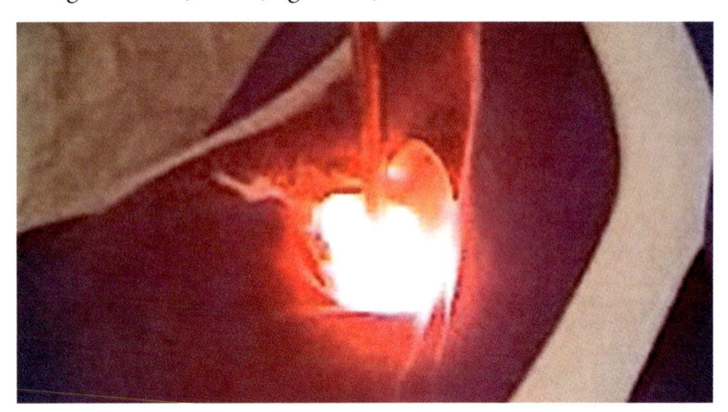

FIGURA 80 Redução microbiana após aplicação de terapia fotodinâmica na dentina cariada.

A restauração foi feita com cimento de ionômero de vidro e resina composta utilizando a técnica da ativação. No acompanhamento radiográfico de 3 e 6 meses, foi possível observar a paralisação da lesão de cárie com formação de dentina reacional indicando o sucesso do capeamento pulpar indireto utilizando a TFD como recurso adicional para a desinfecção cavitária.

A TFD pode ser utilizada para a redução microbiana no capeamento pulpar indireto com objetivo de auxiliar no controle das injúrias pulpares causadas por bactérias e toxinas remanescentes na cavidade.

REFERÊNCIAS BIBLIOGRÁFICAS

1. Navarro RS, Gontijo I, Haypek P, Eduardo CP. Lasers em Odontopediatria. 877-908 p. In: Correa MSPN. Odontopediatria na primeira infância. São Paulo: Santos, 2009.
2. Olivi G, Genovese MD, Caprioglio C. Evidence – based dentistry on laser paediatric dentistry [review and Outlook]. Eur J Paediatr Dent. 2009;10(1):29-40.
3. Freitas PM. Mendes FM, Braga MM, Ferreira LS, Navarro RS. Aplicações clinicas dos lasers em odontopediatria. Cap 11 147-170. In: Eduardo CP. Lasers em odontologia. Fundamentos de odontologia. Coord Crivello Jr O. Rio de Janeiro: Guanabara Koogan, 2010.
4. Eduardo CP, Navarro, RS, Gontijo, I, Haypek, P, Correa, MSNP. Utilização clínica do laser em Odontopediatria. In: Gutknecht, N, Eduardo, CP. A Odontologia e o Laser. Quintessence Editora, pp. 241-262, 2004.
5. Sant´Anna GR, Alves M, Brugnera Jr A. Os primeiros mil dias da criança e o laser. 60-67p. In: Brugnera Jr A, Zani F, Namour S, Shibli JA. Laser em odontologia: de clinico para clinico. São Paulo: VM Cultural, 2019.
6. Pendyala C, Tiwari, RVC, Dixit H, Augustine V, Baruah Q, Baruah K. A contemporany apprise on lasers and its applications in dentistry. International Journal of Oral Health and Medical Research. 2017; 4(2): 47-51.
7. Baptista A, Nunez SC. Terapia Laser de baixa potência na Odontopediatria. 175-188 p. In: Garcez A., Ribeiro MS, Nunez SC. Laser de baixa potência: princípios básicos e aplicações clinicas na odontologia. Rio de Janeiro: Elservier, 1 ed. 2012.
8. Garcez A., Sant'Anna G., Fregnani E. Terapia fotodinâmica antimicrobiana: aplicação clínica em dentística, endodontia e odontopediatria. 215-232 p. In: Nunez SC, Ribeiro MS, Garcez A. PDT-Terapia fotodinâmica antimicrobiana na odontologia. Rio de Janeiro: Elservier, 2 ed. 2019. 312p.
9. Lawrence, K. Photobiomodulating lasers and children's dental care. J Laser Dent. 2009;17(3):125-130.
10. Kotlow L. Lasers and soft tissue treatments for the pediatric dental patient. Alpha Omegan. 2008;101(3):140-51.
11. Convissar RA. Principles and Practice of Laser Dentistry. Missouri: Ed. Mosby Elsevier, 2011. p. 328.
12. Parkins, F. Lasers in pediatric and adolescent dentistry. Dent. Clin. North Am. 2000; 44(4): 821-830.
13. Bussadori SK, Gonçalves MLL, Motta ACC, Motta LJ, Horliana ACRT. 58-165p. In: Brugnera Jr A, Zani F, Namour S, Shibli JA. Laser em odontologia: de clinico para clinico. São Paulo: VM Cultural, 2019. 352p.
14. Myaki, S.I.; Tanji, E.Y. Métodos de preparos cavitários atraumáticos no tratamento da doença cárie: o uso do laser. In: Cardoso, R.; Gonçalves, E. Odontologia- Arte, Ciência, Técnica. 20 CIOSP. São Paulo: Artes Médicas 2002, Cap. 24, p. 463-475.
15. Navarro, R. S.; Lago, A. D. N.; Bonifacio, Clarissa C; Mendes, F. M.; Freitas, Patricia M De; Baptista, A.; Nunez, S. C.; Matos, A. B.; Imparato, José C P. Evaluation of enamel mineral loss around cavities prepared by Er,Cr:YSGG laser and restored with different materials after an acid challenge. In: SPIE BiOS, 2018, São Francisco. Proceedings SPIE Vol. 10473: Lasers in Dentistry XXIV, 104730O.
16. Navarro RS, Freitas PM, Ferreira LS, Luiz AC, Silveira BL, Tashima AY. Aplicações clinicas dos lasers em sulcos e fissuras: uma visão crítica. In: Imparato JCP, Raggio DP, Mendes FM. Selantes de fóssulas e fissuras: Quando, Como e Por quê? São Paulo: Santos, 2008.
17. Zanin F, Brugnera Jr A, Navarro RS, Sibli JA, Brugnera AP, Cassoni A. Utilização clínica de laser de érbio (Er,Cr:YSGG e Er: YAG) em odontologia minimamente invasiva. 90-109p. In: Brugnera Jr A, Zani F, Namour S, Shibli JA. Laser em odontologia: de clinico para clinico. São Paulo: VM Cultural, 2019. 352p.
18. Groisman S, Brugnera Jr A, Sibli JA, Brugnera Jr AP, Bissoli CZ, Cassoni A, Zanin F. Laser na promoção de saúde e Odontopediatria. 324-339p. In: Brugnera Jr A, Zanin F, Namour S, Shibli JA. Laser em odontologia: de clinico para clinico. São Paulo: VM Cultural, 2019. 352p.

19. Freitas PM, Simoes A. Lasers in dentistry: guide for clinical practice. Singapore: Willey Blackwell, 2015.
20. Kotlow L. Lasers and soft tissue treatments for the pediatric dental patient. Alpha Omegan. 2008;101(3):140-51.
21. Vitale M. Cirurgia em Odontopediatria- uma nova abordagem com laserterapia. 280-287p. In: Brugnera Jr A, Zani F, Namour S, Shibli JA. Laser em odontologia: de clinico para clinico. São Paulo: VM Cultural, 2019. 352p.
22. Meneguzzo DT, Almeida-Lopes L, Ribeiro MS. Terapia laser de baixa potência na reparação tecidual. 68-78p. In: Garcez A., Ribeiro MS, Nunez SC. Laser de baixa potência: princípios básicos e aplicações clinicas na odontologia. Rio de Janeiro: Elservier, 1 ed. 2012.
23. Moreira LA, Santos MTBR, Campos VF, Genovese WJ. Efficiency of laser therapy applied in labial traumatism of patients with spastic cerebral palsy. Braz Dent J. 2004;15 Spec:SI-29-SI-33.
24. Fernandes KPS, Ferrari AGM, França CM. Biofotônica: conceitos e aplicações. São Paulo: Universidade Nove de Julho, 2017. 249 p
25. Godoy BM, Arana-Chavez VE, Núñez SC, Ribeiro MS. Effects of low-power red laser on dentine-pulp interface after cavity preparation. An ultrastructural study. Arch Oral Biol. 2007;52(9):899-903.
26. De Souza TO, Martins MA, Bussadori SK, Fernandes KP, Tanji EY, Mesquita-Ferrari RA, et al. Clinical evaluation of low-level laser treatment for recurring aphthous stomatitis. Photomed Laser Surg. 2010 Oct;28 Suppl 2:S85-8
27. Navarro R, Marquezan M, Cerqueira DF, Silveira BL, Corrêa MS. Low-level-laser therapy as an alternative treatment for primary herpes simplex infection: a case report. J Clin Pediatr Dent. 2007;31(4):225-8.
28. Bello-Silva MS, de Freitas PM, Aranha AC, Lage-Marques JL, Simões A, de Paula EC. Low- and high-intensity lasers in the treatment of herpes simplex virus 1 infection. Photomed Laser Surg. 2010;28(1):135-9.
29. Carvalho RR, de Paula EF, Ramalho KM, Antunes JL, Bezinelli LM, de Magalhães MH, Pegoretti T, de Freitas PM, de Paula EC. Effect of laser phototherapy on recurring herpes labialis prevention: an in vivo study. Lasers Med Sci. 2010;25(3):397-402.
30. Furtado GS, Lago AN. Associação e terapia fotodinâmica e a terapia de fotobiomodulação para tratamento das lesões de herpes simples. 248-255p. In: Brugnera Jr A, Zani F, Namour S, Shibli JA. Laser em odontologia: de clinico para clinico. São Paulo: VM Cultural, 2019. 352p.
31. Abramoff MM, Lopes NN, Lopes LA, Dib LL, Guilherme A, Caran EM, Barreto AD, Lee ML, Petrilli AS. Low-level laser therapy in the prevention and treatment of chemotherapy-induced oral mucositis in young patients. Photomed Laser Surg. 2008; 26(4):393-400.
32. Eduardo FP, Bezinelli L, Luiz AC, Correa L, Vogel C, Eduardo CP. Severity of oral mucositis in patients undergoing hematopoietic cell transplantation and an oral laser phototherapy protocol: a survey of 30 patients. Photomed Laser Surg. 2009;27(1):137-44.
33. Baptista A, Kato IT, Prates RA, Suzuki LC, Raele MP, Freitas AZ, Ribeiro MS. Antimicrobial photodynamic therapy as a strategy to arrest enamel demineralization: a short-term study on incipient caries in a rat model. Photochem Photobiol. 2012; 88(3):584-9.
34. Navarro RS, Eduardo CP, Zezell DM, Ribeiro MS. Terapia fotodinâmica no tratamento restaurador atraumático. In: Imparato JCP. ART- tratamento restaurador atraumático. São Paulo: Maio. 2005
35. Eduardo CP; Bello-Silva MS; Ramalho KM; Lee EMR; Aranha ACC. A terapia fotodinâmica como benefício complementar na clínica odontológica. Rev Assoc Paul Cir Dent. 2015; 69(3):226-35
36. Sant`Anna GR, Duarte DA. Antimicrobial photodynamic therapy for carious tissue. 80-87p. In: Freitas PM, Simoes A. Lasers in dentistry: guide for clinical practice. Singapore: Willey Blackwell, 2015.

12

Aplicações da fotobiomodulação e da terapia fotodinâmica antimicrobiana em estomatologia

Andrea N. Lago
Letícia Lang Bicudo
Larissa Agatti
André Luis Santana de Freitas
Paulo de Camargo Moraes
Victor Montalli

INTRODUÇÃO

A estomatologia bucal é uma área da odontologia que foi regulamentada e reconhecida pelo Conselho Federal de Odontologia (CFO) em 1992, tendo sido criada para substituir a extinta disciplina de Patologia e Terapêutica Aplicadas, que servia de elo entre as disciplinas básicas e as de aplicação ou clínicas. Portanto, a estomatologia tem como finalidade prevenir, diagnosticar e tratar as doenças da cavidade bucal e do complexo maxilomandibular, as manifestações bucais de doenças sistêmicas e as repercussões bucais do tratamento antineoplásico, ou que possam exercer alguma influência ou interação negativa com o tratamento odontológico[1].

Vários são os processos patológicos que acometem o sistema estomatognático ou as superfícies cutâneas da face, e eles podem se apresentar clinicamente como alterações morfológicas nestes tecidos. Dentre estas lesões fundamentais, encontram-se ulcerações, vesículas, manchas, pápulas, nódulos, pústulas, entre outras, cabendo ao cirurgião dentista estomatologista prevenir, identificar e tratar estas lesões.

Geralmente, as patologias orais se apresentam como lesões localizadas e de pouca profundidade, o que as coloca em posição ideal para o uso da luz em seu tratamento. A fotobiomodulação (FBM) com diodos emissores de luz (LED, do inglês *light-emiting diodes*) ou *lasers* de baixa potência, com seus efeitos analgésico, anti-inflamatório e angiogênico, pode ser empregada para a terapêutica destas lesões, assim como a terapia fotodinâmica (TFD), dada a facilidade de aplicação dos fotossensibilizadores e fácil acesso às fontes de luz[2].

Mais ainda, tecnologias ópticas podem ser utilizadas para identificação e auxílio no diagnóstico de lesões orais e orofaciais (ver Capítulo 16 – Diagnóstico Óptico em Odontologia) e também em caso de remoção cirúrgica ou biópsias excisionais. Os *lasers* de alta potência podem ser empregados para a remoção destas lesões sem comprometer o tecido, possibilitando, assim, seu estudo anatomopatológico (ver Capítulo 2 – Cirurgia).

Neste capítulo, será apresentada uma série de casos clínicos que descrevem as aplicações dos *lasers* de baixa potência e da terapia fotodinâmica antimicrobiana (TFDa) no tratamento e na prevenção de lesões orais.

TERAPIA FOTODINÂMICA ANTIMICROBIANA NO TRATAMENTO DE HERPES SIMPLES

A infecção herpética é causada pelo vírus herpes humano (HSV), que pertence à família *Herpes viridae* e à subfamília *Alphaherpesvirinae*. Pode ser classificada em tipo 1 ou tipo 2. Em teoria, o vírus herpes simples tipo 1 (HSV-1) é o responsável por acometer principalmente a região orofacial, enquanto o HSV-2 é encontrado com mais frequência na região genital[3].

O HSV-1 é transmitido, predominantemente, pela saliva e possui grande número de pessoas acometidas em todo o mundo. Este vírus é o responsável por acarretar um dos problemas estomatológicos mais comum, o herpes labial. Entretanto, outros locais da cavidade bucal também podem ser afetados, como a gengiva e a mucosa oral. Geralmente, a infecção primária ocorre na tenra idade.

Embora a gengivoestomatite herpética ocorra mais comumente em crianças de 6 meses a 5 anos, também pode ocorrer em adultos. O HSV-1 geralmente é transmitido por contato direto ou por gotículas de secreções orais ou lesões de um indivíduo assintomático ou sintomático. Depois que um paciente é infectado pelo vírus, a infecção pode ocorrer novamente na forma de herpes labial, com reativação intermitente ocorrendo ao longo da vida.

A literatura sobre o assunto relata que a manifestação clássica da doença é um aglomerado bem localizado de vesículas ao longo do lábio ou pele adjacente. A pessoa acometida, em geral, apresenta algia, rubor e prurido. Por volta de 24 a 48 horas após seu surgimento, as vesículas começam a romper, ulcerando e iniciando uma nova fase da manifestação bucal, a fase da crosta. Nas semanas seguintes, entre 10 e 14 dias, há a cicatrização natural da lesão[4].

A taxa de vírus excretado é maior nas primeiras horas de formação das vesículas, resultando no momento mais crítico para haver a transmissão por meio de contato direto entre um indivíduo contaminado e um saudável. Outra forma de contrair o vírus é via objetos contaminados e compartilhados entre as pessoas, como pratos, talheres e barbeadores.

A infecção pode permanecer latente por longos períodos. Entretanto, há fatores que influenciam a sua manifestação, como queda de imunidade da pessoa já infectada, excessiva exposição à radiação ultravioleta, fadiga, trauma local e condições sistêmicas específicas. Atualmente, sabe-se que o estresse também desempenha um importante papel desencadeador na suscetibilidade do indivíduo à manifestação clínica da patologia.

O vírus é envolvido e possui um genoma de DNA linear de dupla fita. O HSV-1 é o principal responsável por infecções orais, oculares e faciais, pois possui um tropismo para o epitélio oral. Embora a maioria dos casos de gengivoestomatite herpética esteja associada à infecção pelo HSV-1, foram relatados alguns casos em adultos nos quais o HSV-2 foi isolado das lesões orais. A infecção oral pelo HSV-2 provavelmente é transmitida por contato orogenital, e também foi observada em pacientes HIV positivos e em pacientes submetidos a terapia imunossupressora[5].

Em pacientes imunocompetentes, a lesão herpética, geralmente, é branda e com extensão limitada. Entretanto, pode vir acompanhada por febre, náusea e outros desconfortos. Já os pacientes imunodeprimidos, como é o caso de portadores de HIV, diabéticos descontrolados, transplantados e em tratamento de neoplasias, o herpes costuma se manifestar com mais frequência, uma vez que há um déficit em seu sistema imunológico.

Por ser uma patologia que compromete a estética, buscam-se alternativas inovadoras que não ocasionem resistência microbiana, como é o caso dos fármacos antivirais usados no tratamento da doença. Um dos componentes mais importantes no tratamento da gengivoestomatite herpética é a hidratação. A hidratação adequada é frequentemente alcançada com o controle da dor; assim, analgésicos como paracetamol e enxágue bucal são incentivados para tornar o paciente mais confortável e promover a ingestão de líquidos.

Proporcionando melhor qualidade de vida ao paciente, as fototerapias têm sido difundidas na literatura, uma vez que apresentam resultados eficientes, rápidos e, ainda, sem uma aplicação dolorosa ao paciente. Dependendo da fase da doença, pode-se usar a TFDa ou a terapia de FBM, que são fototerapias com o uso do *laser* de baixa potência. Na fase de vesícula, pode-se utilizar a TFDa, que atua diretamente contra o vírus do herpes[6].

A seguir, serão apresentados casos clínicos com aplicação do *laser* de baixa potência para o tratamento da sintomatologia do herpes, utilizando os principais protocolos e parâmetros clínicos para o tratamento dessa condição.

▷ Caso clínico 1

Paciente do sexo feminino, 41 anos, compareceu ao projeto de extensão Laserterapia na Odontologia, do Curso de Odontologia da Universidade Federal do Maranhão (UFMA), queixando-se de lesões na região do lábio superior.

Durante a anamnese, a paciente relatou sintomatologia dolorosa e, no exame físico, constatou-se a presença de vesículas em formato de cachos, rubor e prurido bilateralmente no lábio superior e comissuras labiais, caracterizando-se como herpes simples labial (HSV-1) em fase de vesícula. Constatou-se também a limitação da abertura bucal, dificuldade na alimentação e constrangimento nas relações interpessoais (Figura 1). A paciente relatou que havia utilizado aciclovir tópico.

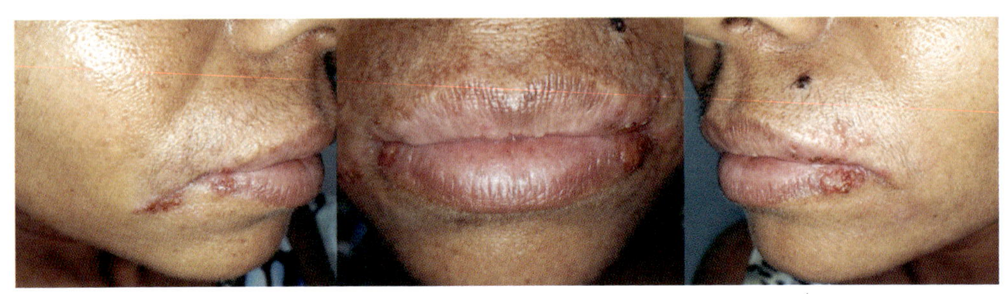

FIGURA 1 Aspecto inicial da lesão. Observa-se o aspecto das vesículas na região das comissuras e aspecto frontal.

Como as vesículas são preenchidas com líquido viral altamente contagioso e infeccioso, optou-se pelo tratamento da manifestação clínica com a TFDa. O tratamento iniciou-se com a drenagem das vesículas cuidadosamente com agulha estéril no sentido horizontal (Figura 2).

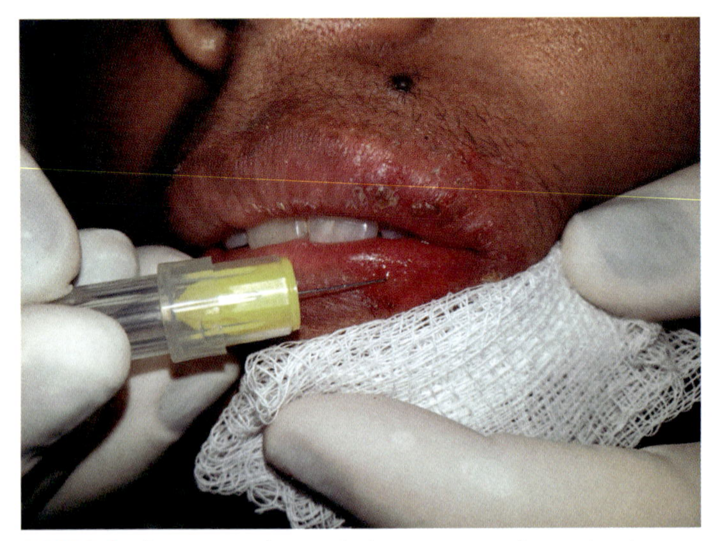

FIGURA 2 Drenagem das vesículas com a ponta romba de uma agulha estéril.

Concomitantemente, houve a limpeza da secreção com gaze estéril evitando o espalhamento do líquido viral. Houve a aplicação do fotossensibilizador azul de metileno (Pharma Blue 10, MMO, São Carlos-SP, Brasil) por toda a extensão da lesão com auxílio de um pincel descartável (Figura 3) e esperou-se o tempo pré-irradiação de 3 minutos.

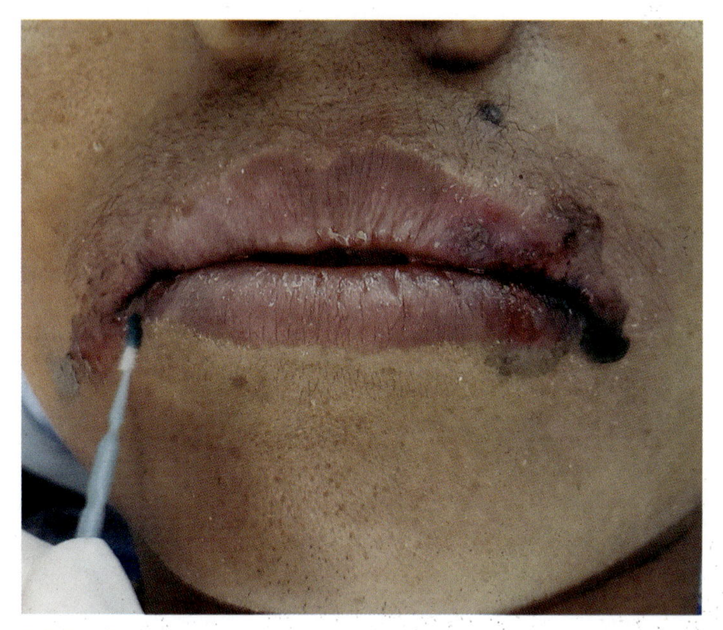

FIGURA 3 Aplicação do fotossensibilizador.

Após este período, houve a irradiação da lesão com o *laser* de diodo de baixa potência (Figura 4) (Twin Flex, MMO, São Carlos-SP, Brasil) com os seguintes parâmetros em cada ponto: comprimento de onda 660 nm; 100 mW de potência; e 9 J de energia, 90 s. Foram irradiados 6 pontos em cada lado, de acordo com as regiões acometidas pelas lesões (Tabela 1).

TABELA 1 Parâmetros do *laser* utilizado no tratamento de herpes simples

Laser	**Diodo**
Comprimento de onda	660 nm
Fotossensibilizador	Azul de metileno a 300 mcM
Potência	100 mW
Energia	9 J

Após 24 horas, a paciente retornou à clínica e foi possível notar que as lesões tinham mudado da fase de vesícula para a fase de crosta. A paciente não sentia mais dor nem incômodo nas regiões afetadas (Figura 5).

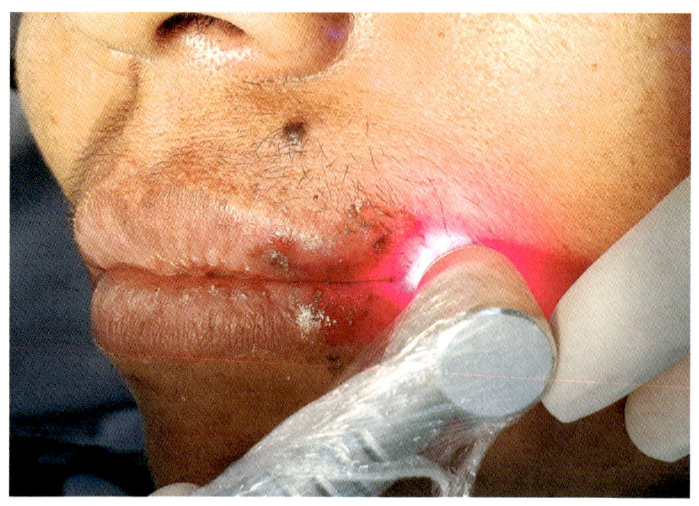

FIGURA 4 Irradiação com *laser* de baixa potência (Twin Flex, MMOptics) no comprimento de onda vermelho.

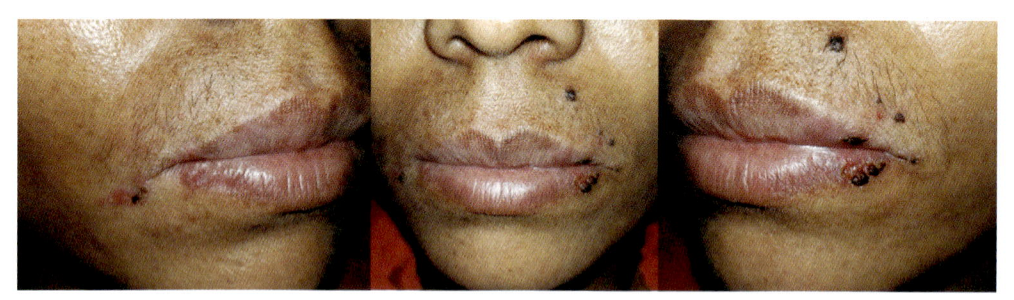

FIGURA 5 Aspecto das lesões 24 horas após a terapia fotodinâmica, sendo possível notar a formação das crostas.

Ao final de 7 dias da aplicação da TFDa, a paciente retornou à clínica, e as lesões se encontravam quase todas cicatrizadas e sem aparecimento de novas vesículas, além de melhora na aparência e recuperação da autoestima pela paciente (Figura 6).

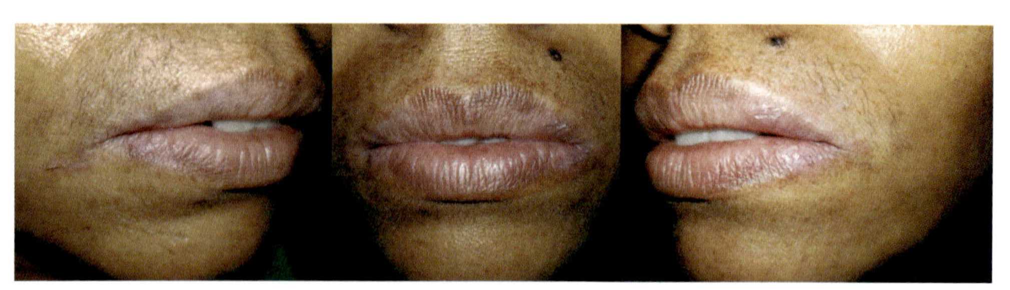

FIGURA 6 Aspecto final após 7 dias da realização da terapia fotodinâmica.

▷ Caso clínico 2

Paciente do sexo feminino, 31 anos, compareceu ao consultório odontológico queixando-se de lesões na região do lábio superior, com dor e edema local (Figura 7).

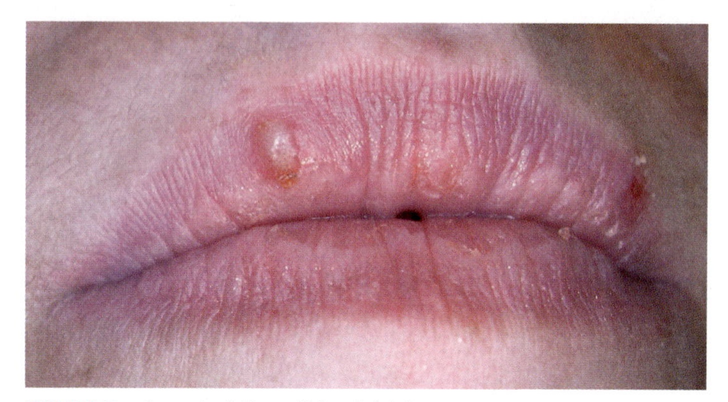

FIGURA 7 Característica clínica inicial.

O tratamento proposto para a paciente foi de drenagem da lesão de herpes e TFDa (Figura 8). Foi realizada a drenagem delicada da lesão de herpes, utilizando uma agulha de anestesia curta, seguida de secagem com gaze estéril. Após a drenagem, foi utilizado azul de metileno a 0,01% por 5 minutos (tempo de pré-irradiação), com posterior irradiação com *laser* de baixa potência, utilizando o Twin Laser MMOptics, no comprimento de onda de 660 nm, potência de 40 mW, pelo tempo de 90 segundos/ponto, energia de 3,6 J e densidade de energia de 90 J/cm^2 (Tabela 2).

Após uma sessão de tratamento, a paciente apresentou regressão da lesão, com diminuição importante do edema e cicatrização completa em 7 dias (Figura 9).

TABELA 2 Parâmetros do *laser* utilizado no tratamento de herpes simples

Laser	**Diodo**
Comprimento de onda	660 nm
Fotossensibilizador	Azul de metileno a 300 mcM
Potência	40 mW
Energia	3,6 J

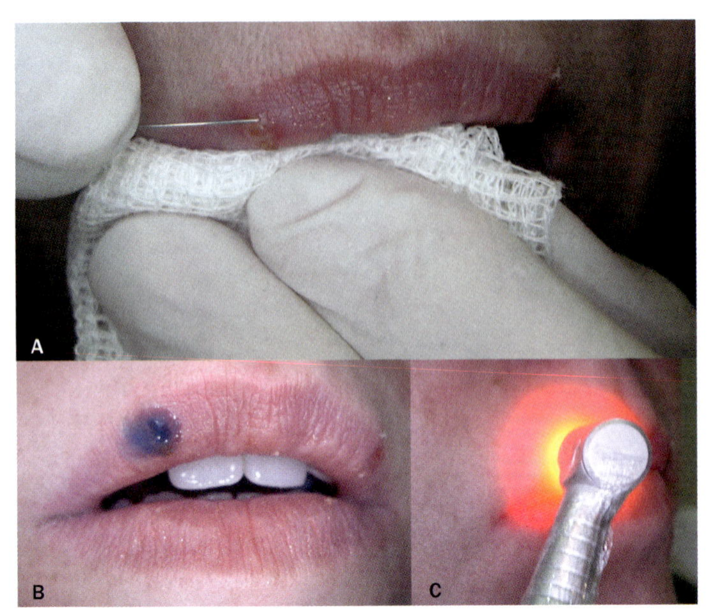

FIGURA 8 A. Rompimento e drenagem da lesão utilizando agulha de anestésico e gaze. B. Aplicação do fotossensibilizador azul de metileno a 0,01%. C. Aplicação do *laser* de baixa potência, emitindo 660 nm, 40 mW e 3,6 J.

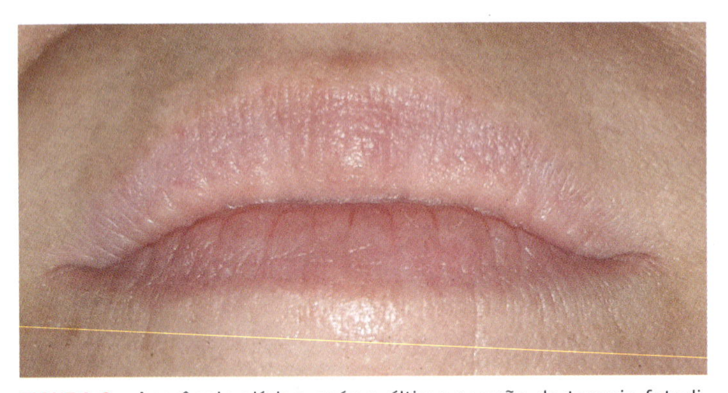

FIGURA 9 Aparência clínica após a última sessão de terapia fotodinâmica demonstrando regressão total da situação inicial.

USO DE TFDa NO TRATAMENTO DE OSTEONECROSE ASSOCIADA A MEDICAMENTOS

A osteonecrose dos maxilares relacionada à medicação é uma complicação proeminente relacionada à região maxilofacial decorrente do uso de medicamentos que possuem agentes antirreabsortivos e agentes antiangiogênicos. Por serem medicamentos que afetam diretamente o metabolismo ósseo, podem causar necrose caso haja lesão que necessite de reparo tecidual. Para realizar o diagnóstico de osteonecrose associada a medicação, é preciso ter exposição óssea, acompanhada ou não de dor por pelo menos 6 semanas. Pode haver secreção purulenta, edema e fístula intra e extraoral, e o osso não pode ter sido submetido a radioterapia prévia[7].

Essas lesões normalmente possuem um tratamento difícil e, por vezes, demandam manobras cirúrgicas invasivas, já que o processo reparativo do osso está prejudicado.

Os casos de osteonecrose normalmente são atribuídos ao uso contínuo de medicações denominadas bisfosfonatos, por exemplo o aledronato e o ácido zoledrônico, que possuem a função antirreabsortiva por causarem a apoteose dos osteoclastos. Entretanto, sabe-se atualmente que outras classes medicamentosas podem contribuir para a causa dessa lesão, destacando-se a terapia alvo, como o denosumabe que é um medicamento dessa classe muito utilizado no tratamento de pacientes oncológicos[8].

Existem alguns fatores de risco estabelecidos para a osteonecrose na literatura, e o principal deles é a administração endovenosa de bifosfonatos. Vale citar também o tempo de uso desse tipo de medicamento: quanto maior o tempo de administração, maior poderá ser o risco de o paciente desenvolver osteonecrose. Além disso, intervenções cirúrgicas que necessitam de reparo em região de ossos gnáticos em pacientes submetidos ou em tratamento com essas classes de medicamento podem constituir um fator de risco para a manifestação da osteonecrose[9].

O processo da osteonecrose medicamentosa caracteriza-se inicialmente por um processo assintomático, e pouco ou quase nenhum sinal clínico é notado. O processo pode evoluir para lesões sintomáticas, com exposição óssea, edema, mobilidade dentária, parestesia, eritema, fístulas intra e extraorais e sequestros ósseos.

O tratamento dessa condição ainda não é um consenso na literatura, e o maior objetivo é tentar conter o processo necrótico por intermédio do controle antimicrobiano, bem como promover alívio da sintomatologia dolorosa[10].

As osteonecroses associadas a medicamentos têm sido tratadas de forma menos invasiva, realizando-se a retirada de sequestros ósseos, debris de forma conservadora, em conjunto com a antibioticoterapia (p. ex., com clindamicina, penicilina e ciprofloxacina), além do acompanhamento da higienização oral e prescrição de bochechos de clorexidina a 0,12%[11].

Entretanto, nos últimos anos, com a redução do custo do *laser*, o aumento de estudos relacionados a TFD, a comprovação da sua elevada capacidade antimicrobiana sem causar resistência bacteriana e sua eficiência bioestimuladora, têm-se utilizado a TFDa como complemento para a antibioticoterapia e debridamento conservador para o tratamento das lesões de osteonecrose associadas a medicamentos.

Para realizar a técnica de TFDa em casos de osteonecrose, utiliza-se o *laser* no comprimento de onda de 660 nm (luz vermelha), podendo apresentar potências variáveis de acordo com o modelo de *laser* escolhido (geralmente 100 mW), utilizando a dosimetria adequada ao caso e ao paciente, em conjunto com o corante azul de metileno, podendo ser em gel ou líquido

A seguir, serão apresentados casos clínicos com a aplicação dos *lasers* de baixa potência para o tratamento adjuvante de lesões de osteonecrose associada a medicamentos, utilizando os principais comprimentos de onda de 660/680 nm, os corantes adequados e os parâmetros seguros para aplicação da técnica e resultado de melhora significativa do quadro dos pacientes.

▷ Caso clínico 3

Paciente do sexo masculino, 62 anos, em tratamento quimioterápico para adenocarcinoma gástrico, com metástase hepática e pulmonar, em uso de ramossirumabe (antiangiogênico). O paciente procurou atendimento, pois relatava muita dor na região do dente 35, que havia sido extraído há cerca de 2 meses, durante o uso do antiangiogênico, sem cicatrização até o momento.

Clinicamente, observa-se alvéolo vazio na região do dente 35, com gengiva edemaciada e eritematosa, com pequena exposição óssea, caracterizando osteonecrose dos maxilares de estágio 1, segundo a classificação da American Association of Oral and Maxillofacial Surgeons (AAOMS) (Figura 10).

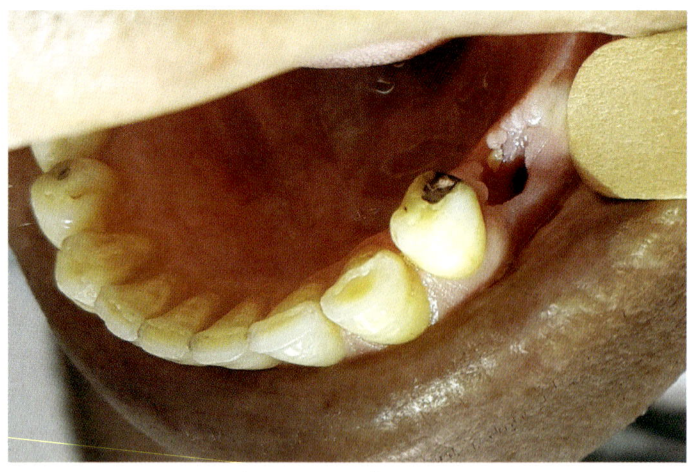

FIGURA 10 Aspecto clínico inicial. É possível notar edema gengival e exposição óssea na região lingual do alvéolo vazio.

O tratamento proposto foi antibioticoterapia e bochecho com clorexidina a 0,12% por 7 dias e solicitação de tomografia computadorizada e exames complementares. Após esse período, realizou-se a sequestrectomia (com cureta) e foram iniciadas as sessões de TFDa.

O tratamento foi realizado com o *laser* Twin Laser MMOptics, no comprimento de onda de 660 nm, potência de 40 mW, com o tempo de aplicação de 90 segundos/ponto, resultando em uma energia de 3,6 J e densidade de energia de 90 J/cm^2, utilizando água oxigenada 10%, seguida de azul de metileno a 0,01% (tempo de pré-irradiação de 5 minutos) e posterior irradiação com o *laser* vermelho de baixa potência nas condições citadas, sendo utilizada a ponteira de acupuntura dentro do alvéolo, *laser* sem ponteira na gengiva, por vestibular e lingual (Figura 11 e Tabela 3). Foram realizadas ao todo 6 sessões de TFDa.

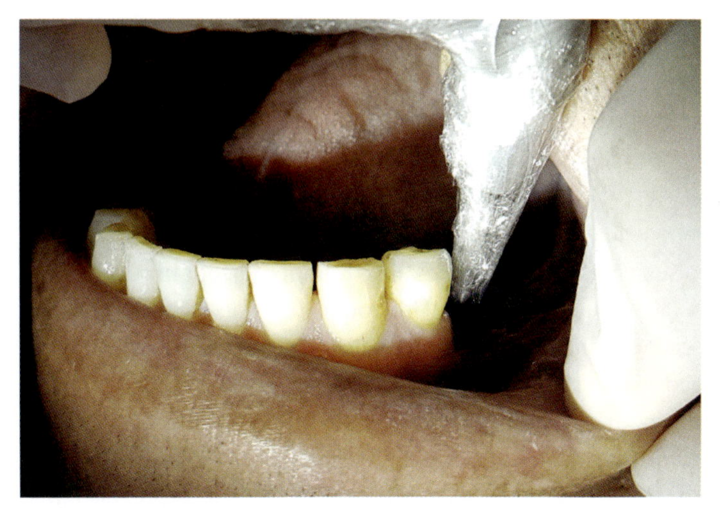

FIGURA 11 Irradiação com *laser* de baixa potência, emitindo 660 nm, 40 mW e energia de 3,6 J, combinado com o corante azul de metileno para a realização da TFDa durante 6 sessões.

O paciente apresentou melhora clínica a cada sessão de TFDa, com menos dor e cicatrização gradual do alvéolo. A cada irradiação, era possível perceber o alvéolo mais raso, até sua completa epitelização, que ocorreu em 4 meses. No total, foram realizadas 6 sessões de TFDa, no início semanalmente e, depois, quinzenalmente, até a cicatrização completa do alvéolo (Figura 12).

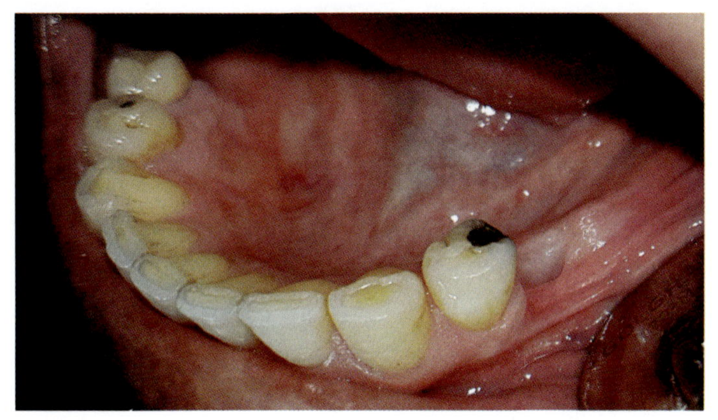

FIGURA 12 Caso finalizado após as 6 sessões de TFDa; 4 meses após o quadro inicial, é possível perceber a reepitalização completa.

TABELA 3 Parâmetros do *laser* utilizado no tratamento de osteonecrose

Laser	**Diodo**
Comprimento de onda	660 nm
Fotossensibilizador	Azul de metileno a 300 mcM
Potência	40 mW
Energia	3,6 J
Sessões	6 sessões

▷ Caso clínico 4

Paciente do sexo masculino, 61 anos, em tratamento com imunoterapia para câncer de rim, com metástase óssea e pulmonar. Utilizou o bisfosfonato endovenoso Zometa® durante 12 meses, a cada 28 dias, tendo a medicação suspensa por causa do surgimento de uma área de osteonecrose na mandíbula.

O paciente procurou atendimento apresentando osteonecrose em estágio avançado (estágio 3, segundo classificação da AAOMS), com dor intensa, dificuldade de alimentação e sem conseguir dormir. Relatou ter realizado três cirurgias prévias para tratamento da osteonecrose com seu cirurgião dentista, sem sucesso e com progressão da necrose.

Ao exame, nota-se exposição óssea extensa, atingindo todo o rebordo mandibular, com drenagem purulenta e sangramento espontâneo, inflamação gengival intensa, com eritema e edema, além de halitose importante (Figuras 13 e 14).

A princípio, o tratamento proposto foi cirurgia ampla em ambiente hospitalar, com anestesia geral, para remoção de toda a área necrótica, dente e implantes inferiores. Foi solicitada tomografia computadorizada para descartar metástase óssea e avaliar a extensão

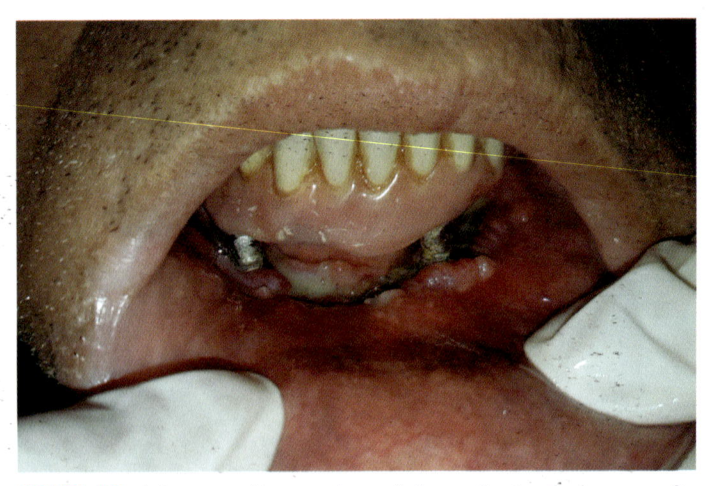

FIGURA 13 Intensos eritema, edema, inflamação gengival e secreção purulenta.

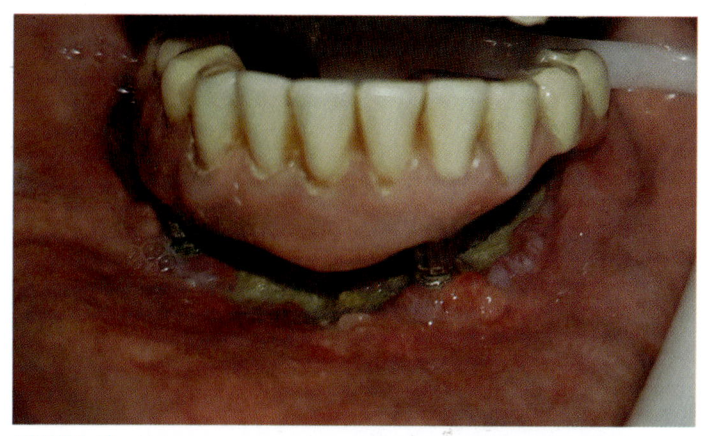

FIGURA 14 Eritema e edema na região, área de necrose óssea, além de discreta secreção purulenta.

da osteonecrose, e foi prescrita amoxicilina com clavulanato e bochechos com clorexidina a 0,12% para diminuir a infecção local. A TFDa e FBM foram iniciadas para diminuir a infecção local e a inflamação antes da cirurgia. Essa cirurgia seria extensa e mutilante, sem possibilidade de reabilitação protética inferior, o que trouxe grande angústia ao paciente.

Contudo, após duas sessões de TFDa e FBM, notou-se melhora importante, com diminuição da inflamação local, controle da infecção e eliminação da dor. A opção, então, foi pela modificação no plano de tratamento, com cirurgias menores para que o paciente não perdesse a prótese inferior. Assim, seguiram-se sessões de TFDa e FBM semanais (Figuras 15 e 16 e Tabela 4) até o início dos debridamentos cirúrgicos. TFDa e FBM foram associa-

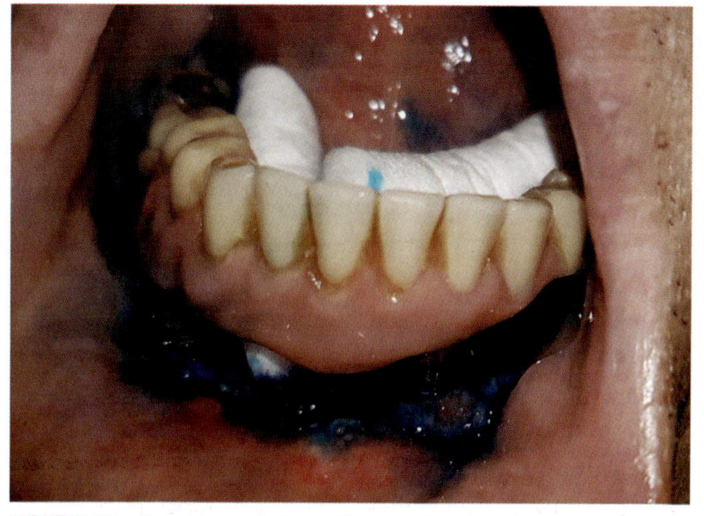

FIGURA 15 Corante azul de metileno no local da lesão para a realização da TFDa.

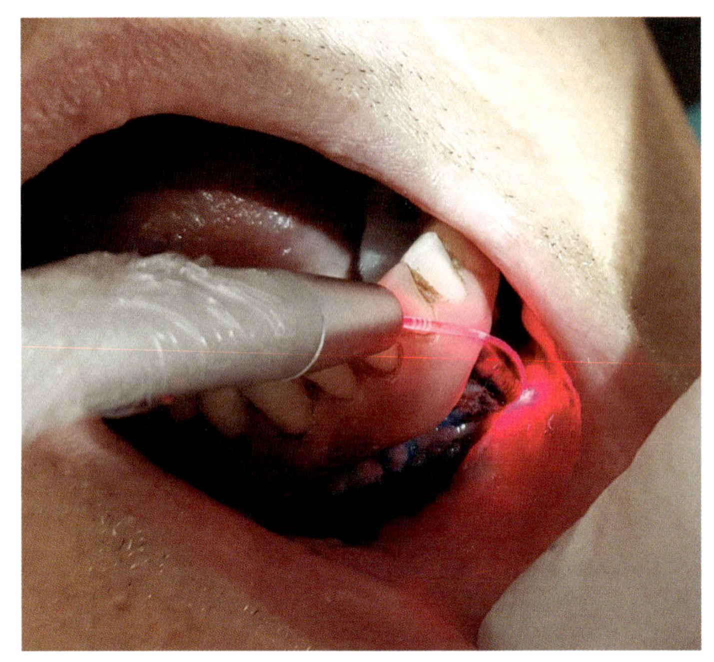

FIGURA 16 Momento da aplicação do *laser* de baixa intensidade emitindo 660 nm, 100 mW e energia de 6 J, com a ponteira difusora da MMOptics, durante a realização da técnica de TFDa.

TABELA 4 Parâmetros do *laser* utilizado no tratamento de osteonecrose em estágio avançado

Laser	**Diodo**
Comprimento de onda	660 nm
Fotossensibilizador	Azul de metileno a 300 mcM
Potência	100 mW
Energia	6 J
Sessões	20 sessões

das com cirurgias menores para remoção dos sequestros ósseos e da osteonecrose, em consultório, com melhora progressiva. O tratamento foi longo, mas o paciente teve muito conforto durante todo o período, podendo seguir com suas atividades profissionais normalmente.

O tratamento envolveu a associação de diversas terapias. Ao todo, foram realizadas 20 sessões de TFDa e FBM (7 sessões antes do início dos debridamentos cirúrgicos e 14 sessões durante e após as cirurgias) (Figuras 17 e 18), sendo a TFDa realizada nos seguintes parâmetros: Laser Duo MMOptics, com comprimento de onda de 660 nm, potência de onda de 660 nm, potência de 100 mW, tempo de exposição de 60 segundos/ponto, em toda a região de necrose óssea, utilizando a ponteira difusora da MMOptics (fibra óptica). A FBM foi realizada com o Laser duo MMOptics, com comprimento de onda de 660 nm e 808 nm, com potência de 100 mW e tempo de exposição de 20 segundos/ponto em rebordo alveolar por vestibular e lingual ao redor da área de osso exposto, com energia de 2 J, associado a 5 meses de antibioticoterapia com pentoxifilina e tocoferol, além de bochechos com clorexidina a 0,12% (Tabela 5).

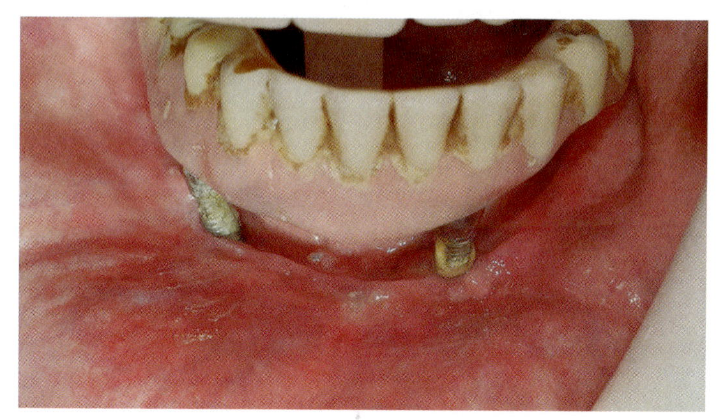

FIGURA 17 Imagem de julho de 2019, 1 ano e 2 meses após o início do tratamento. Já é possível perceber melhora significativa do quadro do paciente e diminuição do tecido ósseo necrótico aparente. No entanto, ainda há eritema.

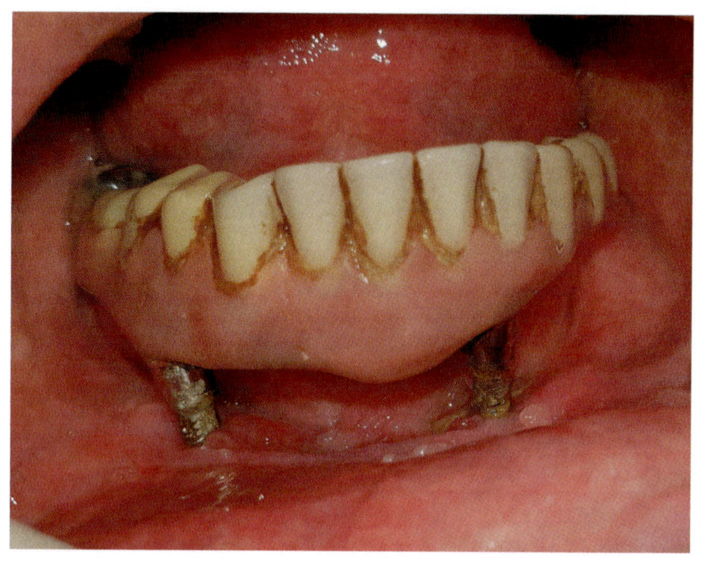

FIGURA 18 Condição do paciente 1 ano e 4 meses após o início do tratamento. É possível perceber a melhora do quadro e a diminuição do tecido ósseo necrótico aparente, com considerável diminuição do eritema.

TABELA 5 Parâmetros de irradiação da FBM no tratamento de osteonecrose

Laser	Diodo de baixa potência
Comprimento de onda	808 nm
Potência	100 mW
Energia	2 J por ponto
Pontos de irradiação	Sobre a área da lesão
Sessões	20 sessões

O paciente demonstrou melhora progressiva, com cicatrização gengival completa após 16 meses de tratamento de associação das terapias. A partir do 5º mês de tratamento, foi possível manter o controle da infecção somente com TFDa, sem necessitar mais de antibioticoterapia contínua, sendo prescrita somente quando havia necessidade de debridamentos ósseos maiores.

O paciente ficou sem dor durante o tratamento e continua bem, sem perder a função mastigatória, por ter sido possível manter a prótese inferior (Figura 19).

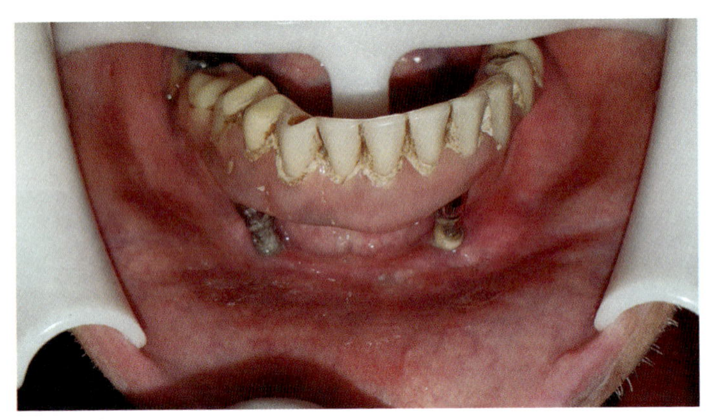

FIGURA 19 Situação final do tratamento do paciente. Nota-se grande regressão do quadro inicial, uma condição de tecidos moles sem edema, eritema leve e mantendo o uso de sua prótese inferior, sem relatar dor ou sintomatologia derivada da condição.

TERAPIA FOTODINÂMICA COMO TRATAMENTO ADJUVANTE NA GENGIVITE E GENGIVITE ULCERATIVA NECROSANTE

Gengivite é a inflamação gengival que se constata clinicamente após o sangramento no exame de sondagem. A causa direta da inflamação dos tecidos gengivais é o acúmulo e a maturação do biofilme dental, que estimula a ocorrência dessa inflamação[12].

A gengivite possui uma sintomatologia clássica de edema em região gengival e sensibilidade, podendo ocorrer sangramento durante a higienização; outro sintoma é a retração gengival em casos mais recorrentes ou persistentes.

O tratamento da gengivite é simples e consiste na educação em saúde do paciente, para que realize a utilização de fio ou fita dental, e tenha uma boa escovação, realização de profilaxia em consultório odontológico e, se necessário, pode-se realizar a prescrição de clorexidina a 0,12% para diminuir a inflamação gengival, em caso de pacientes saudáveis. Alguns pacientes necessitam de um acompanhamento maior e mais frequente, como pacientes diabéticos, transplantados, oncológicos e com outras alterações sistêmicas, uma vez que a condição da gengivite para esses pacientes pode ser um agravante e facilitador para infecções mais graves[13].

Apesar dessa condição ter um tratamento bastante consagrado e com resultados positivos, pode-se lançar mão da TFD nesses casos. A literatura tem demonstrado vantagens na sua utilização, pois o tratamento é rápido e efetivo, principalmente em caso de pacientes com alterações sistêmicas.

Outra complicação observada em clínica é a gengivite ulcerativa necrosante (GUN) que, embora não seja tão frequente como outras alterações e morbidades periodontais, não deixa de ser clinicamente significativa, dada a sua agressividade, agudização, rapidez e deliberante alteração periodontal, tornando-se uma das condições mais graves causada pela placa bacteriana.

As principais características clínicas são dor, necrose gengival limitada a margem e papilas interdentais, além do sangramento da gengiva. Pode ser possível notar mau odor, linfadenopatia e mal-estar, pseudomembrana de cor branco-amarelada ou cinza cobrindo as úlceras gengivais. A GUN apresenta manifestação agudas, e suas características são praticamente inconfundíveis, tendo seu diagnóstico diferencial relacionado com gengivoestomatite herpética primária (GHP), gengivite descamativa, pênfigo benigno das membranas mucosas, eritema multiforme exsudativo, gengivite gonocócica e leucemia aguda. A GUN é uma patogenia de origem infectoinflamatória localizada exclusivamente na gengiva. Devem-se levar em consideração três características clínicas fundamentais para chegar ao seu diagnóstico: presença de dor, necrose da gengiva interproximal e sangramento gengival.

Sua etiologia bacteriana foi proposta inicialmente por Plaut no ano de 1894 e Vincent em 1896. Entretanto, com os avanços tecnológicos, sabe-se que a microbiota dessa patologia pode ser "constante" ou "variável". A microbiota "constante" contém *Treponema* sp., *Selenomonas* sp., *Fusobacterium* sp. e *Prevotela intermedia*, enquanto a microbiota "variável" consiste em um conjunto heterogêneo de tipos bacterianos[14]. Assim, os microrganismos ocupam um papel determinante no surgimento da doença, mas a GUN está condicionada à presença de fatores predisponentes, como: estresse psicológico, imunodepressão, má nutrição, fumo, álcool, má higiene e resposta imunológica do hospedeiro. A literatura prevê duas etapas para o tratamento: uma aguda e outra de manutenção.

Apesar de ter um tratamento já descrito e muito utilizado, é possível utilizar a TFD como adjuvante nesses casos, com resultado bastante significativo e promovendo uma cobertura maior dos microrganismos patogênicos, já que essa técnica não possui evidência científica acerca de resistência bacteriana.

▷ Caso clínico 5

Paciente do sexo feminino, 72 anos de idade, cardiopata, diabética, em fase de preparação para iniciar a quimioterapia para câncer de mama dentro de 3 dias.

A paciente procurou atendimento para tratamento de gengivite localizada no dente 31, com dor e dificuldade de higienização no local (Figura 20). Era preciso resolver essa situação antes do início da quimioterapia, pois havia acúmulo de biofilme dental na região da recessão cervical, com inflamação gengival.

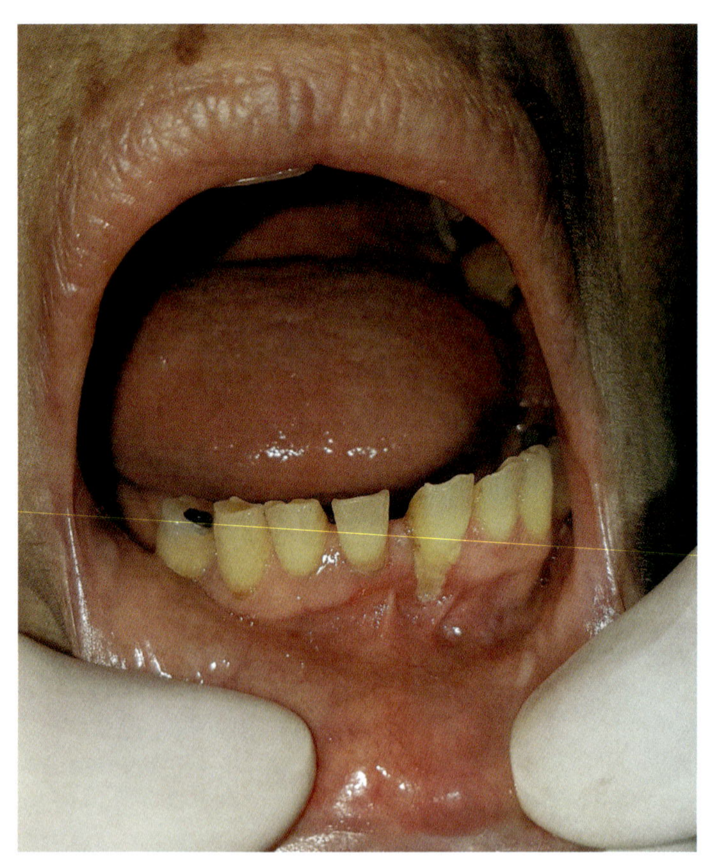

FIGURA 20 Situação clínica inicial. Nota-se o acúmulo de biofilme dental na região com exposição radicular e a presença da inflamação gengival.

O tratamento proposto foi de raspagem e alisamento radicular com ultrassom (Figuras 21 e 22) e TFDa.

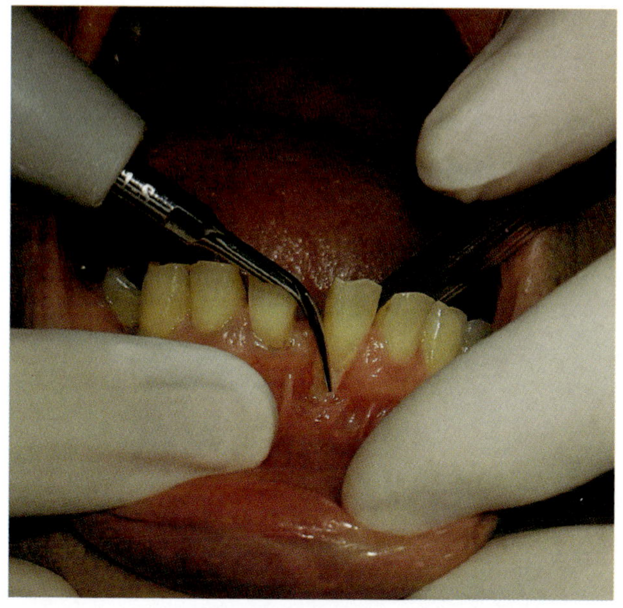

FIGURA 21 Raspagem supragengival e alisamento radicular utilizando ultrassom.

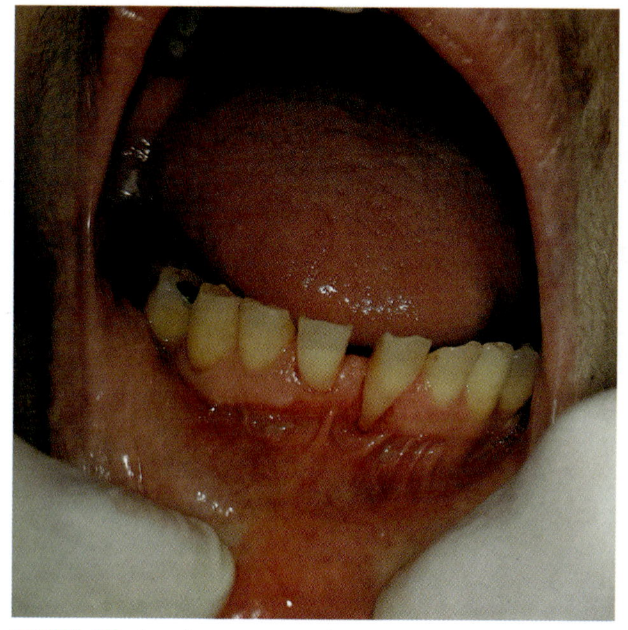

FIGURA 22 Imediatamente após a raspagem.

Foi feita, então, uma irrigação com água oxigenada 10 volumes (Figura 23) seguida de irrigação com azul de metileno a 0,01%, 300 mcM (Figura 24), tempo de pré-irradiação de 5 minutos e irradiação com *laser* vermelho de baixa potência (Figura 25), sendo utilizado o *laser* Duo MMOptics, no comprimento de onda de 660 nm, potência de 100 mW, tempo de exposição de 90 segundos, uso de ponteira e energia de 9 J (Tabela 6).

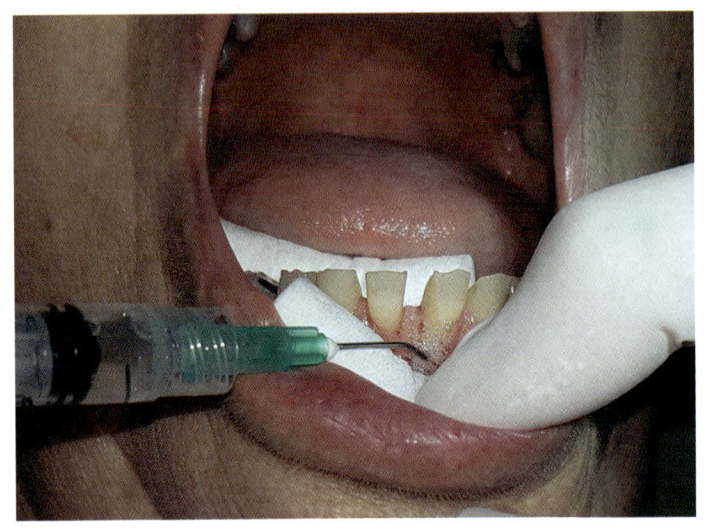

FIGURA 23 Irrigação com água oxigenada.

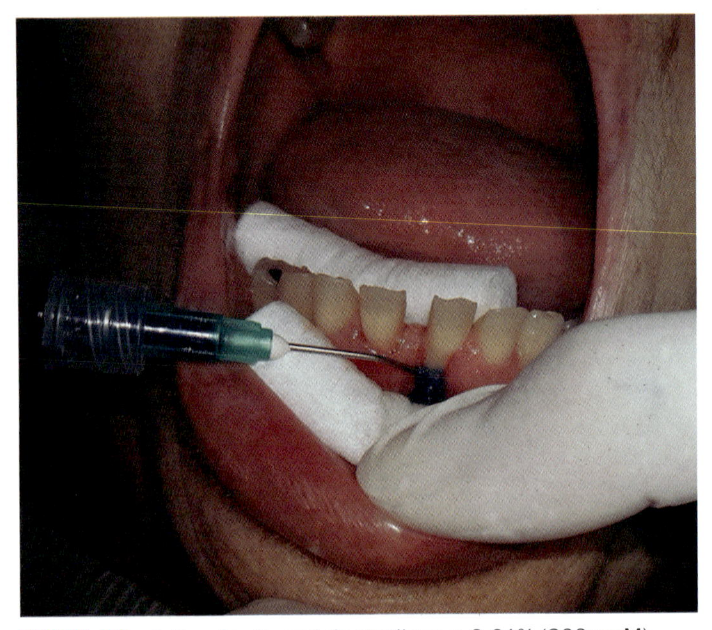

FIGURA 24 Aplicação do azul de metileno a 0,01% (300 mcM).

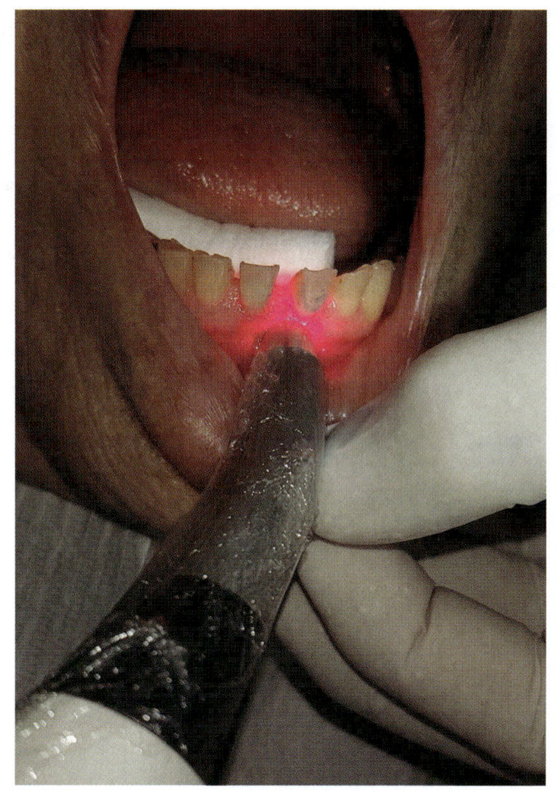

FIGURA 25 Aplicação do *laser* de baixa intensidade emitindo 660 nm, 100 mW, 9 J.

TABELA 6 Parâmetros de irradiação no tratamento de gengivite

Laser	**Diodo de baixa potência**
Comprimento de onda	660 nm
Potência	100 mW
Energia	9 J/ponto
Fotossensibilizador	Azul de metileno 300 mcM
Sessões	1 sessão

Foi realizada somente 1 sessão de TFDa, e a paciente teve recuperação completa da gengiva (Figura 26), com resolução da gengivite em 3 dias, podendo iniciar a quimioterapia. Após o tratamento, ela conseguiu manter a higiene do local, não tendo recidiva da gengivite.

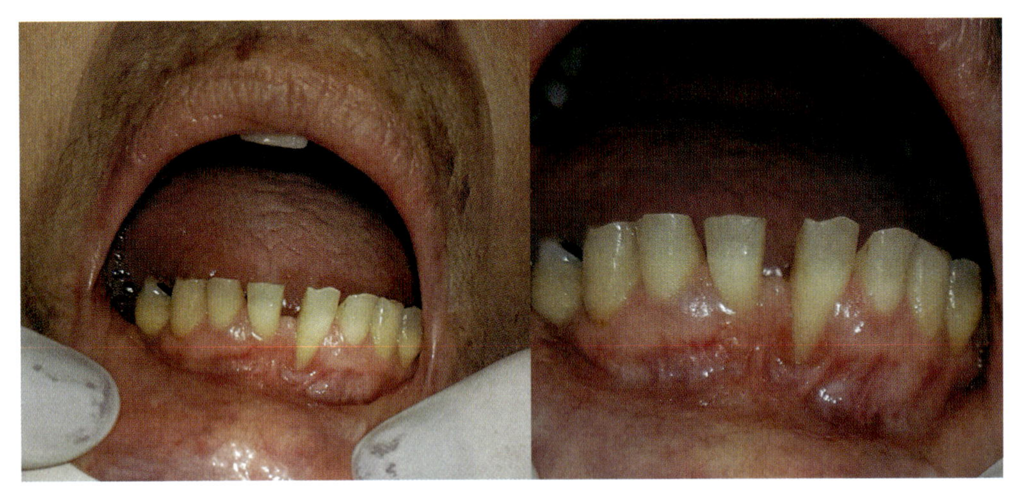

FIGURA 26 Aspecto final após 1 sessão de TFDa, atingindo os resultados esperados e a regressão do quadro.

▷ Caso clínico 6

Paciente do sexo feminino, 70 anos de idade, em tratamento quimioterápico para câncer de mama, procurou atendimento com dor na gengiva, apresentando lesões de evolução rápida, sem conseguir dormir e se alimentar desde então. Ao exame, apresentava lesões necrotizantes em diversos sítios gengivais (Figura 27), com surgimento súbito nas últimas 24 horas.

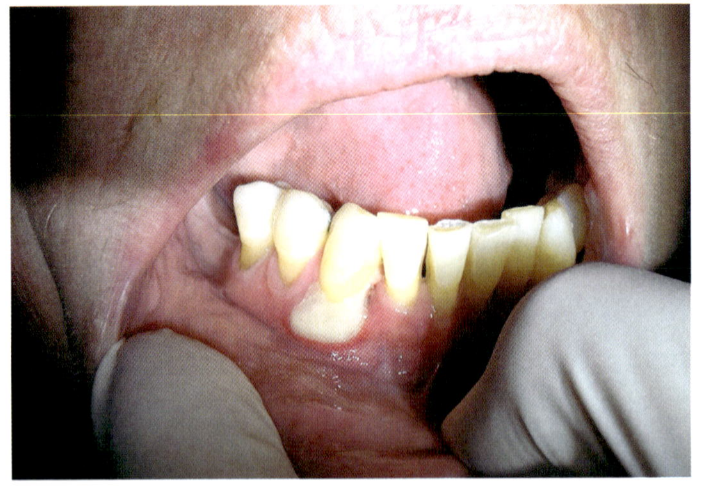

FIGURA 27 Aspecto clínico inicial da lesão, sendo possível visualizar região necrotizante.

O tratamento proposto foi de antibioticoterapia, bochechos com digluconato de clorexidina a 0,12% e TFDa (Figuras 28 e 29), com o Twin Laser (MMOptics, Brasil), seguindo os parâmetros: comprimento de onda 660 nm, potência de 40 mW, tempo de exposição de 3 minutos e 30 segundos/ponto, energia de 9 J e densidade de energia de 90 J/cm^2 (Tabela 7).

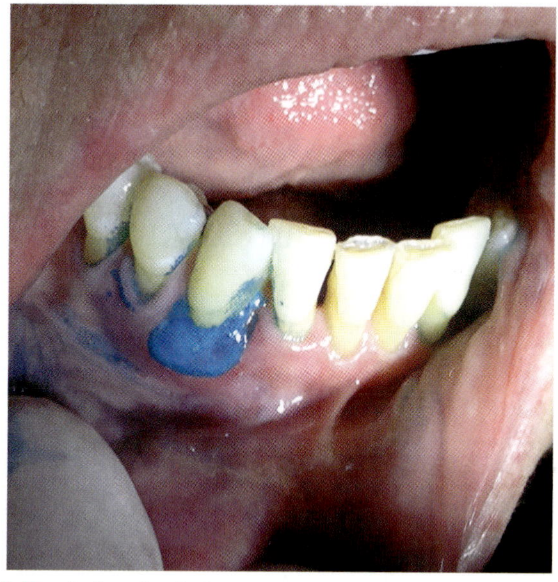

FIGURA 28 Aplicação do fotossensibilizador azul de metileno antes da utilização do *laser*.

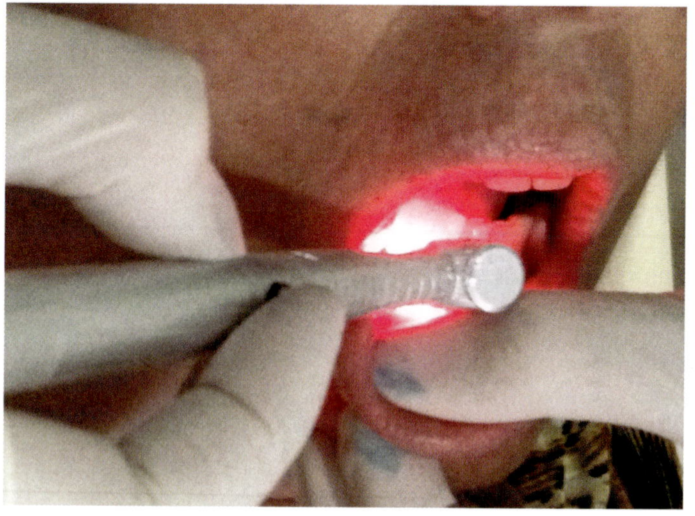

FIGURA 29 Irradiação com o *laser* de baixa potência, emitindo 660 nm, 40 mW e 9 J.

Após a primeira sessão, a paciente já conseguiu dormir sem dor e se alimentar melhor, com alimentação pastosa (Figura 30).

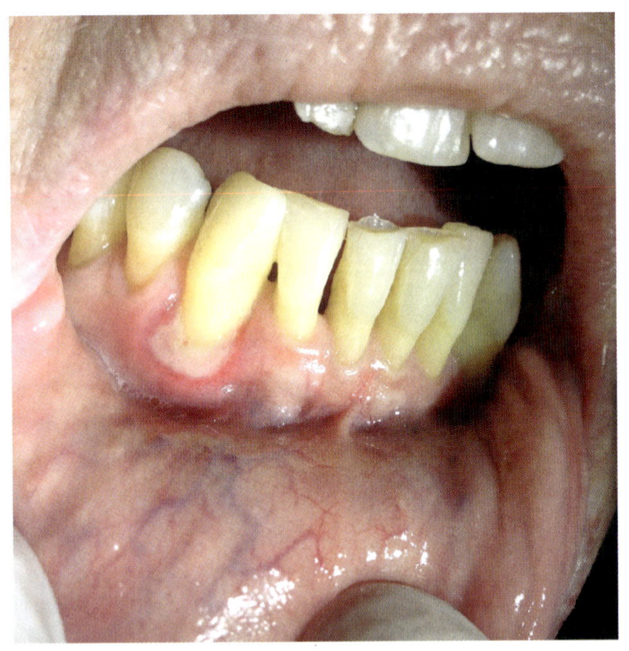

FIGURA 30 Situação clínica 24 horas após a primeira sessão de TFDa.

TABELA 7 Parâmetros de irradiação do *laser* no tratamento de gengivite ulcerativa necrosante

Laser	**Diodo de baixa potência**
Comprimento de onda	660 nm
Potência	100 mW
Energia	9 J/ponto
Fotossensibilizador	Azul de metileno 300 mcM
Sessões	2 sessões

Após 24 horas, foi feita uma segunda sessão de TFDa, seguindo os mesmo parâmetros já descritos.

A paciente voltou 7 dias após a primeira sessão, com boa cicatrização das lesões, podendo retomar sua quimioterapia sem atraso. A cicatrização completa ocorreu cerca de 10 dias após o início da terapia (Figura 31).

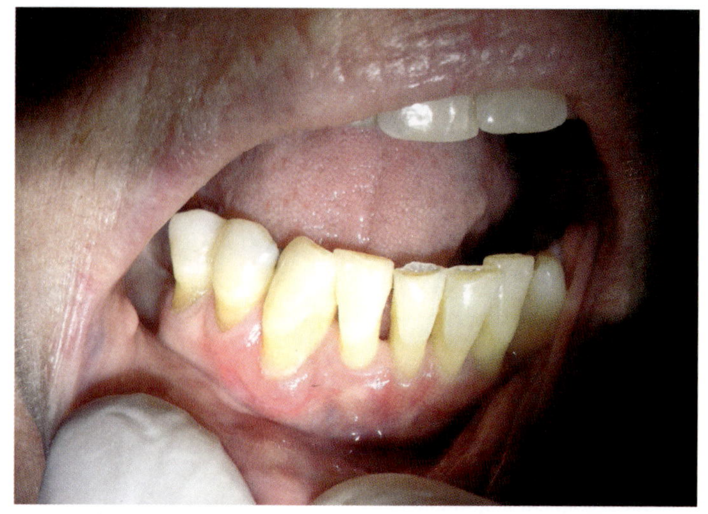

FIGURA 31 Cicatrização completa após 10 dias do início da terapia.

HIPERPLASIA GENGIVAL ESPONGIÓTICA JUVENIL LOCALIZADA

A gengivite espongiótica juvenil é uma condição recentemente descrita como um subtipo da inflamação gengival, em que ocorre uma proliferação benigna do epitélio e afeta a gengiva anterior de crianças e adolescentes, de 5 anos até a 2ª década de vida, ocorrendo a maior parte dos casos antes dos 20 anos.

Clinicamente, são lesões multifocais, de aspecto aveludado ou papilar, de cor vermelho vivo brilhante, geralmente localizadas em gengiva marginal livre e gengiva aderida. Esta lesão não parece responder ao tratamento periodontal convencional ou controle do biofilme, sendo importante submeter o paciente a uma biópsia, visto que essas lesões são assintomáticas e associadas a sangramento fácil.

A patogênese dessa condição não é totalmente conhecida, e os tratamentos instituídos são individualizados, existindo casos que já foram tratados com crioterapia, TFD, corticoterapia e também excisão cirúrgica convencional.

▷ Caso clínico 7

(gentilmente cedido pela cirurgiã-dentista Dra. Diele C Barreto Arantes)

Paciente do sexo masculino, 7 anos e 5 meses de idade, apresentou-se a consultório odontológico privado, acompanhado pelo pai e encaminhado por uma odontopediatra, por conta de uma "lesão avermelhada na gengiva de um dente em erupção" (Figura 32).

Na anamnese, o pai relatou que a lesão apareceu após a extração do dente decíduo, há aproximadamente 2 meses, e não regrediu. O paciente não relatava dor, e sim uma ardência durante a alimentação e a escovação dentária. Na história médica, relatou bronquite,

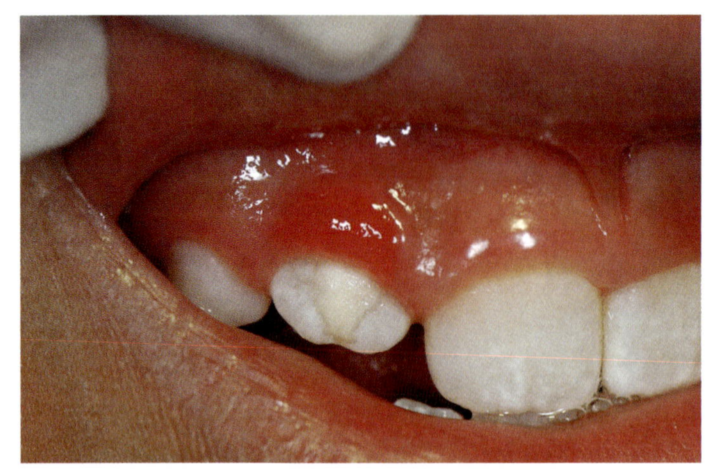

FIGURA 32 Aspecto clínico inicial da lesão. Nota-se a área eritematosa na região cervical do incisivo lateral.

tratada com salbutamol, e intolerância moderada à lactose. Realizava a higiene com escova e pasta de dentes com flúor e tinha baixa ingesta de doces e carne.

Ao exame clínico, observou-se dentição mista em bom estado de conservação e higiene, com os dentes incisivos laterais em erupção e sem doença cárie. Na região do dente 12, observou-se uma mácula avermelhada, brilhante, bem delimitada, de aproximadamente 7 mm no seu maior diâmetro, envolvendo parte da gengiva marginal livre e inserida, vestibular, associada ao dente 12. Diante da hipótese diagnóstica de gengivite espongiótica juvenil localizada, o paciente foi submetido à biópsia incisional.

O exame anatomopatológico do fragmento obtido confirmou o diagnóstico (Figura 33).

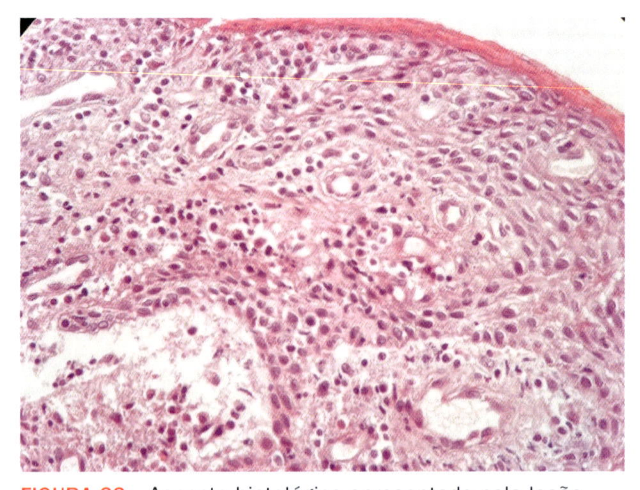

FIGURA 33 Aspecto histológico apresentado pela lesão.

Uma vez que o tratamento cirúrgico poderia causar recessão gengival, optou-se pela TFD. Foram propostas 5 a 10 sessões de TFD, 1 vez/semana. O paciente realizou 6 sessões de TFD (Tabela 8), durante 6 semanas sequenciais, sem intercorrências.

TABELA 8 Parâmetros de irradiação do *laser* utilizado no tratamento de gengivite espongiótica juvenil

Laser	Diodo de baixa potência
Comprimento de onda	660 nm
Potência	100 mW
Energia	9 J/ponto
Fotossensibilizador	Azul de metileno 300 mcM
Sessões	6 sessões, uma a cada 7 dias

Para a TFD, foi utilizado o fotossensibilizador azul de metileno em solução aquosa a 0,01% (300 mcM), aplicado por 5 minutos sobre a área da lesão. A irradiação foi realizada com um *laser* de diodo em baixa potência (Therapy XT, DMC, Brasil), emitindo em 660 nm, potência de 100 mW e energia de 9 J. A irradiação foi realizada em 3 pontos sobre a lesão (Figura 34).

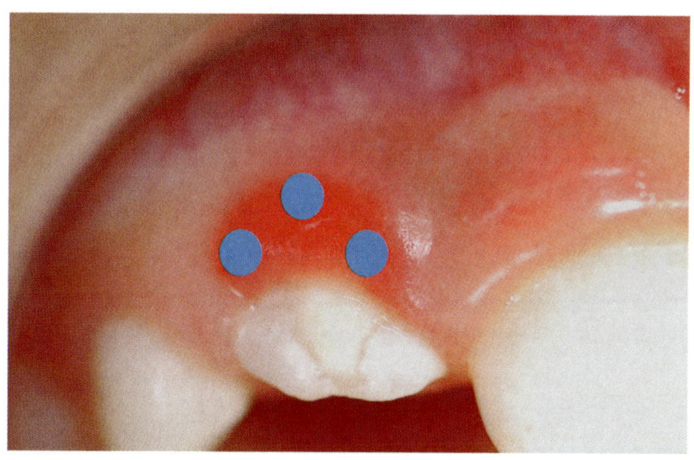

FIGURA 34 Pontos de aplicação do *laser* de baixa potência a cada sessão de TFD.

Após 6 semanas, o paciente não retornou. As imagens obtidas durante o tratamento mostram a regressão da lesão com reepitelização na gengiva afetada (Figuras 35 e 36).

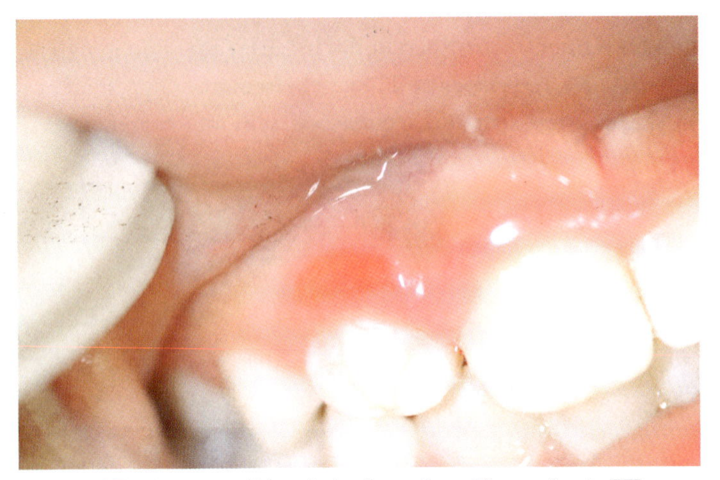

FIGURA 35 Aspecto clínico da lesão após a 1ª sessão de TFD.

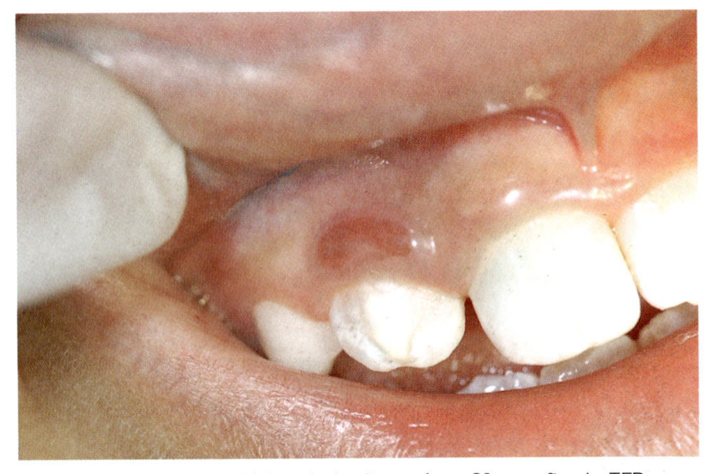

FIGURA 36 Aspecto clínico da lesão após a 6ª sessão de TFD.

TERAPIA FOTODINÂMICA NO TRATAMENTO DE MOLUSCO CONTAGIOSO

O molusco contagioso é uma infecção viral relativamente comum em crianças e se manifesta sobretudo na epiderme. É causado pelo vírus *Molluscum contagiosum* (VMC), um vírus de dupla cadeia de DNA da família *Poxviridae*, cuja forma de contágio mais prevalente é o contato direto, além da transmissão vertical de mãe para filho. Em adultos jovens, a forma de contágio mais prevalente é por contato sexual, em virtude de possíveis lesões genitais. Acomete mais pessoas com o sistema imunológico comprometido, principalmente quando o indivíduo possui dermatite atópica, alergias e pele seca, que são fatores facilitadores da infecção[15].

O VMC tem período de incubação de 14 a 50 dias e apresenta normalmente uma infecção autolimitada, frequentemente refratária ao tratamento.

As lesões de molusco infeccioso são classicamente descritas como pápulas de consistência firme ou nódulos, da cor da pele, com aparência umbilicada, ocorrente em face, região anogenital e membros. As lesões podem ser únicas ou múltiplas, na maioria das vezes observadas na pele e, com menos frequência, nas mucosas[16].

O diagnóstico dessas lesões é clínico, mas pode-se solicitar também o estudo imuno-histoquímico para um diagnóstico mais preciso, pois, ao diagnóstico clínico, podem existir dúvidas frente à possibilidade de polimorfismo dessas lesões. Além disso, o diagnóstico diferencial dessa lesão inclui *Condylomata acuminata* e *Serigoma vulvar* (em caso de lesões por VMC múltiplas e pequenas), carcinoma espinocelular e basocelular (em caso de lesões de maior dimensão e solitárias)[17].

A história clínica natal do molusco contagioso relata regressão espontânea, o que leva alguns autores a considerarem o tratamento desnecessário em pacientes saudáveis, entretanto, quando existe visibilidade da lesão, desconforto, dermatite, prurido e a possibilidade de reações inflamatórias ou infecções secundárias, torna-se justificada a intervenção terapêutica[18].

A terapêutica pode ser destrutiva, quando física, química, antiviral e imunomoduladora. Os métodos mais utilizados são os destrutivos e, dentro dele, há procedimentos como crioterapia, curetagem, aplicação tópica de queratolíticos ou vesicantes. Uma alternativa relatada na literatura é o uso do *laser*. Diante disto, a seguir, será abordado o tratamento do molusco contagioso utilizando a TFD, dentro dos protocolos de irradiação recomendados e com os parâmetros de segurança adequados.

▷ Caso clínico 8

Paciente verificou uma pápula na região do lábio inferior e, inicialmente, tratou como acne. Não havia dor. Após biópsia, foi diagnosticado como molusco contagioso (Figura 37).

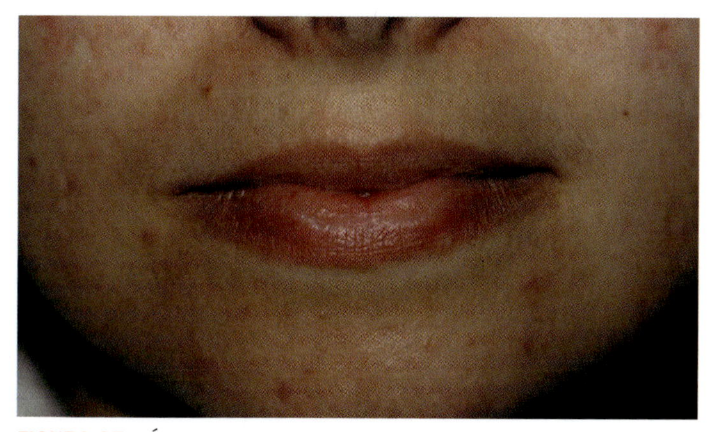

FIGURA 37 Área cicatrizada após a realização da biópsia.

Após o aparecimento da primeira pápula, surgiram mais duas lesões de mesma descrição, uma próxima à lesão inicial e uma no pescoço. Para evitar disseminação, mesmo após a remoção da lesão inicial, o tratamento proposto foi a realização da TFD. Foram realizadas aplicações com *laser* tanto na área de cicatrização como nas demais pápulas. Para tratamento, usou-se o *laser* de baixa potência (Therapy EC, DMC, Brasil), com sua aplicação alternando luz vermelha (660 nm) e infravermelha (808 nm), juntamente com fotossensibilizante azul de metileno aplicado sobre a lesão (Figura 38) com intervalo de 72 horas entre as aplicações (Tabela 9). O tratamento teve uma duração total de 10 semanas.

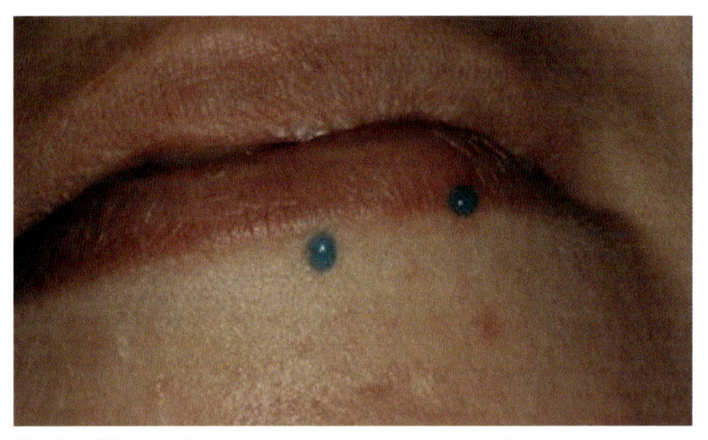

FIGURA 38 Lesão de molusco contagioso no lábio inferior corada com azul de metileno.

TABELA 9 Parâmetros de irradiação da TFD no tratamento de molusco contagioso

Laser	**Diodo de baixa potência**
Comprimento de onda	660 nm
Potência	100 mW
Energia	1 J/ponto
Fotossensibilizador	Azul de metileno 300 mcM
Sessões	4 sessões – 1 sessão a cada 72 h

Os parâmetros de irradiação foram: laser Therapy XT® da marca DMC, com comprimento de onda vermelho 650 nm e infravermelho 808 nm, potência de 100 mW, tempo de exposição de 10 segundos (para cada comprimento de onda) e energia de 1 J (Figura 39 e Tabela 10).

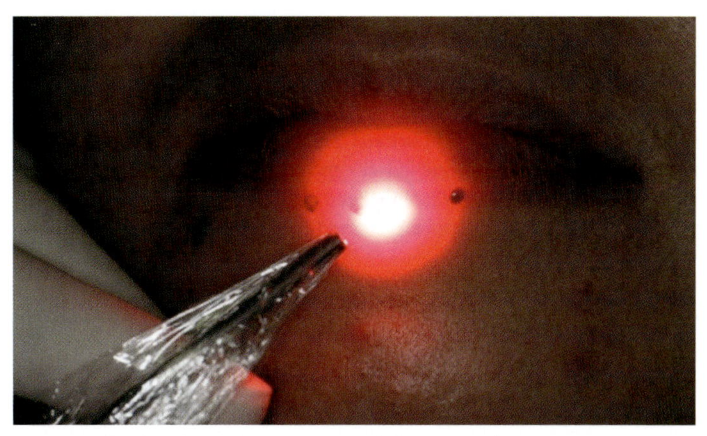

FIGURA 39 Irradiação com o *laser* de baixa potência sobre o molusco contagioso do lábio inferior.

TABELA 10 Parâmetros de irradiação da FBM no tratamento de molusco contagioso

Laser	**Diodo de baixa potência**
Comprimento de onda	808 nm
Potência	100 mW
Energia	1 J/ponto
Ponto irradiado	Sobre a lesão
Sessões	4 sessões – 1 sessão a cada 72 h

Foi relatada a sensação de maior incômodo com a aplicação do vermelho, como se estivesse "aquecendo" o local da aplicação e, após, apresentava uma leve irritação local, que cessava após alguns minutos. Na irradiação com infravermelho, não foi relatado nenhum incômodo. O *laser* se mostrou muito eficiente no tratamento do molusco contagioso, não deixando cicatrizes, sendo um tratamento rápido, fácil e seguro. Passados 6 anos do término do tratamento, não foi constatada recidiva (Figura 40).

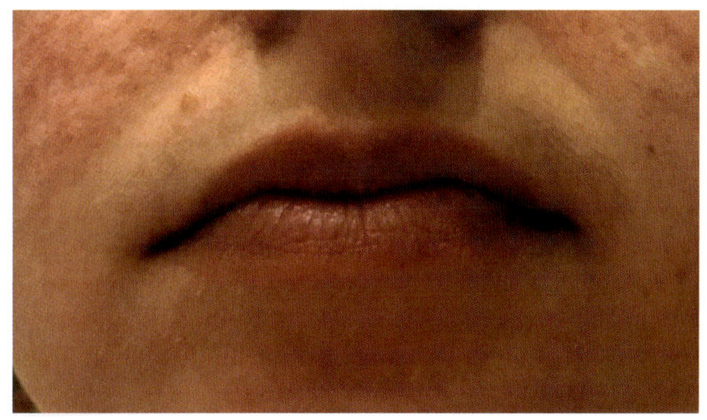

FIGURA 40 Situação clínica em acompanhamento de 6 anos após o tratamento.

REFERÊNCIAS BIBLIOGRÁFICAS

1. Migliorati C, Hewson I, Lalla RV, Antunes HS, Estilo CL, Hodgson B, et al. Mucositis Study Group of the Multinational Association of Supportive Care in Cancer/International Society of Oral Oncology (MASCC/ISOO). Systematic review of laser and other light therapy for the management of oral mucositis in cancer patients. Support Care Cancer. 2013;21(1):333-41.
2. Murphy BA, Deng J. Advances in supportive care for latter effects of head and neck cancer. J Clin Oncol. 2015;33(29):3314-21.
3. Al-Maweri SA, Kalakonda B, AlAizari NA, Al-Soneidar WA, Ashraf S, Abdulrab S, et al. Efficacy of low-level laser therapy in management of recurrent herpes labialis: a systematic review. Lasers Med Sci. 2018;33(7):1423-30.
4. de Paula Eduardo C, Aranha AC, Simões A, Bello-Silva MS, Ramalho KM, Esteves-Oliveira M, et al. Laser treatment of recurrent herpes labialis: a literature review. Lasers Med Sci. 2014;29(4):1517-29.
5. Honarmand M, Farhadmollashahi L, Vosoughirahbar E. Comparing the effect of diode laser against acyclovir cream for the treatment of herpes labialis. J Clin Exp Dent. 2017;9(6):e729-e732.
6. La Selva A, Negreiros RM, Bezerra DT, Rosa EP, Pavesi VCS, Navarro RS, et al. Treatment of herpes labialis by photodynamic therapy: Study protocol clinical trial (SPIRIT compliant). Medicine (Baltimore). 2020;99(12):e19500.
7. Migliorati CA, Epstein JB, Abt E, Berenson JR. Osteonecrosis of the jaw and biphosphonate in cancer: a narrative review. Nat Rev Endocrinol. 2011;7(1):33-42.
8. Peterson DE, Doerr W, Hovan A, Pinto A, Saunders D, Elting LS, et al. Osteonecrosis in cancer patients: the evidence base for treatment-dependent frequency, current management strategies, and future studies. Support Care Cancer. 2010;18(8):1089-98.
9. Ruggiero SL. Guidelines for the diagnosis of bisphosphonate-related osteonecrosis of the jaw (BRONJ). Clin Cases Miner Bone Metab. 2007;4(1):37-42.
10. Escribano M, Figuero E, Martín C, Tobías A, Serrano J, Roldán S, et al. Efficacy of adjunctive anti-plaque chemical agents: a systematic review and network meta-analyses of the Turesky modification of the Quigley and Hein plaque index. J Clin Periodontol. 2016;43(12):1059-73.
11. Yarom N, Shapiro CL, Peterson DE, Poznak CHV, Bohlke K, Ruggiero SL, et al. Medication-related osteonecrosis of the jaw: MASCC/ISOO/ASCO Clinical Practice Guideline. J Clin Oncol. 2019;37(25):2270-90.
12. Ainamo J, Barmes D, Beagrie G, Cutress T, Martin J, Sardo-Infirri J. Development of the World Health Organization (WHO) community periodontal index of treatment needs. Int Dent J. 1982;32(3):281-91.
13. Kashetty M, Kumbhar S, Patil S, Patil P. Oral hygiene status, gingival status, periodontal status, and treatment needs among pregnant and nonpregnant women: a comparative study. J Indian Soc Periodontol. 2018;22(2):164-70.
14. Marsh PD, Moter A, Devine DA. Dental plaque biofilms. Periodontol 2000. 2011;55(1):16-35.
15. Zaballos P, Ara M, Puig S, Malvehy J. Dermoscopy of molluscum contagiosum: a useful tool for clinical diagnosis in adulthood. J Eur Acad Dermatol Venereol. 2006;20(4):482-3.
16. Hanson D, Diven DG. Molluscum contagiosum. Dermatol Online J. 2003;9(2):2.
17. Brown J, Janniger CK, Schwartz RA, Silverberg NB. Childhood molluscum contagiosum. Int J Dermatol. 2006;45(2):93-9.
18. Steffen C, Markman JA. Spontaneous disappearance of molluscum contagiosum. Report of a case. Arch Dermatol. 1980;116(8):923-4.

BIBLIOGRAFIA

1. Chaudhry HM, Bruce AJ, Wolf RC, Litzow MR, Hogan WJ, Patnaik MS, et al. The incidence and severity of oral mucositis among allogenic hematopoietic stem cell transplantation patients: a systematic review. Diol Blood Marrow Transplant. 2016;22(4):605-16.
2. Crawford J. Prevention and treatment of chemotherapy-induced neutropenia. Clin Adv Hematol Oncol. 2013;11(8):514-7.
3. Eduardo FDE, Bezinelli LM, Hamerschlak N, Andrade CT, Morelli LR, Corrêa L. Interventions for treating oral mucositis for patients with cancer receiving treatment. Oral care in Brazilian bone marrow transplant centers. Rev Bras Hematol Hemoter. 2011;33(1):15-20.
4. Marchesan JT, Girnary MS, Moss K, Monaghan ET, Egnatz GJ, Jiao Y, et al. Role of inflammasomes in the pathogenesis of periodontal disease and therapeutics. Periodontol 2000. 2020;82(1):93-114.
5. Naidu MU, Ramana GV, Rani PU, Mohan IK, Suman A, Roy P. Chemotherapy-induced and/or radiation therapy-induced oral mucositis- complicating the treatment of cancer. Neoplasia. 2004;6(5):423-31.
6. Sonis ST. Pathobiology of oral mucositis: novel insights and opportunities. J Support Oncol 2007;5(9):3-11.
7. Vázquez-López F, Kreusch J, Marghoob AA. Dermoscopic semiology: further insights into vascular features by screening a large spectrum of nontumoral skin lesions. Br J Dermatol. 2004;150(2):226-31.
8. Zhou M, Meng HX, Zhao YB, Chen ZB. Changes of four proinflammatory proteins in whole saliva during experimental gingivitis. Chin J Dent Res. 2012;15(2):121-7.

13

Odontologia hospitalar

Luana Maria Ferreira Nunes
Luciane Hiramatsu Azevedo

INTRODUÇÃO

O cirurgião-dentista que atua em âmbito hospitalar possui, dentre outras funções, a competência de prevenir, diagnosticar e tratar as alterações da cavidade bucal que possam ser consequência ou causa das complicações sistêmicas[1,2]. Dessa forma, em conjunto com uma equipe interdisciplinar devidamente treinada, o profissional da saúde bucal auxilia minimizando o risco de infecções, o tempo de internação, a indicação de alimentação parenteral, o uso de medicamentos complexos sistemicamente, os custos hospitalares[1,3], além de trazer um impacto positivo na qualidade de vida do paciente e dos seus familiares[1,2].

Os procedimentos odontológicos são bem variados, a depender da particularidade de cada paciente. Dessa forma, o profissional necessita de uma boa experiência e prática na sua formação clínica geral. Portanto, são catalogadas com frequência exodontias, raspagem, remoção de cárie, profilaxia, restaurações provisórias, biópsia e terapia com *laser*. A administração de soluções antissépticas também é introduzida rotineiramente de acordo com a indicação de cada caso[1].

A terapia com *laser* de alta ou de baixa potência tem surgido como uma opção extremamente viável e benéfica para o tratamento de lesões orais (infecciosas ou traumáticas) em pacientes internados. O *laser* de alta potência ganha destaque na ação de promover coagulação de feridas e eventos hemorrágicos e na exérese de lesões para realização de exame histopatológico[4], além de poder ser utilizado como de baixa potência quando seus parâmetros são direcionados para a realização de fotobiomodulação (FBM).

A FBM com *laser* ou diodo emissor de luz (LED, do inglês *light-emitting diode*) de baixa potência, no espectro do vermelho e infravermelho (~> 630 e > 740 nm) e de densidade de potência média entre 30 e 150 mW/cm^2,[5,6] vem sendo utilizada com grande frequência, por sua maestria no reparo tecidual de lesões ulcerativas e necrosantes em tecido mole e ósseo; na prevenção de lesões derivadas de efeitos citotóxicos; na ação de modulação na inflamação proveniente de traumas locais, processo infeccioso ou por ação medicamentosa; e na analgesia geral – por liberação de opioides endógenos e bloqueio da despolarização das fibras nervosas[1,7-10], além de reduzir edemas e de ser uma excelente opção para o tratamento de parestesias ou dos demais distúrbios neurológicos[7].

Outro destaque importante que atende as perspectivas da terapia desse grupo específico de pacientes internados e comprometidos sistemicamente é a vantagem de ser tópica e não possuir ação de efeito colateral relatado em literatura[1,11].

Eduardo et al.[5] ressaltam que a eficácia da utilização do *laser* varia de acordo com a indicação clínica, tendo como suma importância a dosimetria, que se torna variável a cada caso. A ação de biomodulação do processo inflamatório e de reparação é mais bem observada em comprimentos de ondas no espectro do vermelho, enquanto estudos demonstram que a analgesia responde melhor quando são utilizadas as ondas na faixa do infravermelho. Esse estudo exemplifica que, no caso da mucosite oral, a FBM deve conferir analgesia e reparo tecidual quando utilizado o comprimento de onda na faixa de 660 a 780 nm; já para o tratamento da herpes simples, tendo como esperada a redução da sintomatologia e/ou abreviação do ciclo viral, os *lasers* de emissão vermelha e infravermelha executam bem essa função.

Em pacientes com xerostomia, cujo objetivo é o aumento do fluxo salivar, o comprimento de onda varia também entre o visível vermelho e infravermelho próximo[12]. O estudo de Brzak et al.[13] reitera essa informação, demonstrando que, para o tratamento da hipossalivação, bons resultados foram obtidos em ambos os espectros de luz na faixa do vermelho e infravermelho, sendo que, nos pacientes submetidos ao comprimento de onda na faixa de 830 nm (infravermelho), a resposta foi rapidamente mais eficaz.

Dessa forma, deve-se pontuar o diagnóstico e estabelecer o objetivo que se deseja alcançar. O conhecimento técnico do profissional executante a respeito do tempo de irradiação no tecido afetado e do comprimento de onda e energia necessários, somado às especificações de potência e *spot* do aparelho, ambos descritos pelo fabricante, devem ser avaliados.

Nas infecções dos tecidos bucais, a terapia com *laser* é costumeiramente combinada com a aplicação tópica de um corante antimicrobiano fotossensibilizador, passando a ser conhecida como terapia fotodinâmica antimicrobiana (TFDa). Esse corante – os mais utilizados são o azul de metileno e o azul de toluidina –, quando fotoativado pelo *laser* de baixa potência no espectro da luz visível (vermelha), torna-se excitado e reage com o oxigênio molecular, induzindo a destruição do agente causador da doença, seja ele viral, bacteriano ou fúngico[1,14-16]. Segundo Eduardo et al.[5], a TFDa tem recebido importante notoriedade na odontologia hospitalar em razão dos efeitos positivos na remissão das lesões infecciosas bucais refratárias, sendo utilizada também como ação adjuvante tópica nas terapias de administração medicamentosa sistemicamente.

Pode-se dizer que, em odontologia hospitalar, dentre as patologias oportunistas mais encontradas em cavidade bucal destacam-se a candidíase (causada pela *Candida* sp.) e o herpes bucal, sendo a TFDa bem indicada. Eduardo et al.[5] complementam ainda que, em osteonecroses associadas a medicamentos, essa terapia também tem excelente aplicabilidade clínica. Alguns casos clínicos serão relatados a seguir, mostrando a utilização da TFD como opção de tratamento.

Quanto aos tratamentos oncológicos, a literatura traz muitas publicações referentes ao uso oral do *laser* de baixa potência preventivo e terapêutico em pacientes submetidos a quimioterapia e radioterapia de cabeça e pescoço. Mengxue et al.[17], Abramoff et al.[18] e Wong e Wilder-Smith[19] enfatizaram que os resultados foram visivelmente positivos para aqueles grupos experimentais que fizeram uso do *laser* para prevenção e tratamento de mucosites induzidas por drogas quimioterápicas. Eduardo et al.[5] justificam que a ação do *laser* preventivo consiste no efeito biomodulador, estimulando a proliferação de fibroblastos, células epiteliais e vasos sanguíneos. Bensadoun[20] e Mengxue et al.[17] corroboram com a ideia do reparo tecidual somada à analgesia proporcionada ao paciente. Além disso, citam a relevância da FBM na diminuição da severidade e duração da mucosite. Esses estudos estão em consonância com os achados descritos nos relatos de casos clínicos de mucosites induzidas por quimioterapia que serão descritos a seguir.

▷ Caso clínico 1 – Mucosite por quimioterapia

(cedido pela Dra. Letícia Lang)

Paciente do sexo feminino, 55 anos, portadora de síndrome de Li-Fraumeni, com histórico de melanoma, leiomiossarcoma e meningeoma, com metástase hepática; no momento, em tratamento quimioterápico com gencitabina e docetaxel em altas doses. Procurou atendimento apresentando mucosite oral grau 3 em mucosa jugal bilateral, lábios e palato mole. Relatou muita dor em cavidade bucal, odinofagia, dificuldade de alimentação e hidratação (Figura 1).

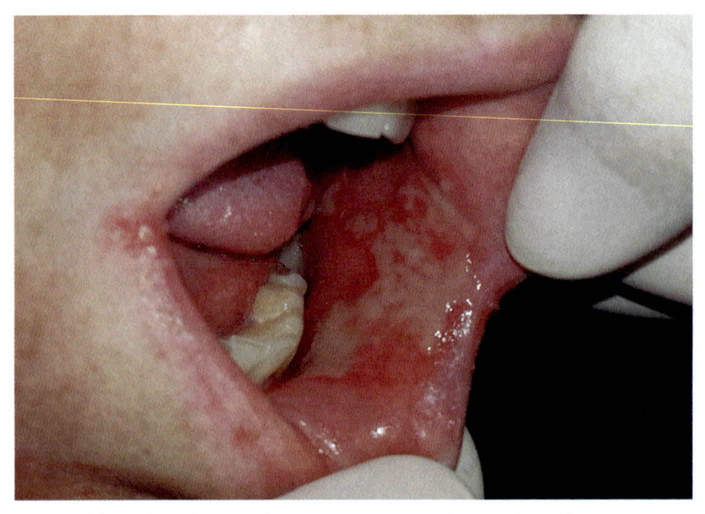

FIGURA 1 Aspecto clínico inicial de paciente com mucosite oral grau 3 em mucosa jugal bilateral, lábios e palato mole.

Tratamento proposto

Uso tópico de nistatina suspensão oral, terapia com FBM com *laser* de baixa potência e orientações de higienização bucal. Ao todo, a paciente recebeu 5 sessões de terapia com *laser* (Figura 2) com os parâmetros descritos na Tabela 1.

TABELA 1 Parâmetros do *laser* utilizado no tratamento

***Laser* utilizado**	***Laser* Duo MMOptics**
Comprimento de onda	660 nm
Potência	100 mW
Tempo de exposição	20 s/ponto
Energia	2 J/ponto

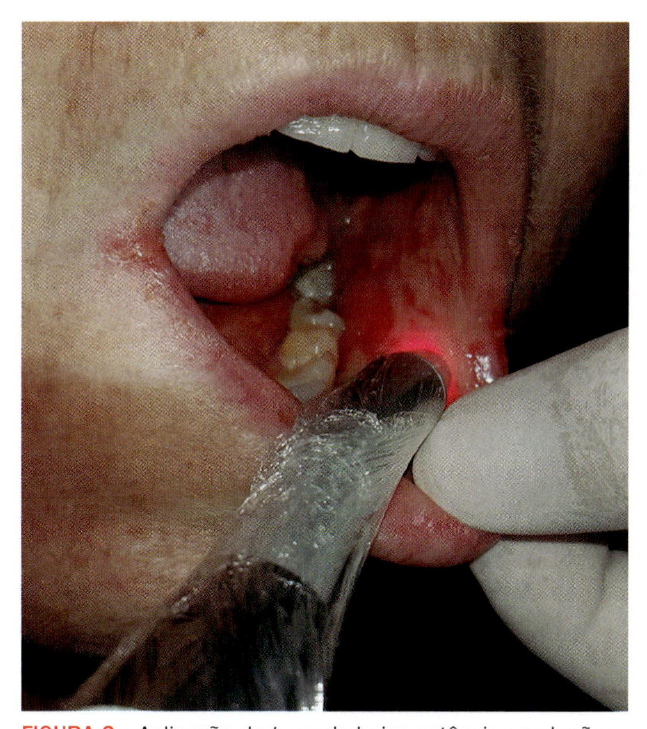

FIGURA 2 Aplicação do *laser* de baixa potência nas lesões.

Resultado

Melhora gradual da mucosite, redução importante da sintomatologia dolorosa após a segunda sessão de FBM. A paciente relatou melhora na alimentação logo na primeira sessão e foi observada completa cicatrização das lesões em 8 dias (Figura 3).

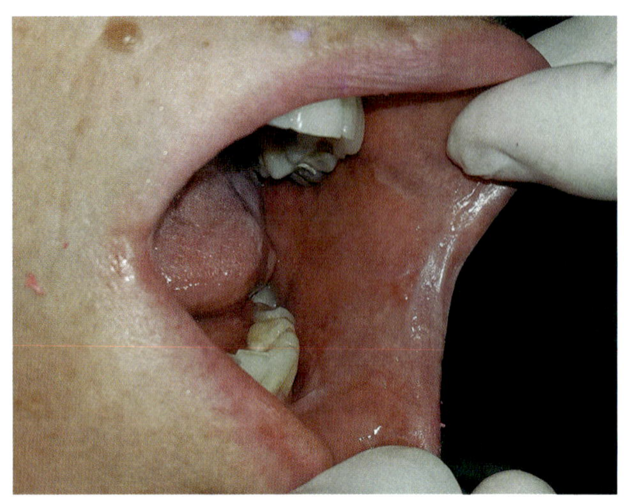

FIGURA 3 Reparação clínica completa das lesões após 8 dias.

▷ Caso clínico 2 – Mucosite por radioterapia

(cedido pelas Dras. Ana Carolina Prado Ribeiro, Karina Morais Faria e Luciana Estevam Simonato)

Paciente do sexo masculino, 57 anos, diagnosticado com carcinoma espinocelular em assoalho bucal (T2N0M0), foi submetido à pelvimandibulectomia e esvaziamento cervical. Em pós-operatório, foi submetido à quimioterapia com a associação dos fármacos carboplatina e paclitaxel. Foram realizados 3 ciclos de quimioterapia sem resposta objetiva ao tratamento e toxicidades acumuladas. Foi, então, prescrita a realização de radioterapia exclusiva em leito tumoral e drenagens com dose de 70 Gy em 35 frações.

Na sessão 19 de radioterapia, o paciente queixou-se de dor severa em cavidade oral, xerostomia, augesia e dificuldade para se alimentar. Ao exame físico intrabucal, foi verificada a presença de ulcerações confluentes em vermelhão de lábio superior e inferior, mucosa jugal do lado esquerdo e direito (ambas com extensão para comissura labial), borda lateral de língua e assoalho de boca bilateralmente (Figura 4), o que limitou a sua dieta para somente líquidos, caracterizando mucosite grau III, tomando como base a escala da Organização Mundial da Saúde (OMS). Além disso, era possível verificar acúmulo de grande quantidade de placa bacteriana recobrindo a superfície dos dentes presentes e odor fétido. Nesse período, o paciente evoluiu com perda significativa de peso (5,93% do peso em 7 dias) e foi classificado como gravemente desnutrido pela escala de Avaliação Subjetiva Global (ASG)[21], com pontuação 27. Após avaliação médica e nutricional, o paciente foi encaminhado para passagem de cateter nasoenteral para administração de dieta por via alternativa.

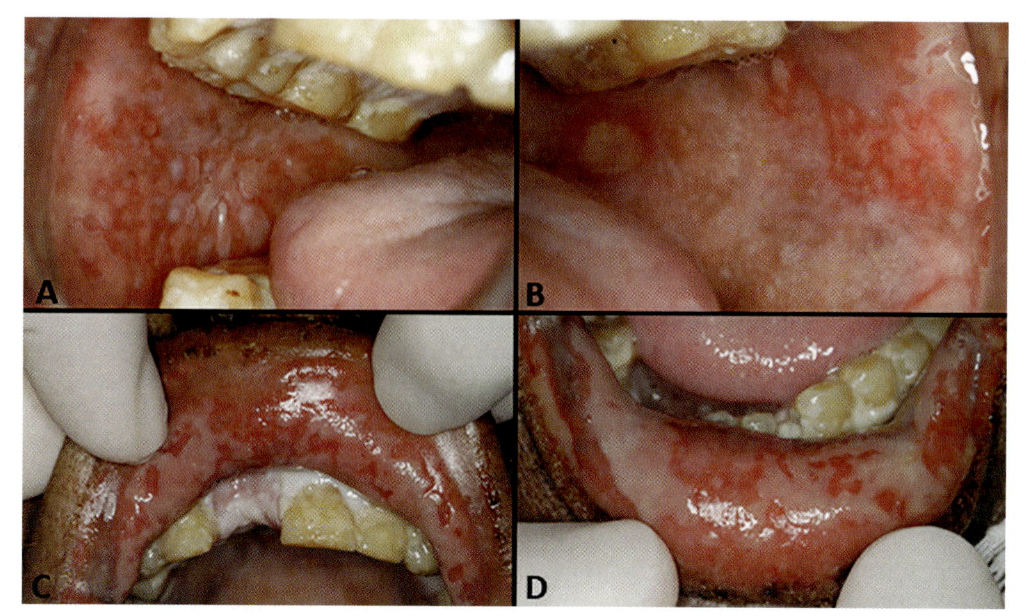

FIGURA 4 Aspecto clínico inicial. A. Mucosa jugal do lado direito. B. Mucosa jugal do lado esquerdo. C. Mucosa labial superior. D. Mucosa labial inferior.

Tratamento proposto

Por meio da avaliação odontológica realizada, foi proposto o protocolo de FBM (Laser Duo, MMOptics®, São Carlos, Brasil) com a área do feixe de aproximadamente 3 mm^2, com comprimento de onda de 660 nm na faixa do vermelho, potência de 100 mW, densidade de energia de 10 J/cm^2, energia de 0,4 J/ponto e tempo de 4 segundos/ponto; o *laser* foi usado em contato em toda a cavidade oral, diariamente, até a involução das lesões e normalização das funções. Orientações quanto a higiene oral e uso de bochechos diários com gluconato de clorexidina a 0,12% também foram dadas ao paciente.

Resultado

Após 10 dias da FBM, houve remissão significativa das lesões, melhora importante da higiene oral e significativa recuperação nutricional com aumento do peso de 2,38%, assim como redução da dor em boca (Figura 5). O paciente pôde finalizar a radioterapia de acordo com o planejado, sem interrupção do seu tratamento.

Com base no protocolo utilizado neste caso clínico, a FBM mostrou-se eficaz no tratamento da mucosite oral, com efeitos benéficos para paliação de dor, reparação das ulcerações e efeito biomodulador promovendo melhora na qualidade de vida ao paciente em radioterapia em região de cabeça e pescoço.

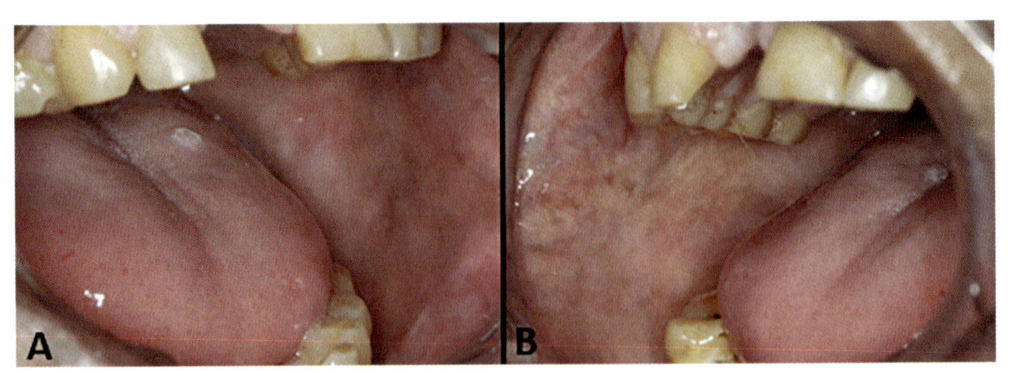

FIGURA 5 Aspecto clínico final. A. Mucosa jugal do lado direito. B. Mucosa jugal do lado esquerdo.

▷ Caso clínico 3 – Hematoma

Nesse protocolo clínico, é necessário que se faça a anamnese e o exame clínico. Deve-se atentar a lesões que duram mais de 1 mês, necessitando de outros exames complementares.

Neste caso clínico (Figura 6), paciente do sexo masculino, 40 anos, normorreativo, apresentou hematoma em borda lateral de língua após anestesia geral, provavelmente após mordida acidental.

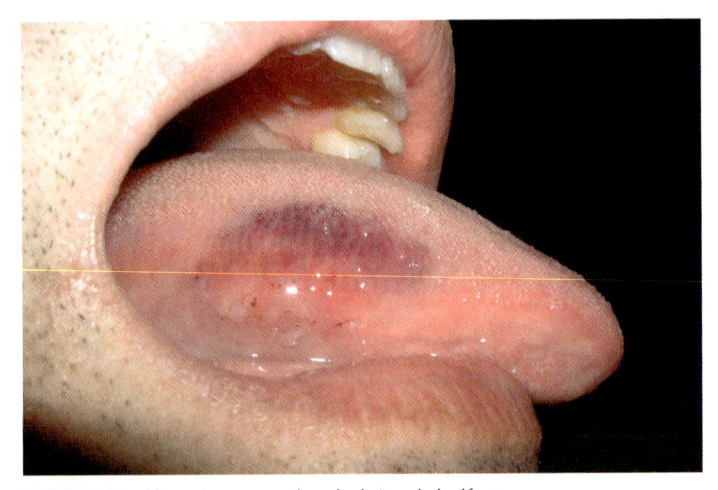

FIGURA 6 Hematoma em borda lateral de língua.

Após o diagnóstico, sugere-se o uso da escala visual analógica (EVA) de intensidade de dor (0 a 10). Assim, é possível avaliar o incômodo (dor) do paciente perante a doença (Tabela 2).

TABELA 2 Tabela mostrando localização, extensão da lesão e escala visual analógica (EVA)			
Localização da lesão	**Extensão da lesão**	**EVA antes do uso do *laser***	**EVA imediatamente após o *laser***
Borda lateral da língua lado direito	20 × 15 mm	6	3

Tratamento proposto

Foi proposto o tratamento com o *laser* de baixa potência seguindo os parâmetros da Tabela 3.

TABELA 3 Parâmetros do *laser* utilizado no tratamento	
Fonte de luz	***Laser***
Equipamento utilizado/diâmetro e área de saída do feixe	Therapy XT, d = 2,35 mm e A = 0,0434 cm^2
Comprimento de onda	660 nm
Potência	100 mW
Energia por ponto	2 J
Pontos de irradiação	1 central e 4 ao redor por lesão
Energia total	10 J
Número de sessões	1

Foi realizada uma única irradiação (Figura 7).

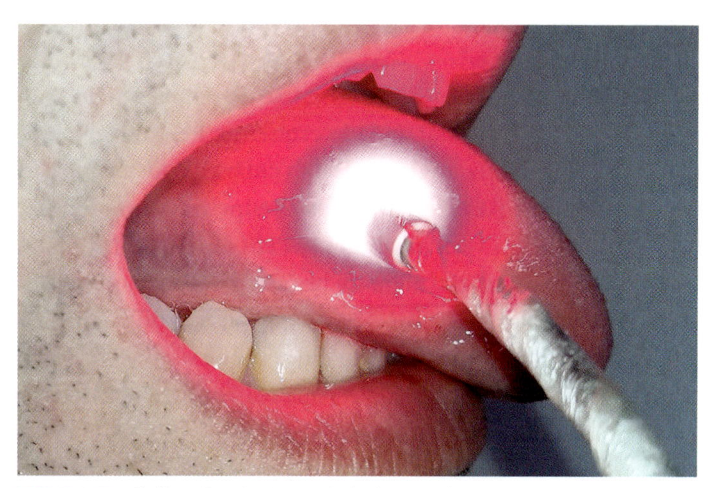

FIGURA 7 Aplicação do *laser* de baixa potência.

Resultado

O paciente relatou melhora na sintomatologia dolorosa imediatamente após a irradiação (Tabela 2). Na Figura 8, pôde-se observar a reparação completa do tecido após 7 dias da irradiação única.

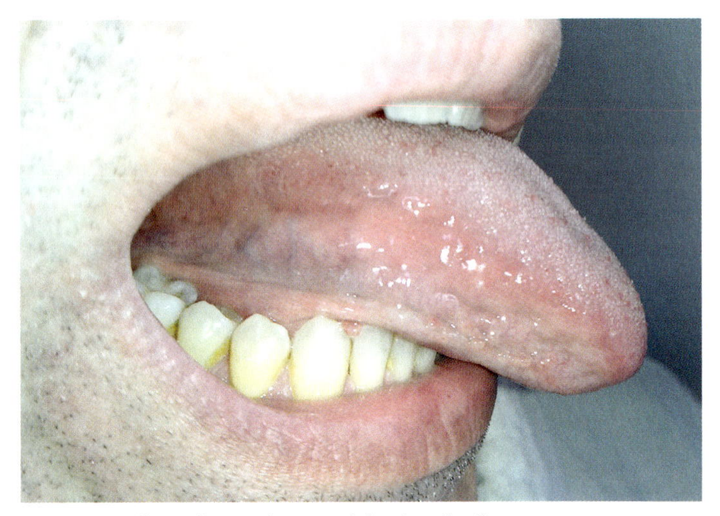

FIGURA 8 Sete dias após uma única irradiação.

▷ Caso clínico 4 – Herpes zóster

(realizado em conjunto com o cirurgião-dentista Ivan El Murr)

Paciente do sexo feminino, 37 anos, queixando-se de dor, ardência, prurido, aumento de volume e vesículas na região frontal do lado esquerdo. Relatou ter sentido os mesmos sinais 7 dias antes do desenvolvimento dessas lesões cutâneas. Ao exame clínico, verificou-se aumento de volume na região frontal, edema palpebral, linfadenopatia em região submandibular, lesões cutâneas vesículo-bolhosas em região periorbital, frontal, couro cabeludo do lado esquerdo e glabela, além de lesões em córnea observadas aos exames oftalmológicos (Figura 9). Na história médica pregressa, relatou quadro compatível com varicela na infância. De acordo com o aspecto das lesões e os sinais e sintomas, estabeleceu-se o diagnóstico clínico de herpes zóster, que foi confirmado posteriormente pelo exame sorológico.

Não foram observadas lesões em pavilhão auditivo externo. Imediatamente, a paciente foi internada e medicada com aciclovir 500 mg intravenoso (IV) a cada 8 horas; dipirona 1 ampola IV a cada 6 horas; carbamazepina 400 mg via oral (VO) 4 vezes/dia; prednisona 60 mg/dia VO; aciclovir tópico (pomada) 5 vezes/dia; maleato de timolol colírio 1 gota a cada 12 horas; ciclopentolato 1% colírio 1 gota a cada 8 horas; sulfato de dexametasona

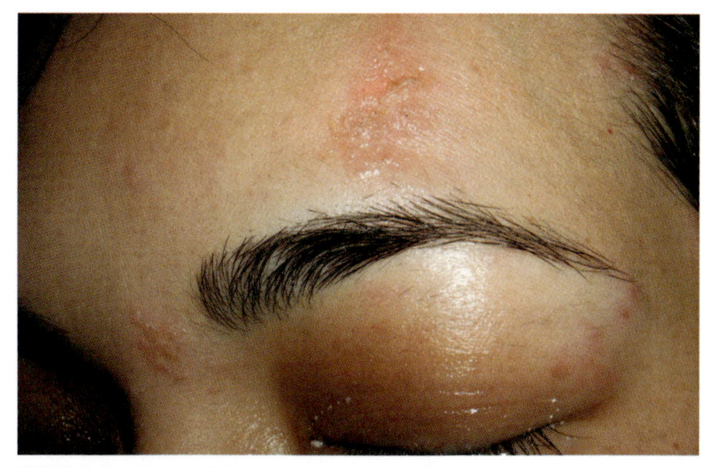

FIGURA 9 Caso clínico inicial: herpes zóster.

0,1% colírio 1 gota no olho esquerdo a cada 3 horas; além da reposição de fluidos e eletrólitos com soro fisiológico.

Foi realizada a drenagem das vesículas com agulha estéril com muito cuidado para não ocorrer o espalhamento do exsudato e, em seguida, foi utilizado 0,01% de azul de metileno por um tempo de 5 minutos (Figura 10). Foi realizada fotoativação pelo *laser* de baixa potência na faixa do vermelho, 6 J/ponto (Figura 11) nos dois primeiros dias (Tabela 4); nos 5 dias seguintes, foi utilizado o *laser* de baixa potência para FBM das lesões na fase crosta (Tabela 5), ou seja, sem uso de corante.

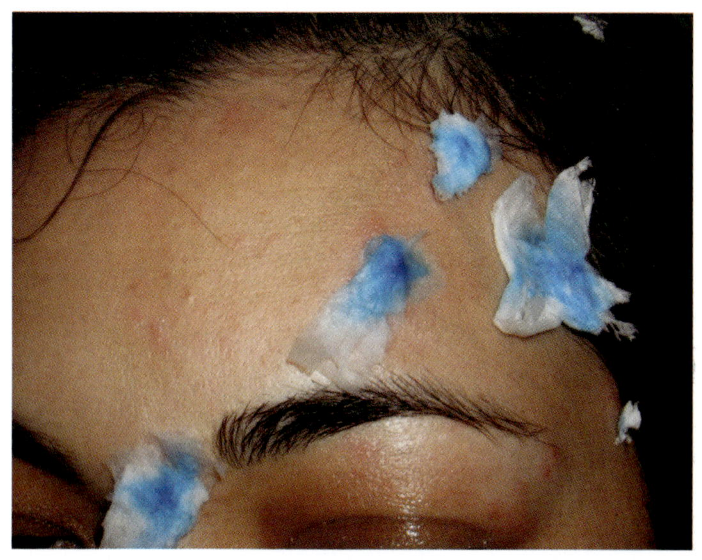

FIGURA 10 Azul de metileno embebido em algodão sobre as lesões.

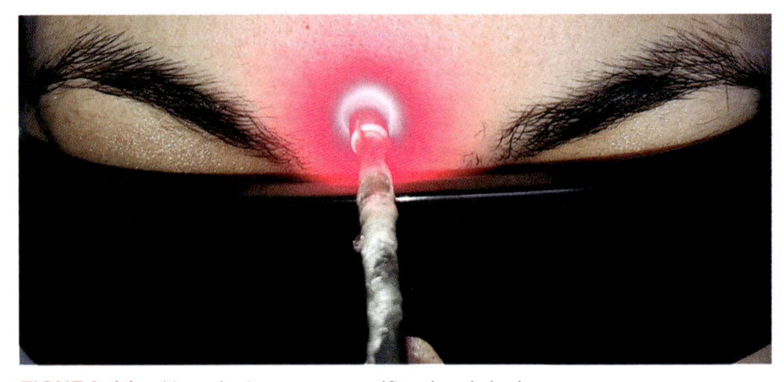

FIGURA 11 Uso do *laser* em região de glabela.

TABELA 4 Parâmetros do *laser* utilizado na TFDa

Fonte de luz	*Laser*
Equipamento utilizado/diâmetro e área de saída do feixe	Therapy XT, d = 2,35 mm e A = 0,0434 cm^2
Comprimento de onda	660 nm
Potência	100 mW
Energia por ponto	6 J
Pontos de irradiação	1 na glabela 3 na lesão maior 1 em cada lesão menor (6 lesões)
Número de sessões	2

TABELA 5 Parâmetros do *laser* utilizado no tratamento – fotobiomodulação

Fonte de luz	*Laser*
Equipamento utilizado/diâmetro e área de saída do feixe	Therapy XT,d = 2,35 mm e A = 0,0434 cm^2
Comprimento de onda	660 nm
Potência	0,1 W
Densidade de energia	46,08 J/cm^2
Densidade de potência	2,30 W/cm^2
Energia por ponto	2 J
Pontos de irradiação	1 na glabela 3 na lesão maior 1 em cada lesão menor (6 lesões)
Energia total em uma sessão	20 J
Número de sessões	5

Resultado

Após 24 horas, as lesões já se apresentavam na fase crosta (Figura 12), porém, com leve sensação de prurido, motivo pelo qual se optou por uma segunda sessão de TFDa.

A partir do 3º dia, foi utilizado o *laser* para FBM, conforme a Tabela 6. A paciente já não apresentava dor nem prurido no local das lesões. A Figura 13 mostra o aspecto da lesão na alta hospitalar.

TABELA 6 Parâmetros do *laser* utilizado na FBM

Fonte de luz	*Laser*
Equipamento utilizado/diâmetro e área de saída do feixe	Therapy XT, d = 2,35 mm e A = 0,0434 cm^2
Comprimento de onda	660 nm
Potência	100 mW
Energia por ponto	2 J
Pontos de irradiação	1 na glabela 3 na lesão maior 1 em cada lesão menor (6 lesões)
Número de sessões	5

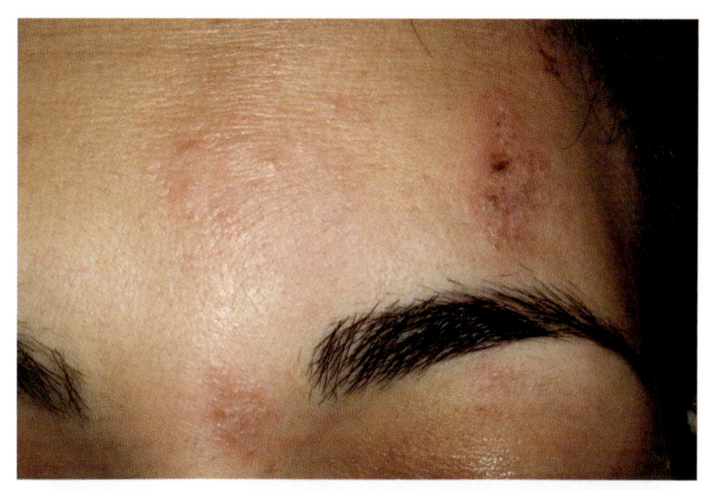

FIGURA 12 Caso clínico: 24 horas após a primeira sessão de TFDa.

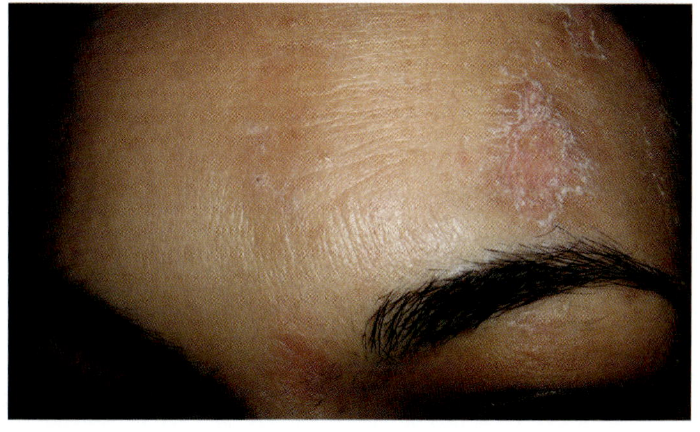

FIGURA 13 Caso clínico: aspecto final, no dia da alta hospitalar da paciente.

▷ Caso clínico 5 – Hipossalivação e candidose

Paciente do sexo masculino, 63 anos, havia realizado a tireoidectomia total seguida de ablação actínica com iodo radioativo há 2 meses por causa do tratamento de carcinoma da tireoide.

Apresentavam-se sintomas de boca seca com muita ardência em toda a mucosa oral (Figuras 14 a 16). Pelas características clínicas, o paciente apresenta candidose oral. Foi realizada a citologia esfoliativa nesse momento para confirmação do resultado.

Sialometria foi realizada como descrito por Koseki et al.[22]; a saliva total não estimulada foi coletada em tubo Falcon de 15 mL por 5 minutos, e o volume total dividido por 5 para se obter o fluxo em mL/min. Para o fluxo salivar total estimulado, foi fornecido ao paciente uma pastilha de vitamina C (Cewin®, Sanofi-Synthelabo, Brasil), com orientação para não a mastigar; a saliva foi coletada com a mesma técnica descrita anteriormente. Os parâmetros de normalidade adotados foram baseados nos dados publicados por Jensen et al. (fluxo não estimulado > 0,3 mL/min; estimulado > 1,5 mL/min)[23].

O paciente apresentou 0,1 mL/min no fluxo não estimulado e 0,8 mL/min no estimulado.

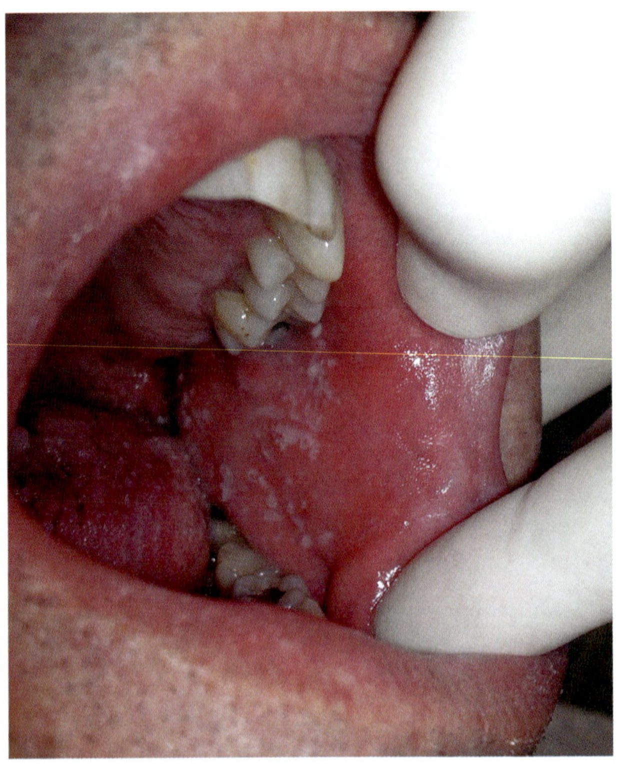

FIGURA 14 Presença de áreas brancas na mucosa jugal do lado esquerdo.

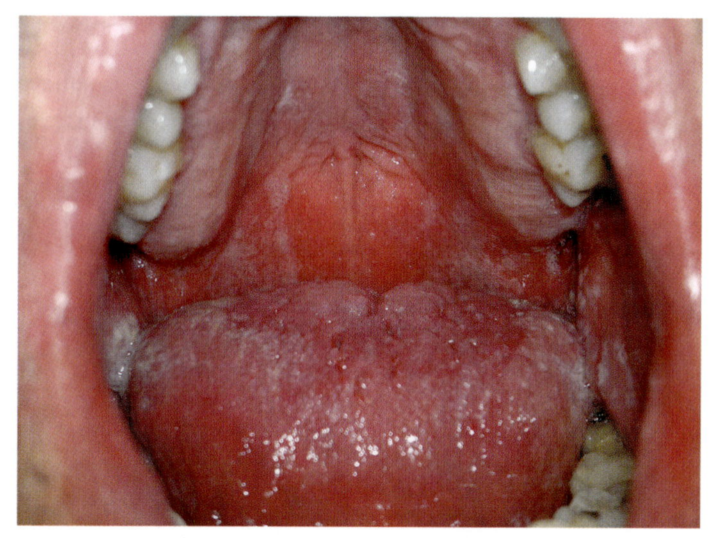

FIGURA 15 Presença de placa branca em palato mole e áreas eritroplásicas.

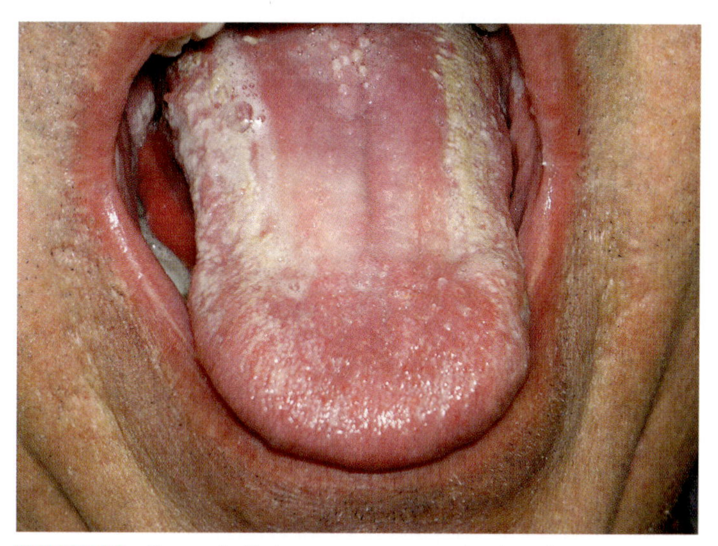

FIGURA 16 Dorso da língua com presença de placa branca.

Tratamento proposto

Uso tópico de nistatina suspensão oral por 15 dias, 3 vezes/dia, orientações de higienização bucal, 1 sessão de TFDa no 1º dia. O paciente realizou bochecho leve com 0,01% de azul de metileno por 5 minutos antes da irradiação (Tabela 7).

TABELA 7 Parâmetros do *laser* utilizado no tratamento TFDa

Fonte de luz	*Laser*
Equipamento utilizado/diâmetro e área de saída do feixe	Therapy XT,d = 2,35 mm e A = 0,0434 cm²
Comprimento de onda	660 nm
Potência	0,1 W
Densidade de energia	138,24 J/cm²
Densidade de potência	2,30 W/cm²
Energia por ponto	6 J

Foi proposta irradiação com *laser* de baixa potência nas glândulas salivares para melhora do fluxo salivar por 10 sessões, 2 vezes/semana (Tabela 8).

TABELA 8 Parâmetros do *laser* utilizado no tratamento da hipossalivação

Fonte de luz	*Laser*
Equipamento utilizado/diâmetro e área de saída do feixe	Therapy XT, d = 2,35 mm e A = 0,0434 cm²
Comprimento de onda	808 nm
Potência	0,1 W
Densidade de energia	69,12 J/cm²
Densidade de potência	2,3 W/cm²
Energia por ponto	3 J
Pontos de irradiação	5 pontos em cada glândula parótida (extraoral) 3 pontos em cada glândula submandibular (extraoral) 3 pontos em cada glândula sublingual (intrabucal)
Número de sessões	10

Após as 10 sessões de tratamento, observou-se melhora do quadro clínico (Figuras 17 a 19), bem como da salivação do paciente, que apresentou 0,3 mL/min no fluxo não estimulado e 1,4 mL/min no estimulado.

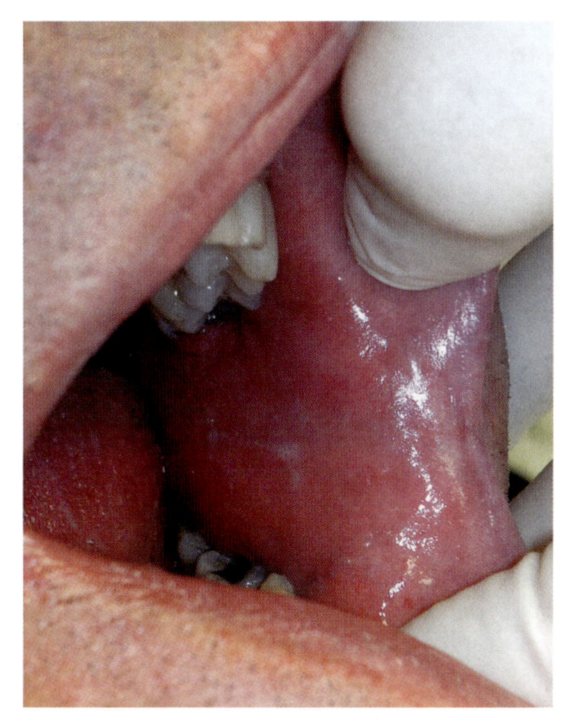

FIGURA 17 Aspecto final do caso clínico: mucosa jugal esquerda.

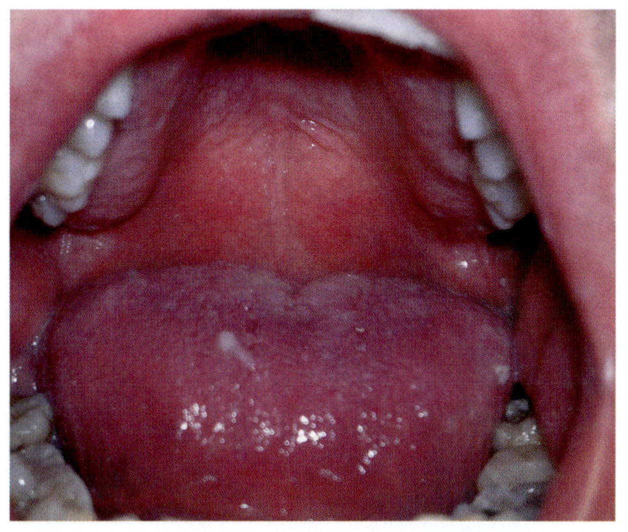

FIGURA 18 Aspecto final do caso clínico: palato mole.

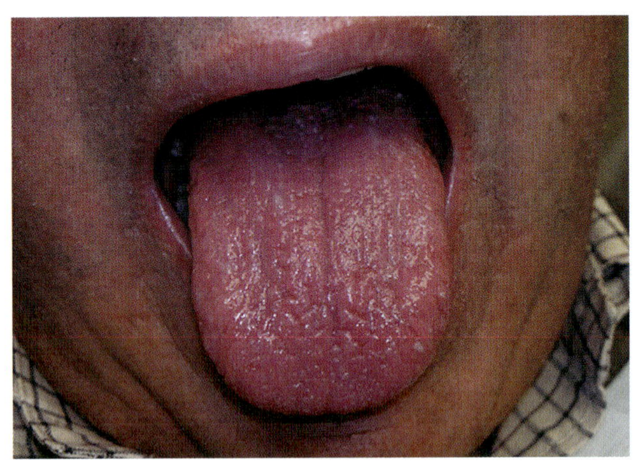

FIGURA 19 Aspecto final do caso clínico: dorso de língua.

▷ Caso clínico 6 – Osteonecrose

(realizado em conjunto com as Dras. Ana Maria Aparecida Souza e Silvia Regina Gaspar de Castro)

A osteoporose é um distúrbio esquelético frequente na fase pós-menopausa, causado por perda crônica da densidade mineral óssea em decorrência do aumento da atividade osteoclástica. Como terapias, citam-se os bisfosfonatos e o anticorpo monoclonal denosumabe, ambos associados com redução da reabsorção óssea, porém relacionados ao aumento do risco de osteonecrose em mandíbula, sendo esta bem menos comum aos expostos ao denosumabe.

Neste relato de caso, paciente do sexo feminino, 66 anos, compareceu ao LELO-FOUSP com relato de "malformação óssea proveniente de exodontia". Na anamnese, foi relatado uso semestral de denosumabe injetável desde novembro de 2017. No exame clínico intraoral, foi observada uma área necrótica nas regiões alveolar e vestibular do elemento 14 (ausente, exodontia realizada há 3 meses), compatíveis com o diagnóstico de osteonecrose (Figura 20).

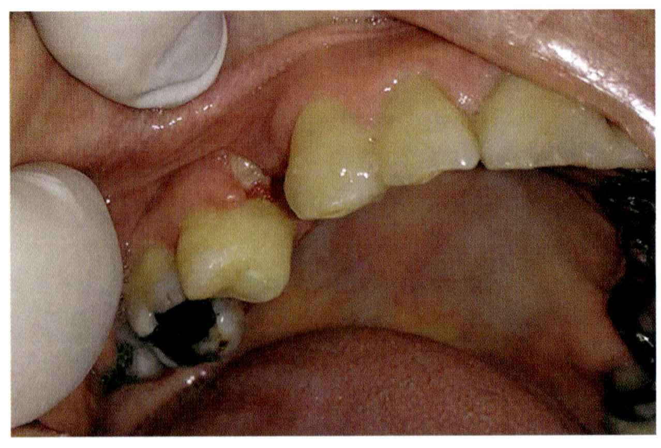

FIGURA 20 Caso clínico inicial mostrando a área da osteonecrose.

Tratamento proposto

No primeiro momento, foi solicitada uma radiografia panorâmica e periapical, além de tomografia computadorizada para avaliar a extensão da lesão. O planejamento terapêutico foi realizado com base em três abordagens:

1. Descontaminação do tecido ósseo por TFD utilizando 0,01% de azul de metileno por um tempo de 5 minutos, fotoativado em seguida pelo *laser* de baixa potência na faixa do vermelho em 9 J/ponto (Tabela 9).
2. Reparo do tecido mole (cicatricional) ao redor da lesão por meio da terapia de FBM com *laser* de baixa potência no espectro do vermelho e energia de 2 J/ponto.
3. Biomodulação óssea e analgesia por meio de FBM de baixa potência na faixa do infravermelho e energia de 2 J/ponto, utilizados simultaneamente (Tabela 10).

Essas abordagens foram feitas de modo alternado, sendo que a TFD foi realizada semanalmente (10 sessões) e, entre essas sessões, foram feitas FBM para biomodulação óssea e reparo de tecido mole (10 sessões). Além disso, uma osteoplastia foi feita na 5ª sessão de aplicação da TFDa.

TABELA 9 Parâmetros do *laser* utilizado na TFDa

Fonte de luz	*Laser*
Equipamento utilizado/diâmetro e área de saída do feixe	Therapy EC, d = 3,54 mm; A = 0,0984 cm^2
Comprimento de onda	660 nm
Potência	100 mW
Energia por ponto	9 J
Pontos de irradiação	2 pontos
Número de sessões	10

TABELA 10 Parâmetros do *laser* de baixa potência: 2 comprimentos de onda simultâneos

Fonte de luz	*Laser*	*Laser*
Equipamento utilizado/diâmetro e área de saída do feixe	Therapy EC, d = 3,54 mm; A = 0,0984 cm^2	Therapy EC, d = 3,54 mm; A = 0,0984 cm^2
Comprimento de onda	660 nm	808 nm
Potência	100 mW	100 mW
Energia por ponto	2 J	2 J
Pontos de irradiação	3 pontos	3 pontos
Número de sessões	10	10

Após 6 sessões de TFDa, observou-se uma boa recuperação do tecido e melhora da sintomatologia dolorosa (Figura 21).

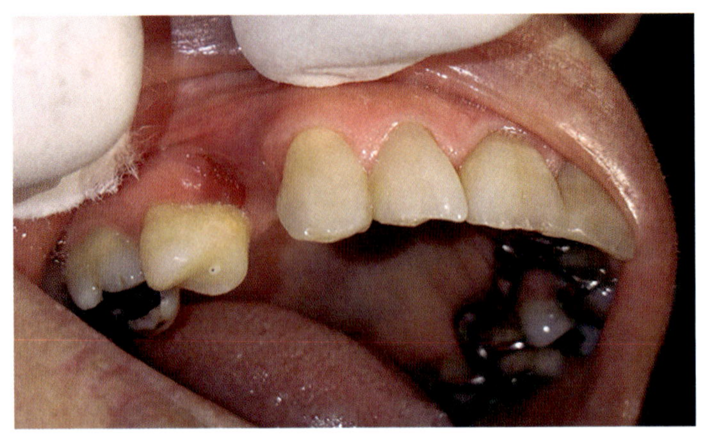

FIGURA 21 Caso clínico após 6 sessões de TFDa.

▷ Caso clínico 7 – Estomatite urêmica

(cedido pelos Drs. Elisa Fatoreli, Flávia Lobão, Leonardo Guerreiro e Ricardo Eiras)

A estomatite urêmica é caracterizada por mucosa vermelha ou ulcerada, coberta com uma pseudomembrana que desaparece quando os níveis de ureia retornam ao normal. Também pode ser relacionada com o aumento dos valores de nitrogênio plasmático. Provavelmente, a causa das lesões orais é a urease, uma enzima produzida pela microflora oral que, ao degradar a ureia da saliva, libera amônia, que pode lesar a mucosa.

As lesões são dolorosas e aparecem mais frequentemente na face ventral da língua e soalho bucal. O início da sintomatologia da estomatite urêmica pode ser abrupto, com placas brancas distribuídas na mucosa jugal, língua e soalho bucal.

Paciente do sexo feminino, 86 anos, leucoderma, portadora de hipertensão arterial sistêmica de difícil controle, diabetes melito, glaucoma, arritmia e insuficiência cardíaca congestiva, admitida na UTI com sepse urinária e cursando com disfunção orgânica do sistema renal, apresentou, após 5 dias de internação, lesão leucoplásica em terço anterior da língua, de aparecimento abrupto, medindo 4,2 mm em seu maior diâmetro. A paciente relatou desconforto oral, ardência e dor ao se alimentar.

Tratamento proposto

A odontologia intensiva estabeleceu a seguinte conduta: 5 sessões de FBM com *laser* de emissão infravermelha para analgesia e TFDa com *laser* de emissão vermelha associada ao azul de metileno para controle microbiano de candidose oral (infecção oportunista), até que a função renal fosse controlada, usando os parâmetros da Tabela 11.

TABELA 11 Parâmetros usados na paciente com estomatite urêmica		
	FBM	**TFDa**
Laser	DMC Therapy XT®	DMC Therapy XT®
Comprimento de onda	808 nm	660 nm
Potência	100 mW	100 mW
Energia	6 J	9 J
Tempo de exposição	1 min	3 min
Fotossensibilizador	-	Azul de metileno (AM)
Concentração de AM	-	0,01% manipulado em gel
Pontos irradiados	Área da lesão	Área da lesão
Número de sessões	5	5

A Figura 22 mostra o quadro clínico inicial da paciente.

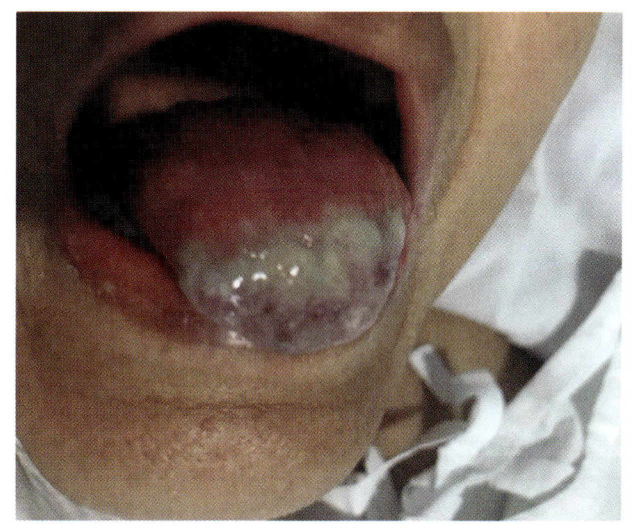

FIGURA 22 Aspecto do quadro inicial da paciente com estomatite urêmica e lesão leucoplásica na língua.

Resultado

As Figuras 23 a 25 mostram a evolução da lesão com o tratamento proposto. Tal conduta trouxe alívio dos sintomas orais, evitando a necessidade de uso de sonda nasogástrica.

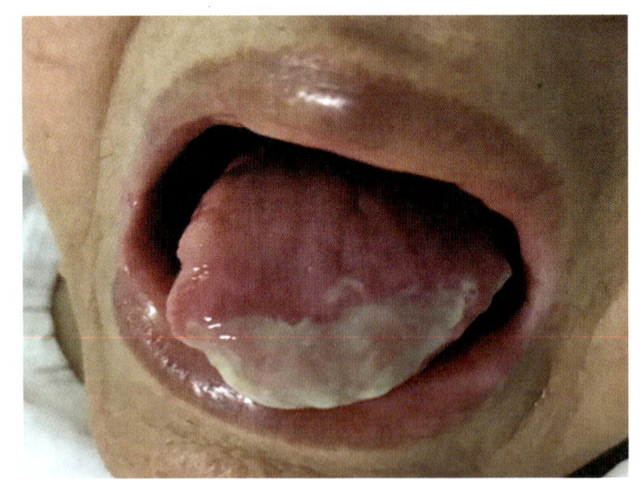

FIGURA 23 Aspecto da lesão após a 1ª sessão de FBM e TFDa.

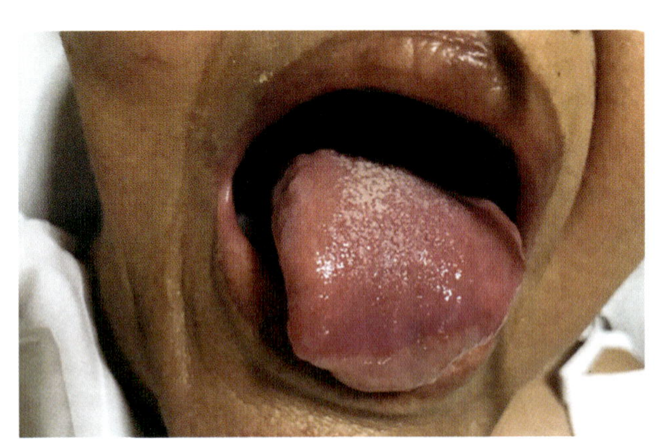

FIGURA 24 Aspecto da lesão após a 3ª sessão de FBM e TFDa.

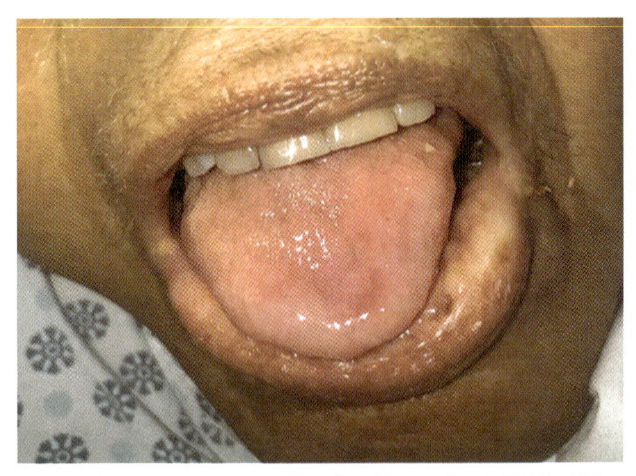

FIGURA 25 Aspecto da lesão após a 5ª sessão de FBM e TFDa.

▷ Caso clínico 8 – Estomatopirose e candidose

(cedido pela Dra. Elisa Fatoreli)

Paciente do sexo feminino, 84 anos, apresentou quadro de infecção do trato urinário, sendo internada no Centro de Tratamento Intensivo do Hospital Casa Italiano (RJ). Após mais de 7 dias de internação, apresentou quadro de candidose oral do tipo pseudomembranosa, com muito desconforto e estomatopirose em cavidade oral, não conseguindo se alimentar por via oral (Figura 26).

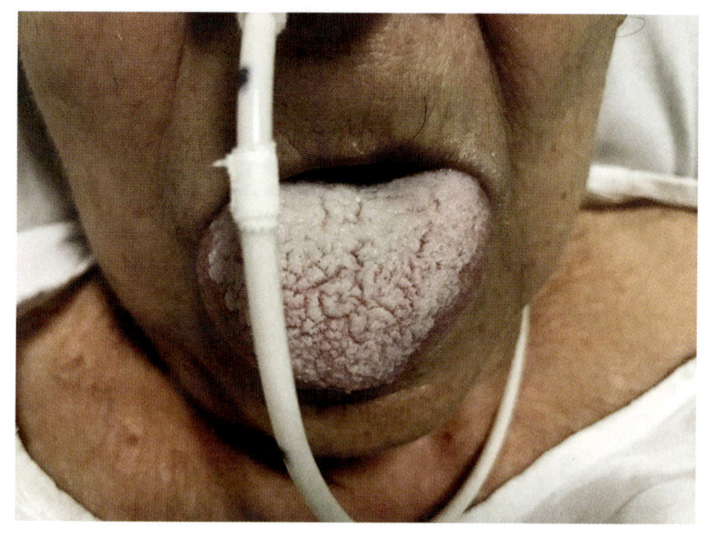

FIGURA 26 Quadro inicial da paciente com candidose pseudomembranosa.

Tratamento proposto

A odontologia intensiva estabeleceu como conduta terapêutica a administração de fluconazol IV (400 mg de dose inicial e 200 mg/dia por 7 dias) e uso tópico de miconazol 4 vezes/dia, também por 7 dias. Como coadjuvante, foi realizada a TFDa com azul de metileno em 3 dias seguidos (Figura 27), com os parâmetros da Tabela 12.

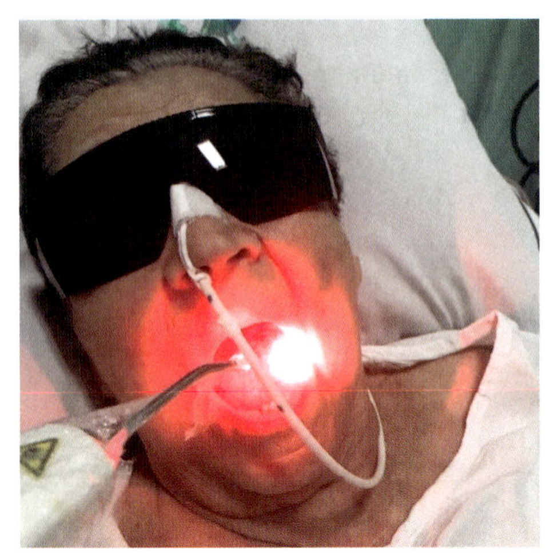

FIGURA 27 Sessão de TFDa na paciente.

TABELA 12 Parâmetros usados na TFDa

Laser	**DMC Therapy XT®**
Comprimento de onda	660 nm
Potência	100 mW
Energia	9 J
Tempo de exposição	3 min
Fotossensibilizador	Azul de metileno (AM)
Concentração de AM	0,01% manipulado em gel
Pontos irradiados	Área da lesão
Número de sessões	3

Resultado

A paciente reportou alívio de dor e foi retirada a sonda nasogástrica (Figura 28).

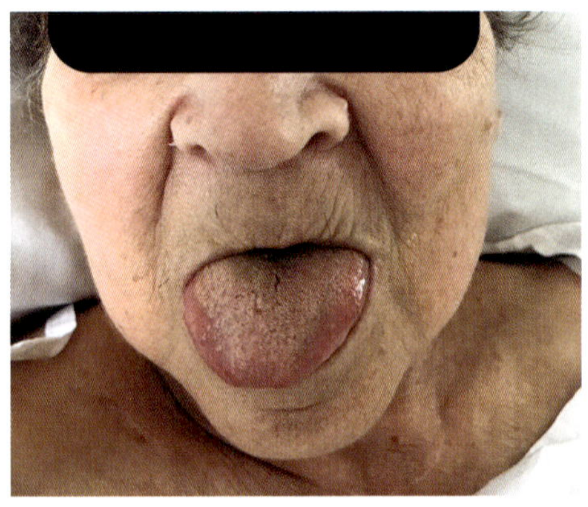

FIGURA 28 Aspecto da língua da paciente após 3 sessões de TFDa. Nota-se que a sonda nasogástrica foi retirada.

▷ Caso clínico 9 – Lúpus eritematoso vitiligoide [estilo de caso clínico]
(cedido pela Dra. Diva Claudia Almeida)

Paciente de 65 anos, leucoderma, em regime de internação para tratamento de lúpus eritematoso vitiligoide, apresentava várias lesões dérmicas espalhadas pelo corpo, incluindo a cavidade oral. Ao exame oral, foram observadas lesões membranosas descamativas, deixando epitélio eritematoso no dorso e lateral da língua (Figura 29), mucosa jugal (Figura 30) e fundo de vestíbulo de mucosa labial inferior (Figura 31), com queixa de dor, ardência, desconforto e dificuldade de alimentação.

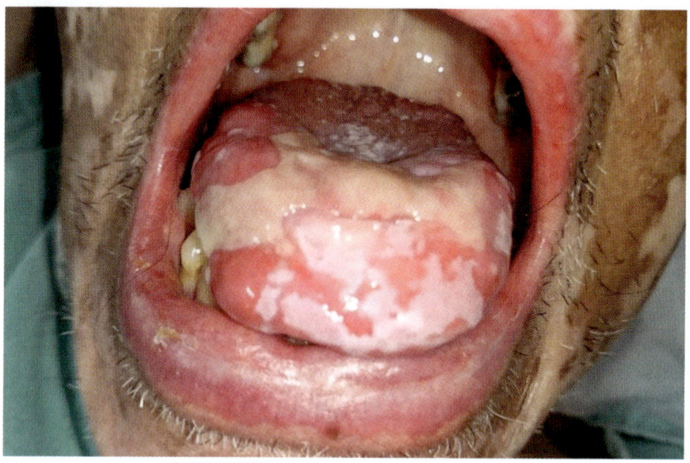

FIGURA 29 Aspecto das lesões membranosas descamativas no dorso e lateral da língua.

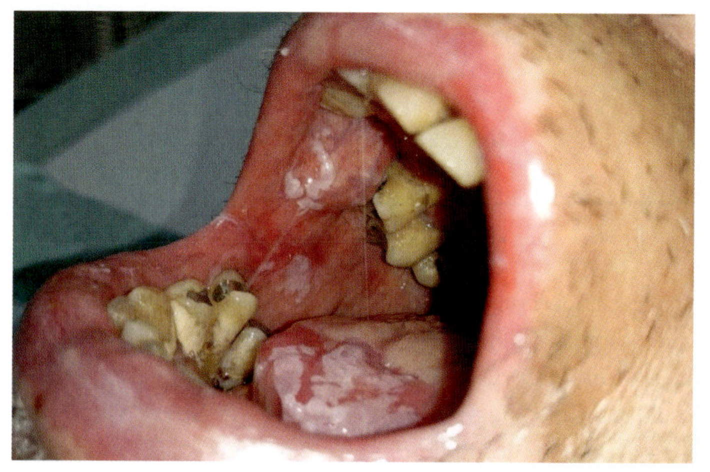

FIGURA 30 Aspecto das lesões membranosas descamativas na mucosa jugal.

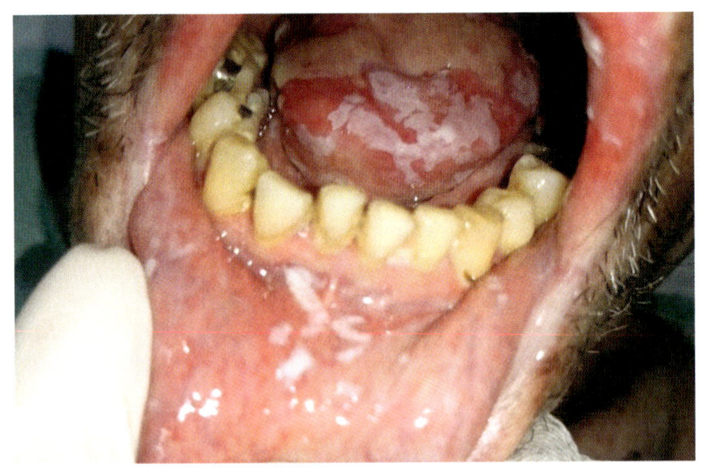

FIGURA 31 Aspecto das lesões membranosas descamativas no fundo de vestíbulo da mucosa labial inferior.

TRATAMENTO PROPOSTO

Foi realizado tratamento com terapia de fotobiomodulação com *laser* de baixa potência. Para promover a reparação tecidual, foi utilizado o comprimento de onda vermelho e, para analgesia, o comprimento de onda infravermelho (Tabela 13). A aplicação foi de forma pontual, irradiando toda a área da lesão.

TABELA 13 Parâmetros usados na terapia de fotobiomodulação

	Reparação tecidual	Analgesia
Laser	Laser Duo (MMOptics)	Laser Duo (MMOptics)
Comprimento de onda	660 nm	808 nm
Potência	100 mW	100 mW
Energia	3 J e 2 J/ponto	6 J/ponto
Tempo de irradiação	30 s e 20 s	60 s
Número de sessões	2 (uma a cada 24 h, 3 J) 2 (uma a cada 48 h, 2 J)	1

Após 24 h, pode-se observar reparação na lesão da língua e do fundo de vestíbulo (Figura 32) e da mucosa jugal (Figura 33). O caso foi concluído após 4 sessões de terapia de fotobiomodulação com *laser* de emissão vermelha e energia de 3 J nas duas primeiras sessões e 2 J nas duas últimas (Figura 34), além de uma sessão com comprimento de onda infravermelho nas áreas com dor intensa. As duas primeiras sessões foram realizadas com intervalo de 24 h e as duas últimas com intervalo de 48 h.

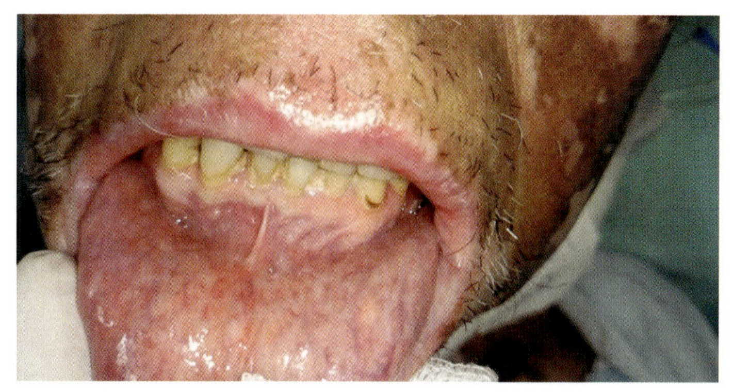

FIGURA 32 Aspecto das lesões membranosas descamativas após 24 horas da fotobiomodulação na região do fundo de vestíbulo.

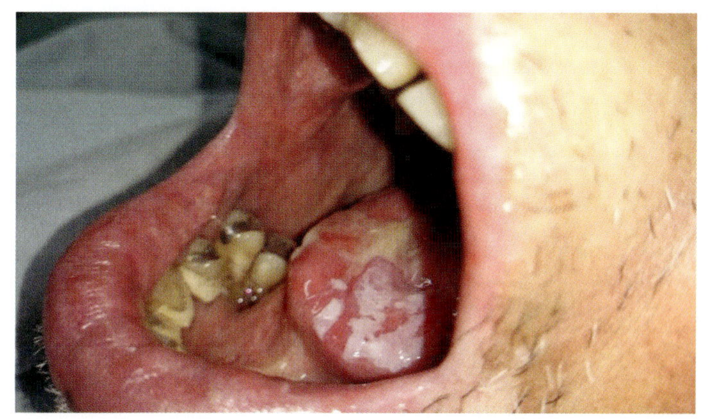

FIGURA 33 Aspecto das lesões membranosas descamativas após 24 horas da fotobiomodulação na região da mucosa jugal.

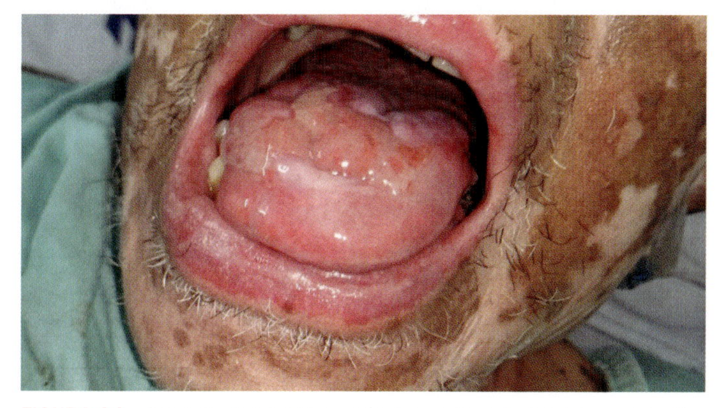

FIGURA 34 Aspecto das lesões após 4 sessões de fotobiomodulação.

▷ Caso clínico 10 – Pênfigo Bolhoso

(cedido pela Dra. Diva Claudia Almeida)

Paciente de 38 anos, leucoderma, internado para tratamento de pênfigo bolhoso, apresentava muitas lesões dérmicas bolhosas (que podem se romper formando úlceras dolorosas) em todo o corpo, desde o couro cabeludo até os pés, incluindo a cavidade oral. Ao exame oral, foram observadas lesões ulceradas no lábio (Figura 35), mucosa jugal (Figura 36), língua (Figura 37) e orofaringe (Figura 38). O paciente relatou dor, desconforto e impossibilidade de se alimentar.

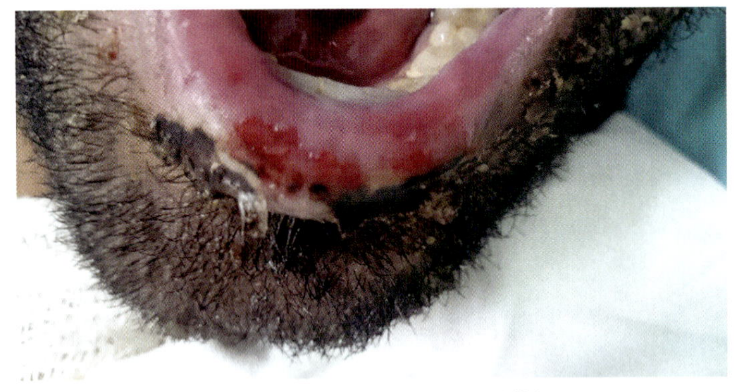

FIGURA 35 Aspecto das lesões ulceradas no lábio.

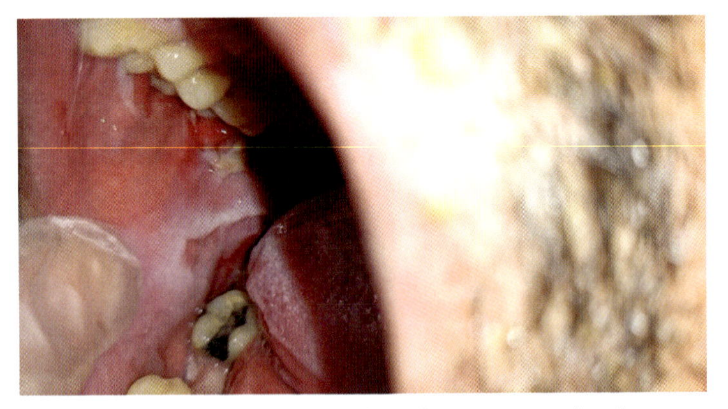

FIGURA 36 Aspecto das lesões ulceradas na mucosa jugal.

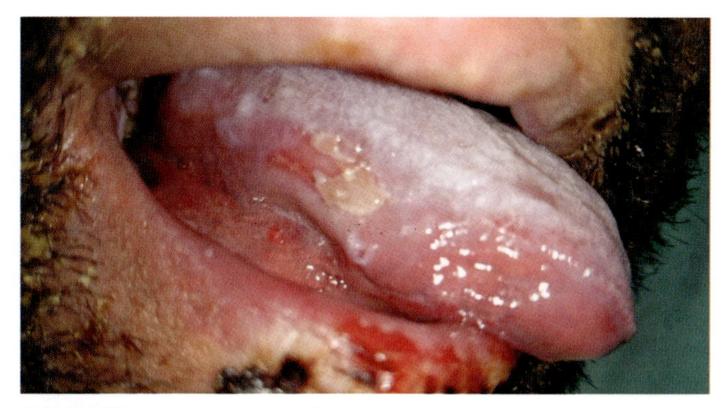

FIGURA 37 Aspecto das lesões ulceradas na língua.

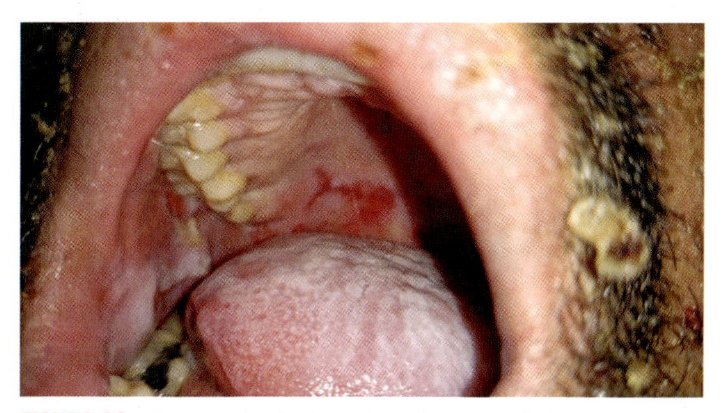

FIGURA 38 Aspecto das lesões ulceradas na orofaringe.

TRATAMENTO PROPOSTO

Foi realizado tratamento com terapia de fotobiomodulação com *laser* de baixa potência para promover reparação tecidual e alívio de dor com os parâmetros da Tabela 14. A irradiação foi pontual, cobrindo toda a extensão da lesão.

TABELA 14 Parâmetros usados na terapia de fotobiomodulação

	Reparação tecidual	Analgesia
Laser	Laser Duo (MMOptics)	Laser Duo (MMOptics)
Comprimento de onda	660 nm	808 nm
Potência	100 mW	100 mW
Energia	3 J e 2 J/ponto	9 J e 6 J/ponto
Tempo de irradiação	30 s e 20 s	90 s e 60 s
Número de sessões	2 (uma a cada 24 h, 3 J) 2 (uma a cada 48 h, 2 J)	1 (9 J) 1 (6 J)

As aplicações foram diárias e, após 48 horas, observou-se melhora de todas as lesões, com regressão da lesão labial (Figura 39), regressão da lesão da orofaringe (Figura 40), regressão da lesão da mucosa jugal (Figura 41), regressão da lesão lingual (Figura 42).

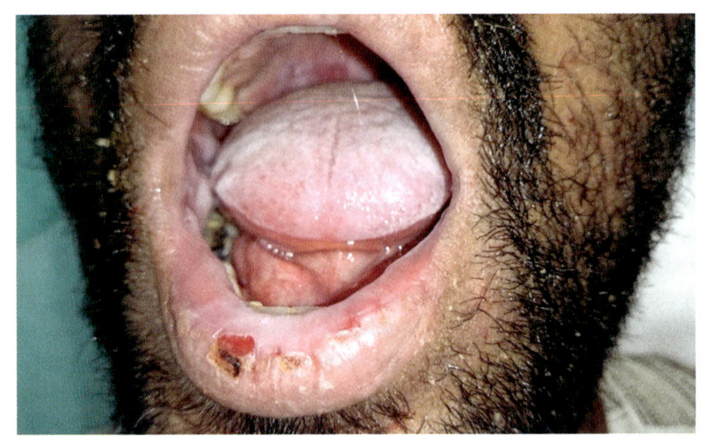

FIGURA 39 Aspecto das lesões após 48 horas da fotobiomodulação na região labial.

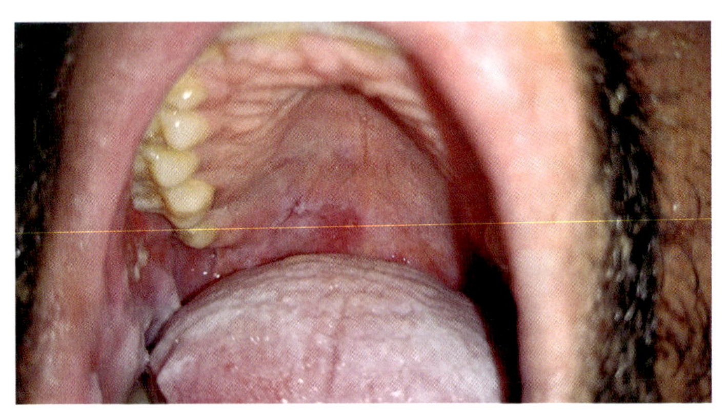

FIGURA 40 Aspecto das lesões após 48 horas da fotobiomodulação na região orofaringe.

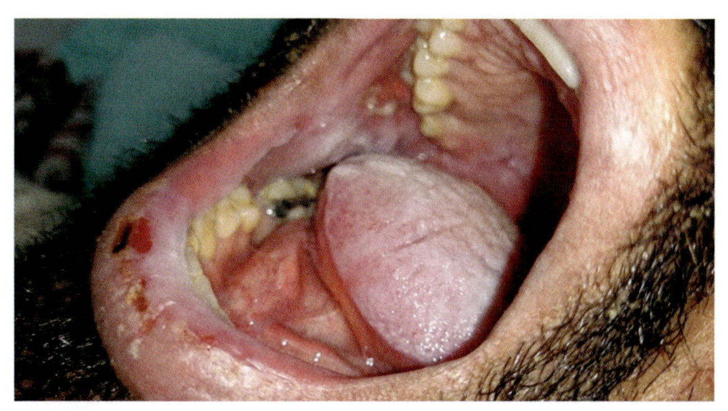

FIGURA 41 Aspecto das lesões após 48 horas da fotobiomodulação na região da mucosa jugal.

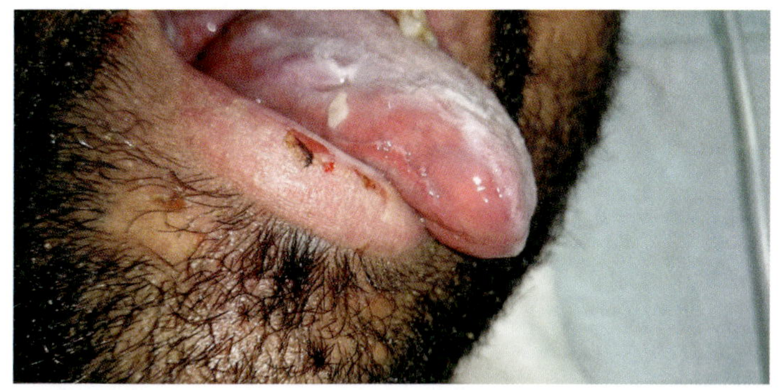

FIGURA 42 Aspecto das lesões após 48 horas da fotobiomodulação na língua.

O caso foi concluído e o paciente teve alta hospitalar após cinco sessões de terapia de fotobiomodulação com comprimento de onda vermelho, 3 J nas três primeiras sessões e 2 J nas duas últimas. O paciente recebeu também duas sessões com *laser* de emissão infravermelha (9 J e 6 J) com redução significativa da dor (Figuras 43, 44 e 45).

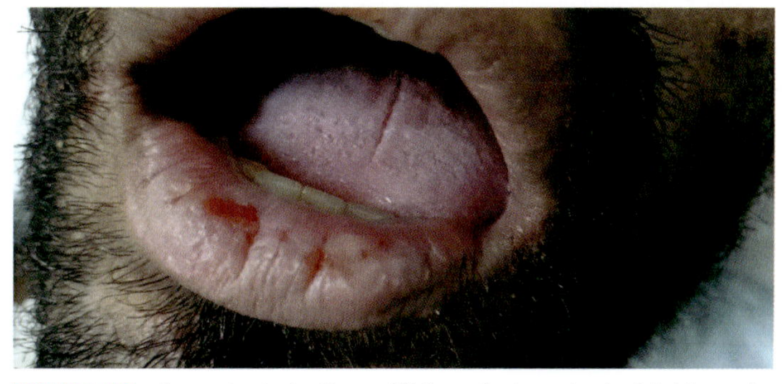

FIGURA 43 Aspecto da lesão no lábio após terapia de fotobiomodulação.

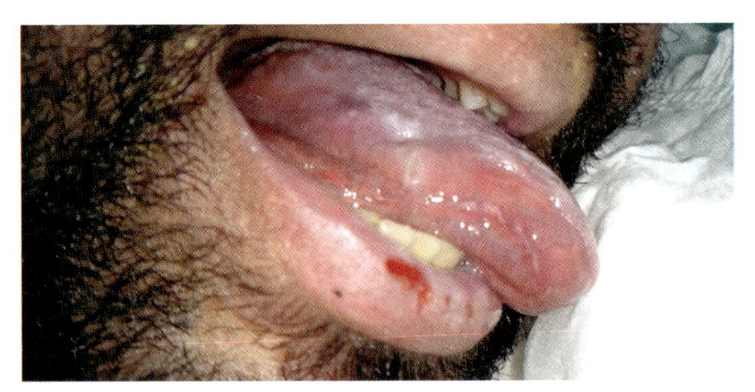

FIGURA 44 Aspecto da lesão na língua após terapia de fotobiomodulação.

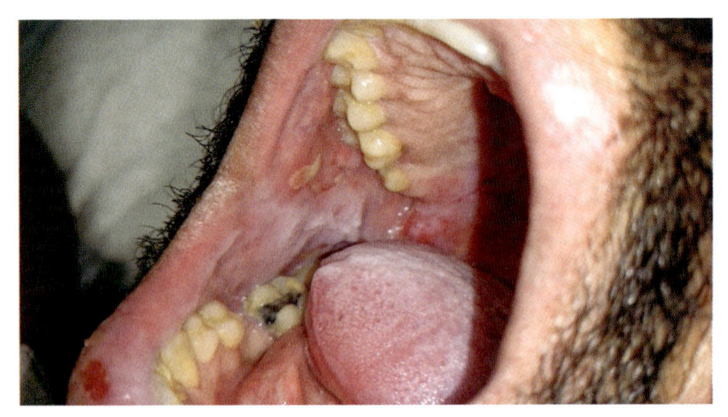

FIGURA 45 Aspecto da lesão na mucosa jugal após terapia de fotobiomodulação.

▷ Caso clínico 11 – Úlcera neutropênica infectada (estilo de caso clínico)

(cedido pela Dra. Raquel Richelieu)

Paciente de 42 anos, sexo masculino, com diagnóstico principal de leucemia mieloide aguda, em pancitopenia e em uso de antifúngico (Zoltec®), antiviral (Zovirax®) e antibiótico de amplo espectro (meropeném), apresentou lesões ulceradas em lábio superior e inferior. O paciente negou tabagismo e etilismo. O exame clínico constatou lesão ulcerada, com membrana leucoamarelada, não destacável há 7 dias (Figura 46). Na consulta inicial, o paciente relatou escala máxima de dor (= 10).

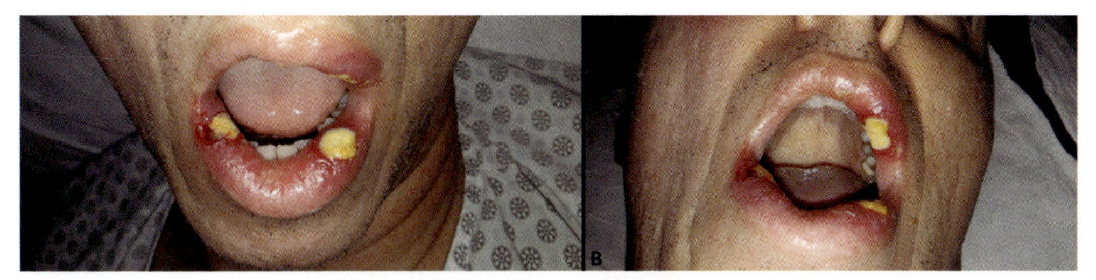

FIGURA 46 Aspecto inicial das lesões na região labial inferior (A) e superior (B).

Foi proposta coleta e realização de cultura local (*swab*) e evidenciou-se a presença de bactérias bastonetes Gram negativo. Na citologia esfoliativa, não foi constatada a presença de vírus ou fungos.

TRATAMENTO PROPOSTO

Foi realizado o debridamento local superficial e terapia fotodinâmica antimicrobiana (aPDT) com os parâmetros da Tabela 15. Como fotossensibilizador, o azul de metileno (1%) foi diluído em soro fisiológico 0,9% e usado na concentação final de 0,01%. Foram realizadas três sessões de aPDT, sendo 1 a cada 24 horas. Os medicamentos prescritos pela equipe médica foram mantidos.

TABELA 15 Parâmetros usados na PDT antimicrobiana

Laser	**TF Premmier (MMOptics)**
Comprimento de onda	660 nm
Potência	100 mW
Energia	1 J/ponto
Tempo de exposição	10 s
Número de pontos	6
Fotossensibilizador	Azul de metileno (AM)
Concentração de AM	0,01% em solução salina
Pontos irradiados	5
Número de sessões	3

Após a 1ª sessão de aPDT, o paciente reportou 7 na escala visual analógica (EVA) de dor (Figura 47). Após a sessão 2, EVA = 3 e, após a última sessão, EVA = 0. O paciente obteve alta da especialidade, pois não sentia dor e observou-se melhora do quadro infeccioso e reepitelização da lesão (Figura 48).

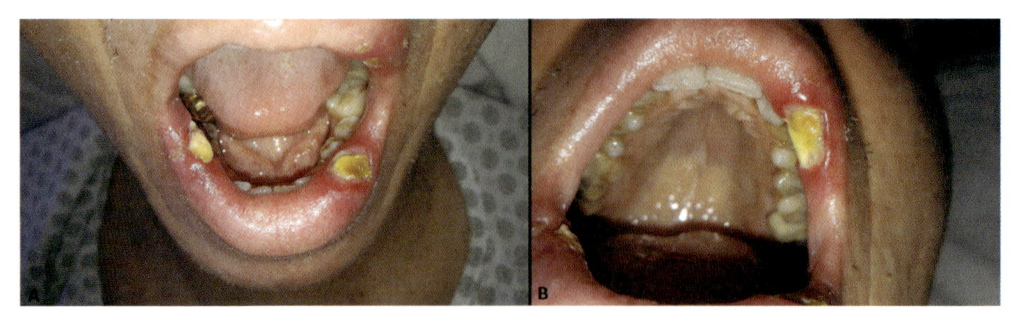

FIGURA 47 Aspecto das lesões na região labial inferior (A) e superior (B) antes da 2ª sessão de aPDT.

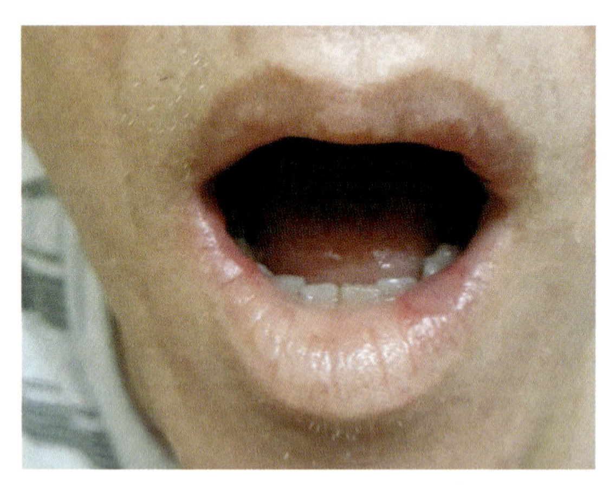

FIGURA 48 Aspecto final das lesões após 3 sessões de aPDT.

REFERÊNCIAS BIBLIOGRÁFICAS

1. Eduardo FP, Bezinelli LM, Corrêa L, coodernadoras. Manuais de especialização – Odontologia hospitalar. Barueri: Manole; 2019. p.4-5; 48-51.
2. Silva JL, El Kadre GDO, Kudo GA, Junior JFS, Saraiva PP. Oral health of patients hospitalized in the intensive care unit. J Contemp Dent Pract. 2016;17(2):125-9.
3. Blum DFC, Munaretto J, Baeder FM, Gomez J, Castro CPP, Bona AD. Influence of dentistry professionals and oral health assistance protocols on intensive care unit nursing staff. a survey study. Rev Bras Ter Intensiva. 2017;29(3):391-3.
4. Zecha JA, Raber-Durlacher JE, Nair RG, Epstein JB, Sonis ST, Elad S, et al. Low level laser therapy/photobiomodulation in the management of side effects of chemoradiation therapy in head and neck cancer: part 1: mechanisms of action, dosimetric, and safety considerations. Support Care Cancer. 2016;24(6):2781-92.
5. Eduardo FP, Bezinelli LM, Corrêa L, editoras. Odontologia na oncologia. Rio de Janeiro: Atheneu; 2019. p.39-49; 57-8.

6. Marín-Conde F, Castellanos-Cosano L, Pachón-Ibañez J, Serrera-Figallo MA, Gutiérrez-Pérez JL, Torres-Lagares D. Photobiomodulation with low-level laser therapy reduces oral mucositis caused by head and neck radio-chemotherapy: prospective randomized controlled trial. Int J Oral Maxillofac Surg. 2019;48(7):917-23.
7. Fonseca EV, Bussadori SK, Martinho LFCS, Melo MCS, Andrade FL, Gonçalves MLL, et al. Evaluation of photobiomodulation effects on pain, edema, paresthesia, and bone regeneration after surgically assisted rapid maxillary expansion Study protocol for a randomized, controlled, and double blind clinical trial. Medicine. 2019;98(48):e17756.
8. Merigo E, Rocca JP, Pinheiro ALB, Fornaini C. Photobiomodulation therapy in oral medicine: a guide for the practitioner with focus on new possible protocols. Photobiomodul Photomed Laser Surg. 2019;37(11):669-80.
9. Bayer S, Kazancioglu HO, Acar AH, Demirtas N, Kandas NO. Comparison of laser and ozone treatments on oral mucositis in an experimental model. Lasers Med Sci. 2017;32(3):673-7.
10. Zecha JA, Raber-Durlacher JE, Nair RG, Epstein JB, Elad S, Hamblin MR, et al. Low-level laser therapy/photobiomodulation in the management of side effects of chemoradiation therapy in head and neck cancer: part 2: proposed applications and treatment protocols. Support Care Cancer. 2016;24(6):2793-805.
11. Ferri EP, Gallo CB, Abboud CS, Yanaguizawa WH, Horliana ACRT, Silva DFT, et al. Efficacy of photobiomodulation on oral lichen planus: a protocol study for a double-blind, randomised controlled clinical trial. BMJ Open. 2018;8(10):e024083.
12. Simões A, Platero MD, Campos L, Aranha AC, Eduardo Cde P, Nicolau J. Laser as a therapy for dry mouth symptoms in a patient with Sjögren's syndrome: a case report. Spec Care Dentist. 2009;29(3):134-7.
13. Brzak BL, Cigić L, Baričević M, Sabol I, Mravak-Stipetić M, Risović D. Different Protocols of photobiomodulation therapy of hyposalivation. Photomed Laser Surg. 2018;36(2):78-82.
14. Teitelbaum S, Azevedo LH, Bernaola-Paredes WE. antimicrobial photodynamic therapy used as first choice to treat herpes zoster virus infection in younger patient: a case report. Photobiomodul Photomed Laser Surg. 2020;38(4):232-6.
15. Fabio CA, Yolanda MB, Carmen GM, Francisco C, Julián BA, Leonor PL, et al. Use of photodynamic therapy and chitosan for inactivacion of Candida albicans in a murine model. J Oral Pathol Med. 2016;45(8):627-33.
16. Freire F, Ferraresi C, Jorge AOC, Hamblin MR. Photodynamic therapy of oral Candida infection in a mouse model. J Photochem Photobiol B. 2016;159:161-8.
17. Mengxue HE, Zhang B, Shen N, Wu N, Sun J. A systematic review and meta-analysis of the effect of low-level laser therapy (LLLT) on chemotherapy-induced oral mucositis in pediatric and young patients. Eur J Pediatric. 2018;177(1):7-17.
18. Abramoff MM, Lopes NN, Lopes LA, Dib LL, Guilherme A, Caran EM, et al. Low-level laser therapy in the prevention and treatment of chemotherapy-induced oral mucositis in young patients. Photomedicine and Laser Surgery. 2008;26(4):393-400.
19. Wong SF, Wilder-Smith P. Pilot study of laser effects on oral mucositis in patients receiving chemotherapy. Cancer J. 2002;8(3):247-54.
20. Bensadoun RJ. Photobiomodulation or low-level laser therapy in the management of cancer therapy-induced mucositis, dermatitis and lymphedema. Curr Opin Oncol. 2018;30(4):226-32.
21. Gonzalez MC, Borges LR, Silveira DH, Assunção MCF, Orlandi SP. Validação da versão em português da avaliação subjetiva global produzida pelo paciente. Rev Bras Nutr Clin. 2010;25(2):102-8.
22. Koseki M, Maki Y, Matsukubo T, Ohashi Y, Tsubota K. Salivary flow and its relationship to oral signs and symptoms in patients with dry eyes. Oral Dis. 2004;10(2):75-80.
23. Jensen SB, Pedersen AM, Reibel J, Nauntofte B. Xerostomia and hypofunction of the salivary glands in cancer therapy. Support Care Cancer. 2003;11(4):207-25.

14

Periodontia

Silvia Cristina Nunez

INTRODUÇÃO

A periodontia – que engloba toda a atuação do cirurgião-dentista para manutenção da saúde dos tecidos de suporte dental – é uma das áreas da odontologia que mais tem chamado atenção ao longo dos anos em relação à conexão oral-sistêmica das doenças bucais, que acometem principalmente indivíduos após os 40 anos de idade.

A doença periodontal passou a ser considerada uma doença crônica não transmissível (DCNT) pela Organização Mundial da Saúde (OMS). A periodontite está associada a outras doenças, como cardiovasculares, diabetes, câncer e doenças respiratórias crônicas, uma vez que todas compartilham os mesmos determinantes sociais e fatores de risco para DCNT, que, por sua vez, são responsáveis por cerca de dois terços das mortes no mundo. Tabagismo, obesidade e desnutrição (tanto em termos de ingestão calórica como em qualidade dos componentes nutricionais), hiperglicemia e sedentarismo têm sido associados a um risco aumentado de periodontite[1].

Estudos clínicos demonstraram os efeitos do tratamento periodontal na redução da inflamação sistêmica, melhora nos níveis de biomarcadores de doença cardiovascular e função endotelial e diminuição nos níveis de glicose no sangue em pacientes com diabetes melito tipo 2[2,3]. A estreita relação entre periodontite e as doenças sistêmicas resulta na exacerbação da resposta inflamatória, com uma resposta imune alterada[3].

Diversos fatores associados têm aumentado o desafio do cirurgião dentista em relação ao tratamento periodontal. O envelhecimento compromete a coordenação motora e, portanto, a qualidade de higienização realizada pelo paciente. A resistência microbiana frente aos antimicrobianos normalmente empregados em odontologia é outro desafio constante. Esses fatores são associados ao aumento de doenças sistêmicas, como o diabetes, que causam comprometimento periodontal pelo aumento da fragilidade vascular.

Outra frente de atuação da periodontia é a área de "estética vermelha" muito procurada pelos pacientes. A gengivoplastia, isto é, o contorno do tecido gengival, é um procedimento que pode remodelar a linha gengival. O processo de contorno gengival envolve cortar ou remover o excesso de tecido gengival ao redor dos dentes, acompanhado ou não de contorno ósseo, dependendo do espaço biológico disponível. No caso de recessão gengival, o procedimento envolve a restauração do tecido gengival, com emprego de enxertos de tecido mole. Em muitos casos, o contorno gengival é um procedimento eletivo, mas podem existir situações clínicas em que seja recomendado para manutenção da saúde periodontal.

Desse modo, entende-se que o tratamento periodontal depende de um procedimento clinicamente bem executado, mas sempre associado a resposta biológica de cicatrização de tecidos, efetiva diminuição de biofilme e controle apropriado pelo paciente para que haja manutenção dos resultados.

Neste contexto, o emprego de *lasers* na periodontia é amplo e útil nas mais variadas frentes. *Lasers* de alta potência, *lasers* de baixa potência e a terapia fotodinâmica (TFD) podem ser empregados como métodos auxiliares para o tratamento periodontal. A seguir, será feita uma exposição de cada um dos métodos com seus respectivos casos ponto a ponto.

LASER DE ALTA POTÊNCIA

Diversos *lasers* de alta potência podem ser empregados em periodontia. Os *lasers* de alta potência são usualmente divididos na odontologia em *lasers* de tecido duro e *lasers* de tecido mole. Os mais usados para tecido duro são os *lasers* de érbio, tanto o Er:YAG quanto o ErCr:YSGG. Esses *lasers* podem ser usados para remoção de cálculo, remodelação de tecido ósseo, descontaminação radicular, descontaminação da superfície de implantes dentais e descontaminação da parede mole da bolsa periodontal.

▷ Caso clínico 1

Emprego do *laser* de Er:YAG para remoção de cálculo dental. Nessa aplicação, deve-se considerar o limite de densidade de energia por pulso de 10,6 J/cm^2 para evitar qualquer tipo de dano ao cemento. A ponteira do equipamento fica a uma inclinação de 45° em relação à raiz dental (Figura 1), e a remoção do cálculo é feita de forma suave, sem que a energia cause modificações na estrutura do cemento (Figura 2).

A Tabela 1 apresenta uma sugestão de parâmetros para a remoção de cálculo empregando *lasers* de alta potência.

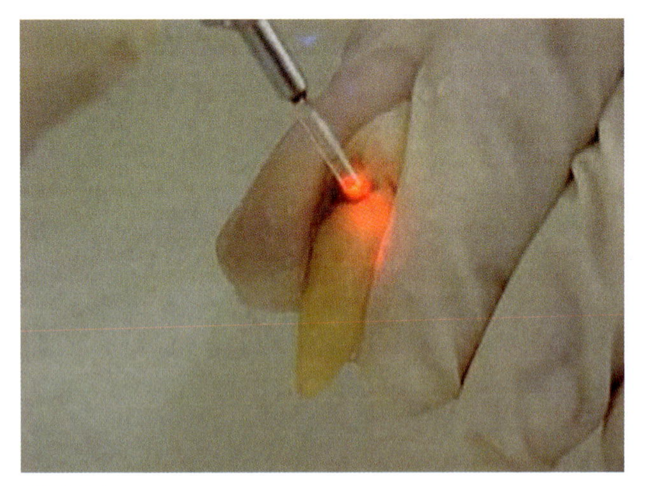

FIGURA 1 Ponta de safira específica para remoção de cálculo dental. Nota-se que a ponteira deve ter inclinação aproximada de 45° em relação à superfície dental.

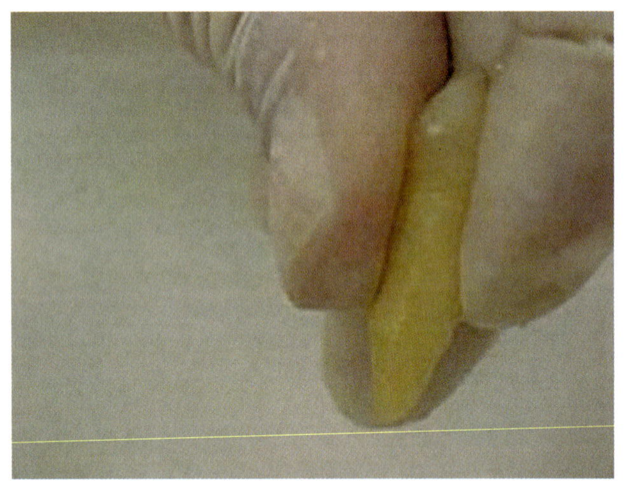

FIGURA 2 Superfície radicular após remoção de cálculo e descontaminação com *laser* de Er:YAG. Nota-se que não ocorreram alterações na superfície da raiz.

TABELA 1 Parâmetros para o uso do *laser* de érbio na remoção de cálculo

Com ou sem refrigeração	Energia/pulso	Densidade de energia	Frequência	Modo de aplicação
Água	30 mJ/pulso	10,6 J/cm^2/pulso	10 Hz	Contato
Água	60 mJ/pulso	10,6 J/cm^2/pulso	10 Hz	Contato

Importante notar que a angulação deve sempre ser bem avaliada para minimizar danos a superfície do cemento, devendo variar de 15 a 45°, dependendo da ponta ativa utilizada, e não ultrapassar a energia de 10,6 J/cm^2/pulso.

▷ Caso clínico 2

A remodelação do tecido gengival para melhorar a estética do sorriso é outra aplicação de *lasers* de alta potência que apresenta diversas vantagens, como diminuição do sangramento, não necessidade de suturas, bom pós-operatório imediato, descontaminação da área tratada, entre outras. Neste caso clínico, é apresentado um remodelamento gengival que deve sempre respeitar o espaço biológico, portanto, todas os passos clínicos e anamnese devem ser executados para que o procedimento seja bem indicado clinicamente.

Paciente se apresenta ao consultório com queixa sobre a estética do sorriso e sobre constante inflamação gengival entre os elementos 11, 12 e 13 (Figura 3).

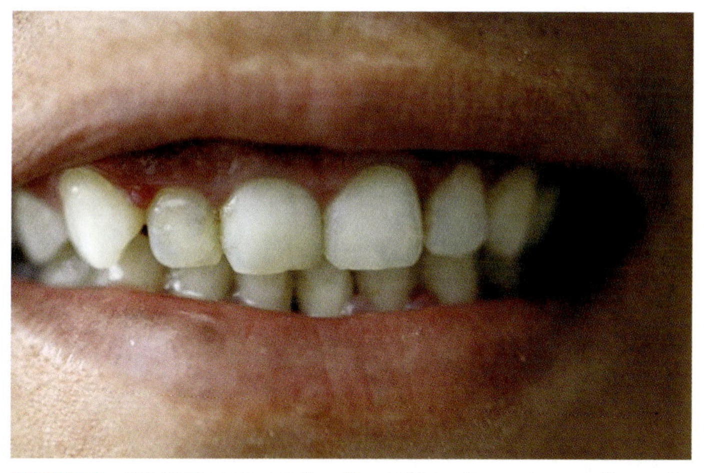

FIGURA 3 Paciente com queixa de estética do sorriso e inflamação gengival entre elementos 11, 12 e 13.

Após análise clínica e radiográfica, decidiu-se pela realização de gengivoplastia na região, seguida de confecção de *mockup* para avaliação de remodelação do sorriso.

A Figura 4 apresenta o pós-operatório imediato da cirurgia realizada com *laser* de diodo infravermelho λ = 810 nm (Picasso, AMD Lasers, USA), utilizado no modo contínuo com fibra de 400 mcm e potência de 1,6 W. A Figura 5 apresenta o pós-operatório de 7 dias no retorno do paciente, que relatou não ter experimentado nenhuma sensibilidade durante o período.

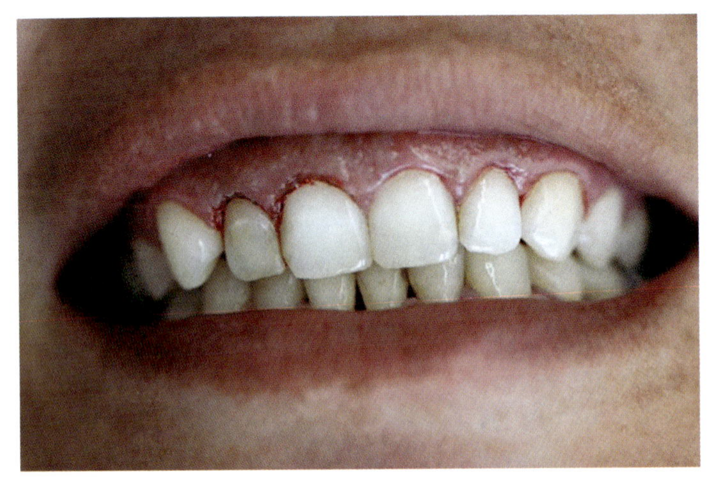

FIGURA 4 Pós-operatório imediato da gengivoplastia realizada na região de 11 a 13.

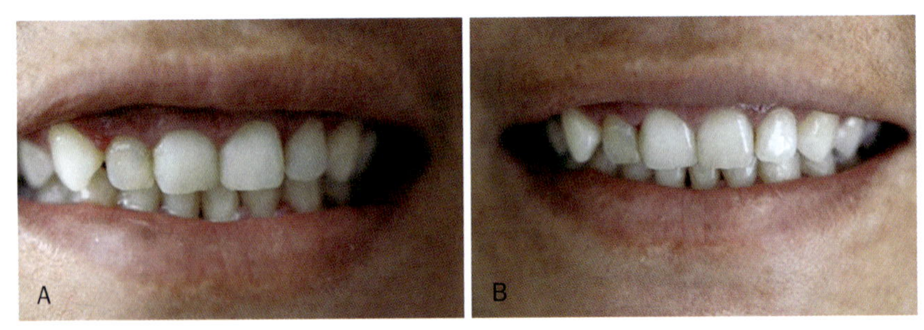

FIGURA 5 A. Caso inicial. B. Pós-operatório de 7 dias da gengivoplastia realizada na região de 11 a 13.

No mesmo dia, foi realizado o *mockup* para ensaio e, 7 dias após a confecção, a paciente retornou ao consultório, quando se observou a saúde periodontal após a remodelação. A Figura 6 apresenta o antes e 14 dias após a cirurgia do caso com o *mockup* em posição por 7 dias.

A Tabela 2 apresenta os parâmetros para o emprego de *lasers* de diodo de alta potência na remodelação gengival.

TABELA 2 Parâmetros para realização de gengivoplastias utilizando *laser* de diodo de alta potência

Comprimentos de onda	Potência	Modo de operação
810 a 910 nm	1,2 a 1,8 W	Contínuo

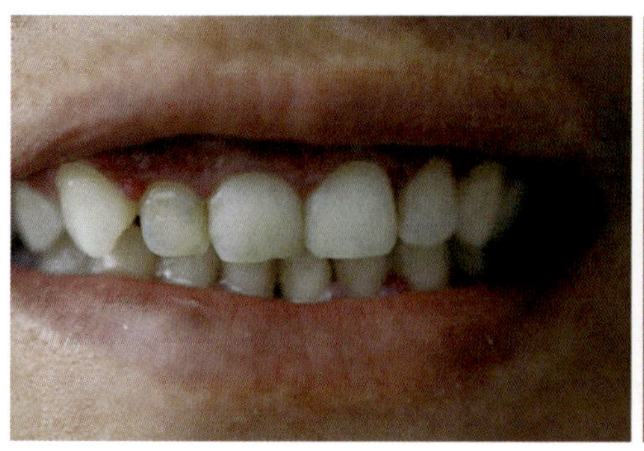
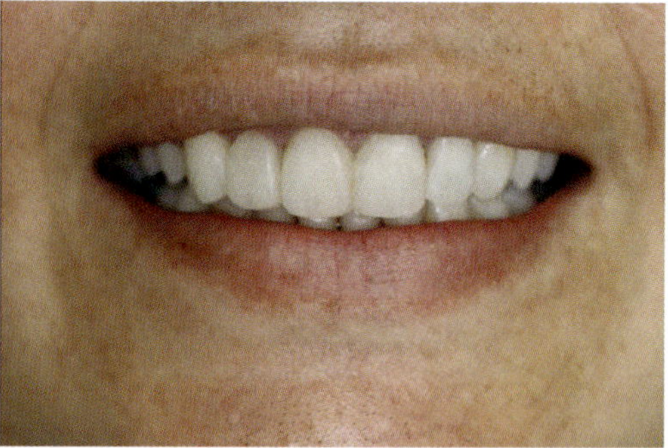

FIGURA 6 Aspecto clínico ao final do tratamento periodontal e teste do *mockup* que, além do alinhamento do tecido gengival, também promoveu aumento incisal da região anterior.

Importante notar a potência útil do equipamento, já que normalmente o tecido gengival não requer mais de 1,2 W para ser removido, mas cada operador tem que estar ciente da potência de seu equipamento na ponta da fibra, e não no visor; além disso, a qualidade da fibra também influencia o resultado clínico. A escolha entre pulsado e contínuo deve ser pautada no aquecimento, e todo cuidado deve ser tomado para não danificar termicamente os tecidos ao redor. Para tanto, aconselha-se que seja feita anestesia apenas do tecido mole, permitindo ao paciente relatar qualquer sensibilidade dental decorrente da aplicação.

LASERS DE BAIXA POTÊNCIA E TERAPIA FOTODINÂMICA

Os *lasers* de baixa potência ou mesmo os diodos emissores de luz (LED, do inglês *light-emitting diodes*) podem ser usados para a realização da terapia chamada fotobiomodulação (FBM), que, como diz a palavra, utiliza a luz para modular a resposta biológica. A terapia baseia-se na ativação de cromóforos endógenos que, ao absorverem a luz, desencadeiam uma série de eventos que culminam com diminuição da dor, diminuição do processo inflamatório e consequente aceleração no reparo de todos os tecidos biológicos. Para a execução da FBM, os comprimentos de onda do vermelho e infravermelho próximo (até 1.000 nm aproximadamente) são os adequados, em virtude da penetração e da absorção destes comprimentos de onda nos tecidos.

Por sua vez, a TFD utiliza um absorvedor externo chamado de fotossensibilizador para desencadear estresse oxidativo na área irradiada. Na odontologia e, especificamente, na periodontia, a função desta terapia é a redução microbiana localizada. Para o emprego clínico da TFD, podem ser usados diversos fotossensibilizadores acompanhados do comprimento de onda adequado para sua ativação. Este dado é importante porque cada fotossensibilizador possui a correta fonte de ativação. Fazendo uma analogia com as resinas, estas devem ser polimerizadas com luz azul, pois somente este comprimento de onda é eficaz para a correta polimerização do material. O composto mais utilizado atualmente na odontologia é o azul de metileno, que é ativado com o comprimento de onda vermelho de 660 nm.

Normalmente, o emprego dos diferentes *lasers* pode e deve ser associado em suas mais diferentes modalidades terapêuticas. Casos em que a cirurgia é realizada com *laser* de alta potência poderiam e deveriam ser complementados com emprego do *laser* de baixa potência para melhorar a cicatrização.

A seguir, serão apresentados alguns casos clínicos em que foram empregadas uma ou mais técnicas utilizando diferentes tipos de *lasers*.

▷ Caso clínico 3

A despigmentação melânica gengival é outra aplicação na área de periodontia estética que têm sido bastante procurada pelos pacientes e na qual se pode empregar com sucesso diferentes tipos de *lasers*. A Figura 7 mostra o caso clínico de paciente que se apresentou com queixa de pigmentação excessiva da gengiva na região anterior inferior.

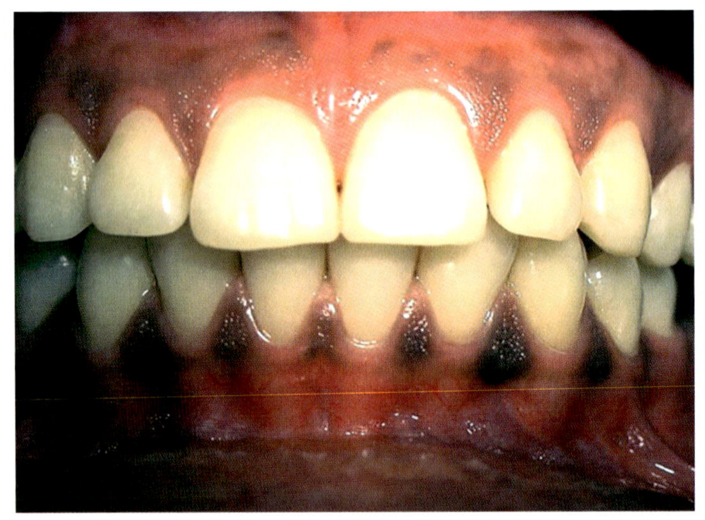

FIGURA 7 Paciente com queixa de pigmentação excessiva na região anterior inferior.

Após exame, foi indicada a remoção eletiva do excesso de melanina. Foi utilizado *laser* de Er:YAG com energia de 150 mJ e frequência de 10 Hz para execução do procedimento. Apenas a região das papilas foi anestesiada, e o paciente foi alertado a relatar qualquer sensibilidade durante o procedimento. A distância de cerca de 1,5 mm entre a área removida e a borda gengival foi respeitada, para evitar risco de retração gengival. A Figura 8 demonstra o trans e pós-operatório imediato. Nota-se que, por causa do comprimento de onda do *laser* de érbio, é possível identificar sangramento na área da remoção; o emprego de *laser* de diodo ou mesmo de neodímio (Nd:YAG) promoveria maior coagulação da área em razão de seus comprimentos de onda.

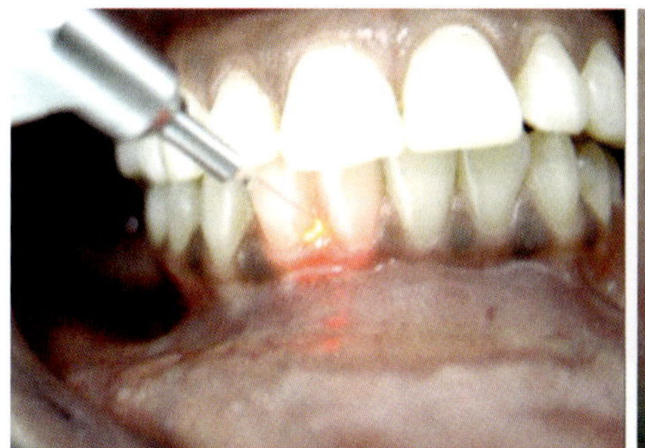
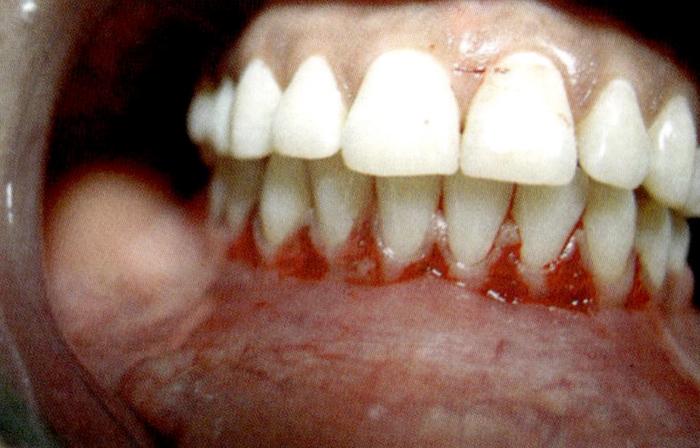

FIGURA 8 Trans e pós-operatório imediato da remoção melânica gengival da região anterior inferior realizada com *laser* de Er:YAG.

Para melhorar a cicatrização, promover analgesia e controlar a inflamação, o *laser* de baixa potência foi aplicado imediatamente após a cirurgia, como demonstrado na Figura 9.

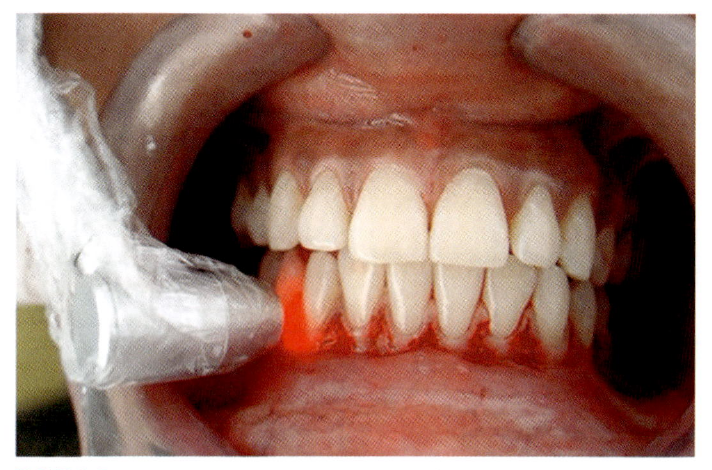

FIGURA 9 Aplicação de *laser* de baixa potência de emissão vermelha para auxiliar o processo de cicatrização pós-cirúrgica.

A Figura 10 apresenta o caso 1 dias após o procedimento cirúrgico. Nota-se que não houve nenhuma retração do tecido gengival, e o paciente não relatou nenhum tipo de sensibilidade durante o período.

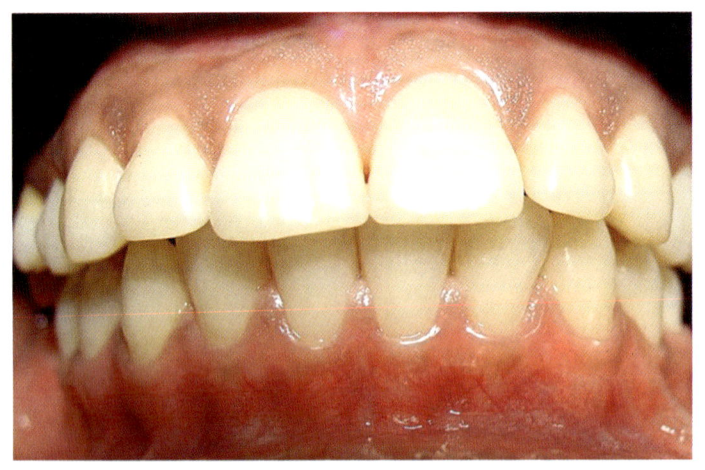

FIGURA 10 Aspecto clínico da gengiva 7 dias após a remoção melânica da região anterior inferior.

A recidiva é sempre uma possibilidade nos casos de remoção melânica, logo, recomenda-se que uma margem de segurança seja sempre removida para evitar o regresso do caso à situação original. A Figura 11 apresenta o caso 18 meses após a cirurgia, em comparação com a imagem inicial.

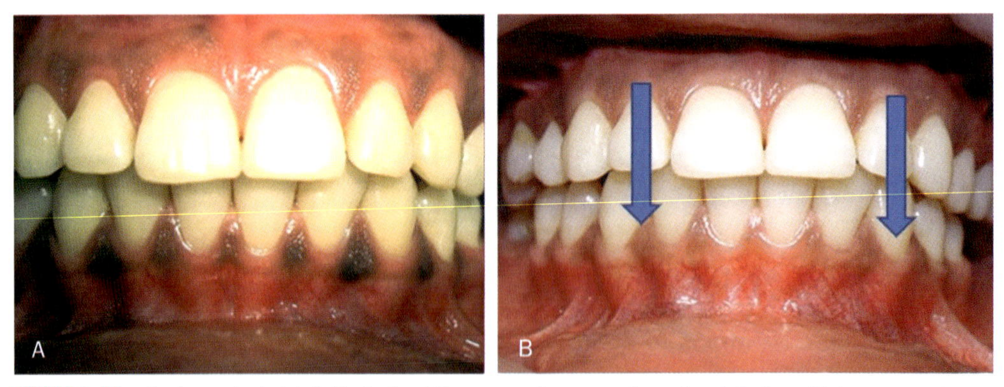

FIGURA 11 A. Aspecto inicial. B. Após 18 meses do procedimento cirúrgico. Nota-se que leves pigmentações reapareceram (setas), porém sem causar comprometimento estético.

A Tabela 3 apresenta os parâmetros da despigmentação com *lasers* de alta potência.

TABELA 3 *Lasers* de diodo e érbio para a despigmentação gengival e *laser* de baixa potência para reparo tecidual

Laser	Parâmetros	Modo de aplicação
2.940 nm	150 mJ 10 Hz	Contato com refrigeração
Diodo de alta potência 810 a 910 nm	1,2 a 1,8 W	Contínuo em contato, resfriamento com gaze umedecida ou água
Diodo de baixa potência 660 nm	100 mW 2 J	Contato imediatamente após o procedimento cirúrgico

▷ Caso clínico 4

O caso apresentado a seguir combina dois procedimentos cirúrgicos realizados com *laser* de diodo. A paciente apresentava queixa de sorriso gengival e dentes "pequenos" para seus padrões estéticos. Ao exame clínico, foi indicada a frenectomia labial associada a gengivoplastia da região anterossuperior (Figura 12).

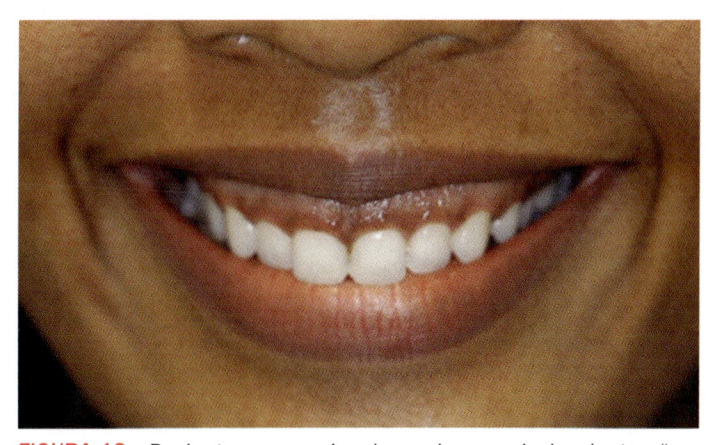

FIGURA 12 Paciente com queixa de sorriso gengival e dentes "pequenos". Após avaliação clínica, foi recomendada a realização de frenectomia labial e remodelação do tecido gengival da região anterossuperior.

Os procedimentos cirúrgicos foram realizados com *laser* de diodo de alta potência, seguidos de diodo de baixa potência para analgesia e cicatrização. As Figuras 13 a 15 apresentam, respectivamente, o transcirúrgico, em que se nota a ausência de sangramento, o que facilita todo o procedimento, o pós-operatório imediato e a comparação inicial e final do caso no mesmo dia da cirurgia. A paciente recebeu anestesia infiltrativa para a frenectomia e anestesia na região de papilas anteriores.

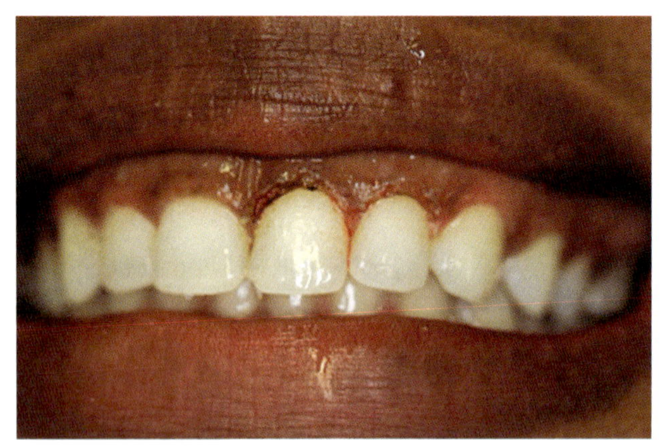

FIGURA 13 Transoperatório de cirurgia de frenectomia e gengivoplastia.

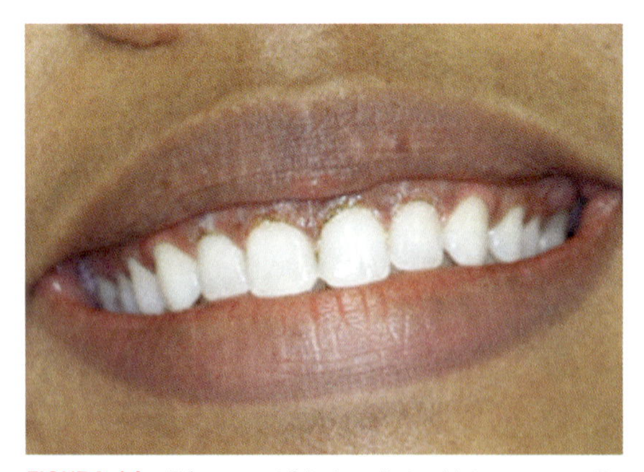

FIGURA 14 Pós-operatório imediato. Nota-se que não há sangramento, o que permite avaliação dos resultados pela paciente ainda durante o procedimento operatório.

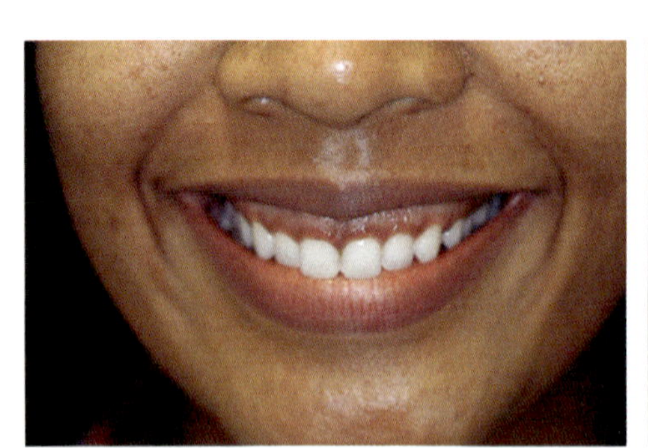

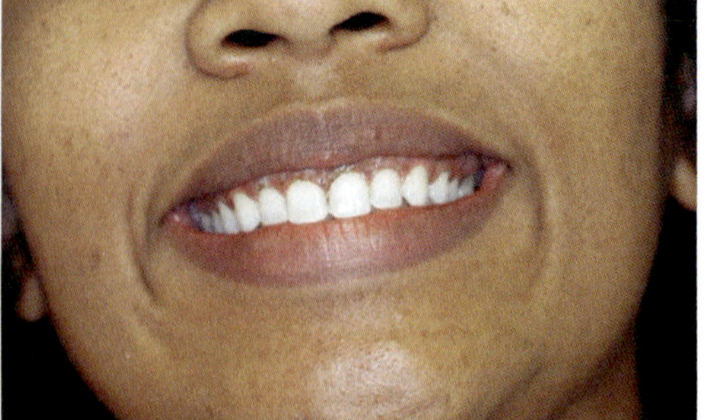

FIGURA 15 Antes e imediatamente após os procedimentos de frenectomia e gengivoplastia.

A Tabela 4 apresenta os parâmetros utilizados para cada um dos procedimentos realizados.

TABELA 4 Parâmetros utilizados em cada um dos procedimentos realizados

Procedimento	*Laser*	Parâmetros
Frenectomia	Diodo 808 nm	1,8 W; gaze umedecida para resfriamento
Gengivoplastia	Diodo 808 nm	1,4 W; gaze umedecida para resfriamento
Cicatrização e dor	Diodo 660 nm	2 J

A hipersensibilidade dentinária pode ser um efeito colateral da raspagem e do alisamento radicular realizados para o tratamento periodontal que, em muitos casos, remove toda a camada de cemento, provocando a exposição da dentina. Essa sensibilidade é, sem dúvida, um complicador do tratamento, uma vez que o paciente evita a higienização da área por causa da sensibilidade dolorosa ao toque e ao contato com a água.

Diferentes *lasers* apresentam diferentes modos de ação. *Lasers* de baixa potência atuam promovendo a diferenciação de células da polpa[4] e promovendo a vedação do dente de fora para dentro. Já *lasers* de alta potência promovem o *melting* da superfície, levando à a obstrução dos túbulos dentinários expostos[5]. Além do efeito de oclusão mecânica dos túbulos dentinários, o *laser* de Nd:YAG parece contribuir para a captação de flúor pelos tecidos dentais. Por essa razão, após a aplicação do *laser*, clinicamente é recomendada a complementação com verniz fluoretado para permitir a incorporação do flúor, melhorando a resistência mecânica dos tecidos.

▷ Caso clínico 5

Paciente se apresenta com queixa de dor na região de pré-molares superiores esquerdos sem aparente retração gengival, como pode ser observado na Figura 16. O diagnóstico foi de hipersensibilidade por gap na junção amelocementária. O protocolo recomendado foi aplicação de *laser* de Nd:YAG seguido da aplicação de verniz de fluoreto de sódio a 5% (Figura 17).

A paciente relatou que, após uma única aplicação, não apresentava mais sensibilidade na região. Importante salientar que a aplicação deve ser feita sem emprego de anestesia local, para evitar qualquer aquecimento que possa promover efeitos adversos ao tecido pulpar, bem como aos tecidos subjacentes.

A Tabela 5 apresenta os parâmetros empregados para tratamento da hipersensibilidade dentinária com *laser* de Nd:YAG.

TABELA 5 Parâmetros empregados para tratamento da hipersensibilidade dentinária com *laser* de Nd:YAG

Laser	Parâmetro
Nd:YAG	1,5 W 15 Hz

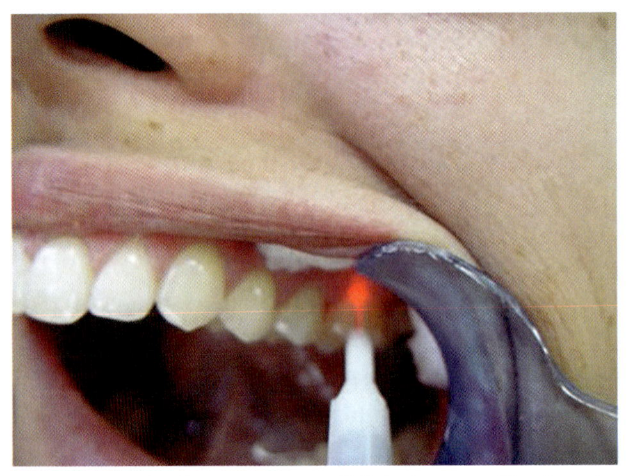

FIGURA 16 Paciente com sensibilidade na região dos elementos 24 e 25. Aplicação recomendada de *laser* de Nd:YAG para promover o vedamento dos túbulos dentinários expostos.

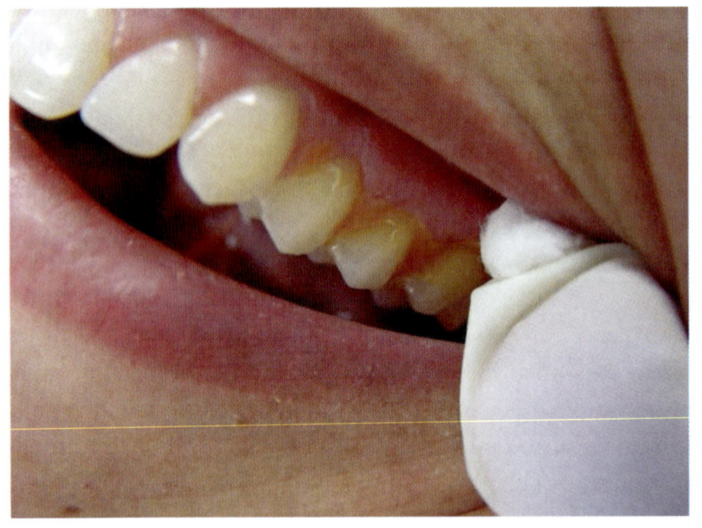

FIGURA 17 Aplicação de verniz fluoretado imediatamente após a aplicação do *laser* de alta potência.

▷ Caso clínico 6

Paciente apresenta queixa de sensibilidade na região de pré-molares e canino superior esquerdo. Ao exame clínico, é constatada a presença de retração gengival extensa com sensibilidade ao toque e a estímulo térmico. Foi aplicado *laser* de diodo de baixa potência com emissão infravermelha ($\lambda = 780$ nm) com a energia de 3 J/ponto. Foi irradiado apenas um ponto central na cervical de cada um dos dentes tratados (Figura 18). Após a aplicação do *laser*, uma camada de verniz fluoretado foi aplicada em cada um dos elementos tratados (Figura 19). Foi recomendado ao paciente aplicar solução manipulada de fluoreto de sódio a 2,5% após a escovação noturna. O paciente retornou para a segunda aplicação 72 horas após, e a última aplicação foi feita 1 semana após a primeira consulta. Ao final das 3 apli-

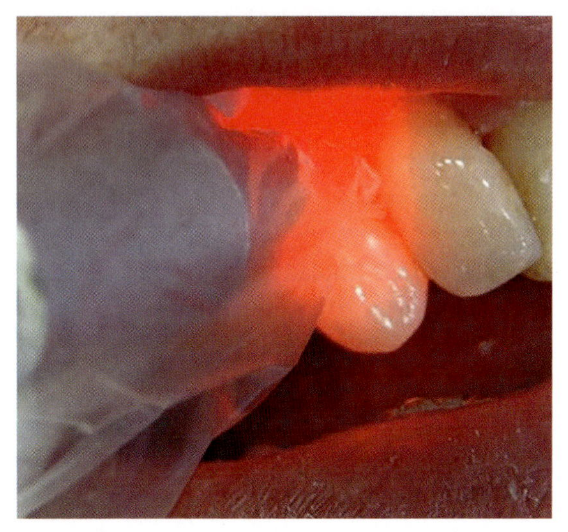

FIGURA 18 Aplicação de *laser* de baixa potência para tratamento da hipersensibilidade dentinária cervical. Apenas um ponto na cervical de cada elemento dental foi irradiado.

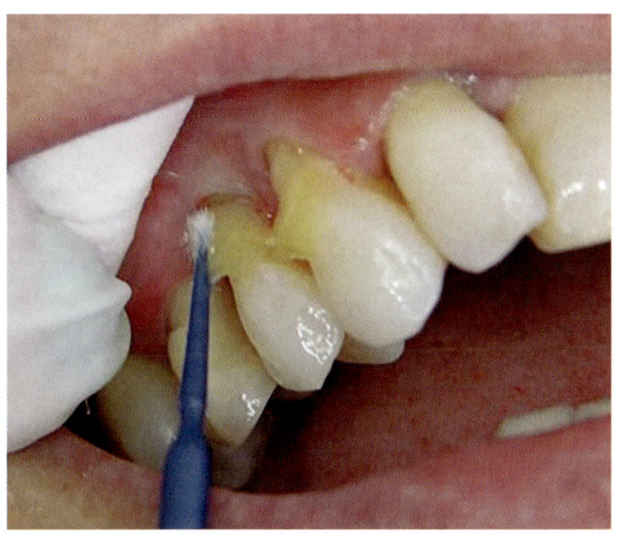

FIGURA 19 Aplicação de verniz fluoretado imediatamente após a aplicação do *laser* de baixa potência.

cações, o paciente não relatava mais sensibilidade na região tratada, e o tecido gengival se apresentava saudável sem sinais de placa visível. A Tabela 6 apresenta o protocolo empregado para a resolução clínica do caso.

TABELA 6 Parâmetros empregados para tratamento da hipersensibilidade dentinária com *laser* de diodo de baixa potência

Laser	Parâmetro	Frequência de aplicação
Diodo 780 nm	3 J 100 mW	3 aplicações no período de 1 semana

▷ Caso clínico 7

Paciente apresenta sinais de peri-implantite na região anteroinferior, com exposição dos implantes ao meio bucal (Figura 20). A descontaminação foi feita com limpeza das superfícies com curetas de resina plástica, seguida da descontaminação com *laser* de diodo de alta potência. A Figura 21 mostra como deve ser feito o escaneamento com a fibra óptica da região subgengival visando ao aumento da descontaminação da área a ser tratada.

O paciente foi orientado a fazer bochecho com solução de clorexidina 0,2% por 1 minuto. Após anestesia local, a fibra óptica do *laser* de diodo de 808 nm foi inserida paralelamente ao longo eixo do implante, a uma distância de trabalho de 1 mm da porção mais apical da bolsa. Ao acionar o *laser*, a fibra foi movida na direção apicocoronal e mesiodistal por 30 segundos em cada implante. Foi utilizada a potência de 0,5 W, contínuo por 30 segundos em cada implante. A Tabela 7 resume os protocolos empregados neste caso.

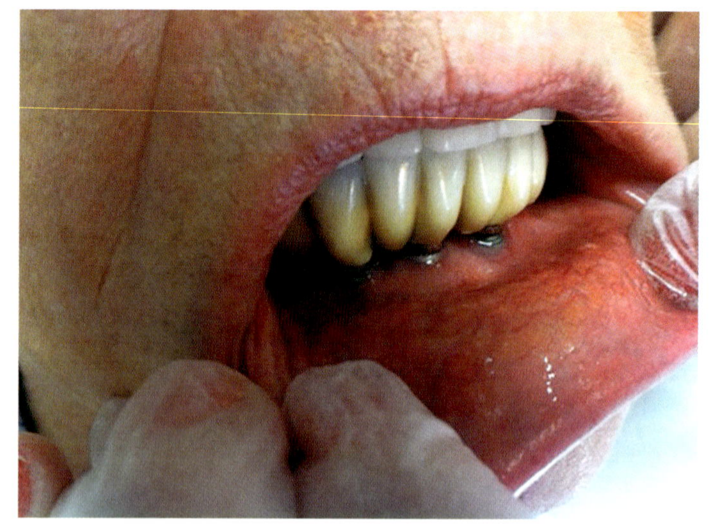

FIGURA 20 Paciente com peri-implantite na região anteroinferior, com exposição das roscas dos implantes ao meio bucal.

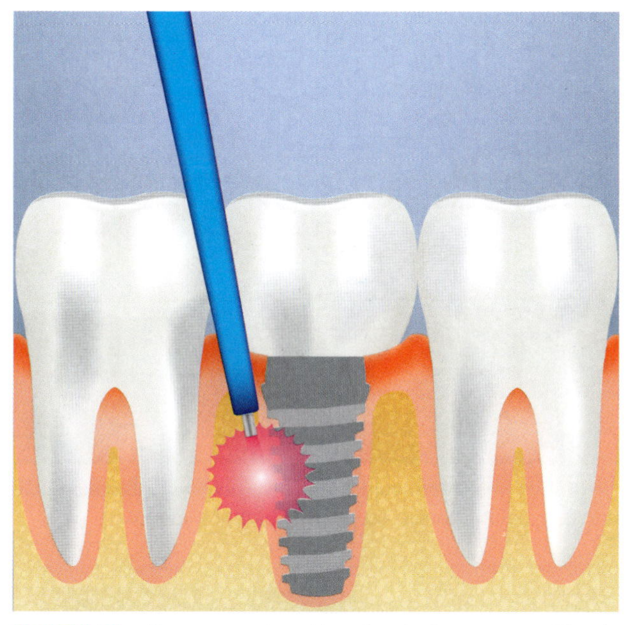

FIGURA 21 Esquema de aplicação do *laser* na região de implantes dentais visando a aumentar a descontaminação da superfície do implante.

TABELA 7 Parâmetros empregados no tratamento da peri-implantite com *laser* de diodo de alta potência

Laser	**Parâmetro**	**Tempo de aplicação**
Diodo 808 nm	0,5 W	30 segundos por implante

▷ Caso clínico 8

A mesma condição clínica é apresentada neste caso, com paciente portando protocolo de implante na maxila e se apresentando ao consultório com dor, abscesso e edema na região superior direita (Figura 22). Não foi possível executar a remoção da prótese na consulta de emergência, portanto, optou-se pelo emprego da TFD para descontaminação dos implantes e da prótese. Foi realizada a limpeza da região com pontas específicas de ultrassom, realizada a irrigação com peróxido de hidrogênio a 3%, seguidas da aplicação de azul de metileno a 0,01% (Figura 23).

Foi utilizado *laser* de diodo de baixa potência de emissão vermelha (λ = 660 nm) com difusor óptico acoplado para poder alcançar os implantes na porção interna da prótese. Foram irradiados 5 diferentes pontos durante 3 minutos cada ponto, totalizando 15 minutos, além de aplicação no hemiarco (Figura 24).

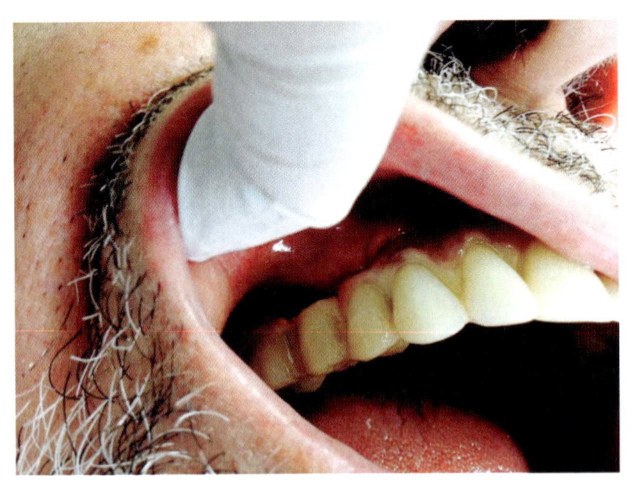

FIGURA 22 Paciente com mucosite e peri-implantite na região superior direita abaixo de protocolo total superior.

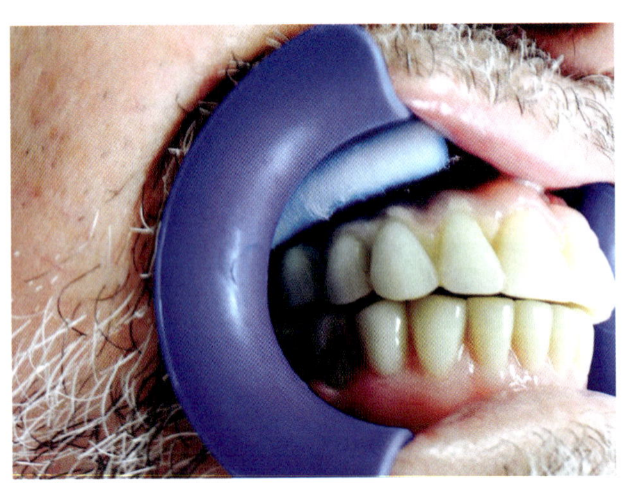

FIGURA 23 Após limpeza da região com pontas de ultrassom indicadas para limpeza de superfícies de implantes e irrigação com H_2O_2, foi aplicado azul de metileno a 0,01%.

O paciente retornou 24 horas após a aplicação, e o aspecto clínico pode ser observado na Figura 25. O paciente reportou melhora de todos os sintomas e nota-se a regressão da mucosite ao redor do implante. O tratamento prosseguiu com remoção e substituição de implantes e troca da prótese.

A Tabela 8 apresenta o protocolo para o tratamento de peri-implantite em protocolo superior.

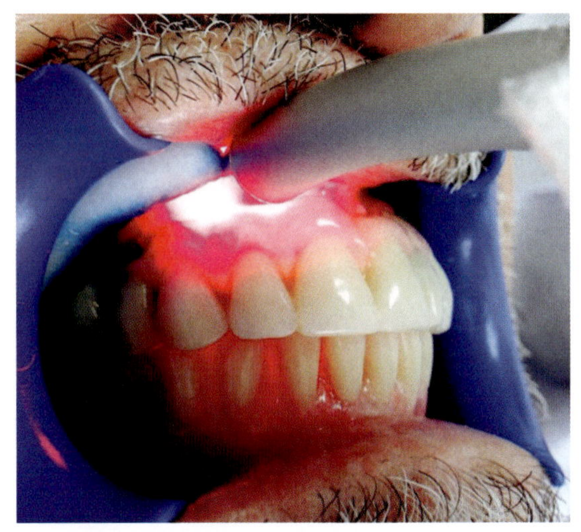

FIGURA 24 Irradiação da região com *laser* de diodo de emissão vermelha.

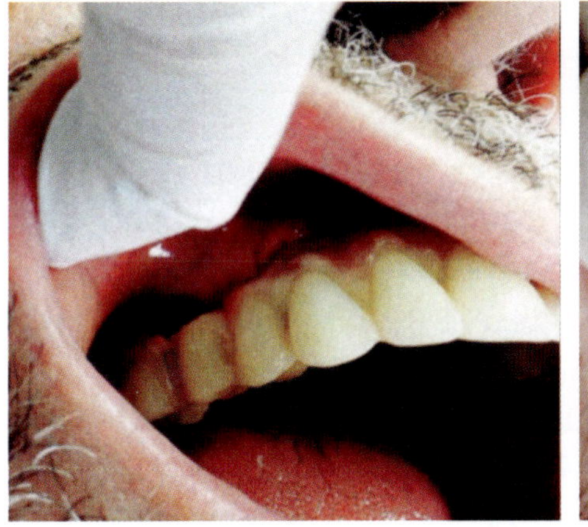

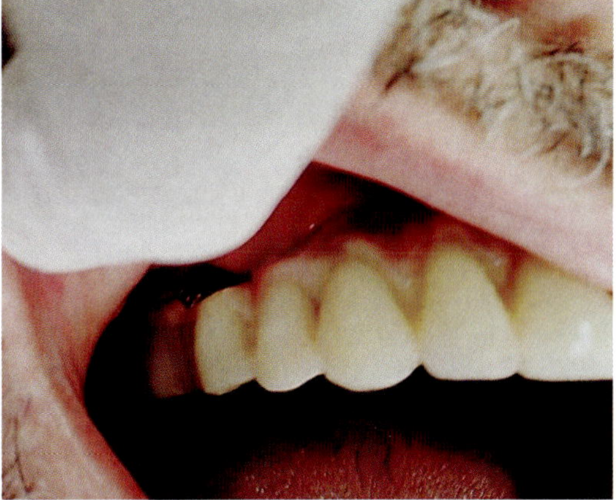

FIGURA 25 Paciente apresentou melhora 24 horas após a aplicação da TFD. Nota-se a diminuição da mucosite e do edema.

TABELA 8 Parâmetros para tratamento da peri-implantite com TFD

Laser	Parâmetro	Tempo de aplicação
Diodo 660 nm com difusor óptico	100 mW Azul de metileno a 0,01%	3 min a cada 1 cm de área a ser tratada

▷ Caso clínico 9

A resistência microbiana aparece clinicamente neste caso. Paciente se apresenta ao consultório com queixa de edema na região do elemento 22. Após exame, o diagnóstico foi de abscesso periodontal, e o paciente passou por sessão de raspagem e alisamento radicular, com prescrição de metronidazol 400 mg a cada 8 horas durante 7 dias. O paciente retornou ao consultório 7 dias após a consulta inicial e ainda apresentava sensibilidade e abscesso circunscrito ao redor do elemento 22 (Figura 26).

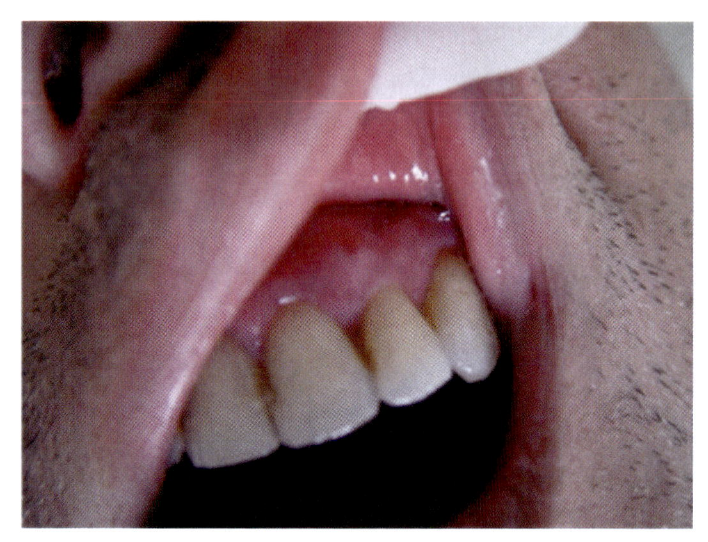

FIGURA 26 Aspecto clínico do abscesso localizado sobre o elemento 22 persistente após tratamento de raspagem e alisamento e antibioticoterapia por 7 dias.

Após exame clínico, foi empregada a TFD no local com aplicação de azul de metileno 0,01% (Figura 27) seguida de irradiação com LED de emissão vermelha (Figura 28), com potência de 240 mW, comprimento de onda de 240 nm ± 20nm e tempo de aplicação de 3 minutos. Nenhuma medicação sistêmica foi prescrita, e o paciente retornou 48 horas após o tratamento sem nenhum sinal clínico de inflamação, como pode ser observado na Figura 29.

A Tabela 9 apresenta o protocolo clínico empregado para o tratamento de abscesso periodontal resistente ao emprego de metronidazol.

TABELA 9 Parâmetros do tratamento de abscesso periodontal resistente a metronidazol

Fonte de luz	Parâmetros	Tempo de aplicação
LED 640 nm	240 mW Azul de metileno 0,01%	3 minutos de aplicação em sessão única

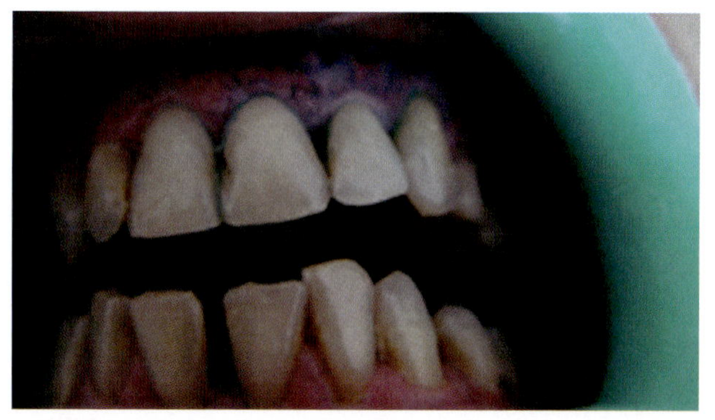

FIGURA 27 Aplicação de azul de metileno a 0,01% na região do elemento 22.

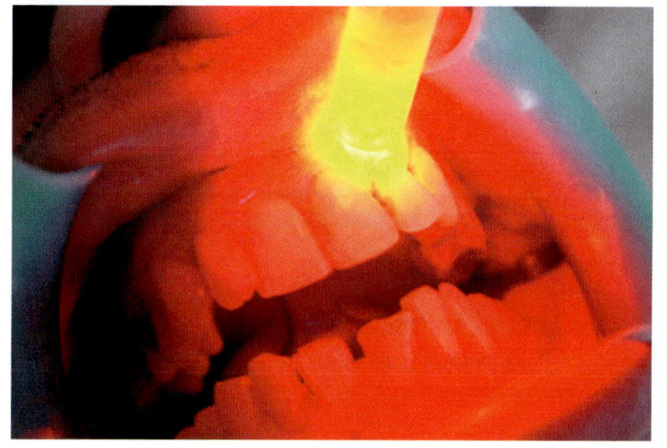

FIGURA 28 Irradiação da região após aplicação do azul de metileno.

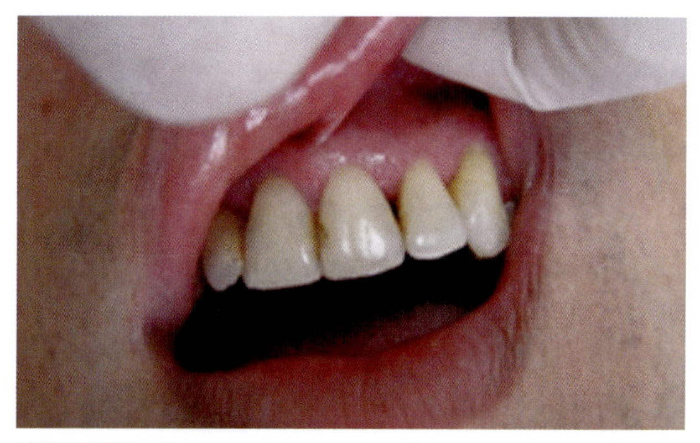

FIGURA 29 Retorno do paciente 48 horas após a aplicação da TFD. Nenhum sinal clínico do abscesso foi observado, e o paciente relatou ausência de qualquer sintoma na região.

▷ Caso clínico 10

Paciente se apresenta ao consultório com queixa estética por apresentar falta de tecido e mancha na região de papila entre os elementos 11 e 12, conforme mostra a Figura 30. Após exame inicial, foi proposta a remoção do tecido com *laser* de diodo de alta potência, seguida da aplicação de *laser* de baixa potência por 3 dias (Figura 31).

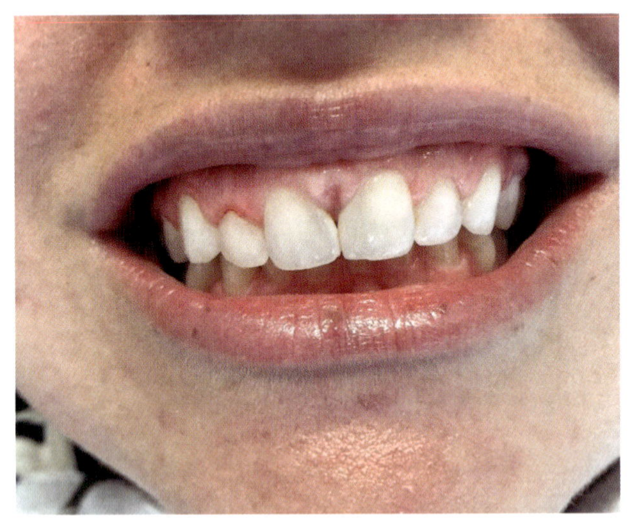

FIGURA 30 Paciente com queixa do aspecto do tecido gengival entre os elementos 11 e 21.

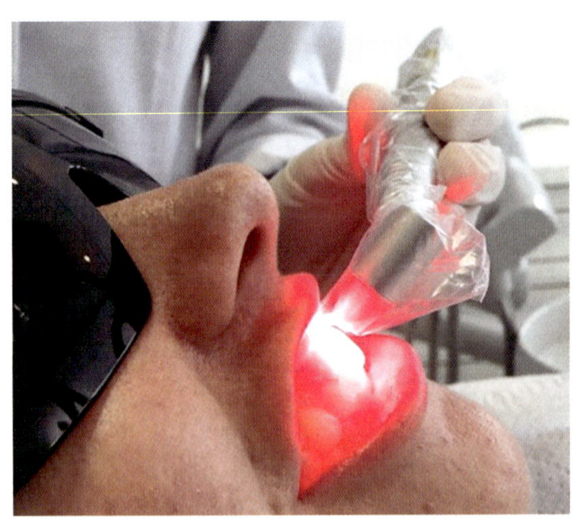

FIGURA 31 Aplicação de *laser* de diodo de baixa potência após o tratamento da região com *laser* de diodo de alta potência.

Quinze dias após o início do tratamento, paciente apresentou melhora acentuada do aspecto da região, como pode ser observado na Figura 32, que apresenta a comparação do aspecto inicial e 15 dias após o tratamento cirúrgico. Nota-se que houve preenchimento tecidual da região que apresentava depressão na área em aspecto inicial. A Tabela 10 apresenta todos os parâmetros empregados neste caso.

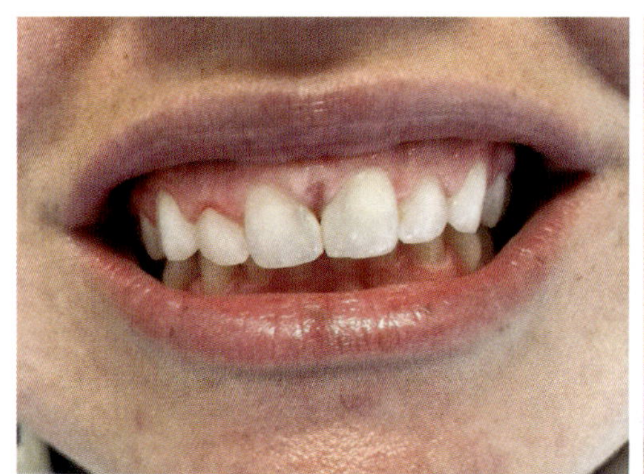
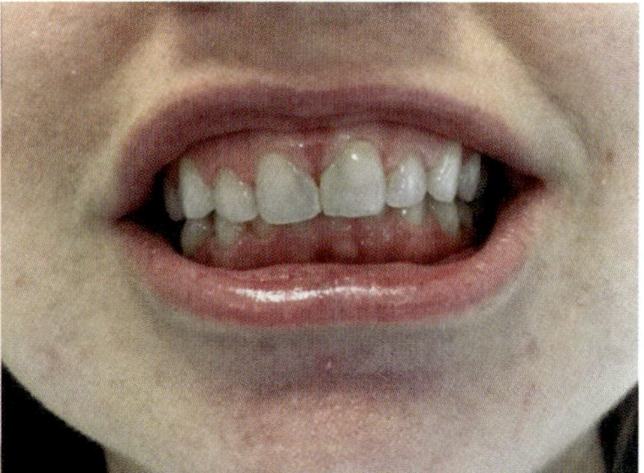

FIGURA 32 Aspecto inicial e final do tratamento da região de papila entre os elementos 11 e 21. Nota-se o preenchimento tecidual da área e ausência de qualquer tipo de retração tecidual.

TABELA 10 Parâmetros empregados no tratamento de preenchimento tecidual de papila

Laser	Parâmetros	Aplicação
Diodo alta potência 808 nm	1,2 W Contínuo Modo contato	Única
Diodo de baixa potência 660 nm	100 mW 2 J	3 aplicações com intervalo de 48 h

▷ Caso clínico 11

A reabertura de implantes pode ser realizada com *laser* de alta potência de forma simples e rápida. O caso apresentado a seguir foi realizado pelo cirurgião-dentista Aguinaldo S. Garcez e representa a sequência clínica para reabertura de implante na região dos elementos 44, 46 e 47. Na Figura 33, observa-se o aspecto inicial. O paciente recebeu anestesia somente sobre a região dos implantes, não sendo necessário realizar bloqueio troncular para este procedimento. Na Figura 34, o *laser* de diodo de alta potência é empregado. Importante manter o local resfriado com aplicação de água ou gaze umedecida para evitar aquecimento excessivo na região.

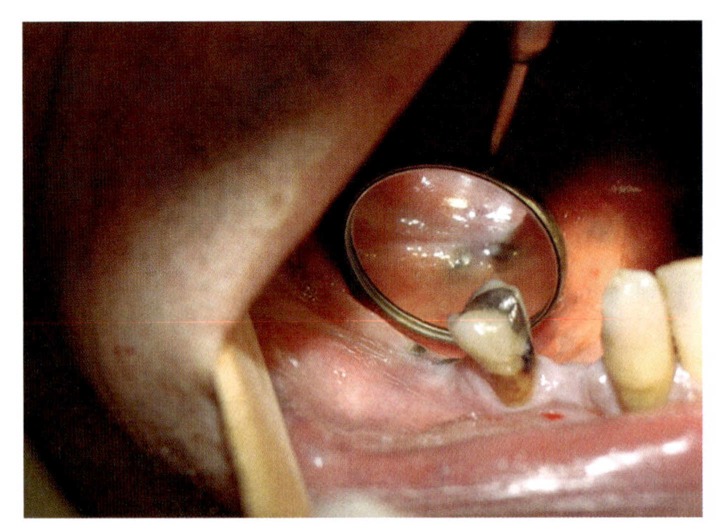

FIGURA 33 Aspecto inicial da região onde foram instalados implantes na posição dos elementos 44, 46 e 47.

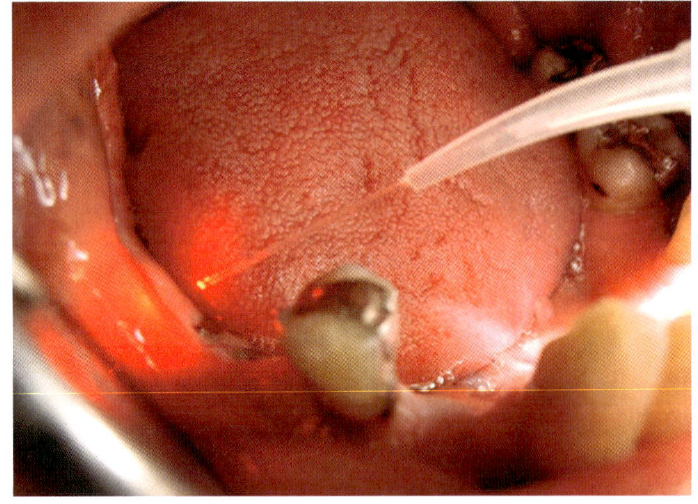

FIGURA 34 *Laser* de diodo de alta potência sendo utilizado para remoção do tecido gengival que recobre os implantes previamente instalados.

A Figura 35 apresenta o aspecto clínico imediatamente após o procedimento. Nota-se a ausência de sangramento, o que possibilita a rápida colocação do cicatrizador minimizando tempo clínico e trauma na região.

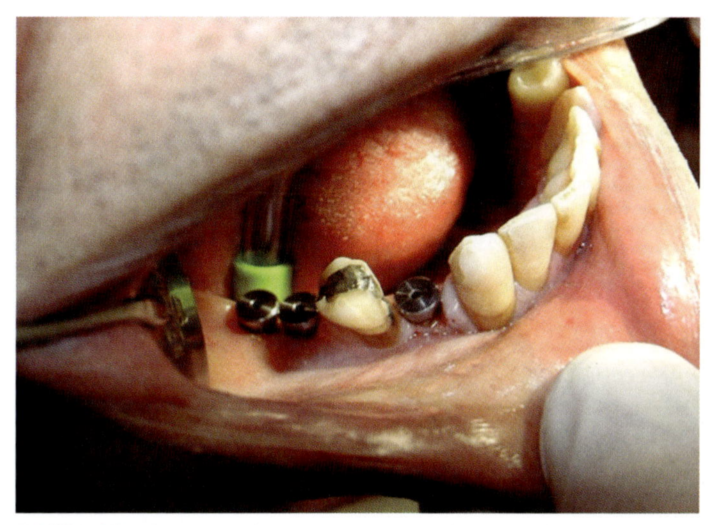

FIGURA 35 Aspecto clínico da região no pós-operatório imediato.

Após o procedimento de colocação do cicatrizador, o *laser* de diodo de baixa potência foi utilizado para promover a cicatrização da região. A Tabela 11 apresenta os parâmetros e protocolo empregados neste caso.

TABELA 11 Parâmetros do uso de *laser* para a reabertura de implantes

Laser	Parâmetros	Aplicação
Diodo de alta potência 808 nm	1,5 W Contínuo Modo contato	Única
Diodo de baixa potência 660 nm	100 mW 2 J	1 aplicação

▷ Caso clínico 12

A TFD pode ser um complemento a todo o tratamento de raspagem e alisamento radicular quando houver bolsas que apresentam dificuldade na descontaminação. Estes casos normalmente estão associados a bolsas com profundidade de sondagem maior que 4 mm. O caso a seguir, executado pelo cirurgião-dentista Aguinaldo S. Garcez, apresenta o caso de paciente com bolsa periodontal na região do elemento 12. Após a realização da raspagem e do alisamento radicular, a região foi irrigada com H_2O_2 a 3% (5 mL), lavada com água e, na sequência, foi aplicada solução de azul de metileno a 0,01% dentro da bolsa periodontal (Figura 36 A). A região foi irradiada com *laser* de baixa potência logo após a aplicação do fotossensibilizador (Figura 36B).

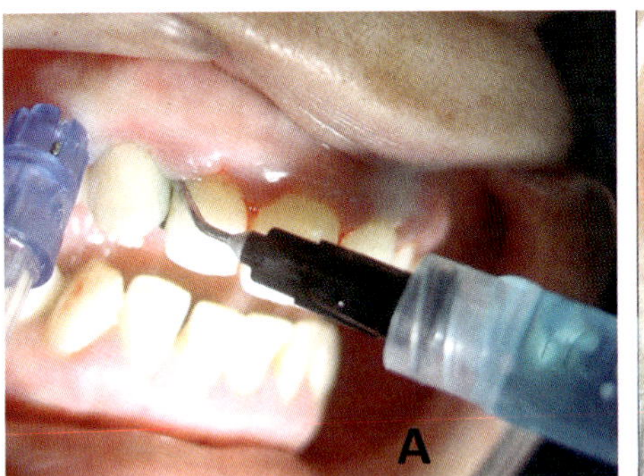

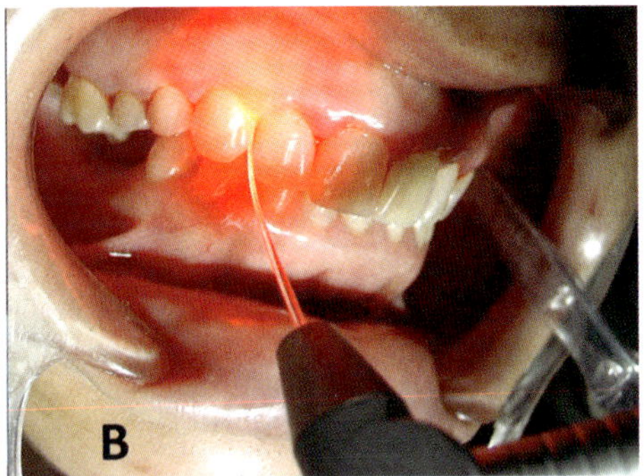

FIGURA 36 Aplicação da TFD após raspagem e alisamento radicular.

Sete dias após o tratamento, o paciente retornou; o aspecto clínico e a sondagem da região podem ser observados na Figura 37. Nota-se tecido completamente cicatrizado sem a presença de sangramento na sondagem e sem retrações de tecido. A Tabela 12 apresenta os parâmetros empregados neste caso.

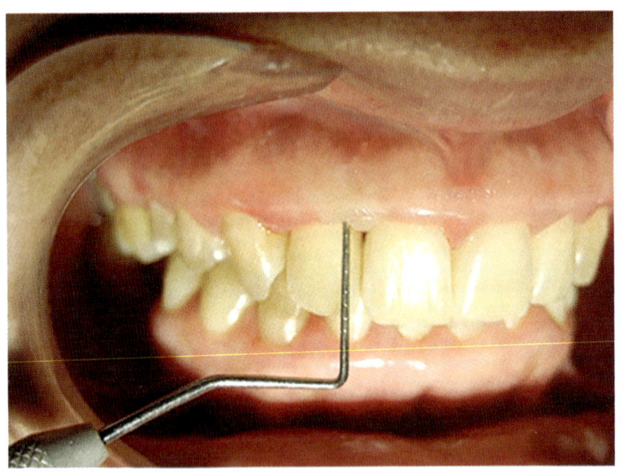

FIGURA 37 Aspecto clínico 7 dias após a raspagem e o alisamento seguidos de TFD.

TABELA 12 Protocolo de aplicação da TFD após a raspagem periodontal

Laser	Parâmetros	Aplicação
Diodo de baixa potência 660 nm	Irrigação com H_2O_2 a 3% Potência de 100 mW Azul de metileno a 0,01% Tempo de exposição: 90 s/dente	1 aplicação

▷ Caso clínico 13

O caso apresentado a seguir, de autoria da cirurgiã-dentista Diva Claudia de Almeida, apresenta caso de osteonecrose tratado com a combinação de TFD e *laser* de baixa potência.

Paciente de 68 anos, melanoderma, em tratamento oncológico de quimioterapia para câncer de cólon em esquema quinzenal (fluororacil e irinotecano), incluindo o antiangiogênico aflibercepte. Paciente acompanhado regularmente com *laser* de baixa potência para prevenção de mucosite oral, apresenta, na consulta, a queixa de "algo espetando a língua", acreditando ser espinha de peixe retida na gengiva. Paciente relata que fez várias tentativas para remoção com fio dental, mas não conseguiu. Ao exame clínico, foi observada presença de sequestro ósseo na região mandibular (Figura 38). Para verificar a extensão da lesão, foi solicitado exame tomográfico apresentado na Figura 39.

Foi realizado tratamento de remoção do sequestro ósseo e iniciou-se imediatamente a TFD com o fotossensibilizador azul de metileno 0,01% aplicado no interior da cavidade óssea presente; após a remoção do sequestro, a aplicação foi realizada com auxílio de difusor óptico. No tecido gengival ao redor das bordas da lesão, foi realizada a FBM com *laser* de baixa potência.

Após 4 sessões de TFD, observa-se a epitelização gengival sobre o tecido ósseo, não havendo mais sua exposição (Figura 40). A partir desse momento, foi realizada apenas a terapia de FBM empregando *laser* de diodo de baixa potência.

Foram necessárias 8 sessões para alcançar completa cicatrização do caso, como pode ser observado na Figura 41.

A Tabela 13 apresenta os protocolos empregados para a resolução clínica do caso.

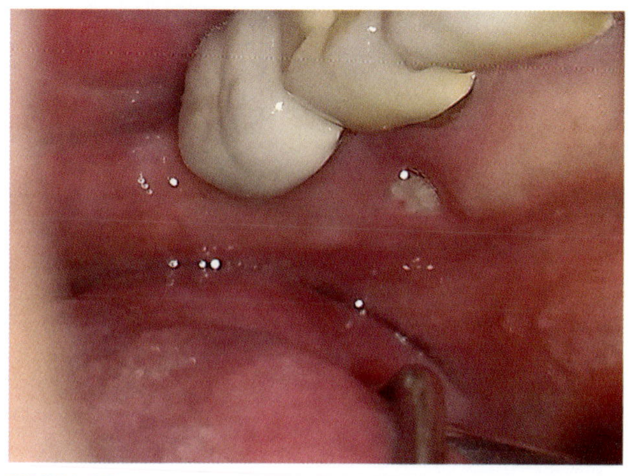

FIGURA 38 Presença de sequestro ósseo na mandíbula consistente com diagnóstico clínico de osteonecrose.

Corte axial

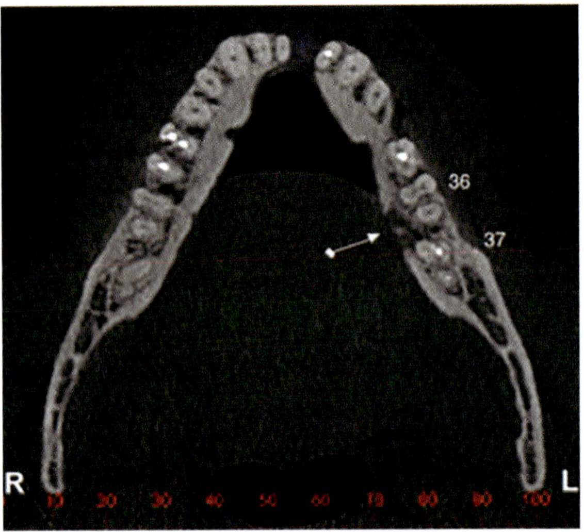

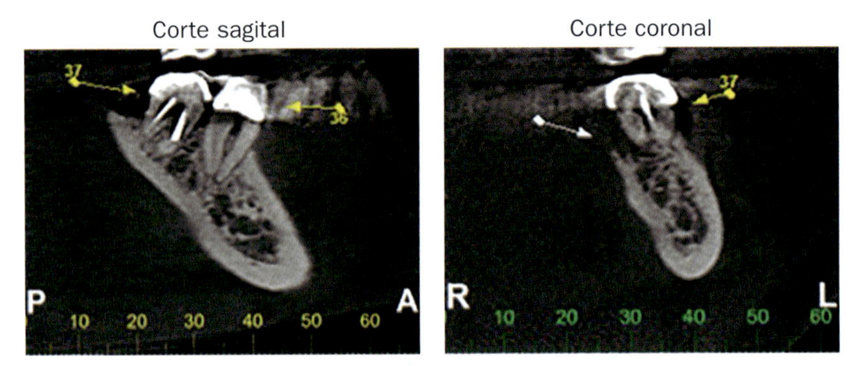

FIGURA 39 Exame tomográfico demonstrando o tamanho da lesão óssea.

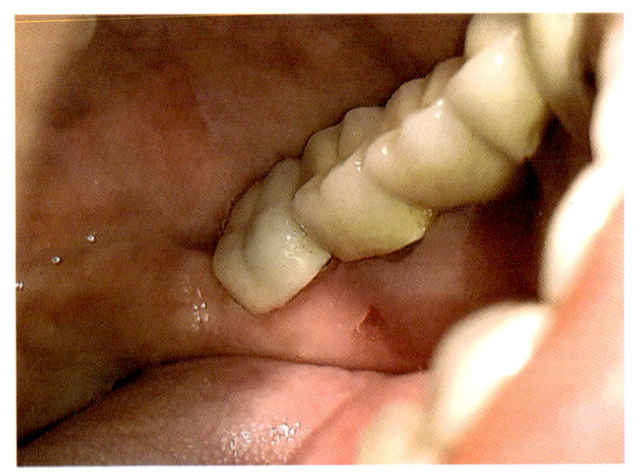

FIGURA 40 Aspecto clínico após 4 sessões de TFD e *laser* de baixa potência.

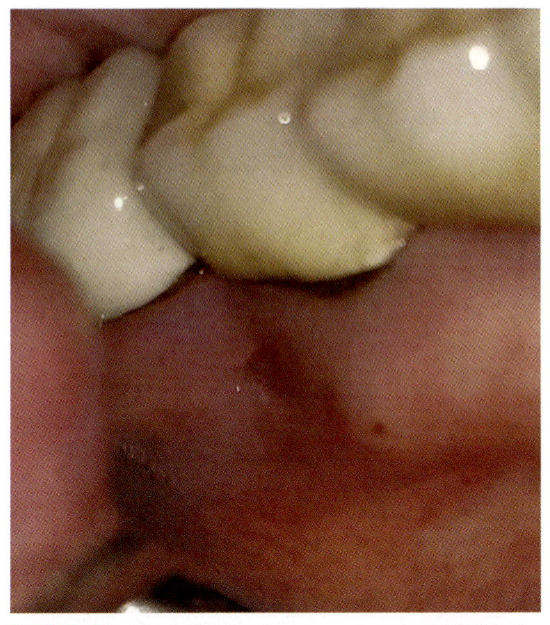

FIGURA 41 Caso finalizado com completa epitelização gengival e fechamento da ferida após 8 sessões de tratamento.

TABELA 13 Protocolo de tratamento de osteonecrose mandibular

Laser	Terapia	Protocolo	Aplicações
Diodo de baixa potência 660 nm	TFD	100 mW Azul de metileno 0,01% 90 s Fibra óptica no interior da cavidade óssea	8 sessões na região do sequestro ósseo
Diodo de baixa potência 660 nm	FBM	100 mW 10 s/ponto 1 J 4 pontos nas bordas da lesão	2 sessões/semana nas bordas da lesão
Diodo de baixa potência 808 nm	FBM	100 mW 30 s/ponto 3 J 8 pontos na região mandibular na face lingual correspondente aos elementos 34 a 37	2 sessões na face lingual da mandíbula

▷ Caso clínico 14

Paciente apresenta quadro de hiperplasia gengival medicamentosa por uso de antiepilético (fenitoína) e presença acentuada de cálculo na região de molares superiores. Foi realizada a raspagem e o alisamento radicular seguidos da aplicação de TFD. Os aspectos inicial e final podem ser observados na Figura 42. O protocolo de TFD é apresentado na

Tabela 14. Nota-se que não houve necessidade de nenhum tratamento cirúrgico, e a qualidade da cicatrização e regressão da hiperplasia são clinicamente representadas na Figura 42B.

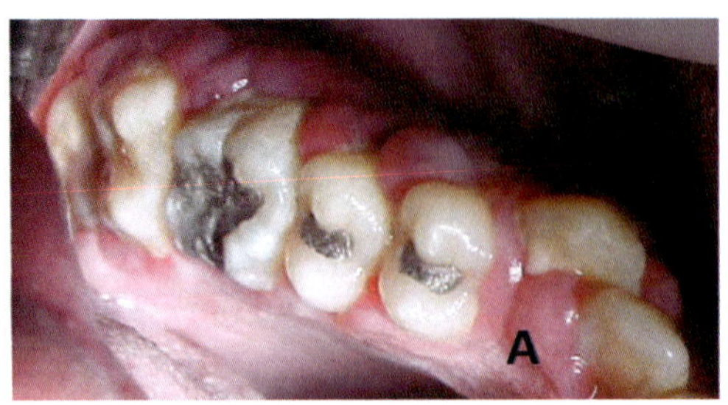

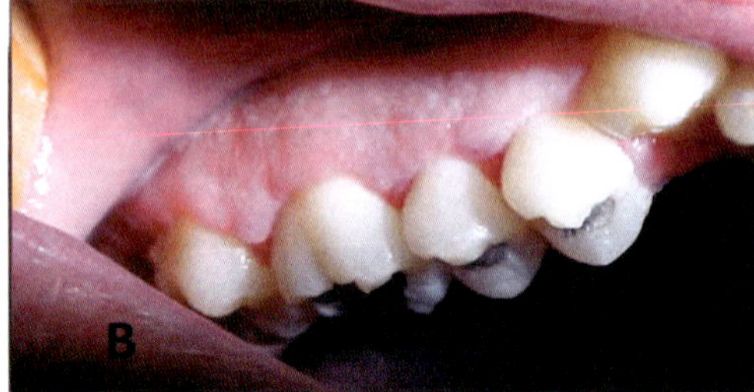

FIGURA 42 A. Hiperplasia gengival medicamentosa e presença de cálculo em aspecto inicial. B. Aspecto após o tratamento com raspagem e alisamento radicular seguido de TFD.

TABELA 14 Protocolo TFD para tratamento de hiperplasia gengival medicamentosa

Fonte de luz	Parâmetros	Tempo de aplicação
Laser de diodo de baixa potência 660 nm	100 mW Azul de metileno 0,01%	3 min de aplicação a cada 1 cm em sessão única

▷ Caso clínico 15

Uma das possíveis aplicações da terapia fotodinâmica antimicrobiana (TFDa) na periodontia é para o tratamento não cirúrgico, como visto nos Casos 7, 8 e 9 deste capítulo, porém a TFDa pode ser empregada juntamente com o tratamento cirúrgico e associada a biomateriais para preenchimento de tecido ósseo, como apresentado nas radiografias a seguir. A Figura 43 apresenta a imagem radiográfica inicial e o pós-operatório de 6 meses.

Neste caso, foi aberto retalho para acesso à região de furca, que foi apropriadamente limpa e descontaminada com auxílio de curetas manuais. Após o tratamento mecânico da região, foi realizada irrigação com soro fisiológico e aplicação da TFDa com azul de metileno a 0,01% em solução aquosa por meio de irrigação, seguida de irradiação da área por 3 minutos. Foi aplicado enxerto aloplástico seguido de sutura. O acompanhamento demonstrou cicatrização completa do caso, e o aspecto radiográfico 6 meses após o procedimento confirma a estabilidade do caso. A Tabela 15 apresenta os parâmetros empregados neste caso.

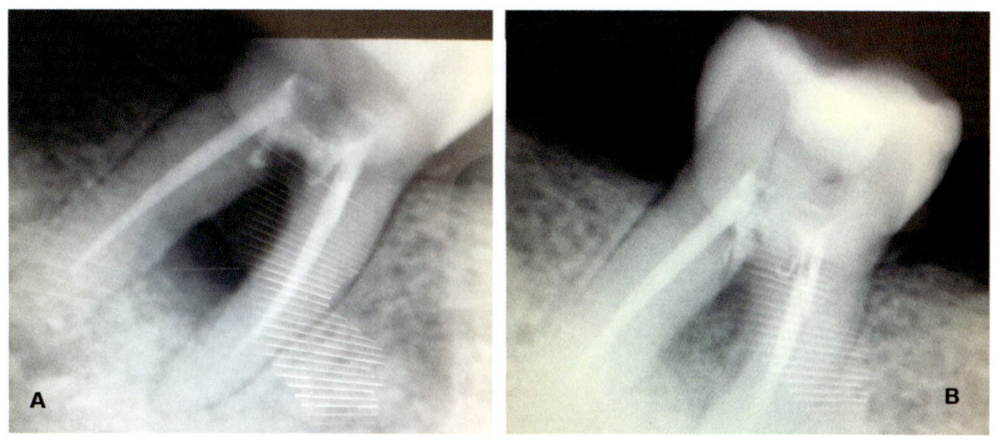

FIGURA 43 A. Imagem radiográfica inicial. B. Acompanhamento de 6 meses após tratamento periodontal cirúrgico com emprego de TFDa e enxerto com biomaterial.

TABELA 15 Protocolo de TFDa para tratamento de cirurgia de descontaminação e enxerto

Fonte de luz	Parâmetros	Tempo de aplicação
Laser de diodo de baixa potência λ = 660 nm	100 mW 9 J	1 aplicação imediata no ato cirúrgico

▷ Caso clínico 16

O caso relatado a seguir é de autoria dos cirurgiões-dentistas Karina Teixeira Vilalpando e Sergio Luis Pinheiro e apresenta caso de recobrimento radicular acompanhado de *laser* de baixa potência para cicatrização.

Paciente do sexo masculino, 50 anos, não fumante e sem comprometimento sistêmico, apresentou-se na Clínica Odontológica da PUC-Campinas com recessões gengivais múltiplas nas superfícies vestibulares dos dentes 33, 34, 35 e 36 em virtude de escovação traumática (Figura 44). Optou-se por uma cirurgia periodontal de recobrimento radicular com retalho deslocado coronariamente e enxerto de tecido conjuntivo (Figura 45) associado a FBM. Após a cirurgia, o *laser* de baixa potência foi aplicado em 5 pontos da área operada e em 3 pontos da área doadora do enxerto (palato); as irradiações foram repetidas em 24, 48 e 72 horas pós-operatórias (Figura 46).

A Tabela 16 apresenta os parâmetros empregados para a realização deste caso. Os sinais clínicos foram avaliados no dente alvo (dente 34) e compreenderam a taxa de recobrimento radicular e o nível de inserção clínica (NIC) aos 6 meses de pós-operatório, com 79,74% de recobrimento da recessão inicial e NIC de 2,47 mm. Parâmetros centrados no paciente, como dor e edema, também foram avaliados utilizando a escala visual analógica (EVA, valores de 0 a 10) durante o período de 72 horas. Os valores máximos apontados pelo

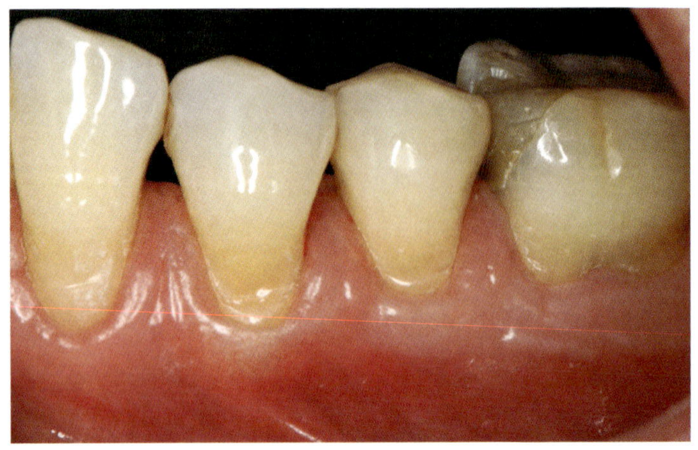

FIGURA 44 Avaliação clínica inicial. Observar recessões gengivais vestibulares nos dentes 33, 34, 35 e 36.

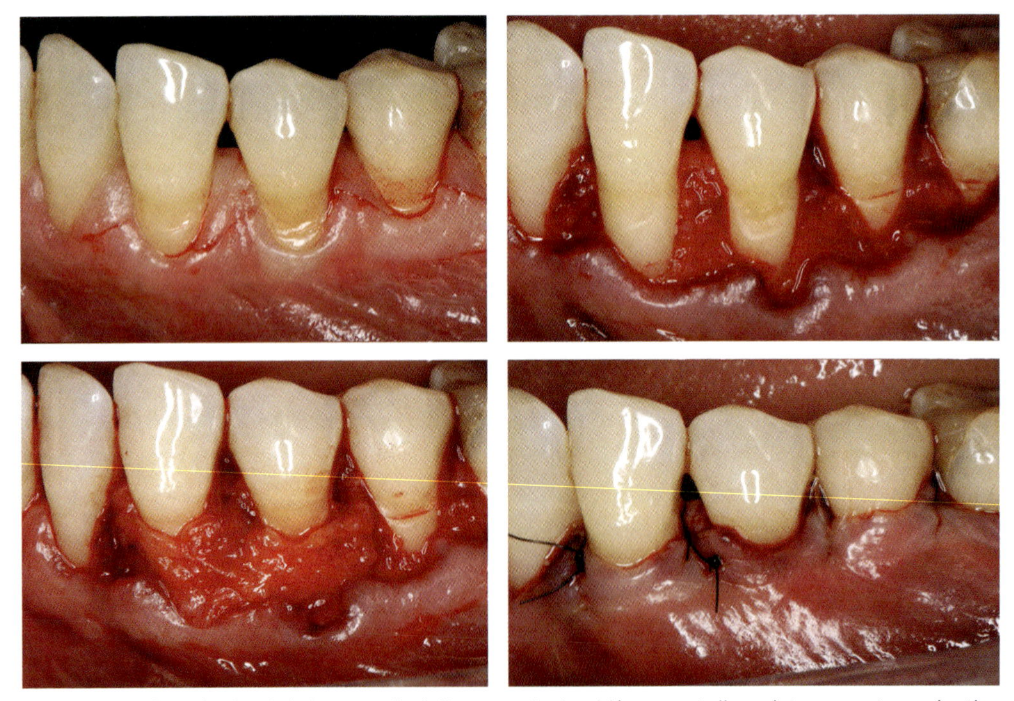

FIGURA 45 Sequência cirúrgica com incisões marginais oblíquas, retalho misto, enxerto conjuntivo nos elementos 33 e 34.

paciente foram de 2 para dor no 1º dia de pós-operatório e 3 para edema no 2º dia de pós-operatório. A Figura 47 apresenta o caso em sua conclusão.

Conforme demonstrado em todo o capítulo, os *lasers* de diferentes comprimentos de onda e formas de atuação têm vasto emprego na clínica periodontal diária. Nenhum efeito

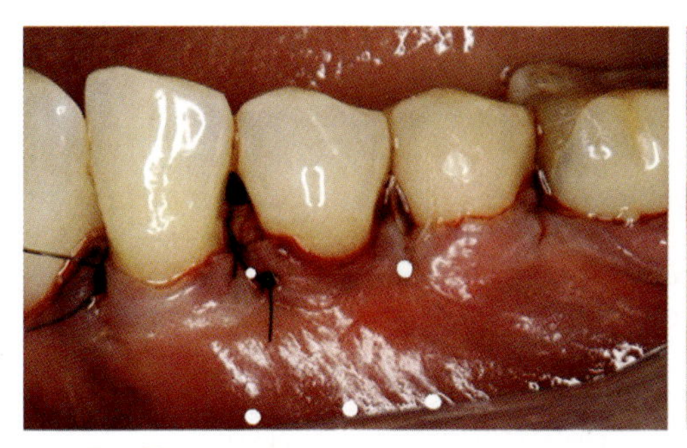
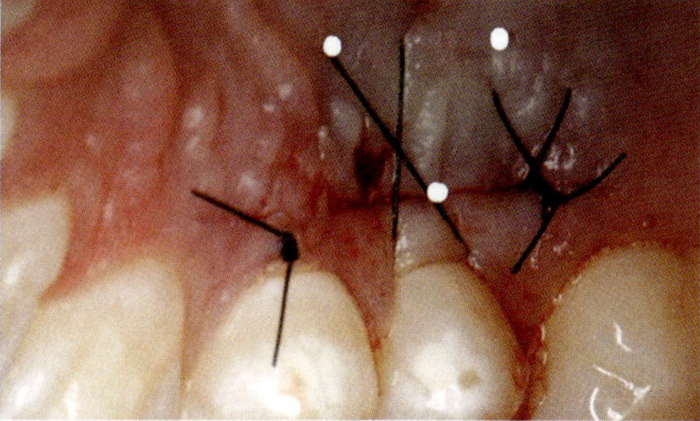

FIGURA 46 Os pontos brancos representam as áreas em que foram feitas as aplicações pontuais com *laser* de baixa potência, sendo 5 na área receptora e 3 na doadora.

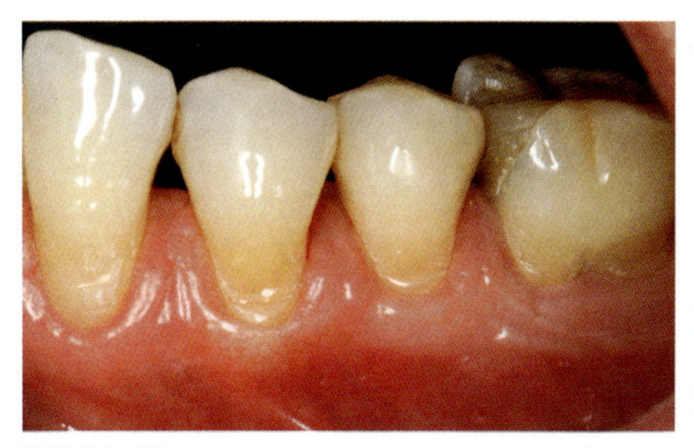
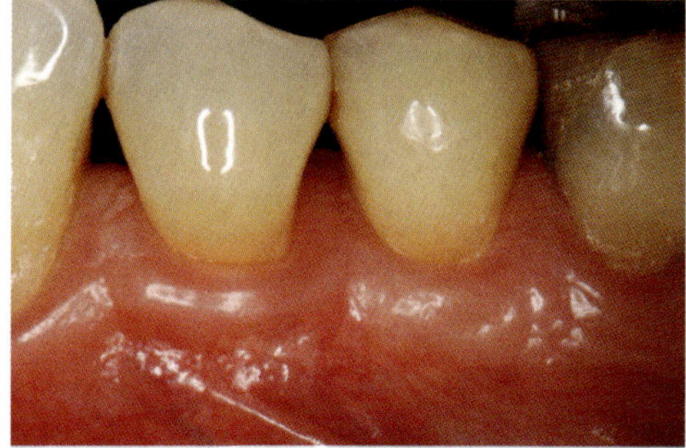

FIGURA 47 Acompanhamento clínico de 6 meses. Observar a taxa de recobrimento e a qualidade do tecido gengival.

TABELA 16 Protocolo de FBM para tratamento de cirurgia de recobrimento radicular

Fonte de luz	Parâmetros	Tempo de aplicação
Laser de diodo de baixa potência λ = 808 nm	100 mW 6 J	4 aplicações (imediata, 24 h, 48 h e 72 h pós-operatório)

colateral foi reportado, porém, é importante salientar que o emprego apropriado dos *lasers* depende de treinamento e conhecimento do operador para evitar iatrogenias causadas por mau uso da tecnologia.

Os *lasers* de alta potência, a TFD e a terapia de FBM empregando *lasers* e LED de baixa potência são ferramentas disponíveis para auxiliar no tratamento periodontal aumentando a descontaminação local e auxiliando no reparo dos tecidos de suporte dental.

REFERÊNCIAS BIBLIOGRÁFICAS

1. Chapple IL, Bouchard P, Cagetti MG, Campus G, Carra MC, Cocco F, et al. Interaction of lifestyle, behaviour or systemic diseases with dental caries and periodontal diseases: consensus report of group 2 of the joint EFP/ORCA workshop on the boundaries between caries and periodontal diseases. J Clin Periodontol. 2017;44 Suppl 18:S39-51.

2. Lalla E, Papapanou PN. Diabetes mellitus and periodontitis: a tale of two common interrelated diseases. Nat Rev Endocrinol. 2011;7(12):738-48.
3. Loos BG. Periodontal medicine: work in progress! J Clin Periodontol. 2016;43(6):470-1.
4. Arany PR, Cho A, Hunt TD, Sidhu G, Shin K, Hahm E, et al. Photoactivation of endogenous latent transforming growth factor-β1 directs dental stem cell differentiation for regeneration. Sci Transl Med. 2014;6(238):238ra69.
5. Hsu PJ, Chen JH, Chuang FH, Roan RT. The combined occluding effects of fluoride-containing dentin desensitizer and Nd-Yag laser irradiation on human dentinal tubules: an in vitro study. Kaohsiung J Med Sci. 2006;22(1):24-9.

15

Fotobiomodulação sistêmica (*intravascular laser irradiation of blood* – ILIB)

Renata Aparecida Belotto
Nina Pereira Aguiar
André Carvalho Rodriguez
Otávio Madi
Maria Cristina Chavantes

HISTÓRICO

A história da humanidade teve seu início quando o homem, com muita destreza, conseguiu manipular o fogo, há mais de 5 mil anos, mesmo antes do desenvolvimento da Mesopotâmia. Contudo, somente cerca de mil anos depois, na época da civilização egípcia, é que se teve, copilado nos papiros, o uso da luz solar para prevenção e tratamento de diversas doenças cutâneas. Hipócrates, no auge da cultura helênica, mencionava o emprego da helioterapia no tratamento de pacientes. Não obstante, levaram-se milênios até que a luz saiu das sombras e alcançou um novo patamar, durante a era do Renascimento, no século XV, como significado próprio do Iluminismo.

A terapia de irradiação com *laser* no sangue (ILIB, do inglês *intravascular laser irradiation of blood*), por meio da utilização de lâmpada ultravioleta (UV), foi inicialmente empregada na Alemanha em torno de 1920 e, somente 20 anos depois, esta começou a ser utilizada nos Estados Unidos. Ao longo do tempo, observam-se vários estudos norte-americanos utilizando irradiação UV do sangue[1]. Ainda nessa década, Emmet Knott começou a tratar com sucesso as doenças infecciosas por meio da propriedade bactericida da irradiação com UV, pela ativação de células leucocitárias[2]. Relatos de tratamento com irradiação UV em casos de infecções dermatológicas foram extensamente referenciados, dado o sucesso desta terapia. Entre 1943 e 1946, estudos evidenciando resposta satisfatória em fenômenos tromboembólicos, bronquite e hepatite B também foram demonstrados[1,3].

O *laser* foi desenvolvido em 1960 e, já no ano seguinte, o professor de dermatologia e cirurgião da Universidade de Cincinnati (Ohio, EUA), Leon Goldman, foi pioneiro em empregar, na medicina, esse aparelho baseado em energia. Em 1964, na extinta União das Repúblicas Socialistas Soviéticas (URSS), observava-se o desenvolvimento dos *lasers* cirúrgicos (empregam uma alta potência) quando começou o estudo sobre a modulação pós-cirúrgica em diversas terapias[1]. O uso do *laser* de hélio e neônio (He-Ne) em procedimentos cardiovasculares por Sergievsky e Meshalkin demonstrou melhorias circulatórias e redução de área de infarto miocárdico[3].

Estudos subsequentes, em 1968, desenvolvidos pelo húngaro. Prof. Dr. Endre Mester, com a utilização de um *laser* de He-Ne empregando uma potência baixa, ressaltaram a importância dos efeitos biomodulatórios nas várias condições patológicas[4,5].

Ao redor do mundo, já nos dias atuais, têm-se encontrado vários adeptos da técnica da terapia de fotobiomodulação (TFBM), em virtude de seus efeitos anti-inflamatório, antiedematoso, cicatrizante e analgésico. Tais resultados também incorrem em respostas imunológicas, hemorreológicas e hemodinâmicas[5].

Inicialmente, ainda na década de 1970, foi empregada pelos russos e outros parceiros da antiga URSS uma fibra óptica com o *laser* He-Ne para se irradiar o sangue de forma intravenosa[6]. A ILIB é geralmente aplicada no cotidiano por sobre a artéria e a veia radial (fixo no local por uma pulseira de plástico), por aproximadamente 20 a 60 minutos (média de 30 minutos) durante a maior parte do tratamento.

Esta técnica tem uma ação sistêmica eficaz, comprovada pelos vários trabalhos realizados ao redor do mundo. Na década de 1990, com o esfacelamento das Repúblicas do bloco soviético, ocorreu o colapso econômico da Rússia e seus aliados. Com a crise político-econômica, sérios problemas se abateram sobre o sistema de saúde comunista, que passou a enfrentar dificuldades na importação de insumos para a confecção de medicamentos. Doenças como a hipertensão arterial sistêmica (HAS) e suas complicações tiveram uma elevada ascensão, fazendo-os buscarem novas formas de tratamento. Os médicos moscovitas e cientistas do Leste Europeu iniciaram o desenvolvimento de pesquisas e estudos empregando a irradiação com *laser* de He-Ne diretamente na corrente sanguínea, sendo cunhada a expressão "foto-hemoterapia" por Samiolova[6,7].

A irradiação sanguínea descrita há décadas ganhou espaço como possibilidade terapêutica em diferentes países, variando, contudo, em comprimentos de onda, potência e modo de aplicação, seja intravenosa, extracorpórea, transcutânea ou epicutânea/transdérmica (mais aceita) e endonasal, sendo formas menos invasivas, além de variantes como a irradiação de vasos periféricos, que vem sendo muito empregada com sucesso na China e em outros países asiáticos[8].

Os três mecanismos de ação da ILIB, envolvidos em processos patológicos, são basicamente a inflamação, o estresse oxidativo e o efeito reológico. As regiões pouco oxigenadas, por causa da redução da microcirculação, acabam evoluindo e piorando, por efeito da presença de metabólicos tóxicos e, consequentemente, estes também agravam a hipoxemia local, podendo levar necrose à região, que apresenta a vascularização término-terminal[5].

O uso da ILIB melhora a viscosidade sanguínea graças à redução de agregação e da adesividade plaquetária, resultando em vasodilatação. Outra ação relevante é a capacidade hemorreológica das hemácias, que passam por capilares bem estreitos. Os eritrócitos levam a hemoglobina em seu interior, e esta é ainda capaz de alterar sua conformação e liberar o O_2, alcançando locais remotos e proporcionando um incremento da oxigenação à região antes com hipóxia[9,10].

FORMAS DE APLICAÇÃO[5-8]

A ILIB pode ser aplicada de diferentes formas:

1. Intravenosa: a fibra óptica é colocada dentro do lúmen vascular. São aplicados *lasers* do tipo He-Ne (632,8 nm), UV (365 nm e 405 nm), verde (525 nm) e 635 nm.
2. Extracorpórea: UV (250 a 400 nm).
3. Transvascular (vasos linguais): aplicada no vermelho e no infravermelho por sobre a mucosa que recobre os vasos sublinguais (Figura 1).
4. Transcutânea ou epicutânea/transdérmica: aplicada na área de vasos radiais ou carotídeos, sobre a pele, em nível das artérias ou veias. Utilizados comumente entre 630 e 904 nm (Figura 2).
5. Endonasal: 630 a 660 nm e no infravermelho próximo (Figura 3).

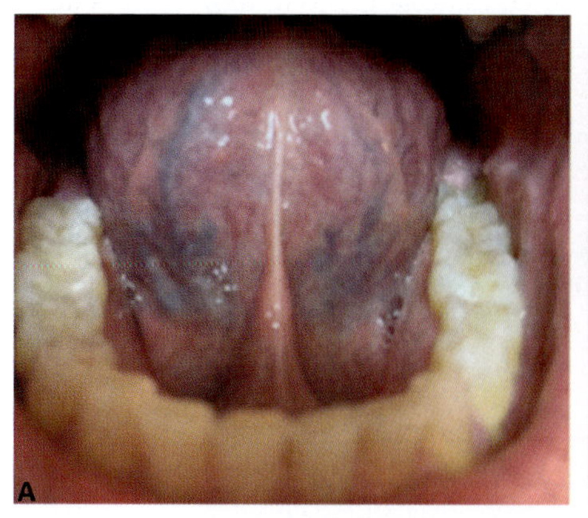

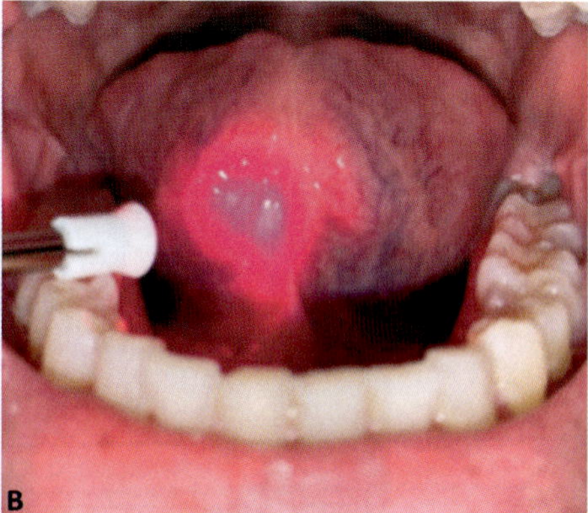

FIGURA 1 A. Anatomia da região sublingual. B. Aplicação da ILIB em vasos sublinguais.

MECANISMO DE AÇÃO DA TFBM E ILIB

No fim da década de 1970, a irradiação extracorpórea sanguínea tornou-se popular na antiga União Soviética[8,9] e, no início da década de 1980, foi utilizado pelos moscovitas o *laser* de He-Ne como coadjuvante em cirurgia, compreendendo melhorias circulatórias[3].

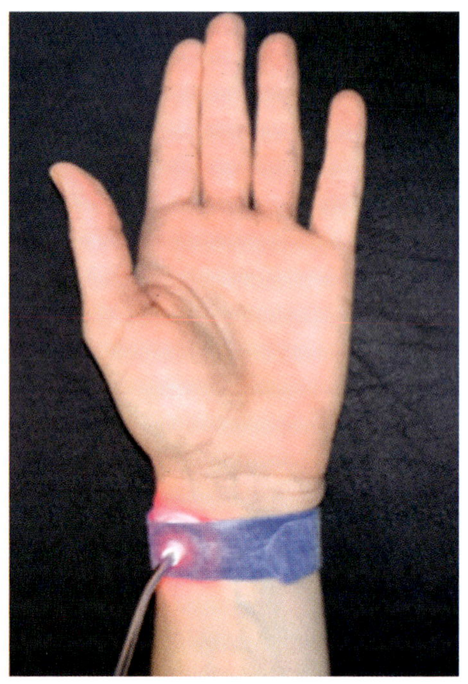

FIGURA 2 Imagem ilustrativa mostrando aplicação da ILIB na região radial.

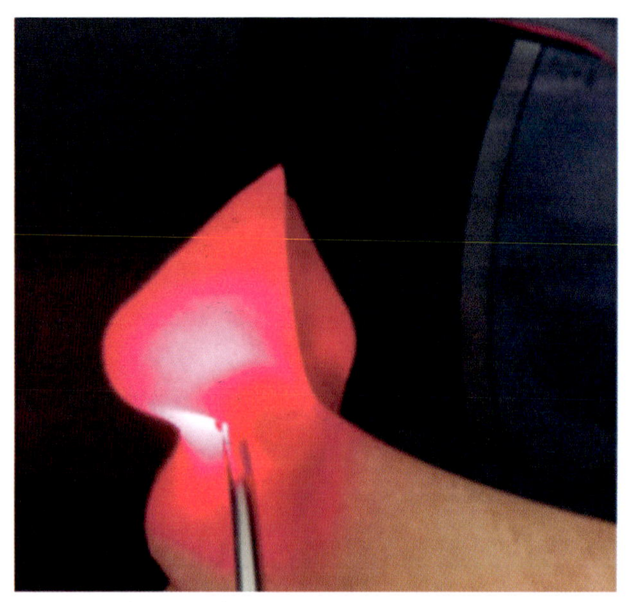

FIGURA 3 Imagem ilustrativa do uso da ILIB endonasal.

Ademais, pesquisadores russos ampliaram as possibilidades da ILIB para uma série de doenças, sendo conferido a alguns deles (I. M. Korochkin, G. M. Kapustina, I. N. Kipshidse, G. E. Chapidse, M. P. Bokhoa, L. A. Marsatiaschvilli, N. I. Stepanishcheva, V. S. Sergievsky e B. C. Agov) o Prêmio Estatal da URSS, por seus estudos sobre a aplicação do *laser* de He-Ne em cardiologia[9].

Com relação à TFBM, o mecanismo de ação envolve a regulação dos canais de cálcio, a ação na membrana extracelular e o envolvimento de absorção da luz por organelas específicas e enzimas mitocondriais[6].

A maneira como essa energia fotônica é processada pelas células ainda não está totalmente esclarecida, porém, Karu descreveu que havia um processo de transferência de elétrons envolvendo o transporte de energia para a célula irradiada. Consideram-se carreadores mitocondriais de elétrons aqueles que podem absorver quantidade suficiente de energia eletromagnética para acelerar a fosforilação oxidativa, consequentemente, estimulando ou inibindo enzimas de vias metabólicas[3].

A luz com comprimentos de onda próximo de 630 nm pode, ainda, melhorar o transporte de O_2 do sangue, o que aprimora a circulação término-terminal e resulta em vasodilatação, vindo a alcançar os capilares distantes e o decréscimo da hipóxia celular/tecidual[5]. Ademais, age também no bloqueio da formação de placas ateromatosas[3,8].

Por outro lado, a ação sistêmica da ILIB tem basicamente um efeito antioxidante, gerado a partir do oxigênio molecular, por meio de uma cascata de eventos que leva ao incremento da produção da enzima superoxidodismutase – SOD (CuZn), com remoção de espécies reativas de oxigênio, como O^{-2} e radical OH^-.[6]

A ILIB pode promover uma leucocitólise fisiológica que libera citocinas, prostaglandinas e leucotrienos, além de outros mediadores que regulam o sangue e a membrana extracelular (MEC), comportando-se como uma terapia imunomoduladora, anti-inflamatória, antioxidante e antiacidótica[3] (Figura 4).

Ensaios clínicos realizados em pacientes confirmaram os benefícios da técnica: estabilização geral dos pacientes testados, com bons resultados em casos de doenças hepáticas crônicas, diabetes *mellitus*, distúrbios lipídicos e outras patologias[11]. Como ainda puderam ser encontrados efeitos depletores, Al-Yasiri realizou um estudo com o objetivo de avaliar a indução de desnaturação de proteínas que compõem a membrana celular dos eritrócitos (RBC, do inglês *red blood cells*) e determinou o tempo de irradiação mínimo para que se iniciasse o processo. Os resultados mostraram que as RBC irradiadas por 20 minutos não tiveram mudança na composição proteica da membrana, contudo, após 30 minutos, estas sofreram desnaturação das proteínas[12].

Desta forma, pode-se afirmar que a aplicação da ILIB envolve várias áreas da saúde, em virtude de seus efeitos anti-inflamatórios, na microcirculação, na regulação neuro-hormonal, em processos reparativos e no sistema endócrino, além de efeitos espasmolíticos e anestésicos[9,12,13].

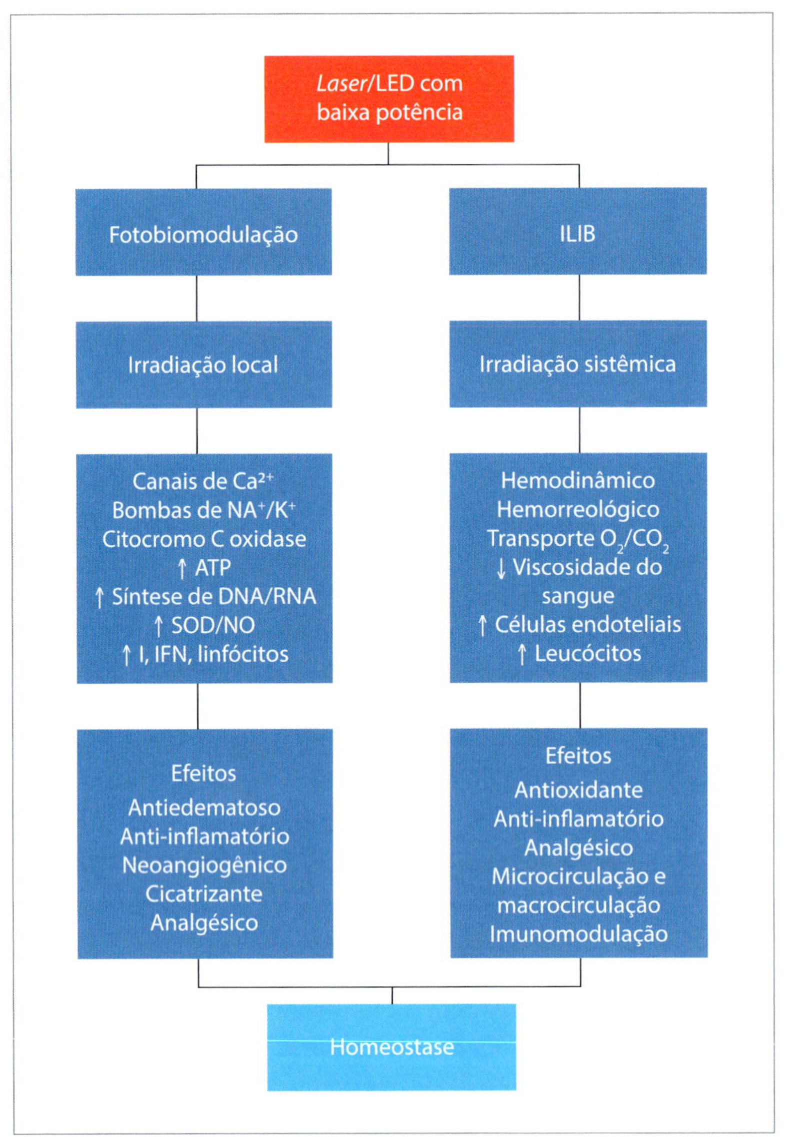

FIGURA 4 Esquema ilustrativo dos mecanismos e efeitos da TFBM e da ILIB.

APLICAÇÕES DA TFBM E ILIB

Estudos com ênfase antitumoral são descritos em culturas de células tumorais, nas quais se demonstrou estímulo imunológico local e, consequentemente, redução da progressão tumoral[14,15].

A explicação desse mecanismo via TFBM se dá pela expressão de linfócitos B, células dendríticas e interferon (IFN) tipo I, além de diminuição de macrófagos angiogênicos e normalização vascular, o que culmina com o controle do avanço tumoral[14].

A preocupação com a angiogênese tumoral envolve a potente ação da TFBM sobre a vasculatura tumoral, resultando em vasos mais funcionais e estruturados. Somando-se a isso, ocorre a modulação do sistema imune, em que mediadores, como o IFN tipo I, proporcionam ações antiproliferativas, antiangiogênicas e pró-apoptóticas, que são fundamentais para o controle tumoral. É descrita a ação anticâncer do *laser* por meio de IFN-alfa e beta[14,15].

Assim, apesar do aumento do metabolismo celular por luz, a progressão tumoral é contida pelos mecanismos descritos.

Essa ação assegura a aplicação da TFBM em casos de mucosite oral, tanto para prevenção quanto para o tratamento. A TFBM também atua com efeito anti-inflamatório, reparativo e angiogênico sem, entretanto, causar danos ao DNA celular, além de ser potente ativador imunológico[15].

Entre outras possibilidades de aplicação, a ILIB/TFBM são terapias reconhecidas por suas ações celulares/teciduais, envolvendo vários mecanismos descritos em literatura e permitindo uma amplitude de aplicações na área da saúde.

Em nosso grupo, opta-se pela aplicação transvascular sublingual, em virtude do tempo de irradiação necessário para realizar a terapia[11]. É relevante mencionar que o tempo de aplicação cai para um terço em comparação à forma transdérmica, já que a dose de luz alcançada é mais efetiva, visto que esta irradiação se dá diretamente sobre os vasos sublinguais, tanto artérias quanto veias[11].

ILIB NA ODONTOLOGIA

A ILIB pode ser utilizada na odontologia como uma terapia complementar aos mais variados tratamentos odontológicos. Nessa especialidade, a terapia com *laser* teve início ainda na década de 1980, com resultados eficazes sobre lesões orais (aftas, mucosite, queilite), em redução de edema pós-procedimentos odontológicos e dor pós-extração de elementos dentários[6,16].

A eficiência da ILIB frente a doenças sistêmicas é um importante fator atrelado ao sucesso dos tratamentos odontológicos, já que diversos distúrbios sistêmicos são capazes de comprometer a saúde da cavidade oral[15,16].

Dessa forma, a ILIB está indicada para casos de processos inflamatórios, infecciosos, dolorosos, agudos ou crônicos, sendo capaz de modular a doença periodontal e deixar os pacientes mais relaxados, principalmente aqueles que não se sentem muito à vontade em consultórios, sendo bastante eficiente para redução da ansiedade[16].

ILIB *VS.* MUDANÇAS IMUNOLÓGICAS

A imunomodulação promovida pela ILIB propicia variadas respostas na MEC, como a ação antioxidativa, que reduz os radicais livres e acidose metabólica, favorecendo a ação do sistema enzimático e controlando de forma positiva a mediação da MEC[3].

Como já descrito, a leucocitólise fisiológica atribuída à ILIB se assemelha a terapias imunomoduladoras, facilitando a homeostase celular/tissular. Estas agem, também, nas prostaglandinas, prostaciclinas e tromboxano, na via COX-2[6].

O processo de incrementar macrófagos, linfócitos B e T, NK e imunoglobulinas (anticorpos) induz uma resposta imune competente. A irradiação transdérmica demonstrou-se eficaz no incremento de linfócitos B e na consequente ação bioestimuladora de estase tumoral, além de diminuir complicações pós-operatórias[9].

Doenças autoimunes, como dermatoses[17], psoríase, líquen plano, esclerodermia, vasculites, artrite reumatoide, tireoidite autoimune[13], esclerose múltipla[18], entre outras, beneficiam-se com a ILIB[9,19,20].

A luz aplicada diretamente na corrente sanguínea resulta em efeitos positivos, em particular na síntese de imunoglobulinas, auxiliando na propriedade reológica sanguínea, incrementando a capilarização do oxigênio tecidual[19] (Figura 4).

Trabalhos realizados por nossa equipe têm demonstrado os efeitos positivos da ILIB, no caso de HAS, segundo os trabalhos citados a seguir.

O trabalho experimental de Canal et al. analisou efeitos imediatos do *laser* de baixa intensidade (LBI) na pressão arterial (PA) sistêmica em ratos Wistar idosos e obesos por meio do registro de frequência cardíaca (FC), pressão arterial sistólica (PAS), diastólica (PAD) e média (PAM). Os resultados demonstraram que a aplicação do LBI sobre a artéria caudal por 3 dias seguidos (resposta de forma aguda) incorreu em uma redução tanto da FC quanto da PA sistêmica, sobretudo da PAM, demonstrando ser um fator indicativo de proteção cardiovascular[20].

Tomimura et al. realizaram estudo experimental em ratos espontaneamente hipertensos (SHR) aplicando LBI na artéria caudal, avaliando o estresse oxidativo e a modulação autonômica cardiovascular pós-irradiação por 16 semanas (resposta de forma crônica). Os resultados demonstraram que o LBI diminuiu a PAM, a PAD e a FC, além de modificar os parâmetros oxidativos. Somado a esse fato, foi capaz de alterar a concentração de carbonilas plasmáticas, que reduziram os danos às proteínas resultantes do estresse oxidativo[16]. O LBI promoveu, ainda, um incremento da produção de óxido nítrico (NO), proteção de células endoteliais e do endotélio cardiovascular. Todos esses parâmetros foram confirmados pelo resultado elevado da concentração de nitrito plasmático, sinalizando que a laserterapia foi adequada, influenciando o equilíbrio entre produção e remoção de espécies reativas de oxigênio – ROS (estresse oxidativo). Dessa forma, o LBI agiu no nexo causal da HAS, reduziu a inflamação vascular devido à resposta autonômica cardiovascular, normalizando os sinais hemodinâmicos em ratos SHR[19].

Ainda em 2014, de acordo com Chavantes et al., obteve-se um impacto efetivo com a ação da ILIB na PA de indivíduos hipertensos, contudo, sem qualquer modificação da PA em pessoas normotensas. Os resultados encontrados permitiram concluir que a ILIB foi capaz de melhorar a elasticidade arterial, tanto das grandes artérias quanto das arteríolas, bem como melhorar a função endotelial[21].

Estudo piloto de Madi et al. indicou que a ILIB alterou de forma eficaz a PA sistêmica, diminuindo a resistência vascular periférica e consequente decréscimo da PA sistêmica em gestantes com pré-eclâmpsia. Não obstante, é importante mencionar que, em gestantes normotensas, a ILIB não alterou a PA sistêmica nem a resistência vascular periférica. A ILIB não revelou qualquer efeito adverso nos grupos estudados e não ocasionou qualquer resposta que prejudicasse o feto, considerando-se o bem-estar fetal avaliado durante o procedimento, por meio do estudo gráfico da frequência cardíaca fetal (FCF) com uso de cardiotocografia. Ao contrário, a ILIB sinalizou existir uma repercussão fetal favorável[7].

VANTAGENS DA TÉCNICA DA ILIB

É importante frisar que a técnica de ILIB é não invasiva, segura, indolor e de baixo custo. Não foram observados efeitos colaterais, sendo esta compatível com outras terapias e tratamentos coadjuvantes[17,22].

CONSIDERAÇÕES FINAIS

A ILIB conduz as células e os tecidos de forma eficaz para homeostase. É importante mencionar que, nos próximos anos, surgirão inovações tecnológicas relevantes na área médica e afins. Será, desta forma, o *cutting-edge* de equipamentos baseados em energia e com aplicações mais efetivas, de amplo escopo terapêutico, contribuindo, assim, para uma saúde cada vez mais eficiente e mais personalizada.

REFERÊNCIAS BIBLIOGRÁFICAS

1. Rowen RJ. Ultraviolet blood irradiation therapy (Photo-Oxidation) the cure that time forgot. Int J Biosocial Med Research. 1996;14(2):115-32.
2. Siposan DG, Lukacs A. Effect of low-level laser radiation on some rheological factors in human blood: an in vitro study. Journal of Clinical Laser Medicine & Surgery. 2000;18(4):185-95.
3. Weber MH, Fußgänger-May T, Wolf T. The intravenous laser blood irradiation. Introduction of a new therapy. Lasers in Medicine, Science and Praxis. 2007; 664-706.
4. Moskvin SV. Low-level laser therapy in Russia: history, science and practice. Journal of Lasers in Medical Sciences. 2017;8(2):56.
5. Chavante, MC. Laser em biomedicina. São Paulo: Atheneu; 2009.
6. Hamblin MR, Sousa MVP, Agrawal T. Handbook of low-level laser therapy. Singapore: Pan Stanford Publishing; 2016.
7. Madi O. Análise da resposta hemodinâmica imediata da aplicação do laser de baixa intensidade em gestantes hipertensas e normotensas. Dissertação. São Paulo: Universidade Nove de Julho; 2015.

8. Moskvin SV, Khadartsev AA. Laser blood illumination. The main therapeutic techniques. 2018.
9. Mikhaylov VA. Development and clinical applications of intravenous laser blood irradiation (ILIB). Laser Therapy. 2009;18(2):69-83.
10. Mikhaylov VA. The use of intravenous laser blood irradiation (ILBI) at 630-640 nm to prevent vascular diseases and to increase life expectancy. Laser Therapy. 2015;24(1):15-26.
11. Oliveira LMGA. Tratamento da doença hepatite gordurosa não alcoólica, empregando laser de baixa intensidade: ensaio clínico fase II. Tese. São Paulo: Universidade Nove de Julho; 2019.
12. Al-Yasiri AY. In vitro influence of low-power diode laser irradiation time on human red blood cells. Photomedicine and Laser Surgery. 2018;36(5):253-7.
13. Höfling DB ,Chavantes MC, Buchpiguel CA, Cerri GG, Marui S, Carneiro PC, et al. Safety and Efficacy of Low-Level Laser Therapy in Autoimmune Thyroiditis: Long-Term Follow-Up Study. International Journal of Endocrinology; 2018;1-9.
14. Ottaviani G, Martinelli V, Rupel K, Caronni N, Naseem A, Zandonà L, et al. Laser therapy inhibits tumor growth in mice by promoting immune surveillance and vessel normalization. EBioMedicine. 2016;11:165-72.
15. Rezende L, Lenzi J. Eletrotermofototerapia em oncologia: da evidência à prática clínica. São Paulo: Thieme Revinter; 2019.
16. Nunez SC, Garcez AS, Ribeiro MS. Laser de baixa potência. Princípios básicos e aplicações clínicas na odontologia. São Paulo: Elsevier; 2012.
17. Belotto RA. Estudo Fase II : Líquen Escleroso Vulvar comparações das Terapias de Fotobiomodulação, Fotodinâmica e Corticosteroide tópico - avaliação histopatológica, imuno-histoquímica e clínica. Tese de Doutorado. São Paulo: Universidade Nove de Julho; 2018.
18. Silva T, Silva FC, Gomes AO, Viana AO, Goncalves MLL, Rodrigues MFS, et al. Effect of photobiomodulation treatment in the sublingual, radial artery region, and along the spinal column in individuals with multiple sclerosis. Protocol for a randomized, controlled, double-blind, clinical trial. Medicine. 2018;97(19):1-4..
19. Tomimura S. Avaliação do estresse oxidativo e modulação autonômica cardio-vascular pós-irradiação de laser de baixa intensidade em ratos espontaneamente hipertensos: estudo experimental. Dissertação. São Paulo: Universidade Nove de Julho; 2013.
20. Canal M, Pinto NC, Tomimura S, Pinto NC, Morais TL, Callado IS, et al. Hemodynamic changes in elderly obese rats after low level laser therapy: an experimental study. American Society for Laser Medicine and Surgery. Abstracts. Boston. 2013;52.
21. Chavantes MC, Morais T, Pinto NC, Tomimura S, Assunção B, Canal M, et al. Study's significance from arterial elasticity and variation in arterial blood pressure for normotensive and hypertensive patients applying pre and post lasertherapy: preliminary results. BIOS – Proceedings. 2014;(8926-77), 46.
22. Abreu CCS. Irradiação intravascular do sangue com laser: uma técnica promissora para a melhoria sistêmica do paciente. Revista Brasileira de Odontologia. 2019;76:55..

16

Laserpuntura

Amanda Frade-Barros
Bruna Regina Rodrigues

MEDICINA TRADICIONAL CHINESA

A medicina tradicional chinesa (MTC), em seus fundamentos e ensinamentos, trata o ser humano como um todo e está baseada em duas teorias: a de formação de Yin e Yang e a teoria dos 5 elementos. Os primeiros registros referentes a esta filosofia datam de 200 a.C. até 220 d.C. e foram escritos na dinastia Han. São eles o primeiro Nei Jing – obra dividida em duas partes: Su Wen (questões simples) e Ling Shu (eixo espiritual) – e o segundo Nan Jing clássico das dificuldades[1,2].

Chama-se Yin Yang a reunião das duas partes opostas que existem em todos os fenômenos e objetos em relação recíproca no meio natural. Os mecanismos de reunião e de oposição podem se produzir tanto entre dois fenômenos que se deparam como no âmago de dois aspectos antitéticos coexistindo no mesmo fenômeno. Todos os fenômenos do universo encerram os dois aspectos opostos do Yin e do Yang, como o dia e a noite, o tempo claro e o tempo sombrio, o calor e o frio, a atividade e o repouso. Tudo é constituído pelo movimento e pela transformação dos dois aspectos Yin e Yang. Segundo Su Wen: "O homem vive com um corpo, e dentro do Yin Yang"[3].

A teoria do Yin Yang explica o aparecimento das doenças por um desequilíbrio relativo de uma subida e um declínio grandes demais do Yin ou do Yang. A teoria dos 5 elementos é utilizada na medicina para explicar a fisiologia e a patologia, assim como as relações entre o organismo e o meio circunvizinho, marcando a observação e a obtenção de padrões dentro da natureza e a sua extensão ao organismo humano[1,2].

A teoria dos 5 elementos considera que o universo é formado pelo movimento e pela transformação dos 5 princípios, representados por madeira, fogo, terra, metal e água[3]. Cada um dos elementos corresponde aos órgãos e vísceras Zang e Fu, emoções, cheiros, sabores, cores, tecidos, estações do ano, transformações, direções, notas musicais.

Segundo Maciocia, a energia que passa nos meridianos deve estar fluindo de maneira correta: se os meridianos estiverem livres, não haverá dor; se os meridianos estiverem obstruídos, haverá dor[1].

ACUPUNTURA NA ODONTOLOGIA

A acupuntura tem sido utilizada na odontologia para:

- Tratar dores orofaciais, como as dores odontogênicas de boca e maxilares.
- Controlar o reflexo de vômito, principalmente durante moldagens e tomadas radiográficas.
- Controlar o vômito pós-operatório de pacientes submetidos à anestesia geral para cirurgias orais maiores.
- Aumentar o efeito anestésico.
- Aumentar a secreção salivar.
- Tratar pacientes ansiosos, estressados e com fobia ao tratamento odontológico.
- Tratar pacientes hipertensos e portadores de doenças sistêmicas, o que possibilita um atendimento menos traumático.
- Melhorar a hemostasia.
- Tratar trismo e bruxismo.
- Aumentar a resposta imune;
- Melhorar a qualidade óssea.
- Controlar a dor pós-operatória. (Nader, 2003; Vachiramon et al. 2004)

No Brasil, em 1961, foi criada a Associação Brasileira de Acupuntura (ABA), em São Paulo, pelo Dr. Evaldo Martins Leite. Já se tem acesso à acupuntura pelo Sistema Único de Saúde (SUS) desde 1988, e foi reconhecida como especialidade médica em agosto de 1995[4]. O uso da acupuntura na odontologia foi aprovado pela Federação Dentária Internacional (FDI) na Assembleia Geral de 1º de outubro de 2002, em Viena[5].

A acupuntura geralmente se associa a dores crônicas e agudas. Na odontologia, isso não é diferente, e tais dores também podem ser classificadas como odontogênicas e não odontogênicas. De acordo com Boleta-Ceranto, Alves e Alende[6], dores odontogênicas são aquelas relacionadas a patologias periapicais ou periodontais; na maioria dos casos, são agudas e de fácil diagnóstico e tratamento. Já as dores não odontogênicas são preocupantes quanto ao tratamento, uma vez que o diagnóstico definitivo é difícil de ser obtido.

A acupuntura utiliza o mecanismo de analgesia do próprio organismo. A MTC sempre trouxe contribuição significativa nos casos de dores agudas e crônicas, bem como a liberação da função energética dos acupontos. Com os avanços teóricos e clínicos, é possível desenvolver padrões pelos quais se qualificam a eficácia da acupuntura. A força apresentada nos meridianos une diversos órgãos entre si, e é por onde circula a energia vital (Qi).

Segundo a MTC, o desequilíbrio na circulação de energia vital nos meridianos desencadeia a doença[7,8].

Segundo Yamamura, o reconhecimento dos principais pontos de acupuntura não foi um mero achado experimental, mas deriva-se de todo o conceito do Yang e do Yin e dos princípios dos Cinco Movimentos, que são os alicerces da filosofia chinesa. Assim, a origem dos pontos "Shu" Antigos nos Canais de Energia Principais representa a relação Yang/Yin, Alto/Baixo, Superficial/Profundo e Esquerda/Direita, enquanto o dinamismo funcional desses pontos de acupuntura depende dos princípios que regem os Cinco Movimentos[9].

A energia precede a forma física; por conseguinte, as estruturas físicas teciduais, responsáveis pelo controle do dinamismo e nutrição do corpo, mantêm nítida relação com os Canais de Energia, que se sobrepõem à rede nervosa central e periférica e à distribuição dos vasos sanguíneos. Por isso, as variações intrínsecas ou extrínsecas de Energia dos Canais repercutem sobre esses tecidos de modo local e/ou sistêmico. A acupuntura não somente aborda os aspectos funcionais dos pontos de acupuntura, mas também as diferentes funções dos Canais de Energia (Jing Lua), que representam o importante sistema de consolidação e de comunicação dos "Zang Fu" (órgãos e vísceras) com a parte somática, condicionando em sua trajetória a forma física do ser humano. Relacionar as alterações produzidas na estrutura física aos Canais de Energia é reconhecer o estado energético dos órgãos e das vísceras e, portanto, representa recurso adequado para o tratamento.

ACUPUNTURA COM *LASER* (LASERPUNTURA) NA ODONTOLOGIA

Com os avanços da tecnologia, conta-se atualmente com um importante instrumento não invasivo: o *laser* (do inglês *light amplification by stimulated emission of radiation* – ampliação da luz por emissão estimulada da radiação). O *laser* pode ser usado para substituir as agulhas e em diversos casos, que serão exemplificados neste capítulo.

Os *lasers* de baixa potência são um grupo de *lasers* com potência inferior a 250 mW e, diferentemente dos *lasers* de alta potência, eles não afetam a temperatura do tecido, e, sim, produzem neles reações químicas dependentes da luz. Esses *lasers* têm características analgésicas com capacidade de desencadear reações que reduzem a dor e mediadores inflamatórios e também podem ser usados no lugar de agulhas na acupuntura para diminuir a dor[8].

Como o nome indica, o *laser* amplifica a luz por radiação estimulada e excitada; em outras palavras, amplifica a emissão de luz excitada. Essa radiação geralmente possui algumas características, incluindo monocromática, coerência, alta intensidade e polaridade. Existem várias classificações para *lasers* com base em seu material ativo (sólido, fluido e gás), comprimento de onda, tipo de emissão e potência.

Esse método ajuda as pessoas com aversão a puntura com agulhas (aicmofobia) e, por ser um método não invasivo, agrada muito a idosos e crianças.

Cabeira et al. (2012) afirma que o *laser*, também conhecido como bioestimulação não invasiva, é uma alternativa atraente utilizada nos últimos 25 anos, pois consiste em um tratamento rápido e com baixo risco de infecção, considerado ideal para pacientes sensíveis a dor.

O uso do *laser* de baixa potência nos acupontos, conhecida como laserpuntura, proporciona uma energia luminosa, capaz de produzir indução fotobiológica, gerando efeitos bioquímicos e bioelétricos nas células, proporcionando uma terapia anti-inflamatória, antiálgica e regeneradora celular[10].

As propriedades benéficas da luz *laser* possibilitam realizar diversos tratamentos de modo controlado, seguro, não invasivo e sem efeitos colaterais. O *laser* comumente utilizado para acupuntura é o *laser* a diodo (gálio-alumínio-arseniato – GaAlAs) com dois comprimentos de onda:

1. *Laser* vermelho (comprimento de onda entre 620 e 750 nm), de ação terapêutica em tecidos mais superficiais, como extrato córneo, epiderme, junção derme e epiderme, derme papilar e reticular. Ativa a síntese e o remodelamento de colágeno, elastina, proteínas de membrana, entre outros, presentes na derme papilar e reticular. Indicado para tratamento estético de rugas e linhas de expressão, elasticidade e firmeza da pele, além do tratamento das estrias superficiais e profundas[11].
2. *Laser* infravermelho (comprimento de onda entre 750 e 1.200 nm), de ação terapêutica em tecidos mais profundos, como extrato córneo, epiderme, junção derme e epiderme, derme papilar e reticular e tecido adiposo. Promove lipólise das células gordurosas. Mais indicado para promover rejuvenescimento da pele e para tratar celulite, já que diminui o processo inflamatório, os nódulos fibrosos e as células de gordura[11].

A absorção da luz *laser* pelos tecidos pode resultar em quatro processos: fotoquímico, fototérmico, fotomecânico e fotoelétrico. Os dois comprimentos de onda do *laser* vermelho e do *laser* infravermelho produzem efeitos bioestimuladores e biomoduladores com ação anti-inflamatória e analgésica. São indicados para alívio da dor, além de acelerar a reparação tecidual[12].

De acordo com Yamamura[9], os canais de energia ou meridianos, como também são conhecidos, se projetam na pele, cuja dimensão não ultrapassa alguns milímetros. Nos meridianos, situam-se aproximadamente 750 acupontos, que possuem resistência elétrica diferente dos tecidos circundantes e que, se estimulados com agulhas, infravermelho, corrente elétrica ou *laser*, promovem o equilíbrio entre o Yin e o Yang.

AÇÃO BIOQUÍMICA E ENERGÉTICA PARA OS PONTOS DE ACUPUNTURA

Fornazieri[11] cita a Lei de Arndt Schultz, que descreve a relação entre um estímulo ou a dosagem e a reação fisiológica do paciente. Afirma que ocorrem os seguintes parâmetros:

1. Um estímulo fraco muitas vezes provoca uma forte reação.
2. Um estímulo médio pode causar uma reação moderada.
3. Um estímulo moderadamente forte costuma inibir um pouco o sistema.
4. Um estímulo muito forte pode inibir fortemente o sistema.

Os efeitos fisiológicos decorrentes do estímulo da radiação do *laser* nos acupontos podem ser:

- Bioquímico, com liberação de substâncias pré-formadas (serotonina, bradicinina e histaminas), estímulo de ATP, ação fibrinolítica, ativação dos fibroblastos, aumento da microcirculação local, efeito trófico, regenerativo e anti-inflamatórios.
- Bioelétrico: a partir da potencialização da bomba de Na/K que consome a energia proveniente do ATP.

As ações do *laser* são:

- Aumento da microcirculação arterial: vasodilatação + regeneração de vasos.
- Aumento dos fluxos venosos e linfáticos: redução de edemas.
- Aumento dos leucócitos (glóbulos brancos) para fagocitose.
- Aumento da taxa de divisão celular.
- Aumento na regeneração epitelial.
- Aumento da taxa de formação de colágeno (substância basal que constitui as fibras do tecido conjuntivo).
- Aumento da circulação periférica e da taxa de cicatrização.
- Redução na formação de cicatrizes e de queloides.
- Aumento de fibroblastos.
- Redução de inflamações e dores reumáticas.

INDICAÇÕES DA LASERPUNTURA

A técnica de acupuntura auxilia no alívio das dores, nos efeitos homeostáticos, que regularizam as funções vitais (pressão arterial e as frequências cardíaca e respiratória), e no efeito hemostático, que previne e equilibra as funções relativas ao sangramento. A acupuntura promove ainda a recuperação da função motora, efeito muito importante nas paralisias faciais e afecções da articulação temporomandibular[13-16].

Na rotina dos consultórios odontológicos, diversas patologias podem ser tratadas com o uso de laserpuntura, como dor orofacial, neuralgia do trigêmeo, problemas na articulação temporomandibular (ATM), estimulação das células de defesa do paciente por meio da ativação dos órgãos relacionados à imunidade (baço, medula óssea, nódulos linfáticos e timo), hipersensibilidade dentária, crises pós-operatórias, mucosite, mialgia facial, distúrbios da articulação temporomandibular (DTM) e neuralgias[8,17-19].

CUIDADOS, PRECAUÇÕES E RECOMENDAÇÕES

Ao utilizar o *laser* na área do rosto, que é constituída por uma pele mais sensível, é necessário tomar alguns cuidados especiais.

Tanto o terapeuta quanto os pacientes devem usar proteção ocular, e o *laser* não deve ser aplicado ao redor dos olhos ou sobre a pálpebra. Aplicar o *laser* sempre sobre a pele isenta de cremes ou secreção sebáceas (fator que aumenta a reflexão). O uso de altas doses pode promover efeitos adversos, como irritação e vermelhidão local. É importante evitar o uso de *laser* com drogas fotossensíveis.

Recomendações de dosagens

As recomendações apresentadas a seguir foram adaptadas aos conceitos da MTC:

- 1 a 3 J: para tonificação.
- 4 a 6 J: para sedação ou dispersão.

Para tratamento de dores agudas, as recomendações são:

- Comprimento de onda do *laser* vermelho: 660 nm ± 10 nm.
- Potência útil do emissor de *laser* vermelho: 100 mW ± 20%.

Para tratamento de dores crônicas, recomenda-se:

- Comprimento de onda do *laser* infravermelho: 808 nm ± 10 nm.
- Potência útil do emissor de *laser* infravermelho: 100 mW ± 20%.

TABELA 1 Índice de pontos principais usados na odontologia e suas características

Pontos	Origem	Funções
N-CP-54	*Anmian*	O nome deste ponto significa "sono tranquilo", sendo um excelente ponto extra para o tratamento de insônia
P6	*Kongzui*	Faz descer o *Qi* invertido e regula e harmoniza o *Qi* do Pulmão. Dispersa o Calor do Pulmão e do Sangue. Domina a abertura e o fechamento dos poros. Reduz a febre. Promove a circulação do Sangue. Alivia a tosse. Alivia as condições externas agudas
P7	*Liegue*	Expele vento (Frio ou Calor); regula a via das águas; comunica-se com IG

(continua)

TABELA 1 Índice de pontos principais usados na odontologia e suas características (*continuação*)

Pontos	Origem	Funções
P9	*Taiyuan*	Tonifica *Qi* e *Yin* do Pulmão; transforma Fleuma; promove a circulação Sanguínea
IG4	*Hegu*	Expele Vento externo (+ Calor); tranquiliza *Shen*; alivia a dor; pacifica o *Yang* do F; extingue Vento Interno; tonifica *Wei Qi*; regula IG (órgão e canal)
IG5	*Yangxi*	Acalma o *Shen*. Dispersa o Vento-Calor e o Vento. Purga o Fogo patogênico. Libera o exterior. Transforma a Umidade-Calor. Elimina dor
IG11	*Quchi*	Remove Calor interno e externo; resolve a Umidade-Calor; expele Vento externo; regula o canal; regula os intestinos; beneficia músculos e articulações; remove Fogo de fígado
IG15	*Jianyu*	Promove a circulação de *Qi* e *Xue*. Relaxa e fortalece o *Qi* dos tendões. Expele o Vento. Dispersa o Calor do *Yangming*. Afasta as Energias Perversas. Relaxa as articulações dos membros superiores. Alivia artralgia. Cessa a dor
IG20	*Yingxiang*	Expulsa o Vento. Abre o nariz, problemas como hemorragia nasal, sinusite, rinite. Paralisia facial, nevralgia do trigêmeo, tique
E5	*Daying*	Elimina o Vento. Dor de dente, inchaço no rosto, nervralgia trigeminal, paralisia facial
E6	*Jiache*	Elimina o Vento. Dor de dente, caxumba. Junto com IG4: problemas na mandíbula e paralisia facial
E7	*ShangJuxu*	Dispersa o Vento, o Vento Calor e o Frio do *Yangming*. Alivia os Colaterais e regula o fluxo do *Qi*. Melhora as funções do ouvido e da ATM. Alivia espasmos e dor
E36	*Zusanli*	Tonifica *Qi*, *Xue*, *Yin*, *Yang*, *Yuan Qi*; harmoniza *Wei Qi* e *Yin Qi*; ergue o *Qi* e *Yang* afundados; fortalece a Terra; regula os intestinos; expele a Umidade, Frio e Vento; clareia a visão; tranquiliza *Shen*
E38	*Tiaokou*	Harmoniza e tonifica o *Qi* do Baço e do Estômago. Faz circular o *Qi* dos Intestinos. Promove a circulação de *Xue*. Relaxa o *Qi* dos músculos e dos tendões. Alivia a dor. Dispersa o Vento Frio
E40	*Fenglong*	Resolve a Fleuma e a Umidade; controla o *Qi* rebelde; tranquiliza o *Shen*
E44	*Neiting*	Drena o Fogo do estômago; tranquiliza o *Shen*; regula os intestinos
BP3	*Taibai*	Tonifica o *Qi* e o *Yang* do baço; resolve a Umidade e a Fleuma; nutre o *Xue*; regula o intelecto
BP6	*SanYinJiao*	Harmoniza o BP, R e F, drena o *Jiao* Inferior da Umidade (+Calor ou Frio); tranquiliza o *Shen*; para a dor; *Qi*: move, tonifica e ergue; *Xue*: move, nutre e retém. Def. de VB
BP9	*Yinlingquan*	Harmoniza, tonifica, aquece o *Qi* do Baço; desobstrui o Canal do Baço. Harmoniza o *Qi* do Estômago. Harmoniza, tonifica, aquece o *Qi* do Baço; desobstrui o Canal do Baço. Harmoniza o *Qi* do Estômago. Harmoniza o *Qi* da Bexiga e a Via das Águas; beneficia a micção. Remove obstrução do *Qi* do *SanJiao*, regulando sua função; beneficia a genitália. Drena o Calor do Estômago e Intestinos
BP10	*Xuehai*	*Xue*: nutre, move, refresca e retém
ID3	*Houxi*	Regula VG; desobstrui o canal do IG, B e VG; expele Vento; tranquiliza o *Shen*; elimina Calor; beneficia os tendões

(*continua*)

TABELA 1 Índice de pontos principais usados na odontologia e suas características (*continuação*)

Pontos	Origem	Funções
ID5	*Yanggu*	Elimina o Calor e o Fogo Perverso. Expele o Vento, limpa os Canais e Colaterais, para aliviar a dor. Reduz a febre. Clareia a Mente. Dispersa a Umidade-Calor e dispersa o *Qi* estagnado dos Canais tendíneo-musculares
ID18	*Quanliao*	Elimina o vento, filtra o calor. Parestesia facial, nevralgia do trigêmeo, sinusite, dor de dente
ID19	*Tinggong*	Dispersa o Vento Perverso. Ativa a circulação de Sangue, removendo a estase de Sangue. Tira o paciente do estado inconsciente por eliminação de Calor. Beneficia os ouvidos. Junto com TA17, movimenta o *Qi* do ouvido. Tino, surdez, DTM
B60	*Kunlun*	Desobstrui canal; elimina Vento Interno e Externo; drena Umidade-Calor; tonifica R; move o Sangue
B62	*Shenmai*	Relaxa os músculos e os tendões e suaviza a área lombar. Harmoniza circulação do *Qi* nos Colaterais. Acalma o *Shen* e fortalece o *Qi* do cérebro e alivia o estresse mental. Reanima o estado de inconsciência. Dispersa o Vento, o Calor, o Frio e o Fogo Perverso. Beneficia os olhos. Promove a circulação do Sangue. Abre o *Yang Qi* ao Mai
C7	*Shenmen*	Harmoniza o *Qi* do Coração, acalmando-o. Acalma o *Shen*, tranquiliza e reduz a ansiedade. Transforma a Mucosidade do Coração. Refresca o Calor do Sangue. Faz a limpeza do Calor do Coração. Reduz a febre. Nutre o Sangue do Coração. Abre os orifícios
B61	*Pucan*	Desobstrui canal; elimina Vento Interno e Externo; drena Umidade-Calor; tonifica R; move o Sangue
R3	*Taixi*	Beneficia o R (*Qi*, *Yin*, *Yang* e Jing); tranquiliza o *Shen*; fortalece lombar e joelhos
R5	*Shuiquan*	Regula o funcionamento do *Jiao* Inferior. Regula o *Chong* e o *Ren Mae*. Promove a circulação e a tonificação do Sangue e diurese. Regula o útero e a menstruação. Tonifica *Qi* do Rim e harmoniza o *Qi* da Bexiga
R6	*Zhaohai*	Nutre o *Yin*. Beneficia os olhos. Tonifica os Rins e o *Yin Qiao Mai*. Fortalece a função do Rim, acalma a mente. Beneficia a garganta. Regula o útero. Regula o *Jiao* Inferior. Refresca o Sangue e abre o tórax. Regula a menstruação. Esfria o Calor por deficiência
R10	*Yingu*	Dispersa o Calor Umidade do *Jiao* Inferior. Tonifica o *Yin* do Rim. Ativa o Canal. Alivia a dor
CS3	*Quze*	Elimina o Fogo do C; refresca e move *Xue*; regula estômago e intestinos; tranquiliza o *Shen*
CS4	*Ximen*	Desobstrui o canal e para a dor
CS5	*Jianshi*	Harmoniza o *Qi* do Coração e do Estômago. Acalma o *Shen*. Tranquiliza a Mente. Dispersa a estagnação de Mucosidade. Elimina o Fogo do Coração. Dispersa a Energia Perversa alojada no *Juevin* e no *ShaoYang*. Resolve o Flegma no Coração. Elimina o Calor. Desobstrui o *Qi* estagnado no tórax e promove a circulação de Sangue. Abre o tórax
CS6	*Neiguan*	Move estagnações (*Qi*, *Xue* e Fleuma); tranquiliza o *Shen*; libera o *Qi* do F e VB; acalma a dor.
TA4	*Yangchi*	Desobstrui o canal (relaxa os tendões), tonifica o R; remove o Calor; drena a Umidade (*Jiao* Inferior).

(*continua*)

TABELA 1 Índice de pontos principais usados na odontologia e suas características (*continuação*)

Pontos	Origem	Funções
TA5	*Waiguan*	Regula o nível de *Tai Yang* (Vento-Calor); elimina Calor; desobstrui o canal do TA e VB; pacifica o *Yang* do F
F2	*Xingjian*	Elimina o Fogo de F, invadindo os outros órgãos; circula o *Qi* do F; refresca e retém o *Xue*; extingue Vento interno; resolve a Umidade-Calor
F3	*Taichong*	Circula o *Qi* e o *Xue* de todo o corpo; pacifica o *Yang* do F; extingue Vento interno; elimina a Umidade-Calor; tranquiliza o *Shen*; nutre o *Xue* do F
F4	*Zhongeng*	Harmoniza, tonifica e circula o *Qi* do Fígado. Remove o Calor. Dispersa a Umidade-Calor do Fígado e Vesícula Biliar. Fortalece a função do Baço.
VB3	*Shanguan*	Melhora a visão a audição. Dispersa o Vento e o Calor Perverso. Elimina o Vento da face. Beneficia a visão. Interrompe a dor
VB20	*Fengchi*	Clareia a visão e estimula a função auditiva; promove o brilho dos olhos. Nutre, limpa o cérebro e clareia a Mente, restaura a consciência. Regula o *Qi*; ativa a circulação do Sangue. Faz descer o ascenso excessivo do *Yang*. Remove síndromes exteriores. Promove o Colateral; relaxa músculos e tendões, melhora as funções das articulações. Dispersa o Vento. Elimina o Calor
VB34	*Yanglingquan*	Promove a circulação do *Qi* do Fígado e da Vesícula Biliar. Ajuda a drenar a Vesícula, promovendo sua função. Elimina o Calor e a Umidade-Calor no *Jiao* médio. Dispersa o Vento. Ativa a circulação do Sangue nos Canais. Regula a mobilidade das articulações. Relaxa e fortalece tendões e músculos. Fortalece a região lombar e membros
VB37	*Guangming*	Harmoniza e tonifica o *Qi* do F e da VB. Desobstrui os Canais da VB e F. Dispersa o Vento e a Umidade. Promove a circulação do *Qi* nos Colaterais. Remove o Calor da VB. Clareia a Visão e ilumina os olhos. Conduz o Fogo do Fígado em descendência. Beneficia o Fígado
VB 41	*ZulinQi*	Harmoniza, circula o *Qi* da Vesícula Biliar e *Du Mai*. Difunde e drena o Fígado e a Vesícula Biliar. Reduz o Fogo. Transforma a Umidade-Calor. Elimina o Calor. Expulsa o Vento. Promove o suave fluxo do *Qi* e dispersa o *Yang* excessivo do Fígado. Interrompe a dor. Melhora a audição e a acuidade visual
VB42	*Diwuhui*	Remove o Calor da Vesícula Biliar.
VB44	*ZuQiaoYin*	Harmoniza o *Qi* da Vesícula Biliar. Dispersa o *Yang* excessivo do Fígado. Faz a limpeza do F e da Vesícula Biliar. Clareia os orifícios sensoriais. Afasta o Vento-Calor. Acalma a Mente. Beneficia os olhos
VG24	*Shenting*	Elimina o Vento interior (tontura com vômito). Acalma o *Shen*. Ansiedade, insônia depressão, tristeza, esquizofrenia. Dor de cabeça repentina, rinite, sinusite. Relaxa tendões, músculos e articulações; inflamação de gengiva, aftas, dor de dente, sialorreia, reanimação do coma
VG26	*Renzhong*	Elimina o Vento interior, acalma a mente, usado com ponto de ressuscitação em casos de desmaio, coma epilepsia. Lombalgias agudas. Doenças nasais. Choque ou lipotimia, reanimação do estado de inconsciência, acalma o *Shen*, clareia a mente

CASOS CLÍNICOS

▷ Caso clínico 1 – Disfunção temporomandibular (DTM)

Sinais e sintomas: dor nos músculos da mastigação (temporal, masseter, bucinador, pterigoide médio, pterigoide lateral), acompanhada ou não de espasmos, crepitação, zumbido ou dor nos ouvidos, dor de cabeça, tamponamento no ouvido, bruxismo ou trismo muscular. Paciente refere pressão nos dentes e sinais crônicos ou agudizados, que podem ou não estar associados ao trismo e ao bruxismo. A Figura 1 demonstra os pontos sugeridos para aplicação da laserpuntura.

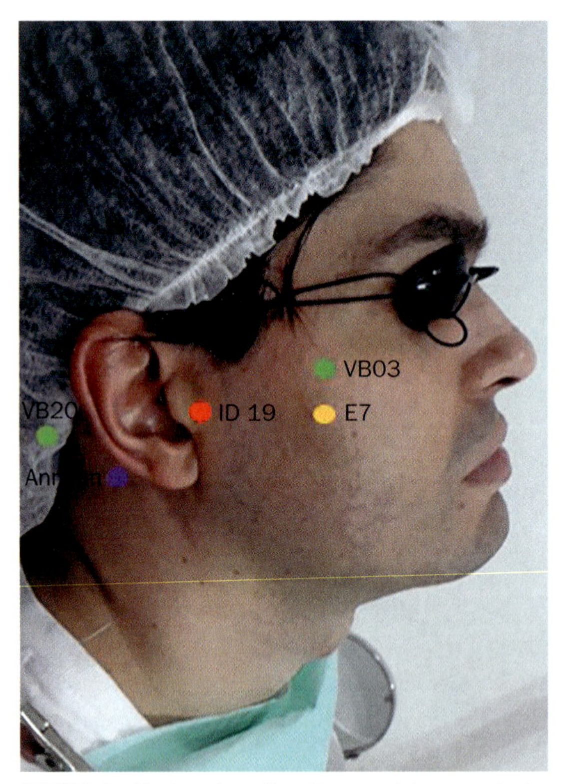

FIGURA 1 Pontos de aplicação sugeridos para tratamento das disfunções temporomandibulares.

O tratamento sugerido para estes casos são sessões semanais, podendo ser mais espaçadas de acordo com a diminuição dos sinais e sintomas. Recomenda-se o máximo de 3 J/ponto.

Localização dos pontos:

- ID 19: em uma depressão anterior à orelha na altura do trago.
- E7: abaixo do arco zigomático, entre os processos condilar e coronoide.
- VB3: cerca de 1 cun à frente do trago do ouvido na borda superior do arco zigomático.
- VB20: na margem inferior da protuberância occipital externa, em uma depressão entre as inserções do músculo esternocleidosmastóideo e do trapézio.
- Anmian: na depressão entre TA17 e VB20, posterior ao processo mastoide.

▷ Caso clínico 2 – Trismo

Sinais e sintomas: dor e limitação ao abrir e fechar a boca, dor na mastigação, dificuldade para falar, escovar os dentes, muito comum em pacientes pós-cirúrgicos (exodontia de 3º molar, lesões cancerosas, cistos, etc.). A Figura 2 apresenta o protocolo de pontos sugeridos para o tratamento do trismo.

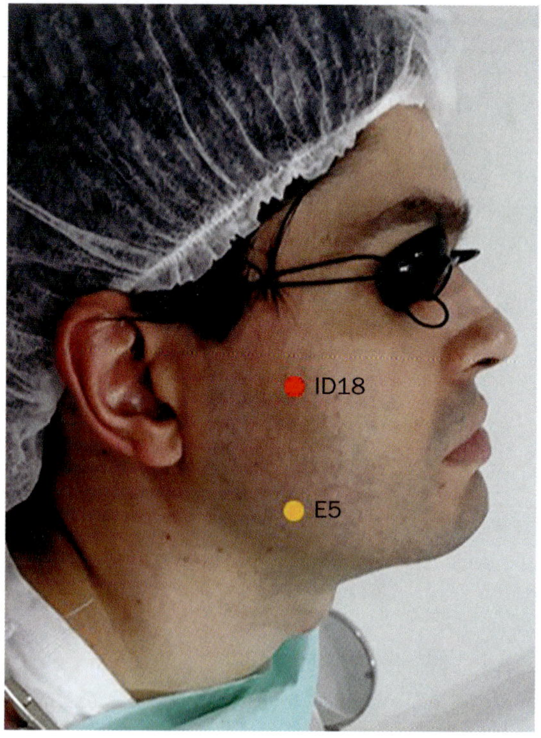

FIGURA 2 Pontos de aplicação sugeridos para tratamento das disfunções temporomandibulares.

O tratamento sugerido para tratamento do trismo são: 10 a 5 sessões semanais, podendo ficar mais espaçada de acordo com a diminuição dos sinais e sintomas. Recomenda-se o máximo de 3 J/ponto.

Localização dos pontos:

- ID18: na margem inferior do osso zigomático.
- E5: na borda inferior da mandíbula, frente ao músculo masseter.

▷ Caso cínico 3 – Paralisia facial

Sinais e sintomas: o paciente pode ter dor ou não na região da face, dificuldade de piscar e fechar os olhos, hipomimia facial, dificuldade de engolir, dificuldade na fala, principalmente palavras com P e B. Mais comum em idosos, porém pode acontecer em qualquer idade. Zumbido e dor no ouvido também podem ser sinais clínicos relatados.

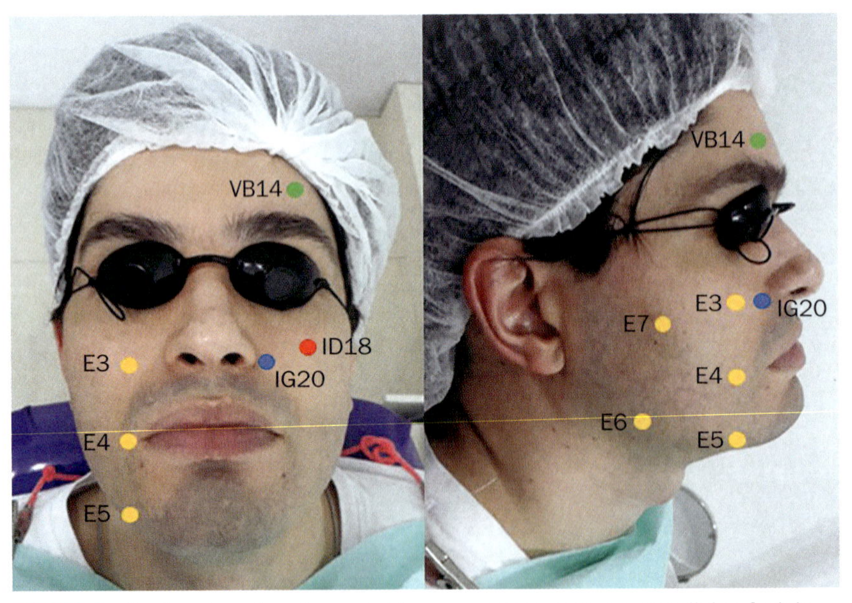

FIGURA 3 Pontos de aplicação sugeridos para tratamento das paralisias faciais.

O tratamento sugerido são sessões semanais, podendo ser mais espaçadas de acordo com a diminuição dos sinais e sintomas. Recomenda-se o máximo de 3 J/ponto.

Localização dos pontos:

- E3: no centro da pupila na linha vertical, na altura da margem inferior da asa do nariz.
- E4: 0,4 cun do canto da boca.

- E5: na borda inferior da mandíbula, na frente do músculo masseter.
- E6: na saliência do musculo masseter, 0,5 cum anterior à margem da mandíbula.
- E7: abaixo do arco zigomático, entre o processo condilar e processo coronoide.
- IG20: no ponto de encontro entre a linha nasolabial e lateral da asa do nariz.
- ID18: na margem inferior do osso zigomático.
- VB14: 1 cun acima do supercílio, na linha da pupila.

▷ Caso clínico 4 – Xerostomia

Sinais e sintomas englobam, mas não se restringem a: dificuldade para engolir, lábios secos e rachados, sensação de ardência ou dor na língua, aumento do número e gravidade das lesões de cáries, língua com fissuras profundas e avermelhadas, mau hálito, infecções recorrentes do trato respiratório, alteração de paladar, deglutição e fala.

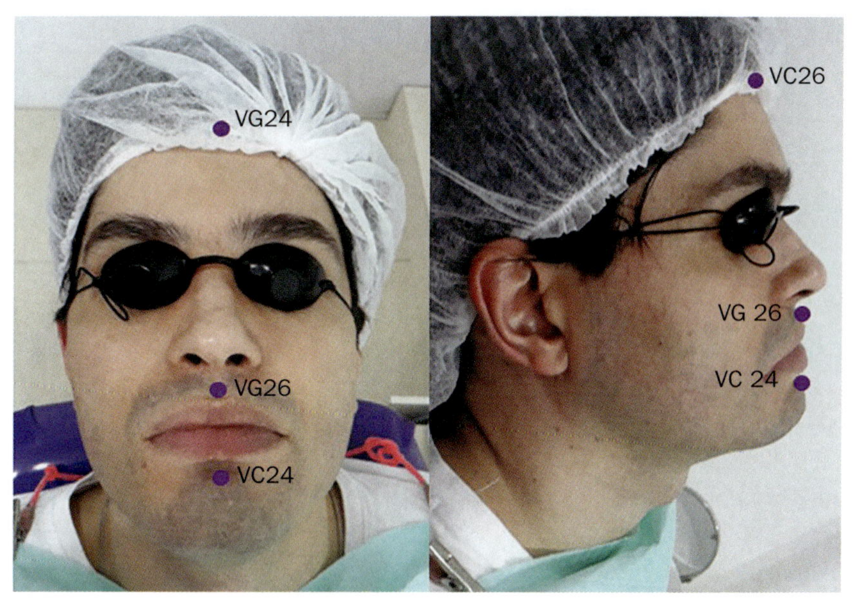

FIGURA 4 Pontos de aplicação sugeridos para tratamento da xerostomia.

O tratamento sugerido é de sessões semanais, podendo ficar mais espaçadas de acordo com a diminuição dos sinais e sintomas. Recomenda-se o máximo de 3 J/ponto.

Localização dos pontos:

- VC24: na linha mediana, na depressão do lábio inferior.
- VG26: 1/3 da distância entre o nariz e o lábio.
- VG24: na linha mediana 0,5 cun acima da linha do cabelo.

▷ Caso clínico 5 – Associação dos sinais e sintomas: xerostomia, trismo e paralisia

Para uma situação em que múltiplos sintomas e sinais aparecem simultaneamente no paciente, foi desenvolvido o protocolo apresentado na Figura 5. O tratamento sugerido segue com as sessões semanais ajustadas de acordo com o desenvolvimento clínico do caso. A dosimetria por ponto segue a preconizada anteriormente (3 J), e múltiplos pontos são selecionados simultaneamente.

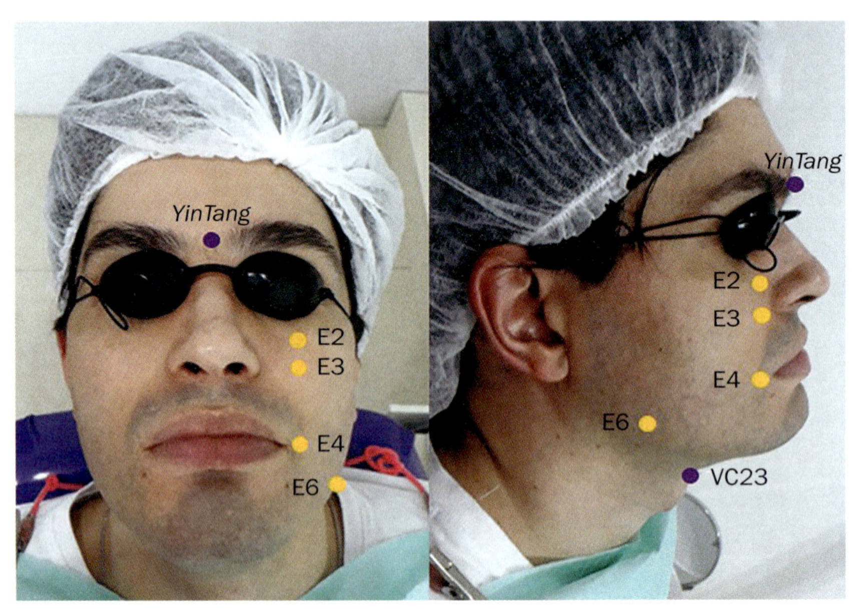

FIGURA 5 Pontos de aplicação sugeridos para tratamento de sintomatologia múltipla e simultânea.

Localização dos pontos:

- IG 4: no lado radial, entre o 1º e o 2º osso metacarpal.
- E2: na depressão do forame infraorbital, na linha vertical abaixo do E1.
- E3: no centro da pupila na linha vertical, na altura da margem inferior da asa do nariz.
- E4: 0,4 cun no canto da boca.
- E6: saliência do músculo masseter, 0,5 cun anterior do ângulo da mandíbula.
- ID18: na margem inferior do osso zigomático.
- VC23: na linha mediana, acima da borda superior do osso hioide.
- VB20: na margem inferior da protuberância occipital externa, em uma depressão entre as inserções dos músculos esternocleidomastóideo e trapézio.
- F3: na depressão entre o 1º e o 2º metatarsos, próximos às bordas metatarsais.
- *YinTang*: linha média entre as sobrancelhas.

▷ Caso clínico 6 – Nevralgia do trigêmeo

Sinais e sintomas relatados descrevem dor que acomete somente um lado do rosto, que pode ficar fixa ou irradiar para outras partes do rosto, dores no trajeto do ramo trigeminal (gengiva, dentes, lábio, às vezes olhos e testa), ataques de dor diários, semanais ou que podem durar meses e ter picos de intensidades. A Figura 6 descreve os pontos preconizados para o tratamento desta condição clínica.

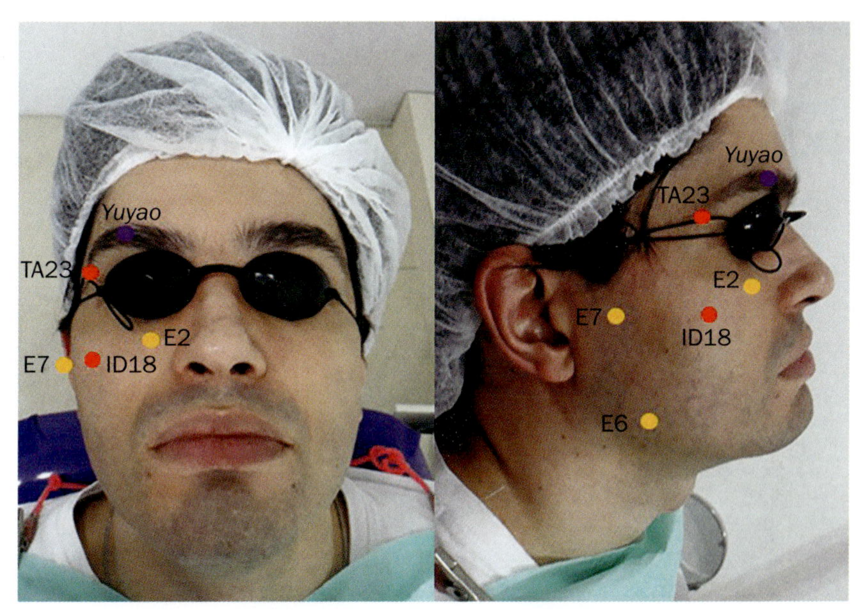

FIGURA 6 Pontos de aplicação sugeridos para tratamento da nevralgia do nervo trigêmeo.

O tratamento sugerido é de sessões semanais reavaliadas de acordo com a diminuição dos sinais e sintomas. Recomenda-se o máximo de 3 J/ponto.

Localização dos pontos:

- E2: na depressão do forame infraorbital, na linha vertical, abaixo do E1.
- E6: na saliência do músculo masseter, 0,5 cum anterior à margem da mandíbula.
- E7: abaixo do arco zigomático, entre o processo condilar e processo coronoide.
- TA23: na extremidade lateral do supercílio.
- ID18: na margem inferior do osso zigomático.
- *Yuyao*: na linha da pupila centralizada, na depressão no meio da sobrancelha.

▷ Caso clínico 7 – Ansiedade, insônia, náusea e vômitos

Estes sinais e sintomas são comuns a muitos pacientes em tratamento odontológico. Náuseas e vômitos decorrem de procedimentos rotineiros odontológicos, como tomadas radiográficas intraorais e procedimento de moldagem. A ansiedade frente ao tratamento pode acometer pacientes de ambos os sexos e de diferentes faixas etárias. Os sinais e sintomas podem englobar irritabilidade, insônia, agitação mental, estresse, ansiedade, náusea e vomito.

A Figura 7 apresenta o chamado Triângulo de Buda, com ação integrada de 3 pontos, sendo que, separadamente, cada ponto tem a seguinte ação:

- P9: comanda cabeça e pescoço, nevralgia do trigêmeo, pós-cirúrgico.
- C7: importante para ansiedade e taquicardia.
- CS6: gengivites, náusea e vômito.

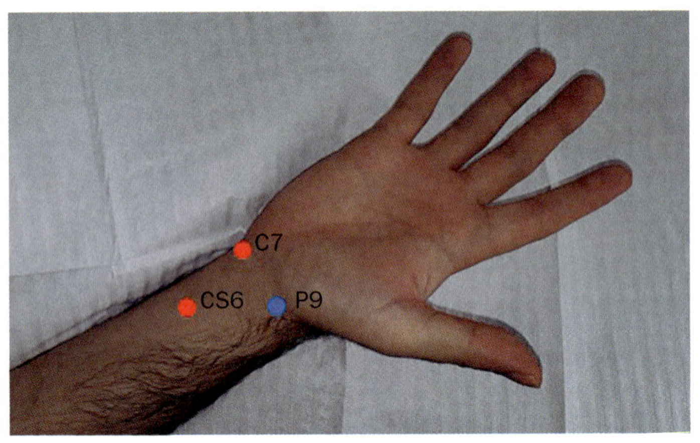

FIGURA 7 Pontos de aplicação sugeridos para controle de ansiedade, vômito e náusea durante atendimento odontológico.

A aplicação de 3 J/ponto antes dos atendimentos odontológicos promove o controle dos sinais e sintomas.

Localização dos pontos:

- C7 Shenmen: na altura do punho, lado radial ao osso pisiforme.
- P9: lado radial da prega do punho.
- CS6: 2 cun acima da linha do punho entre os tendões do músculo palmar longo e flexor radial do carpo.

▷ Caso clínico 8 – Analgesia

O ponto apresentado na Figura 8 está relacionado ao controle da dor e pode ser utilizado como complemento dos pontos faciais apresentados nos protocolos dos casos anteriores.

Localização dos pontos:

- IG4: no lado radial entre o 1º e o 2º osso metacarpal.

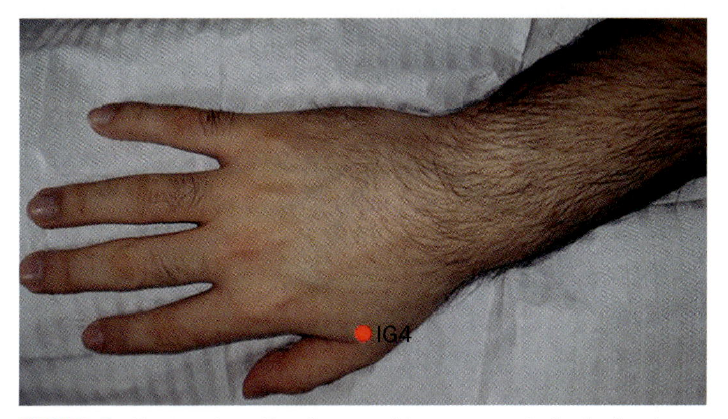

FIGURA 8 Pontos de aplicação sugeridos para controle da dor durante atendimento odontológico.

▷ Caso clínico 9

Alguns pontos podem apresentar múltiplas funções, por exemplo, a ação por pontos do meridiano do triplo aquecedor e as funções relacionadas a odontologia. A Figura 9 apresenta a localização dos pontos.

- TA 1: gengivite, sensação de bola na garganta, dor cervical por trismo.
- TA 2: sinusite e/ou comunicação bucossinusal.
- TA 3: debilidade física e psíquica.
- TA 4: gengivite ligada a diabetes; também usada em casos de lipotimia.
- TA 5: DTM, trismo, dores de cabeça.

Localização dos pontos:

- TA 1: 0,1 cun do lado ulnar do leito ungueal do dedo anular.
- TA2: no limite entre o 4º e o 5º dedos.
- TA3: próximo a cabeça do 4º e do 5º metacarpos.

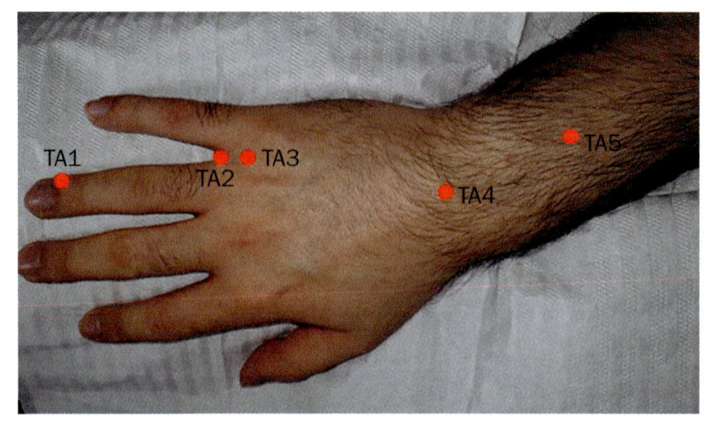

FIGURA 9 Pontos de aplicação: meridiano do triplo aquecedor.

- TA4: na depressão no meio da articulação do punho, entre os tendões do músculo extensor dos dedos e o tendão do músculo extensor do dedo mínimo.
- TA5: 2 cun acima da prega do punho, entre o rádio e a ulna.

▷ Caso clínico 10

No mesmo conceito do meridiano apresentado no Caso clínico 9, apresenta-se aqui a ação por pontos do meridiano do intestino grosso e as funções relacionadas à odontologia.

- IG 11: inflamação na garganta, aftas, nevralgia do trigêmeo, glossite.
- IG10: herpes, cefaleias provocadas por frio, paralisia facial, dor por DTM.
- IG9: dores na região da cabeça.

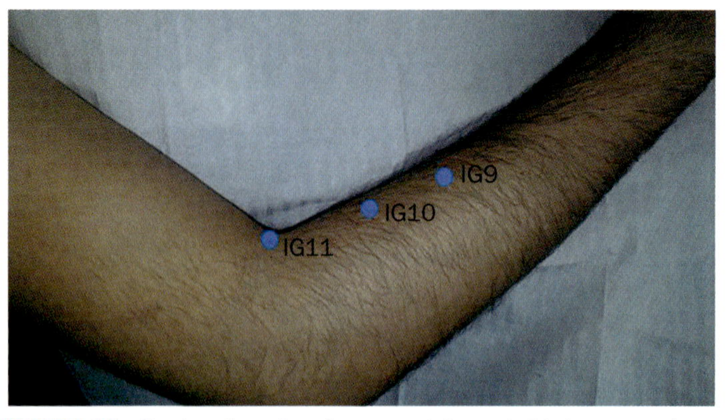

FIGURA 10 Pontos de aplicação no meridiano do triplo aquecedor.

Localização dos pontos:

- IG11: com o cotovelo em flexão, na extremidade lateral da prega do cotovelo.
- IG10: 2 cun distais a partir do IG11.
- IG9: 3 cun distais do IG11.

REFERÊNCIAS BIBLIOGRÁFICAS

1. Maciocia G. Os fundamentos da medicina tradicional chinesa: um texto abrangente para acupuntura e fitoterapeutas. 2.ed. São Paulo: Roca; 2007.
2. Hicks A, Hicks J, Mole P. Acupuntura constitucional dos cinco elementos. São Paulo: Roca; 2007.
3. Auteroche B, Navailh P. O diagnóstico na medicina chinesa. 2. ed. São Paulo: Andrei; 1992.
4. Bauer JA. Acupuntura. In: Barros JJ, Rode SM. Tratamento das disfunções craniomandibulares – ATM. São Paulo: Santos; 1995. p.175-83.
5. Federação Dentária Internacional (FDI). World Dental Federation. Disponível em: www.fdiworld-dental.org/resources/policy-statements-and-resolutions/use-of-acupuncture-in-dentistry. Acesso em 17/6/2020).
6. Boleta-Ceranto DCF, Alves T, Alende FL. O efeito da acupuntura no controle da dor na odontologia. Arq Ciências Saúde Unipar. 2008;12(2):143-8.
7. Dallanora LJ, Faltin PP, Inoue RT, Santos VMA, Tanaka J. Avaliação do uso de acupuntura no tratamento de pacientes com bruxismo. Revista Gaúcha de Odontologia. 2004;52(2):333-9.
8. Khalighi HR, Anbari F, Beygom Taheri J, Bakhtiari S, Namazi Z, Pouralibaba F. Effect of low-power laser on treatment of orofacial pain. J Dent Res Dent Clin Dent Prospects. 2010;4(3):75-7.
9. Yamamura Y. Acupuntura tradicional: a arte de inserir. 2.ed. São Paulo: Roca; 2004.
10. Huang YY, Chen Aaron CH, Carrol JD, Hamblin MR. Biphasic dose response in low level light therapy. Dose Response. 2009;7(4):358-83.
11. Fornazieri LC. Laser em acupuntura teoria e prática. São Paulo: Roca; 2011.
12. Nunez SC, Garcez AS, Ribeiro MS. Laser de baixa potência. Rio de Janeiro: Elsevier; 2012.
13. Simma I, Gleditsch JM, Simma L, Piehslinger E. Immediate effects of microsystem acupuncture in patients with oromyofacial pain and craniomandibular disorders (CMD): a double-blind, placebo-controlled trial. Br Dent J. 2009;207(12):E26.
14. De Oliveira RF, da Silva CV, Cersosimo MC, Borsatto MC, de Freitas PM. Laser therapy on points of acupuncture: are there benefits in dentistry? J Photochem Photobiol B. 2015;151:76-82.
15. Ichida MC, Zemuner M, Hosomi J, Pai HJ, Teixeira MJ, Siqueira JTT, et al. Acupuncture treatment for idiopathic trigeminal neuralgia: A longitudinal case-control double blinded study. Chin J Integr Med. 2017;23(11):829-36.
16. Al-Harthy M, List T, Ohrbach R, Michelotti A. Cross-cultural differences in types and beliefs about treatment in women with temporomandibular disorder pain. J Oral Rehabil. 2018;45(9):659-68.
17. Khullar SM, Brodin P, Barkvoll P, Haanaes HR. Preliminary study of low-level laser for treatment of long-standing sensory aberrations in the inferior alveolar nerve. J Oral Maxillofac Surg. 1996;54(1): 2-8.
18. Rochkind S, Drory V, Alon M, Nissan M, Ouaknine GE. Laser phototherapy (780 nm), a new modality in treatment of long-term incomplete peripheral nerve injury: a randomized double-blind placebo-controlled study. Photomed Laser Surg. 2007;25(5):436-42.
19. Freire JCP, Freire SCP, Dias-Ribeiro E. Análise da acupuntura no tratamento de dores orofaciais: estudo de casos. Rev Odontol Univ Cid São Paulo. 2018;30(1):16-20.

BIBLIOGRAFIA

1. American Academy of Orofacial (AAOP). Orofacial pain. Disponível em: https://aaop.clubexpress.com/content.aspx?page_id=22&club_id=508439&module_id=107325. Acesso em 4/6/2019.
2. Antunes ML, Soares MCM, Vicente AO, Testa JRG, Fukuda Y. Facial periférica bilateral na leucemia aguda linfóide. Revista Brasileira de Otorrinolaringologia. 2004;70(2):261-4.
3. Bing W. Princípios de medicina interna do Imperador Amarelo. São Paulo: Ícone; 2003.
4. Bonjardim LR, Lopes-Filho RJ, Amado G, Albuquerque RL Jr., Gonçalves SR. Association between symptoms of temporomandibular disorders and gender, morphological occlusion and psychological factors in a group of university students. Indian Journal of Dental Research. 2009;20(2):190-4.
5. Cabrera EB, Peron JM, Alfonso LE. Laseracupuntura com hélio-Neón en el tratamiento de pacientes traumatizados. Revista Cubana de Medicina Militar. 2002;31(1):5-12.
6. Casado H, Sá FC. Atlas de ouro de acupuntura. São Paulo: Ícone; 2008.
7. Falavigna A, Teles AR, Giustina AD, Kleber FD. Paralisia de Bell: fisiopatologia e tratamento. Scientia Médica. 2008;18(4):177-83.
8. Forssell H, Kirveskari P, Kangasniemi P. Correlation of the frequency and intensity of headache to mandibular dysfunction in headache patients. Proceedings of the Finnish Dental Society. 1984;80(5-6):223-26.
9. Gomez MVSG, Vasconcelos LGE, Moraes MFBB. Myofunctional approach for facial palsy rehabilitation. Arq Otorrinolaringol. 1999;3(1):1-5.
10. Jaeger B. Tension-type headache and myofascial pain. In: Fricton JR, Dubner RB. Orofacial pain and temporomandibular disorders. New York: Raven Press; 1995. p.205-13. Leeuw R. Dor orofacial: guia de avaliação, diagnóstico e tratamento. 4.ed. São Paulo: Quintessence; 2010.
11. Ma Y, Ma M, Cho ZH. Acupuntura para controle da dor: um enfoque integrado. São Paulo: Roca, 2006.
12. Molina OF. Fisiopatologia craniomandibular. São Paulo: Pancast; 1989.
13. Okeson JP. Fundamentos de oclusão e desordens temporomandibulares. 4.ed. São Paulo: Artes Médicas; 2000.
14. Pedroni CR, Oliveira AS, Guaratini MI. Prevalence study of signs and symptoms of temporomandibular disorders in university students. J Oral Rehabil. 2003;30(3):283-9.
15. Rosenbauer KA, Engelhardt JP, Kach H, Stuttgen U. O sistema estomatognático como unidade funcional. In: Anatomia clínica da cabeça e do pescoço aplicada à odontologia. Porto Alegre: Artmed; 2001.
16. Seixas L. Acupuntura: novas agulhas no consultório. 2008. Disponível em: www.odontologia. com.br/noticias.asp?id=21&ler=s&busca=s. Acesso em 17/6/2020.
17. Whittaker P. Laseracupunture: past, present and future. Lasers Med Sci. 2004;19(2):69-80.
18. Xiaoyang Y, Huiping L. Acupuncture treatment for 87 cases of facial paralysis. J Tradit Chin Med. 2004;24(3):196-7.
19. Yi LC. Relação da postura com a disfunção da articulação temporomandibular: hiperatividade dos músculos da mastigação. São Paulo: Universidade Federal de São Paulo; 2002.

17

Diagnóstico óptico em odontologia

Martha Simões Ribeiro
Laysa da Cunha Barros
Marcella Rodrigues Ueda Fernandes
Luciana Estevam Simonato
Aguinaldo Silva Garcez

INTRODUÇÃO

Conforme reportado no primeiro capítulo deste livro, a luz proveniente de fontes como os *lasers* (do inglês *light amplification by stimulated emission of radiation*) e os diodos emissores de luz (LED, do inglês *light-emitting diodes*) também pode ser utilizada como ferramenta diagnóstica. Imagens e sinais podem auxiliar o cirurgião dentista na prática diária de modo a fornecer um diagnóstico mais preciso e, mais importante, de maneira não invasiva e em tempo real. As técnicas atualmente disponíveis envolvem a fluxometria *laser Doppler* (LDF, do inglês *Laser Doppler Flowmetry*), a tomografia por coerência óptica (OCT, do inglês *optical coherence tomography*) e o diagnóstico por fluorescência.

A LDF avalia o fluxo sanguíneo por meio do efeito *Doppler*, permitindo verificar, por exemplo, a vitalidade pulpar em diferentes procedimentos realizados no consultório, já que ela mede a microcirculação sanguínea[1]. Deve-se enfatizar que a vitalidade tecidual implica que o suprimento de sangue esteja presente nos tecidos. Portanto, apenas um teste que realmente mede ou avalia o fluxo sanguíneo pulpar pode ser chamado de teste de vitalidade pulpar, pois, diferentemente de outros métodos – como os testes térmicos ou elétricos, que medem a vitalidade do tecido de forma indireta –, a LDF mede diretamente e em tempo real a microcirculação sanguínea na região avaliada. O equipamento envolve o uso de uma sonda que incide luz e outra que recebe a luz retroespalhada do tecido, e o sinal gerado é processado em *software* dedicado, fornecido pelo equipamento[2]. Ao contrário das outras técnicas aqui apresentadas, a LFD não gera uma imagem, mas um gráfico com os valores de fluxo sanguíneo.

A OCT permite a obtenção de imagens, ou sequência de imagens, de seções transversais do elemento dental, denominadas tomogramas. Os tomogramas permitem a reconstrução em 3D da imagem e/ou a navegação pela sequência de imagens avaliando os detalhes do tecido nos 3 eixos. As informações coletadas são armazenadas em um computador e processadas por *softwares* dedicados. A OCT também tem como vantagem ser uma técnica não invasiva, que permite imagens em tempo real, sem que seja necessário destruir a amostra e, ao contrário da tomografia convencional, não utiliza de radiação ionizante para a obtenção das imagens, tanto de tecidos duros como de tecidos moles. A fonte de luz geralmente utilizada emite no espectro do infravermelho próximo, permitindo, desta forma, uma maior penetração em diversos tecidos, como gengiva ou esmalte. Esta técnica pode ser uma aliada poderosa no consultório em diferentes áreas da odontologia, como na periodontia, prótese, estomatologia e dentística[3].

A técnica de diagnóstico por fluorescência envolve o uso de fontes de luz, geralmente nos comprimentos de onda mais curtos, como UV-A ou Violeta/Azul, para excitar fluoróforos presentes no tecido ou em microrganismos, que emitirá luz de forma diferente dos tecidos normais. Células tumorais e diversos patógenos fluorescem emitindo comprimento de onda diferente dos tecidos sadios. Assim, a fluorescência permite detectar, muitas vezes precocemente, lesões na cavidade oral, sejam lesões de cárie incipientes, infecções periodontais iniciais ou lesões pré-malignas.

Neste capítulo, é apresentada uma sequência de casos clínicos demonstrando como essas três técnicas podem ser utilizadas na prática clínica do consultório odontológico.

FLUXOMETRIA *LASER DOPPLER* (LDF)

O uso da LDF na odontologia já provou ser um método atraumático usado para determinar a vitalidade do dente, monitorando a microcirculação pulpar em dentes traumatizados, fraturados e submetidos a diferentes tratamentos conservadores (p. ex., clareamento dental, preparação dentária para restaurações protéticas, ativação de aparelho ortodôntico, etc.). Na periodontologia, a LDF é capaz de avaliar a saúde do tecido gengival em diferentes tipos de doenças periodontais e monitorar o resultado do tratamento. Na ortodontia, o movimento dentário induzido por forças aplicadas ao sistema bráquetes/fio promove o deslocamento do dente no osso alveolar e, consequentemente, a compressão do feixe vasculonervoso na região do forame apical. Esta compressão diminui o calibre dos vasos, e o fluxo sanguíneo tende a cair abruptamente. Esta variação de fluxo sanguíneo pós-ativação do aparelho ortodôntico e sua posterior recuperação aos valores normais pode ser detectada usando a LDF para avaliar o fluxo sanguíneo na polpa dentária durante a aplicação de forças ortodônticas.

A técnica de LDF é sensível a uma profundidade de 1 mm, podendo avaliar um volume de tecido de até 1 mm^3, e é capaz de detectar pequenos deslocamentos das hemácias (0,01 a 10 mm/s). Dadas as características ópticas do esmalte e da dentina, bem como de suas características estruturais, para analisar o fluxo sanguíneo pulpar, a câmara pulpar pode distar até 4 mm do esmalte. Este aumento da sensibilidade em relação à profundidade em que a técnica LDF é capaz de medir fluxos sanguíneos através do esmalte/dentina deve-se possivelmente à presença dos túbulos dentinários, pois estes atuam como guias ópticos, conduzindo a radiação *laser* através do esmalte, que é transparente aos comprimentos de onda visíveis, passando pela dentina através dos túbulos até a polpa, e retornando o sinal por retroespalhamento, possibilitando a medição não invasiva do fluxo pulpar. Para que a oscilação do sinal do fluxo possa ser medida de forma estável, recomenda-se a fixação mecânica da sonda na superfície do esmalte.

Esta fixação mecânica pode ser realizada com a confecção de moldes de silicone de condensação[4]. Para fixação da sonda de LDF, é necessária a confecção do orifício e desgaste do excesso. A sonda é, então, inserida no molde (Figura 1), o qual é colocado em contato com a superfície gengival, com a sonda posicionada 3 mm abaixo da margem cervical do elemento dental de interesse (Figura 2).

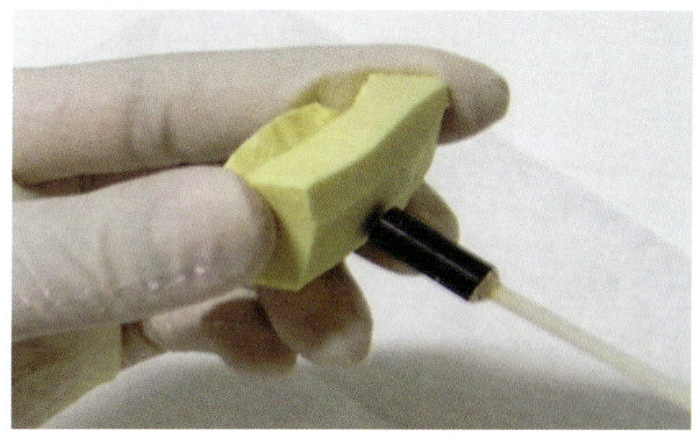

FIGURA 1 Molde de silicone depois do orifício confeccionado e colocação da sonda de LDF[4].

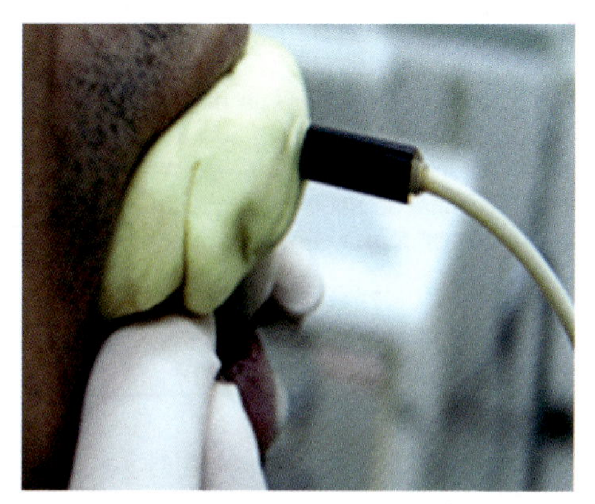

FIGURA 2 Molde de silicone em posição na boca do paciente. A sonda deve estar posicionada em contato com o esmalte dentário, a uma distância de pelo menos 3 mm da margem cervical do elemento dental de interesse[4].

Após o posicionamento da sonda, os registros começam a ser gravados. É importante que o cirurgião-dentista aguarde até que o sinal se estabilize. De fato, a sonda é extremamente sensível a qualquer perturbação e, em geral, leva 30 segundos para aquisição dos registros. Para uma otimização do fluxo sanguíneo médio, é recomendável a tomada de 3 registros a cada 10 segundos (Figura 3)[4].

O equipamento utilizado neste caso clínico é equipado com um *laser* de diodo emitindo em λ = 780 nm. A banda *Doppler* foi fixada em 3,1 kHz e a sonda usada foi a modelo MP13, composta por duas fibras ópticas com diâmetro de 0,25 mm, sendo uma incidente e outra receptora, com 0,5 mm de separação entre elas (FloLAB, Moor Instruments – EUA).

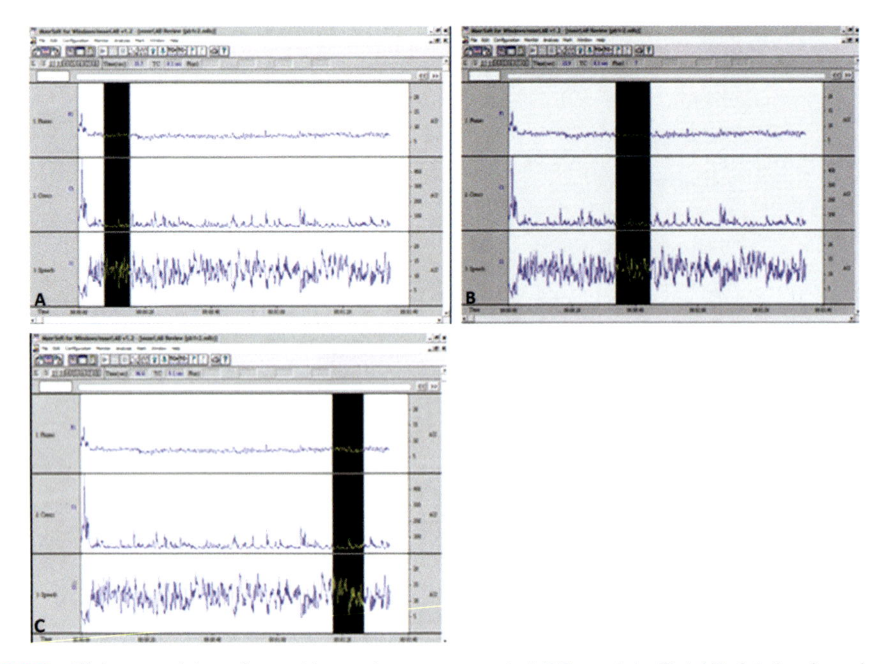

FIGURA 3 Típicos registros fornecidos pelo programa de LDF, modelo FloLAB, fabricado pela Moor Instruments, MoorLAB™. A primeira linha horizontal registra o fluxo, a segunda linha registra a concentração, e a terceira linha registra a velocidade das hemácias. As colunas realçadas mostram o momento dos registros. A. Início. B. Meio. C. Final da aquisição do sinal. O programa fornece o fluxo médio dos três registros[4]. Todas as imagens de LDF foram gentilmente cedidas pela Dra. Melissa Folgosi-Corrêa.

TOMOGRAFIA POR COERÊNCIA ÓPTICA (OCT)

A OCT é uma técnica de diagnóstico óptico promissora para uso em odontologia, pois emprega radiação não ionizante para obter imagens 2D e 3D, de forma não destrutiva e em tempo real. Esta técnica geralmente utiliza como fonte de luz um LED de banda larga, de comprimento de onda no infravermelho próximo, permitindo a penetração da luz em profundidade no tecido biológico e seu espalhamento. A resolução atual da imagem obtida por este sistema é na faixe de micrômetros, sendo similar à imagem de um microscópio óptico convencional[1], como mostra a Figura 4.

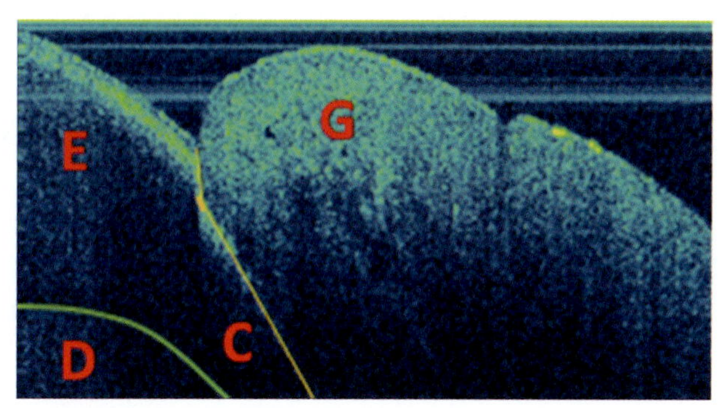

FIGURA 4 Imagem de OCT de uma secção sagital mostrando a gengiva (G), o esmalte (E), o cemento (C, linha amarela) e a dentina (D).

A imagem de OCT (Figura 5) mostra uma secção sagital da região cervical do dente, onde foi instalada uma faceta cerâmica. Pela imagem, é possível avaliar a adaptação marginal da faceta cimentada, a profundidade do preparo protético e seu posicionamento na região intrassulcular.

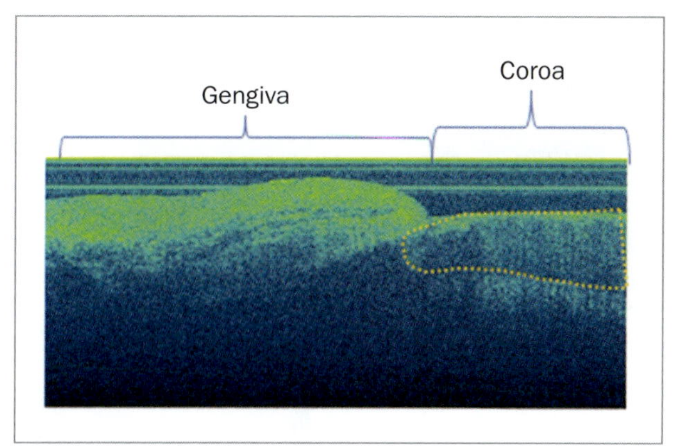

FIGURA 5 Corte sagital da região cervical do dente 21. A linha pontilhada delimita as margens da faceta cerâmica.

Como cada tecido e suas estruturas têm um índice de refração de luz característico, a técnica de OCT pode ser utilizada para diferenciar estruturas e avaliar a solução de continuidade entre cada estrutura, por exemplo, ao se avaliar a cimentação de laminados cerâmicos (Figura 6), a aplicação de selantes em sulcos oclusais (Figura 7) ou simplemente um defeito no esmalte (Figura 8).

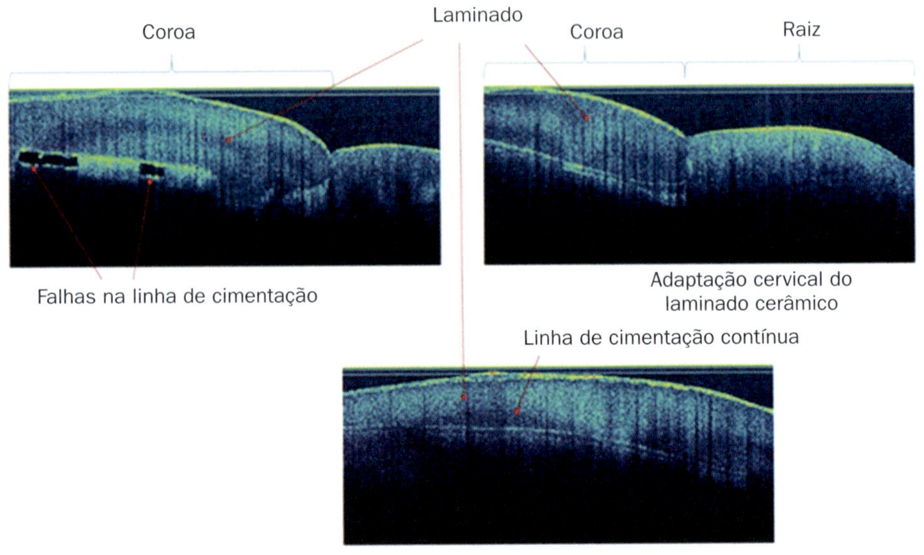

FIGURA 6 Corte sagital da região cervical de um incisivo central mostrando a falha na cimentação de um laminado cerâmico.

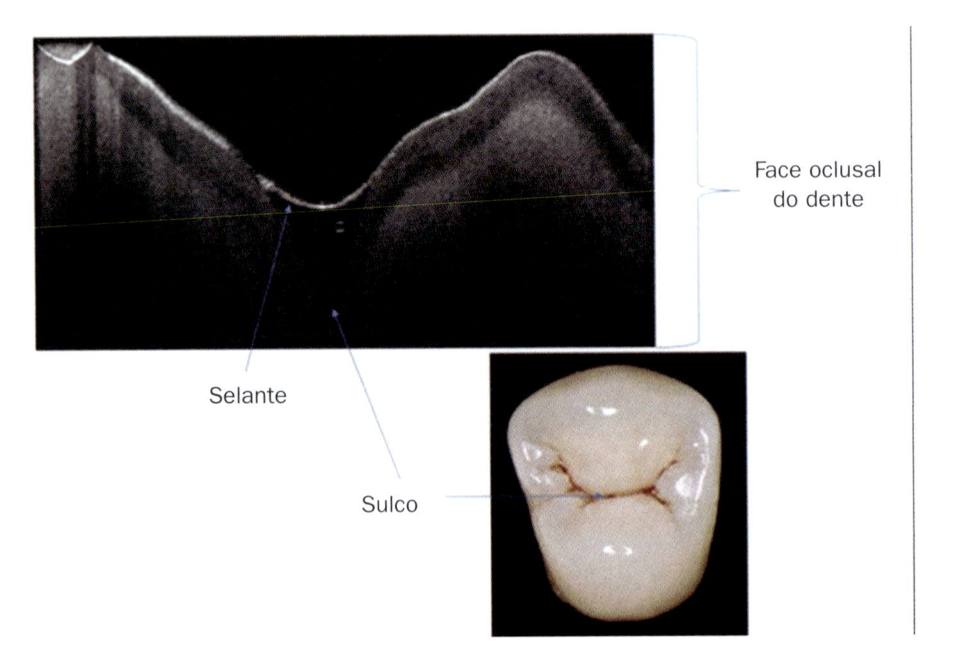

FIGURA 7 Corte longitudinal na coroa de um pré-molar mostrando a correta adaptação do selante oclusal no sulco central do dente.

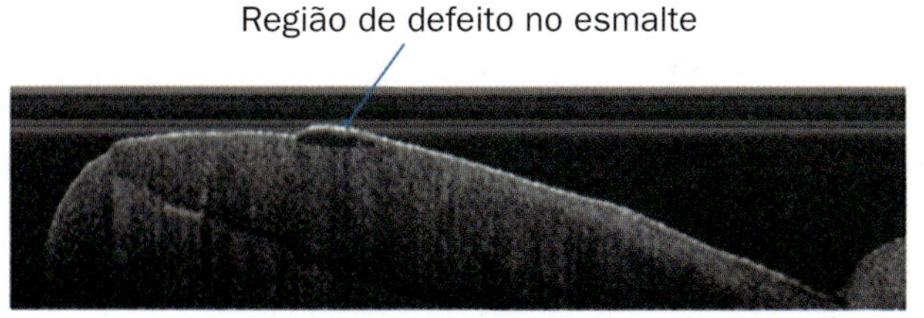

FIGURA 8 Corte sagital de um incisivo mostrando defeito no esmalte dental. Todas as imagens de OCT foram gentilmente cedidas pelos Drs. Luana Osório Fernandes, Luciana Santos Afonso de Melo e Anderson Stevens Leônidas Gomes.

DIAGNÓSTICO POR FLUORESCÊNCIA

O diagnóstico por fluorescência pode ser utilizado em odontologia para detectar lesões bucais ou a presença de microrganismos na cavidade oral.

Em ambos os casos, uma fonte de luz, geralmente nos comprimentos de onda mais curtos como violeta ou azul (405 a 450 nm), é utilizada para excitar fluoróforos endógenos. No caso da cavidade oral, geralmente os tecidos sadios possuem emissão de fluorescência na região do azul/verde, enquanto os tecidos com lesões, principalmente lesões de câncer, perdem esta fluorescência natural formando áreas de contraste com os tecidos saudáveis[5] (Figura 9). Assim, a fluorescência permite detectar, muitas vezes precocemente, lesões na cavidade oral, ou delimitar estas lesões, reduzindo a margem de segurança durante uma remoção cirúrgica.

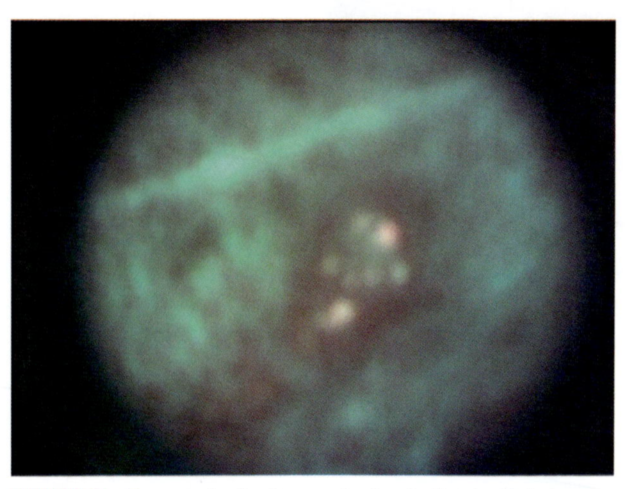

FIGURA 9 Fluorescência de uma lesão de língua. Nota-se que a região da lesão não apresenta emissão de luz no comprimento de onda do verde, mas, sim, vermelha.

Existem vários sistemas e equipamentos comerciais para diagnóstico por fluorescência, como o VelScope (Apteryx, Canadá), o Qscan (AioBio, Coreia do Sul) e o Evince (MMoptics, Brasil). Estes equipamentos apresentam um sistema de funcionamento bastante semelhante, diferindo apenas no tipo de filtro utilizado.

Para ilustrar o funcionamento da técnica, será utilizado como exemplo o Evince (MMOptics, Brasil). O sistema de imagem de campo amplo por fluorescência óptica é basicamente composto por arranjo de LED emitindo na região violeta-azul do espectro eletromagnético (405 nm) e por um conjunto de filtros ópticos que permitem a visualização da fluorescência. Todo este conjunto forma uma peça de mão, pela qual é feita a observação direta da fluorescência no visor. O equipamento apresenta 3 níveis de irradiância (intensidade) de iluminação: alto, médio e baixo (Figura 10).

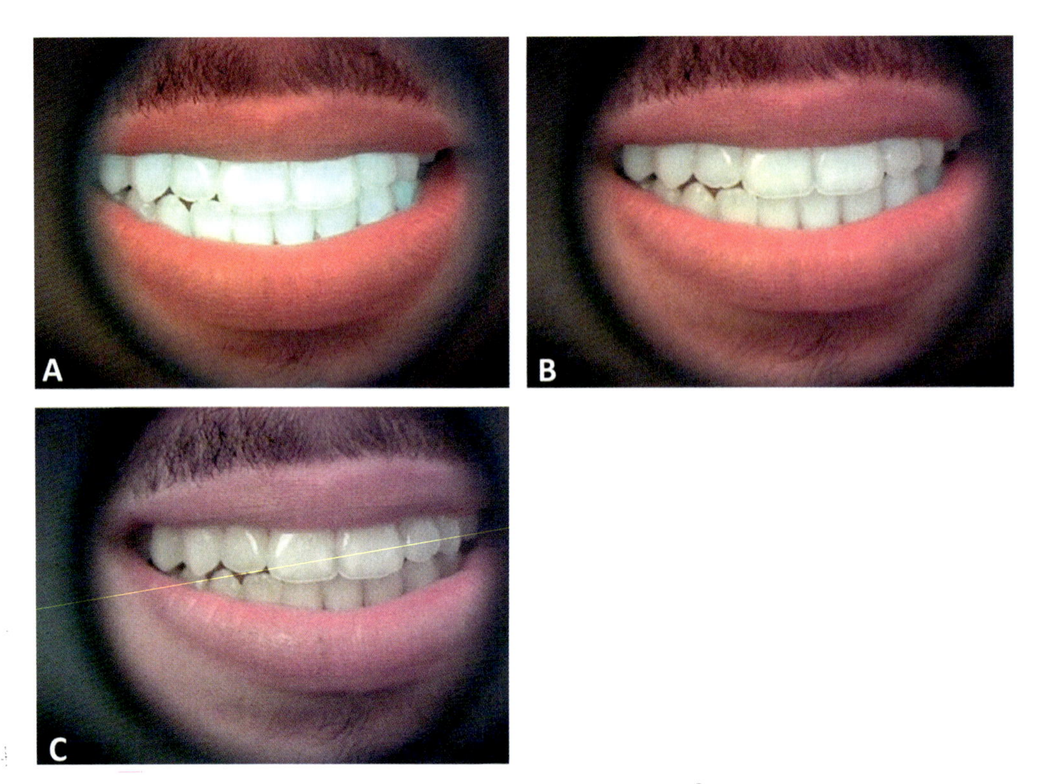

FIGURA 10 Níveis de irradiância de iluminação do sistema Evince®. A. Intensidade alta. B. Intensidade média. C. Intensidade baixa.

Para a aquisição das imagens, pode ser utilizada uma câmera fotográfica digital (USB) com ajuste de foco manual acoplada ao sistema do Evince®, com o auxílio de um anel rosqueável. As imagens são diretamente observadas e podem ser gravadas no computador com auxílio de um pedal USB ou diretamente na câmera digital ou celular (no caso de uso de uma câmera DSLR ou câmera de celular).

Durante o exame clínico utilizando fluorescência, óculos de proteção específicos devem ser fornecidos aos pacientes, já que o seu uso é indispensável durante o exame bucal, a fim de evitar a exposição direta à luz. Quanto ao cirurgião dentista, pode-se dispensar o uso de tais óculos, uma vez que a luz deve ser observada exclusivamente pelo visor do equipamento.

Para obter um campo adequado de visualização de mucosa bucal ou da superfície dos dentes por fluorescência, recomenda-se um ambiente com pouca luminosidade ou mesmo ausência de luz ambiente, pois somente a fluorescência do tecido deve ser observada, aumentando o contraste entre a região normal e a alterada ou dente e biofilme. Dessa forma, a luz do consultório odontológico pode ser desligada durante o exame clínico utilizando fluorescência. Outro fator importante para a obtenção de um bom sinal de fluorescência é que a fonte de luz emitida pelo equipamento tenha intensidade suficiente para atingir a superfície do tecido-alvo.

No caso do sistema Qscan (AioBio, Coreia do Sul), o equipamento foi desenvolvido para que possa ser utilizado pelo dentista ou pelo paciente para controle do biofilme oral. Este equipamento também utiliza como fonte de luz LED emitindo em 405 nm, mas, diferentemente do Evince®, utiliza um filtro de banda com corte na região do azul.

O equipamento pode ser utilizado para visualizar o biofilme oral após a escovação dentária. Desta forma, o próprio paciente pode visualizar as falhas na escovação (Figura 11).

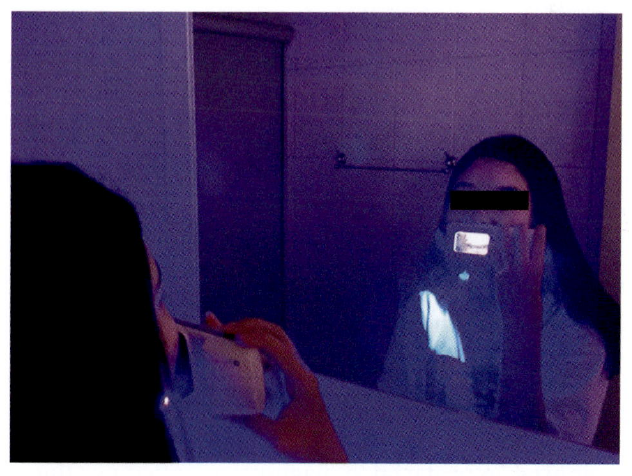

FIGURA 11 Paciente em frente ao espelho, com o aparelho Qscan® avaliando a presença de biofilme residual após escovação dentária.

Detecção de câncer bucal

Pacientes que participaram da Campanha de Prevenção do Câncer Bucal no município de Fernandópolis/SP foram submetidos ao exame clínico intrabucal convencional seguido do exame clínico intrabucal com fluorescência.

O exame clínico intrabucal convencional foi realizado por cirurgião-dentista clínico geral, e foram utilizados dois abaixadores de língua de madeira para afastar e visualizar os tecidos moles, gaze para exame detalhado da língua, equipamentos de proteção individual (EPI) e foco de luz branca (convencional) do equipo odontológico.

Os exames foram realizados com os pacientes sentados em uma cadeira odontológica, de forma sistemática em todas as estruturas anatômicas da boca e orofaringe por meio de inspeção visual e palpação.

O exame clínico intrabucal complementar, com o auxílio da fluorescência, foi realizado pelo cirurgião-dentista clínico geral e foram utilizados sistema de imagem de campo amplo por fluorescência do equipamento Evince®, acoplado a câmera fotográfica digital.

O diagnóstico visou a detectar qualquer alteração da fluorescência natural dos tecidos moles da boca, sendo que as anotações foram feitas em ficha padronizada com informações referentes a dados pessoais, hábitos de risco e local da alteração no tecido. Após posicionamento do sistema Evince®, a imagem foi diretamente capturada no microcomputador com auxílio de um pedal com USB.

Os pacientes que apresentaram alterações bucais durante o exame clínico intrabucal convencional e/ou com auxílio da fluorescência foram encaminhados para o Centro de Especialidades Odontológicas (CEO) de Fernandópolis/SP, para exame clínico mais detalhado por profissional especialista e experiente em diagnóstico bucal e realização de biópsia para o diagnóstico definitivo da condição.

Os fragmentos obtidos por meio da biópsia foram fixados com formol 10% e encaminhados para serviço especializado. O tratamento instituído foi determinado de acordo com laudo do exame anatomopatológico, podendo ser acompanhamento clínico, excisão cirúrgica da lesão ou encaminhamento ao serviço de saúde terciário, no caso de diagnóstico de neoplasia maligna.

Nas Figuras 12 a 14, são exemplificados aspectos do exame clínico intrabucal convencional, exame clínico intrabucal com fluorescência utilizando o Evince® e exame anatomopatológico de três pacientes diagnosticados com lesões bucais durante a campanha.

Controle microbiano em harmonização orofacial

Na área de harmonização orofacial, o diagnóstico óptico por fluorescência pode ser utilizado para identificar regiões na face, principalmente de adolescente, de áreas colonizadas pela bactéria *Cutibacterium acne* (antigamente conhecida como *Propionibacterium acne*). Esta bactéria é frequentemente encontrada na pele saudável e em poros e glândulas sebáceas[6].

A produção exacerbada de sebo ou a obstrução dos folículos pilosos pode favorecer o crescimento e a multiplicação da *C. acnes*, deixando estes locais mais suscetíveis à infecção por *Staphylococcus aureus* e *Staphylococcus epidermidis* e, consequentemente, à ocorrência de acne[7].

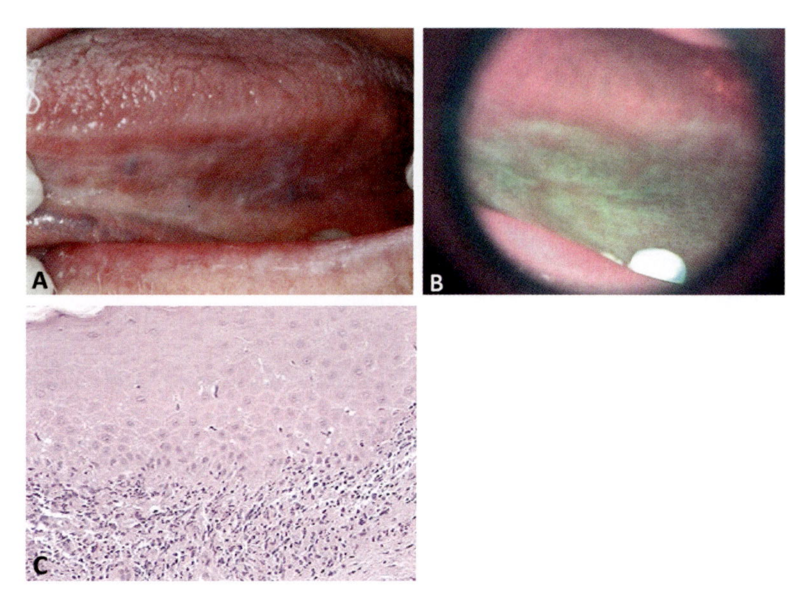

FIGURA 12 Paciente diagnosticado com lesão benigna durante a Campanha de Prevenção do Câncer Bucal. Nota-se que o tecido da área da lesão apresenta emissão fluorescente verde, indicando a saúde do tecido. A. Exame clínico intrabucal convencional. B. Exame clínico intrabucal com fluorescência utilizando Evince® . C. Exame anatomopatológico.

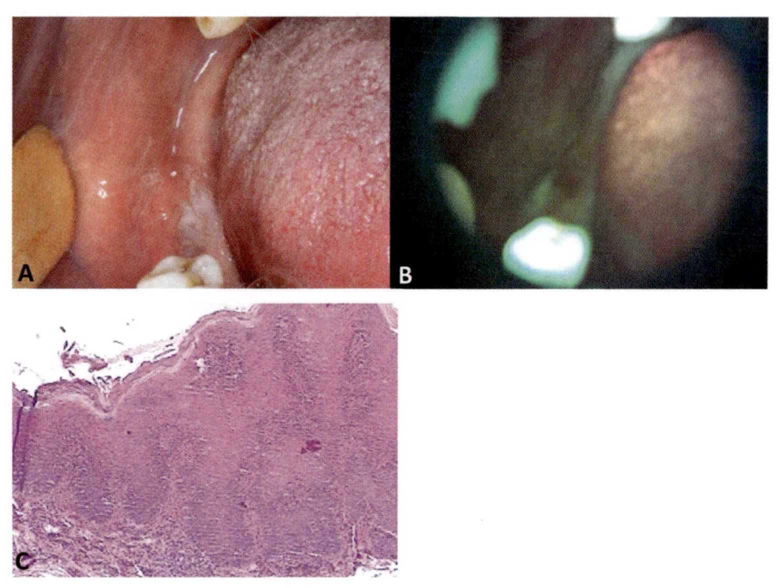

FIGURA 13 Paciente diagnosticado com lesão potencialmente malignizável durante a Campanha de Prevenção do Câncer Bucal. A. Exame clínico intrabucal convencional. B. Exame clínico intrabucal com fluorescência utilizando Evince® . C. Exame anatomopatológico.

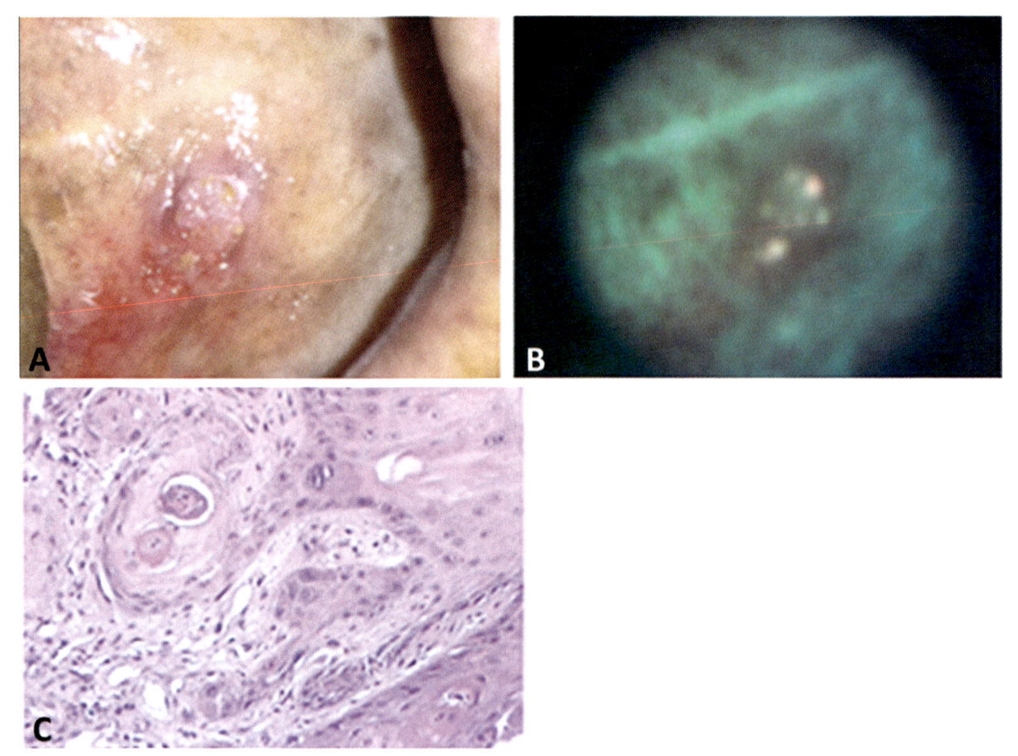

FIGURA 14 Paciente diagnosticado com lesão maligna durante a Campanha de Prevenção do Câncer Bucal. A. Exame clínico intrabucal convencional. B. Exame clínico intrabucal com fluorescência utilizando Evince® . Nota-se a emissão fluorescente vermelha caracterizando tecido não sadio. C. Exame anatomopatológico. Todas as imagens desta seção foram gentilmente cedidas pelos cirurgiões-dentistas Luciana Estevam Simonato, Saygo Tomo e Ana Carolina Prado Ribeiro.

C. acnes emite fluorescência nos comprimentos de onda laranja e vermelho do espectro eletromagnético, quando irradiados com comprimentos de onda na região do azul, possivelmente por causa da produção endógena de porfirinas, como a protoporfirina IX e coporfirina III.

Além do diagnóstico óptico, podem-se irradiações com fontes de luz entre 405 e 450 nm, ou mesmo com comprimento de onda maiores (como 660 nm) para a redução bacteriana, pois a produção de porfirinas torna este microrganismo fotossensível, podendo ser eliminado pelo efeito fotodinâmico[8-10].

A Figura 15 mostra o rosto de uma adolescente com grande presença de *C. acnes*.

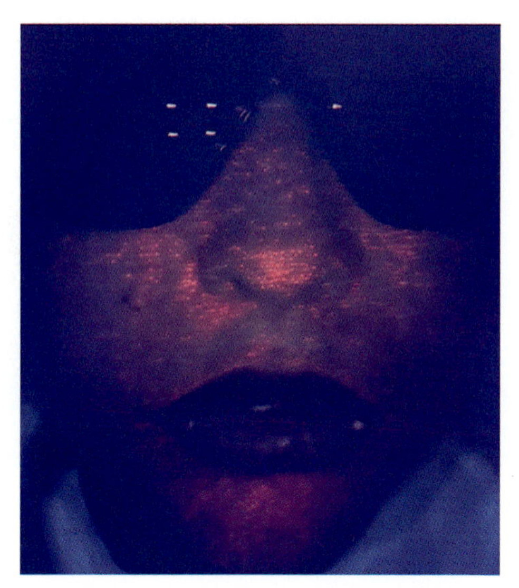

FIGURA 15 Paciente com presença extensa de *C. acnes* na região do mento e nariz. Os pontos de fluorescência alaranjada possivelmente decorrem da produção de compostos porfirínicos por esta espécie bacteriana.

Detecção de cárie e de biofilme oral

Assim como *C. acnes*, outros microrganismos também produzem em seu metabolismo substâncias fluorescentes como as porfirinas e flavinas. Biofilmes recentes apresentam pouca fluorescência, enquanto biofilmes maduros apresentam forte emissão na região do laranja/vermelho. Esta mudança na emissão de fluorescência se deve à mudança de espécies bacterianas no biofilme, indicando um aumento de bactérias Gram-negativas, anaeróbias estritas e facultativas e uma presença maior de bactérias pigmentadas[11,12]. O aumento na fluorescência também tem sido relacionado ao aumento na atividade de cárie do biofilme, sendo, portanto, um indicativo do grau de maturação do biofilme e de sua cariogenicidade.

Estudos relatam a emissão de fluorescência promovida por diferentes bactérias orais, incluindo *Prevotella* sp., *Actinomyces odontolyticus*, *Bacteroides* sp., *Candida albicans*, *Actinomyces viscosus*, *Peptostreptococcus micros*, *Aggregatibacter actinomycetemcomitans*, *Streptococcus mitis*, *Streptococcus mutans*, *Streptococcus salivarius*, entre outras espécies[12-14].

A Figura 16 mostra uma imagem de fluorescência obtida com o sistema Evince® de um molar superior com cárie de raiz.

Na Figura 17, também obtida com o sistema Evince®, nota-se a presença de biofilme oral ao redor dos bráquetes e acessórios ortodônticos. Quando comparada à lesão de cárie de raiz na Figura 16, nota-se que o biofilme recente apresenta uma diferença significativa

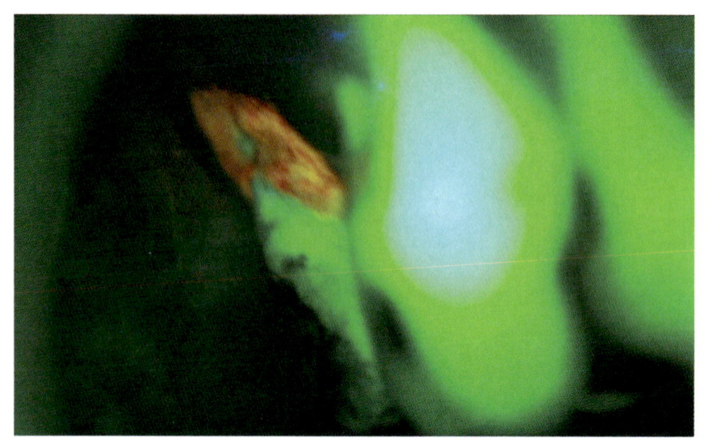

FIGURA 16 A área alaranjada da imagem indica uma lesão de cárie de raiz na face vestibular do segundo molar superior.

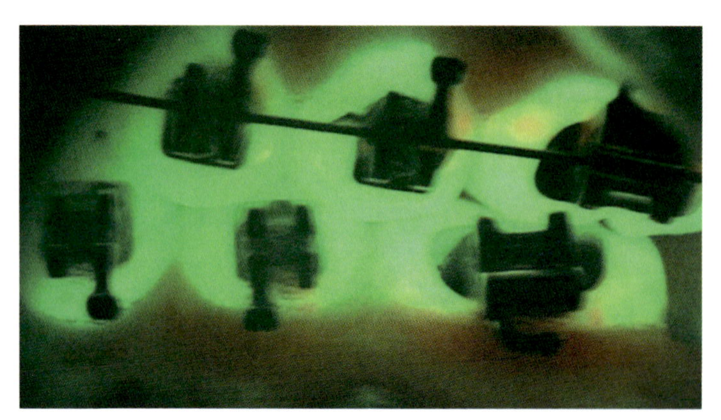

FIGURA 17 Imagem de fluorescência de biofilme oral ao redor dos acessórios ortodônticos.

na intensidade de fluorescência. Entretanto, com a maturação do biofilme e a mudança na microbiota, esta fluorescência tende a aumentar, assim como a cariogenicidade do biofilme.

O sistema Qscan® utiliza uma fonte de luz similar ao sistema Evince®, entretanto, a diferença está no filtro de corte utilizados pelas duas empresas. Na Figura 18, é possível notar a diferença. O Qscan® utiliza um filtro passa-banda na região do azul, enquanto o sistema Evince® utiliza um filtro verde. O Evince® tem por objetivo principal detectar lesões de câncer bucal, e o filtro verde facilita o contraste entre o tecido saudável e a lesão de câncer, enquanto o filtro azul (Qscan®) destaca mais facilmente o biofilme com sinal de fluorescência mais fraco.

Na Figura 19, nota-se a diferença entre os tecidos do esmalte (dente natural) e o material restaurador (cerâmica feldspática). O material restaurador não emite fluorescência, enquanto o tecido natural possui fluorescência na região do verde.

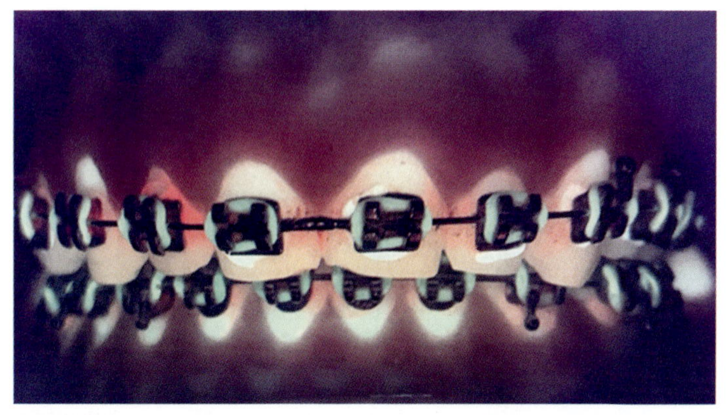

FIGURA 18 Imagem de fluorescência de biofilme oral. Nota-se a presença de biofilme fluorescendo em vermelho, principalmente na região interproximal e nos bráquetes ortodônticos.

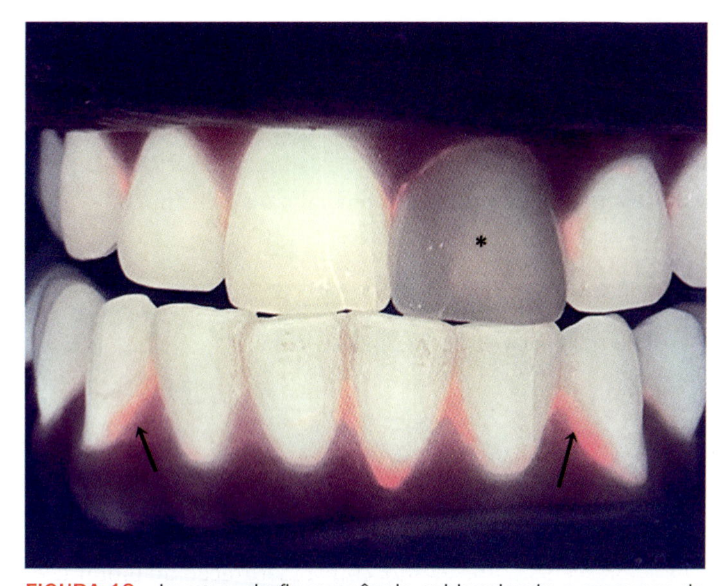

FIGURA 19 Imagem de fluorescência evidenciando a presença de biofilme nas regiões interproximais dos dentes anteriores inferiores (setas). Nota-se também a diferença na emissão de fluorescência entre os dentes naturais e uma coroa cerâmica (*).

Detecção de biofilme ao redor de implantes e mini-implantes ortodônticos

A inflamação em torno de implantes ou mini-implantes, ou peri-implantite, pode ser responsável por cerca de 30% das falhas durante o tratamento com esses acessórios. Uma das principais causas da inflamação peri-implantar é o acúmulo de biofilme oral, formado pela retenção de bactérias da microbiota bucal sobre as superfícies duras de implantes e/ou acessórios ortodônticos e que é o fator determinante para a ocorrência de doença periodontal e insucesso do tratamento. Geralmente, esse acúmulo de biofilme é mais acentuado nos locais onde a higiene bucal ocorre de maneira inadequada. A presença de biofilme próximo ao implante ou mini-implante pode levar inicialmente à mucosite, podendo evoluir para a peri-implantite e a perda do implante ou mini-implante.

Algumas bactérias periodontopatogênicas, como *Porphyromonas gingivalis*, são conhecidas produtoras de porfirinas durante seu metabolismo, existindo uma correlação positiva entre a presença desta bactéria e o grau de inflamação ao redor de mini-implantes ortodônticos[15]. Imagens de fluorescência têm sido um indicador promissor de risco de inflamação gengival em mini-implantes e implantes dentários e prognóstico de perda destes em caso de forte sinal de fluorescência. A Figura 20 mostra uma imagem clínica e uma de fluorescência, com um mini-implante ortodôntico inflamado que precisou ser removido por causa da mobilidade promovida pela inflamação, ao longo do tratamento ortodôntico.

A análise de imagens geradas pelos diferentes métodos de diagnóstico óptico aqui apresentados é um poderoso método auxiliar para o cirurgião dentista no diagnóstico de doenças bucais e no prognóstico de tratamentos. Os métodos de diagnóstico óptico são procedimentos rápidos, simples e confiáveis, baseados na interação da luz com os tecidos biológicos e se mostram com um grande potencial para uso clínico.

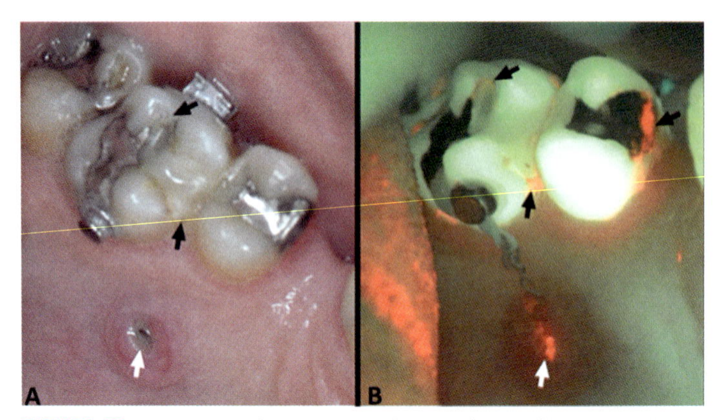

FIGURA 20 Imagens clínica (A) e de fluorescência (B) mostrando um mini-implante ortodôntico inflamado (setas brancas). Na imagem, é possível ver ainda cárie secundária nas margens da restauração de resina no primeiro molar e formação de biofilme sobre a restauração de amálgama no pré-molar (setas pretas).

REFERÊNCIAS BIBLIOGRÁFICAS

1. Salles AWR, Salles AMC, Nogueira GEC. Laser Doppler blood-flow signals from human teeth during an alignment and leveling movement using a superelastic archwire. ISRN Dent. 2013;2013:102816.
2. Fredriksson I, Larsson M, Strömberg T. Laser Doppler flowmetry. In: Leahy MJ, editor. Microcirculation Imaging. Weinheim: Wiley; 2012.
3. Sampaio CS, Fernández Arias J, Atria PJ, Cáceres E, Díaz CP, Freitas AZ, et al. Volumetric polymerization shrinkage and its comparison to internal adaptation in bulk fill and conventional composites: a μCT and OCT in vitro analysis. Dent Mater. 2019;35(11):1568-75.
4. Folgosi-Corrêa M. Estudo das origens e frações do fluxo sanguíneo m edido em dentes humanos usando a fluxometria laser Doppler. Dissertação. São Paulo: Faculdade de Odontolofia da Universidade de São Paulo (FOUSP); 2006.
5. Tomo S, Miyahara GI, Simonato LE. History and future perspectives for the use of fluorescence visualization to detect oral squamous cell carcinoma and oral potentially malignant disorders. Photodiagnosis Photodyn Ther. 2019;28:308-17.
6. Dréno B, Pécastaings S, Corvec S, Veraldi S, Khammari A, Roques C. Cutibacterium acnes (Propionibacterium acnes) and acne vulgaris: a brief look at the latest updates. J Eur Acad Dermatology Venereol. 2018;32(Suppl 2):5-14.
7. Makrantonaki E, Ganceviciene R, Zouboulis CC. An update on the role of the sebaceous gland in the pathogenesis of acne. Dermatoendocrinol. 2011;3(1):41-9.
8. Papageorgiou P, Katsambas A, Chu AC. Phototherapy with blue (415 nm) and red (660 nm) light in the treatment of acne vulgaris. Br J Dermatol. 2000;142(5):973-8.
9. Goldberg DJ, Russell BA. Combination blue (415 nm) and red (633 nm) LED phototherapy in the treatment of mild to severe acne vulgaris. J Cosmet Laser Ther. 2006;8(2):71-5.
10. Ablon G. Phototherapy with Light emitting diodes: treating a broad range of medical and aesthetic conditions in dermatology. J Clin Aesthet Dermatol. 2018;11(2):21-7.
11. Lee ES, Kang SM, Ko HY, Kwon HK, Kim BI. Association between the cariogenicity of a dental microcosm biofilm and its red fluorescence detected by Quantitative Light-induced Fluorescence-Digital (QLF-D). J Dent. 2013;41(12):1264-70.
12. Kim Y-S, Lee E-S, Kwon H-K, Kim B-I. Monitoring the maturation process of a dental microcosm biofilm using the Quantitative Light-induced Fluorescence-Digital (QLF-D). J Dent. 2014;42(6):691-6.
13. Ku H, Oh YR, Lee E-S, Kim E, Kim B-I. Using autofluorescence to detect bacterial contamination in root fractures. J Dent. 2019;86:27-32.
14. Ku H-M, Jun M-K, Kim J-H, Kwon H-K, Kim B-I. Explaining the red fluorescence evident on the surface of failed dental implants. Implant Dent. 2016;25(3):445-9.
15. Garcez AS, Barros LC, Fernandes MRU, Fujii DN, Suzuki SS, Nepomuceno R. Fluorescence image and microbiological analysis of biofilm retained around healthy and inflamed orthodontic miniscrews. Photodiagnosis Photodyn Ther. 2020;30:101707.

18

Uso da luz na clínica odontológica para controle de contaminação

Martha Simões Ribeiro

INTRODUÇÃO

No final de fevereiro de 2020, foi confirmado o primeiro caso de Covid-19 no Brasil[1]. A pandemia originou-se na província de Wuhan, na China, e, até meados de 2020, mais de 16 milhões de pessoas no mundo inteiro foram diagnosticadas com o coronavírus da síndrome respiratória aguda grave 2 (SARS-CoV-2, do inglês *Severe Acute Respiratory Syndrome CoronaVirus 2*). Em menos de 6 meses, mais de 3 milhões de brasileiros foram diagnosticados com a doença e mais de 100.000 foram a óbito. A atual pandemia obrigou os profissionais da saúde a lidar com um desafio inesperado e, no caso do cirurgião dentista, causou uma interrupção inesperada da prática diária dos cuidados convencionais ao paciente.

A principal rota de transmissão do vírus se dá por gotículas expelidas do trato respiratório superior, e a cavidade oral possui um risco potencialmente alto de infecção. De fato, o vírus se espalha principalmente por gotículas de saliva e secreção nasal[2]. Assim, o alto grau de contágio e disseminação do vírus colocou os profissionais da odontologia em alto risco para contrair e disseminar a doença.

Para um reinício seguro dos tratamentos dentários, o cirurgião dentista precisou seguir as recomendações do Ministério da Saúde, que incluem o distanciamento de pacientes, a ventilação adequada, a higienização de superfícies e instrumental e o uso de equipamentos de proteção individual (EPI) apropriados. Alguns dos tratamentos dentários podem ser realizados com *laser*, e algumas precauções devem ser adicionadas aos procedimentos convencionais para garantir as vantagens dessa tecnologia aos pacientes. Além disso, fontes de luz UV-C germicidas estão disponíveis no mercado para desinfecção do ar, de instrumental e de superfícies, e podem ser uma arma poderosa no combate à infecção e à disseminação do vírus e de outros patógenos no consultório odontológico.

USO SEGURO DOS *LASERS* DE ALTA POTÊNCIA

Os efeitos fototérmicos do *laser* são processos que envolvem principalmente ablação tecidual e vaporização, dependendo do tipo de tratamento e comprimento de onda utilizado. O tecido, quando ablacionado, dá origem à pluma de absorção, e quando ocorre a vaporização tecidual, há a geração de fumaça. Ambos os processos formam aerossóis.

Um aerossol é um sistema heterogêneo que consiste em partículas sólidas ou líquidas dispersas e suspensas em um gás (p. ex., no ar). O tamanho do material particulado em um aerossol está entre 0,001 e 100 µm, e o diâmetro de partículas virais é de aproximadamente 0,08 a 0,12 µm. Assim, aerossóis gerados durante a fala e/ou espirro podem conter patógenos e, no caso da Covid-19, os aerossóis foram implicados na transmissão do vírus e sua disseminação[3].

O SARS-CoV-2 persiste em aerossóis por até 3 horas, e sua transmissão em humanos pode ocorrer de 4 maneiras diferentes:

1. Inalação de gotículas infectadas.
2. Contato próximo com uma pessoa infectada.
3. Contato com superfícies contaminadas, seguido de contato com a face.
4. Transmissão em aerossol de patógenos em espaços fechados.

Portanto, deve-se considerar o risco de difusão viral em aerossóis produzidos por alguns comprimentos de onda do *laser*.

Quando se usa um *laser* de érbio, por exemplo, a ablação ocorre logo após o início da irradiação, e uma pluma de plasma e/ou material é expelida para a água circundante (Figura 1). Os *lasers* utilizados para ablação oral de tecidos moles e duros são pulsados, e esses pulsos rápidos produzem ablação tecidual com disseminação de células viáveis, incluindo partículas virais.

Em virtude do potencial comprovado da transmissão da Covid-19 por aerossóis, é recomendado o uso do *laser* com parâmetros adequados, que permitam bons efeitos clínicos e uma adaptação precisa do *spray* de água/ar para reduzir os aerossóis. O sistema de sucção da cadeira odontológica deve ter um alto volume de fluxo. O uso de isolamento dental também é recomendado. Tanto o equipamento quanto a peça de mão devem ser desinfectados antes e após o tratamento. Se for utilizada uma fibra óptica, esta deverá ser clivada e descartada. É essencial que o cirurgião-dentista e seus assistentes façam uso de EPI, como luvas, aventais, máscaras e proteção para os olhos. É importante ressaltar que as máscaras comumente usadas no consultório filtram partículas da ordem de 0,5 mcm. Assim, é recomendado o uso de peças faciais filtrantes (PFF) 2 ou 3, que possuem eficiência mínima de 94% e 99%, respectivamente.

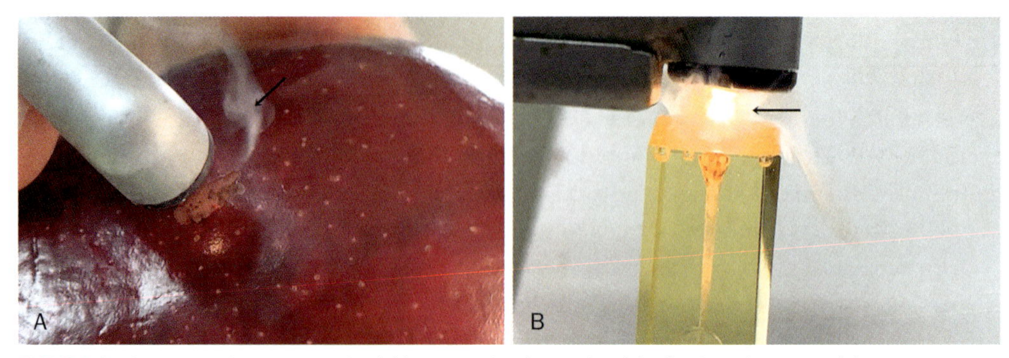

FIGURA 1 Imagens de um *laser* de érbio gerando pluma de ablação (seta) em matéria representando tecido mole (A) e tecido duro (B). A pluma de ablação gerada durante o procedimento clínico pode conter células viáveis, incluindo partículas virais.

Outros *lasers*, em razão do comprimento de onda, oferecem várias vantagens durante a cirurgia em comparação com o bisturi. Pela natureza da afecção e do sítio anatômico, melhores resultados podem ser obtidos selecionando-se o equipamento *laser* adequado. Por exemplo, um *laser* de CO_2 (λ = 10.600 nm) é ideal para a excisão de lesões com grande conteúdo de água, e *lasers* de diodo (λ = 810 nm, 980 nm) e Nd: YAG (λ = 1.064 nm) podem ser usados para lesões ou tecidos vascularizados, com alta quantidade de hemoglobina e risco de hemorragia, pois promovem melhor coagulação. Portanto, uma quantidade significativa de fumaça é gerada (Figura 2), requerendo sucção constante fora do local cirúrgico.

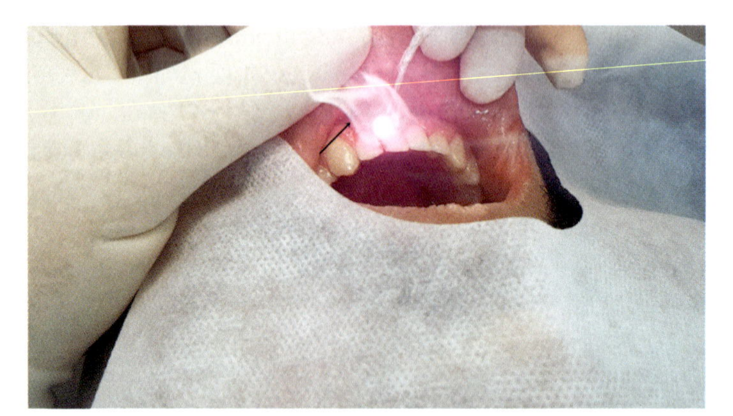

FIGURA 2 *Laser* de diodo de alta potência (λ = 980 nm) sendo utilizado para cirurgia gengival. A seta aponta para a fumaça gerada durante o procedimento, que também pode conter células viáveis, incluindo partículas virais (imagem gentilmente cedida pela Dra. Andrea Dias Neves Lago).

Lasers que geram fumaça durante procedimentos cirúrgicos podem ter potencial infeccioso e representam um risco significativo para os profissionais de saúde. Assim, o uso desses *lasers* deve ser feito com as mesmas precauções adotadas para tratamentos a *laser* que produzem a pluma de ablação. O sistema de sucção de fumaça deve ter alto volume de fluxo e boa filtração, e estar posicionado próximo do local da cirurgia. O cirurgião-dentista e seus assistentes devem estar equipados com todos os EPI previamente mencionados.

DESCONTAMINAÇÃO ORAL

A terapia fotodinâmica antimicrobiana (TFDa) tem se mostrado efetiva na Odontologia para reduzir a carga microbiana e tem sido utilizada como coadjuvante no tratamento de doenças periodontais e peri-implantares, na desinfecção de canais radiculares e próteses dentárias, no tratamento de halitose, estomatite protética e candidíase oral.

A cavidade oral é um sistema complexo que apresenta uma diversidade de superfícies biológicas, secreções e nutrientes que fornecem um hábitat favorável a mais de 700 espécies microbianas. Embora materiais dentários, como restaurações de amálgama e compósitos, coroas e facetas, e aparelhos ortodônticos sejam usados rotineiramente na clínica odontológica, eles podem promover maior crescimento de biofilme do que o esmalte dental. Portanto, é um desafio alcançar condições assépticas na boca.

Além disso, pacientes especiais também mostram infecções recorrentes na cavidade oral. Trabalhos realizados pela Universidade Brasil em pacientes especiais mostram que a descontaminação oral utilizando a TFDa mediada por azul de metileno ou o diodo emissor de luz (LED, do inglês *light-emitting diode*) azul é capaz de reduzir a carga microbiana de 95 a 99% na saliva (Figuras 3 e 4). Um trabalho recente realizado por pesquisadores na Alemanha mostrou que a TFDa mediada por azul de metileno, aplicada às cavidades nasal e oral de pacientes com COVID-19, promoveu progressão mais lenta da doença, resultando em menores taxas de morbidade e mortalidade[4]. Assim, com os devidos cuidados, o cirurgião-dentista também pode auxiliar pacientes com infecções nas regiões da orofaringe.

DESINFECÇÃO AMBIENTAL E DE SUPERFÍCIES POR LUZ ULTRAVIOLETA

A luz ultravioleta na região UV-C (150 a 280 nm) é utilizada há muito tempo em ambientes hospitalares e industriais para fins de descontaminação. No contexto de uma abordagem de mitigação da propagação de qualquer tipo de infecção, a luz UV-C (λ = 254 nm) pode ser particularmente útil na inativação de aerossóis contaminados e materiais contendo patógenos infecciosos.

Os coronavírus humanos podem persistir em superfícies inanimadas, como metal, vidro ou plástico, por até 9 dias[5]. Embora o uso de agentes químicos, como peróxido de hidrogênio, etanol 70% e hipoclorito de sódio, seja capaz de promover efetiva inativação,

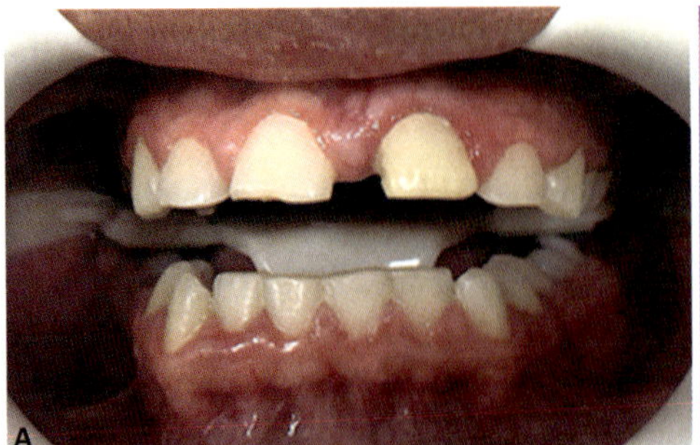

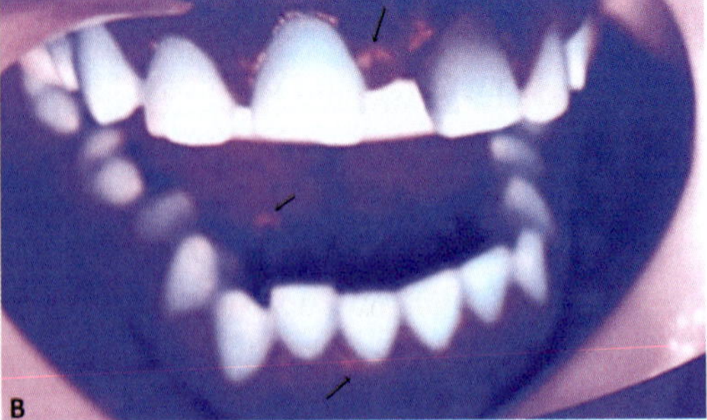

FIGURA 3 Descontaminação oral com LED de emissão azul. A. Cavidade oral de paciente especial com doença periodontal crônica. B. Cavidade oral do paciente sendo irradiada. As setas apontam patógenos fluorescentes por toda a boca. O LED foi utilizado por 15 min, em 5 ciclos de 3 min com 30 s de intervalo entre eles para evitar aquecimento (imagens gentilmente cedidas pela Dra. Alessandra Baptista).

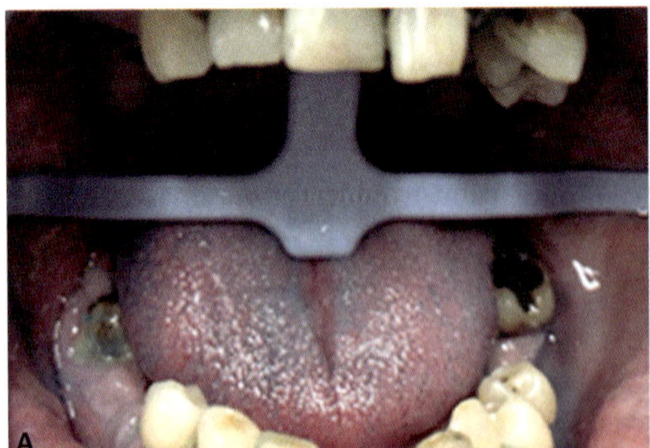

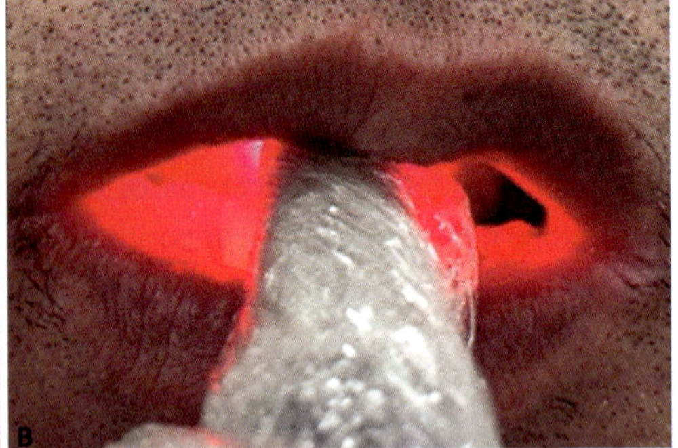

FIGURA 4 Descontaminação oral com TFDa mediada por azul de metileno, que foi aplicado por dois bochechos de 90 s cada (A). Esperou-se 1 min, e a cavidade oral foi irradiada com um LED de emissão vermelha por 5 min (B) (imagens gentilmente cedidas pela Dra. Alessandra Baptista).

esforços de desinfecção manual são sujeitos a erros, e dados demonstram que a contaminação pode persistir mesmo após a limpeza. Assim, associar agentes químicos a outro método de descontaminação pode ser uma prática atrativa no consultório odontológico.

De fato, nota técnica divulgada pela Agência Nacional de Vigilância Sanitária (Anvisa) em agosto de 2020 recomenda que a desinfecção exclusivamente por UV-C não deve substituir a desinfecção de superícies por métodos tradicionais. Além disso, os equipamentos de UV-C disponíveis no mercado para desinfecção de ambientes públicos e de superfícies necessitam comprovar a eficácia do procedimento junto à Anvisa[6].

Fontes de luz germicidas emitindo UV-C podem reduzir a transmissão viral em aerossóis e descontaminar materiais. Em razão das diferentes marcas disponíveis no mercado, existe uma quantidade significativa de variabilidade nas dosagens de UV-C usadas para inativação dos coronavírus, mas, de maneira geral, a dose para alcançar 99% de inativação viral é da ordem de mJ/cm^2 com um tempo de exposição menor que 1 min. Observa-se que a inativação não é de 100% e, dependendo do material, da superfície e do ambiente irradiado (aerossóis), a dose de luz pode variar consideravelmente[7].

A Clínica Odontológica da Faculdade São Leopoldo Mandic, em Campinas, implementou o uso da luz UV-C em sua rotina diária para a esterilização de instrumental, moldagens e superfícies (Figuras 5 a 7), bem como para descontaminação do ar por recirculação (Figura 8) e descontaminação ambiental (Figura 9). No entanto, é importante ressaltar que seu uso para desinfecção ambiental só é recomendado para áreas desocupadas, visto que a exposição à luz UV-C pode causar efeitos deletérios à pele e aos olhos, além de mutações no DNA. Assim, não se deve utilizar luz UV-C para desinfecção das mãos. Também é importante ressaltar que ela pode promover a fotodegradação de materiais, dependendo do tempo de irradiação e de quantas vezes o material é irradiado.

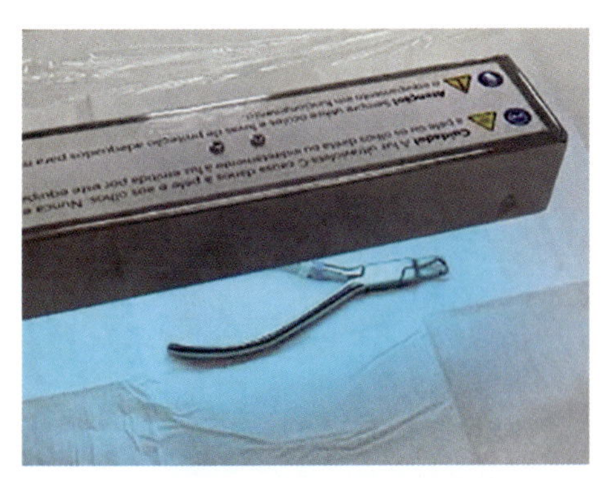

FIGURA 5 Desinfecção de instrumental odontológico por luz UV-C.

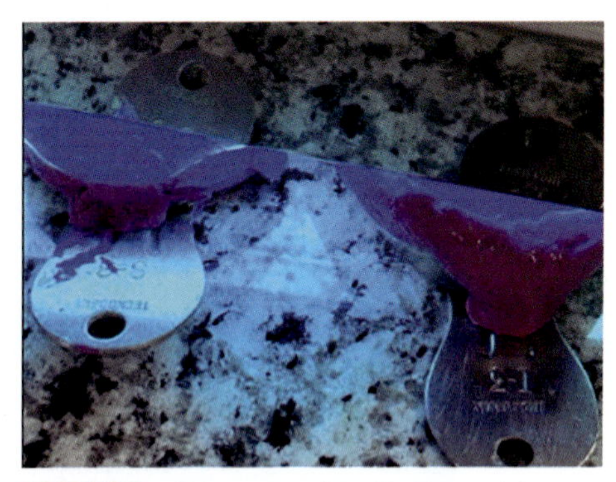

FIGURA 6 Descontaminação de moldagens por luz UV-C.

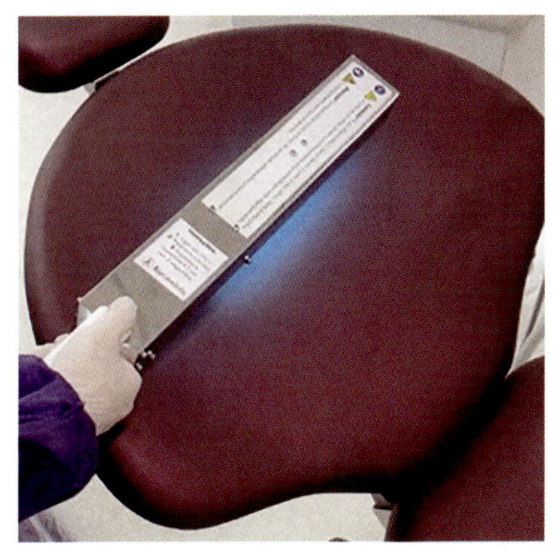

FIGURA 7 Descontaminação da superfície de uma cadeira odontológica por luz UV-C.

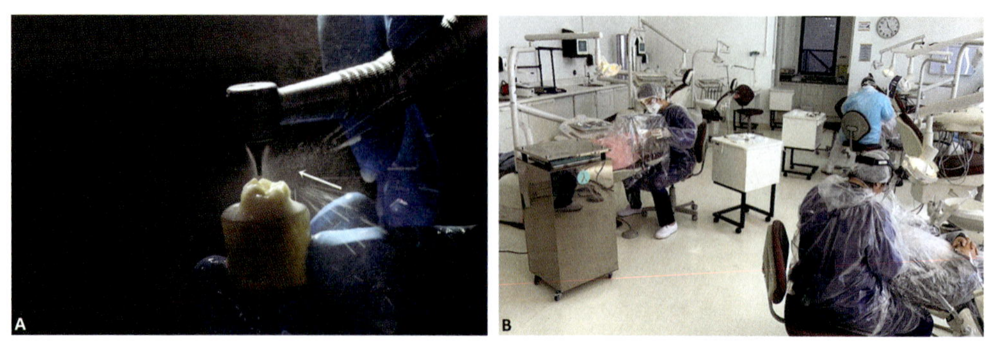

FIGURA 8 A caneta de alta rotação utilizada pelo cirurgião-dentista também produz aerossol, evidenciado pela seta (A). A luz UV-C pode ser utilizada para descontaminação do ar por recirculação, como na Clínica Odontológica da Faculdade São Leopoldo Mandic, Campinas (B). Neste caso, um exaustor puxa o ar para dentro de uma câmara fechada no equipamento, onde entra em contato com a luz UV-C, retornando depois ao ambiente.

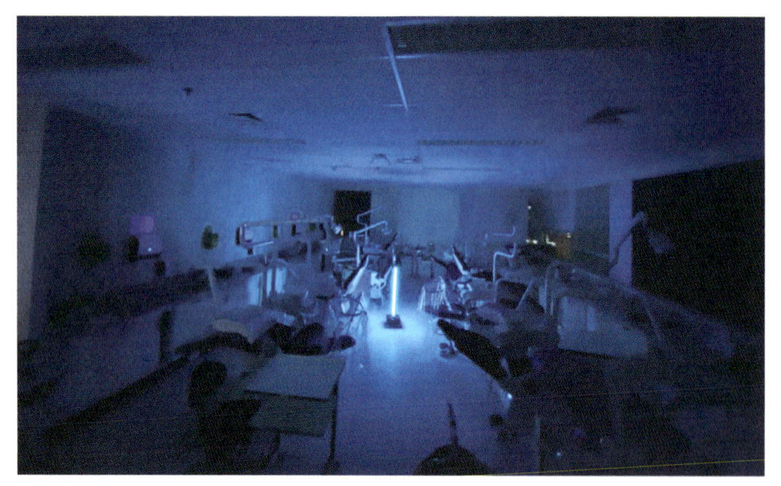

FIGURA 9 Descontaminação ambiental por luz UV-C. Note que não há indivíduos no recinto. Neste caso, a exposição do ambiente à luz é direta.

Para uso seguro da luz UV-C para desinfecção ambiental e de superfícies, a Anvisa recomenda que sejam seguidas as orientações e os protocolos de segurança divulgados pela Associação Global de Iluminação (*Global Lighting Association*)[8], a fim de minimizar os riscos ao usar esta tecnologia.

A Figura 10 sumariza os cuidados e os benefícios da luz para evitar a disseminação de patógenos na clínica odontológica.

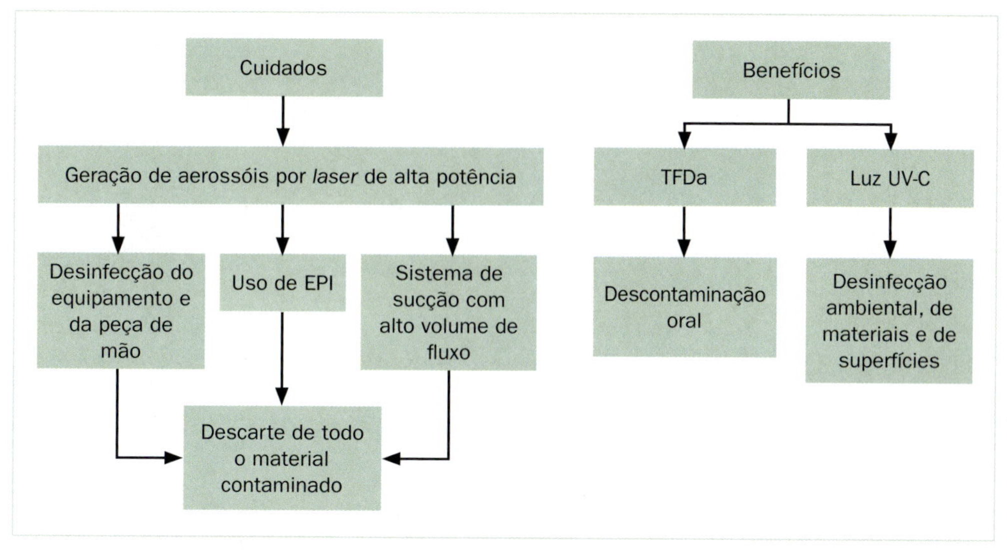

FIGURA 10 Diagrama resumindo os tópicos abordados neste capítulo. *Lasers* de alta potência geram aerossóis na pluma de ablação e fumaça, que podem conter células viáveis. O equipamento e a peça de mão devem ser desinfectados antes e após o uso. O cirurgião-dentista e os assistentes devem estar portando EPI apropriados, e o sistema de sução da cadeira odontológica deve ter alto volume de fluxo. Todo o material contaminado deve ser adequadamente descartado após o procedimento. A TFDa pode ser utilizada para descontaminação oral, e a luz UV-C pode ser uma poderosa aliada para descontaminação ambiental, de objetos e superfícies.

REFERÊNCIAS BIBLIOGRÁFICAS

1. Brasil. Ministério da Saúde. Coronavírus/Brasil. Covid-19. Painel Coronavírus. Disponível em: https://covid.saude.gov.br/2020.
2. Xu R, Cui B, Duan X, Zhang P, Zhou X, Yuan Q. Saliva: potential diagnostic value and transmission of 2019-nCoV. Int J Oral Sci. 2020;12(1):11.
3. Anderson EL, Turnham P, Griffin JR, Clarke CC. Consideration of the aerosol transmission for COVID-19 and public health. Risk Anal. 2020;40(5):902-7.
4. Schikora D, Hepburn J, Plavin SR. Reduction of the viral load by non-invasive photodynamic therapy in early stages of COVID-19 infection. Am J of Viro and Dis. 2020;2(1):1-5.
5. Kampf G, Todt D, Pfaender S, Steinmann E. Persistence of coronaviruses on inanimate surfaces and their inactivation with biocidal agents. J Hosp Infect. 2020;104(3):246-51.
6. Agência Nacional de Vigilância Sanitária (Anvisa). Uso de luz ultravioleta (UV) para desinfecção de ambientes públicos e hospitalares. Nota técnica n. 64/2020/SEI/GHCOS/DIRE3/ANVISA. Disponível em: http://portal.anvisa.gov.br/documents/219201/5923491/SEI_ANVISA+-+1110826+-+Nota+T%C3%A9cnica+UV+-+GHCOS-GGTPS.pdf/621fe9ea-673e-48ae-8a18-cf8ebfd81942.
7. Heßling M, Hönes K, Vatter P, Lingenfelder C. Ultraviolet irradiation doses for coronavirus inactivation – Review and analysis of coronavirus photoinactivation studies. GMS Hyg Infect Control. 2020;15:Doc08.
8. Global Lighting Association. Position statement on germicidal UV-C irradiation. UV-C safety guidelines. Disponível em: www.globallightingassociation.org/images/files/publications/GLA_UV-C_Safety_Position_Statement.pdf.

Índice remissivo

M

N

O

P

Q

R

S

T

U

V

X